# 李时珍医药选读

主　编　王　平

副主编　（按姓氏笔画排序）

　　　　吴和珍　邹小娟　曹继刚

编　委　（按姓氏笔画排序）

　　　　石和元　刘军锋　刘　萍　陈林霖

　　　　莫亮波　徐　波　郭　岚

长江出版传媒

湖北科学技术出版社

图书在版编目（ＣＩＰ）数据

　　李时珍医药选读 / 王平主编. -- 武汉 ：湖北科学
技术出版社, 2017.9（ 2025.1 重印）
　　ISBN 978-7-5352-9234-6

　　Ⅰ．①李… Ⅱ．①王… Ⅲ．①中国医药学－中国－明代 Ⅳ．①R2-52

　　中国版本图书馆 CIP 数据核字(2016)第 279833 号

责任编辑：冯友仁　　　　　　　　　　　　　封面设计：王　梅　谭爱华

出版发行：湖北科学技术出版社　　　　　　　电话：027-87679447

地　　　址：武汉市雄楚大街268号　　　　　邮编：430070
　　　　　　(湖北出版文化城 B 座13-14层）

网　　　址：http://www.hbstp.com.cn

印　　　刷：武汉图物印刷有限公司　　　　　　　　　　　邮编：430024

787 ×1092　　　　1/16　　　19印张　　3插页　　　　　　500 千字
2017 年 9 月第 1 版　　　　　　　　　　2025年 1 月第 7 次印刷
　　　　　　　　　　　　　　　　　　　　　　定价 50.00 元

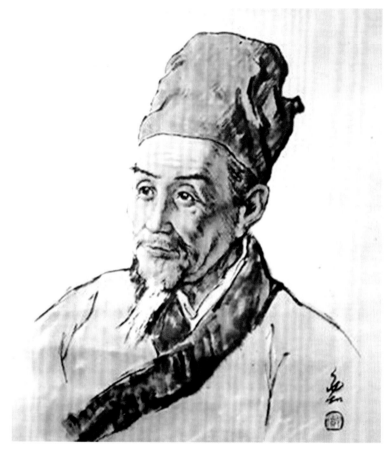

李时珍（1518-1593）

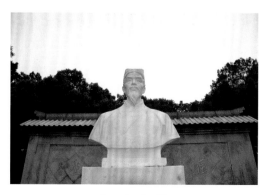

李时珍墓

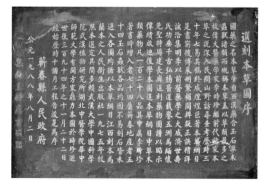

选刻本草图序

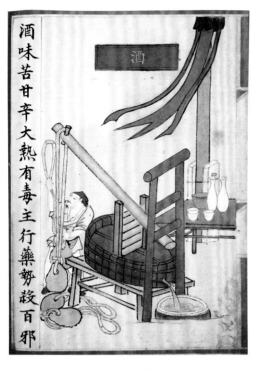

酒味苦甘辛大熱有毒主行藥勢殺百邪

《补遗雷公炮制便览》·酒

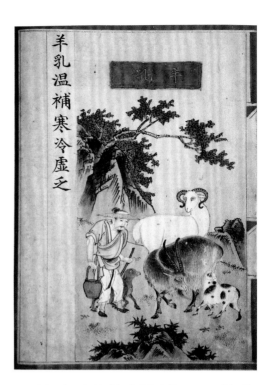

羊乳溫補寒冷虛乏

《补遗雷公炮制便览》·羊乳

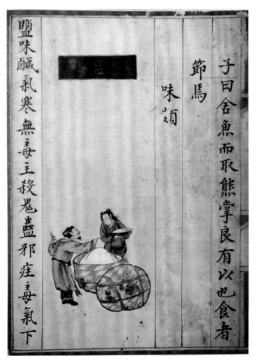

鹽味鹹氣寒無毒主殺鬼蠱邪疰毒氣下

子曰舍魚而取熊掌良有以也食者節焉

味小煩

《食物本草》·盐

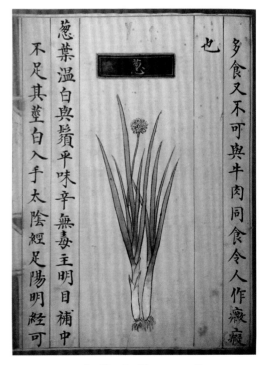

葱葉溫白與鬚平味辛無毒主明目補中不足其莖白入手太陰經足陽明經可

多食又不可與牛肉同食令人作癥癖也

《食物本草》·葱

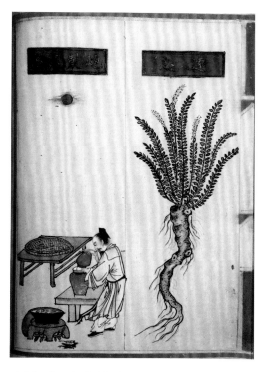

《补遗雷公炮制便览》·远志

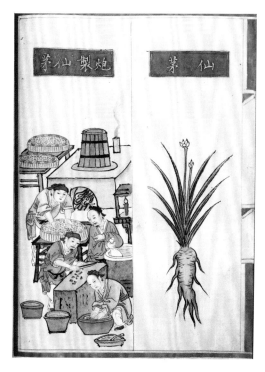

《补遗雷公炮制便览》·仙茅

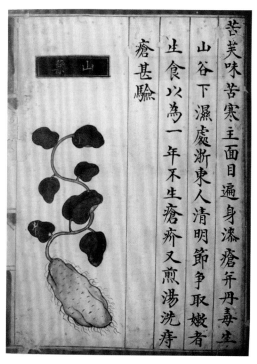

苦芙味苦寒主面目遍身漆瘡幷丹毒生
山谷下濕處浙東人清明節爭取嫩者
生食以為一年不生瘡疥又煎湯洗痔
瘡甚驗

《食物本草》·山药

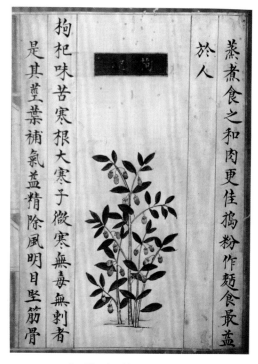

枸杞味苦寒根大寒子微寒無毒無刺者
是其莖葉補氣益精除風明目堅筋骨
於人

蒸煮食之和肉更佳搗粉作麺食最益

《食物本草》·枸杞

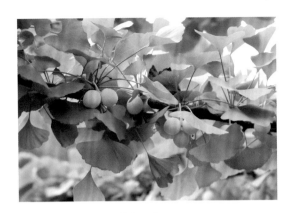

**银 杏**

*Ginkgo biloba L.*

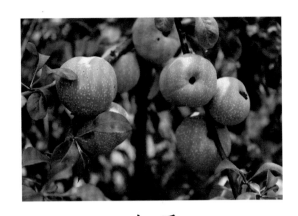

**木 瓜**

*Chaenomeles sinensis（Thouin）Koehne*

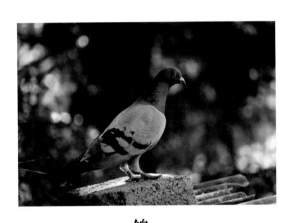

**鸽**

*Columba*

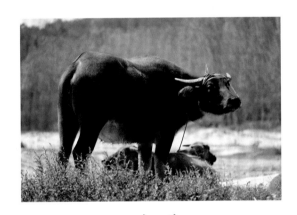

**水 牛**

*Bubalus*

# 作者简介

王平，男，二级教授、中医内科主任医师、医学博士、博士生导师。现任湖北中医药大学副校长、湖北中医药大学老年医学研究所所长、国家科技部重点培育暨湖北省中药新产品开发产业技术创新联盟理事长、国家中医药管理局老年性痴呆（醒脑益智）重点研究室主任、国家中医药管理局暨湖北省优势重点学科中医基础理论（内经）学科带头人。湖北省老年病中药新产品协同创新中心主任、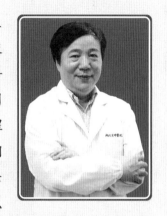
湖北省中医药学会老年医学专业委员会主任委员。湖北省首批医学领军人才、湖北省中医名师、湖北省有突出贡献的中青年专家。中国中医科学院客座研究员、国家教育部全国中医药研究生专业学位教学指导委员会委员。享受国务院政府特殊津贴专家、全国名老中医学术经验优秀继承人、全国第六批名老中医学术经验师承指导老师、中华中医药科技之星。兼任世界中医药学会联合会李时珍医药研究与应用专业委员会理事长、中华中医药学会老年病分会、中医基础理论分会、内经分会副主任委员。先后师从国家级名老中医陈如泉、张六通、邱幸凡教授，一直从事中医内科临床工作，2010 年日本国立信州大学老龄医学中心访问学者。

主持国家自然科学基金重点项目、国家科技部重大药物专项项目及湖北省道地药材开发和中药资源普查等重大科研课题多项。研究成果获湖北省科技进步一等奖 2 项、二等奖 3 项，先后出版《中医脑病学》《内经研究与实践》《李时珍医药选读》《本草纲目新编》《中医元气论》《老年痴呆调养与护理》等专著 12 部。担任国家视频公开课《黄帝内经养生概论》课程负责人，获湖北省人民政府教学成果一等奖 1 项。

研究领域：《黄帝内经》等中医药延缓衰老经典理论及老年病防治研究；脑、心病证和中医虚证等疑难杂病的中医药诊疗研究与产品开发。

# 前　言

　　李时珍是明代著名医学家、药学家，其《本草纲目》被达尔文称为"中国古代的百科全书"，2011 年被联合国教科文组织选入《世界记忆名录》，中国科学院院长郭沫若为其题词称"医中之圣，集中国药学之大成，《本草纲目》乃 1892 种药物说明，广罗博采，曾费三十年之殚精，造福生民，使多少人延年活命。伟哉夫子，将随民族生命永生！"

　　《李时珍医药选读》是根据国家高等中医药教材建设研究会制定的"高等中医药教材编写基本原则与要求"，结合本课程的性质与内容编写而成。主要供高等中医药院校中医类专业使用，同时兼顾其他中医药类学生教学的需要。

　　为了适应培养中医应用型人才的需要，并基于李时珍医药是中医药本科教学后期提高课程的性质，教材将全书分为绪论、原著选读两个部分。绪论主要介绍李时珍的生平及著作、李时珍医药学术体系和贡献，以及学习本书的方法；原著选读主要从李时珍医药理论、脉要精微、百病主治、医案医话、本草精粹、宝命全形六个方面阐述，各章节以李时珍所著原文为基础，除对原著选读外，还增加理论阐释和现代运用，以便于阅读理解，并提高学生的理论水平和解决实际问题的能力。

　　本教材初稿写成后，由主编、副主编统一修改，并经王平教授主审定稿。在编写过程中，力求做到真实反映李时珍医药的精髓。但是由于水平有限，疏漏难免，难能尽善，希望关心本教材的专家和使用本教材的师生，提出宝贵的意见，以便今后进一步修订提高。

编　者
2016 年 9 月

# 目　　录

绪论 ……………………………………………………………………… 1

1 李时珍的生平及著作 …………………………………………………… 3

　1.1 李时珍的生平 …………………………………………………… 3

　　1.1.1 科举之路 …………………………………………………… 3

　　1.1.2 行医著书 …………………………………………………… 3

　　1.1.3 晚年生活 …………………………………………………… 4

　1.2 李时珍的医著 …………………………………………………… 5

　　1.2.1《本草纲目》 ………………………………………………… 5

　　1.2.2《濒湖脉学》 ………………………………………………… 5

　　1.2.3《奇经八脉考》 ……………………………………………… 6

　　1.2.4 其他佚失著作 ……………………………………………… 6

2 李时珍医药体系的主要内容和学术体系 ……………………………… 7

　2.1 李时珍医药体系的主要内容 …………………………………… 7

　　2.1.1 本草 ………………………………………………………… 7

　　2.1.2 方剂 ………………………………………………………… 8

　　2.1.3 脉法 ………………………………………………………… 9

　　2.1.4 养生 ……………………………………………………… 10

　　2.1.5 医案 ……………………………………………………… 11

　　2.1.6 医论 ……………………………………………………… 12

　2.2《本草纲目》的学术体系 ……………………………………… 13

　　2.2.1 基本架构 ………………………………………………… 13

　　2.2.2 编写体例 ………………………………………………… 17

　　2.2.3 序例和药图 ……………………………………………… 18

3 李时珍医药的学术特点和主要贡献 ………………………………… 20

　3.1 李时珍医药的学术特点 ……………………………………… 20

　　3.1.1 医药并重 ………………………………………………… 20

　　3.1.2 严谨求实 ………………………………………………… 24

　　3.1.3 实践创新 ………………………………………………… 26

　3.2 李时珍医药的主要贡献 ……………………………………… 28

　　3.2.1 医学理论 ………………………………………………… 29

3.2.2 本草学 ………………………………………………… 33

3.2.3 植物学 ………………………………………………… 35

3.2.4 动物学 ………………………………………………… 37

3.2.5 矿物学 ………………………………………………… 38

3.2.6 其他 …………………………………………………… 39

**4 学习方法** …………………………………………………… 41

4.1 熟悉原著 ……………………………………………… 41

4.1.1 选择善本 ……………………………………………… 41

4.1.2 通读原著 ……………………………………………… 41

4.1.3 掇英咀华 ……………………………………………… 42

4.2 借助注家 ……………………………………………… 42

4.3 学以致用 ……………………………………………… 49

**原著选读** …………………………………………………… 50

**5 原序奏疏** …………………………………………………… 50

5.1 原序 …………………………………………………… 50

5.2 进《本草纲目》疏 ……………………………………… 52

**6 理论萃精** …………………………………………………… 55

6.1 七方十剂 ……………………………………………… 55

6.2 气味阴阳 ……………………………………………… 59

6.3 四时用药 ……………………………………………… 60

6.4 相反诸药 ……………………………………………… 62

6.5 服药食忌 ……………………………………………… 63

6.6 饮食禁忌 ……………………………………………… 64

6.7 妊娠禁忌 ……………………………………………… 66

6.8 五味宜忌偏胜 ………………………………………… 67

6.9 五脏五味补泻 ………………………………………… 68

6.10 相须相使相畏相恶诸药 ……………………………… 69

6.11 五运六淫用药式 ……………………………………… 70

6.12 脏腑虚实标本用药式 ………………………………… 71

6.13 五脏六腑用药气味补泻 ……………………………… 78

6.14 陈藏器诸虚用药凡例 ………………………………… 79

6.15 张子和汗吐下三法 …………………………………… 80

6.16 奇经八脉 ……………………………………………… 81

**7 脉要精微** ......................................................... 83

   7.1 七言脉诀 ....................................................... 83

   7.2 四言举要 ..................................................... 101

**8 百病主治** ........................................................ 111

   8.1 内科疾病 ..................................................... 111

      8.1.1 痰饮 ...................................................... 111

      8.1.2 呕吐 ...................................................... 115

      8.1.3 疟 ........................................................ 117

      8.1.4 健忘 ...................................................... 121

      8.1.5 惊悸 ...................................................... 122

      8.1.6 不眠 ...................................................... 123

      8.1.7 多眠 ...................................................... 124

      8.1.8 消渴 ...................................................... 125

   8.2 外科疾病 ..................................................... 129

      8.2.1 眼目 ...................................................... 129

      8.2.2 耳 ........................................................ 135

   8.3 妇儿疾病 ..................................................... 139

      8.3.1 妇人经水 ................................................. 139

      8.3.2 带下 ...................................................... 141

      8.3.3 崩中漏下 ................................................. 143

      8.3.4 小儿初生诸病 ........................................... 145

**9 李时珍医案医话** .................................................. 149

   9.1 李时珍医案撷要 ............................................. 149

   9.2 李时珍医话撷要 ............................................. 151

**10 本草精粹** ....................................................... 155

   10.1 水部 ........................................................ 155

      10.1.1 井泉水 宋《嘉祐》 ...................................... 155

      10.1.2 温汤《拾遗》 ............................................ 155

   10.2 火部 ........................................................ 156

      10.2.1 炭火《纲目》 ............................................ 156

      10.2.2 艾火《纲目》 ............................................ 156

   10.3 土部 ........................................................ 157

      伏龙肝《别录》下品 ......................................... 157

   10.4 金石部 ...................................................... 159

      铁落《本经》中品 ............................................ 159

10.5 草部 ································································· 160

10.5.1 甘草《本经》上品 ············································ 160

10.5.2 人参《本经》上品 ············································ 165

10.5.3 三七《纲目》 ··············································· 170

10.5.4 黄连《本经》上品 ············································ 172

10.5.5 艾《别录》中品 ············································· 178

10.5.6 附子《本经》下品 ············································ 181

10.5.7 半夏《本经》下品 ············································ 184

10.5.8 曼陀罗花《纲目》 ············································ 186

10.5.9 番木鳖《纲目》 ············································· 187

10.5.10 石斛《本经》上品 ··········································· 188

10.6 谷部 ································································· 189

10.6.1 荞麦《嘉祐》 ··············································· 189

10.6.2 大豆《本经》中品 ············································ 190

10.6.3 烧酒《纲目》 ··············································· 195

10.7 菜部 ································································· 196

10.7.1 葱《别录》中品 ············································· 196

10.7.2 蒜《别录》下品 ············································· 200

10.7.3 生姜《别录》中品 ············································ 201

10.7.4 胡萝卜《纲目》 ············································· 205

10.7.5 木耳《本经》中品 ············································ 205

10.8 果部 ································································· 208

10.8.1 枣《本经》上品 ············································· 208

10.8.2 梨《别录》下品 ············································· 211

10.8.3 木瓜《别录》中品 ············································ 213

10.8.4 荔枝《开宝》 ··············································· 215

10.8.5 猕猴桃《开宝》 ············································· 217

10.8.6 莲藕《本经》上品 ············································ 218

10.9 木部 ································································· 226

10.9.1 杜仲《本经》上品 ············································ 227

10.9.2 合欢《本经》中品 ············································ 228

10.9.3 酸枣《本经》上品 ············································ 229

10.9.4 枸杞地骨皮《本经》上品 ······································· 231

10.9.5 茯苓《本经》上品 ············································ 235

10.10 服器部 ······························································ 239

10.11 虫部 ·········· 239

　　10.11.1 水蛭《本经》下品 240

　　10.11.2 蜈蚣《本经》下品 241

　　10.11.3 蚯蚓《本经》下品 244

10.12 鳞部 ·········· 246

　　10.12.1 鲮鲤《别录》下品 247

　　10.12.2 守宫《纲目》 249

　　10.12.3 白花蛇《开宝》 251

10.13 介部 ·········· 254

　　10.13.1 鳖《本经》中品 254

　　10.13.2 牡蛎《本经》上品 260

　　10.13.3 真珠《开宝》 263

10.14 禽部 ·········· 265

　　鸡《本经》上品 266

10.15 兽部 ·········· 277

　　阿胶《本经》上品 278

10.16 人部 ·········· 280

　　乱发别录 280

11 宝命全形 ·········· 283

11.1 李时珍医药养生思想 ·········· 283

　　11.1.1 滋肾养肝,抗衰延寿 283

　　11.1.2 健脾和胃,固本培元 284

　　11.1.3 养心安神,益智驻颜 284

　　11.1.4 谷肉果菜,食宜养正 284

11.2 李时珍医药养生方法 ·········· 285

　　11.2.1 花养 285

　　11.2.2 酒养 286

　　11.2.3 粥养 290

　　11.2.4 水养 292

参考文献 ·········· 295

# 绪　　论

　　李时珍（1518－1593），字东璧，晚年自号濒湖山人，湖北蕲春县蕲州镇东长街之瓦屑坝（今博士街）人，明代著名医药学家，也是世界公认的杰出的中医药科学家。李时珍卓越的医学成就在中医学的长河中熠熠生辉、历久弥新，其"格物明理、济世致用"的大医精神，为古今中外的能人智者所敬仰。

　　李时珍读万卷书，行万里路，勤求古训，博采众方，十年阅读鉴别、深入民间请教、亲自采药考察，历经27年方才著成《本草纲目》巨著，《本草纲目》原序记载其"长耽嗜典籍，若啖蔗饴"，顾景星在《李时珍传》赞他"读书十年，不出户庭，博学无所弗睨""远穷僻壤之产，险探麓之华""一一采视，颇得其真""罗列诸品，反复谛视"。《本草纲目》以宋代唐慎微《证类本草》为蓝本，集唐、宋诸家本草之精粹，独辟蹊径，把本草学推向一个新的高峰，并形成了医药并重、特色鲜明的李时珍医药体系。明代著名文学家王世贞为《本草纲目》作序称其为："如入金谷之园，种色夺目；如登龙君之宫，宝藏悉陈；如对冰壶玉鉴，毛发可数也。博而不繁，详而有要，综核究竟，直窥渊海。兹岂禁以医书觏哉，实性理之精微，格物之通典，帝王之秘箓，臣民之重宝。"《本草纲目》出版后，各种翻译版本相继出现，获得了世界范围的赞誉。英国研究中国科技史的著名专家李约瑟说："明代最伟大的科学成就是李时珍的《本草纲目》"。明万历二十一年（1593）金陵胡承龙刊刻《本草纲目》为《本草纲目》最早版本，也是迄今唯一由李氏家族自编的版本。

　　本书"绪论篇"主要讲述李时珍的生平及著作、李时珍医药体系的主要内容和学术体系、李时珍医药的学术特点和主要贡献。

　　李时珍的一生大体上经历了三个时期：科举之路、行医著书、晚年生活；其《本草纲目》《濒湖脉诀》《奇经八脉考》《濒湖集简方》《命门考》《濒湖医案》《五脏图论》《三焦客难》《天傀论》《白花蛇传》等著作中有关内、外、妇、儿、五官、皮肤等各科；涉及脉学、经络、针灸、食疗、药膳、抗衰老等方面；其学术研究涉及药名训诂、中药品种考证、中药资源、栽培、炮制、制剂、鉴定、药理、药化等领域；所涉及相关学科研究包括植物学、生物学、动物学、矿物学、冶炼学、地质学、物候学、化学、物理学等自然科学和语言文字学、历史学、民俗学、道学、哲学等社会科学。其中蕴含着丰富的医学辨证思想，也贯穿了李时珍医药的阴阳观、整体观、常变观、象数观、命门学说和后天观等医学思维方法。

　　《本草纲目》科学架构的基本特点是：以纲带目，纲举目张。三个纲目就是：以部为纲，以类为目；以类为纲，以药为目；以药为纲，以分析为目。从本草学的角度看来，李时珍把1892种药物，按照自己建立的科学体系，作了精心安排，博而不繁，条理清晰，结构严谨。《本草纲目》全书五十二卷，载药1892种，分为16部60类，类以下分纲目，附图1109幅，对于之前的《证类本草》800多幅药图存在的问题做了很大改进。

李时珍不仅是一位杰出的药物学家，也是一位伟大的医学家，后人其尊称为"医药双圣"，《本草纲目》不仅是一部药物学专著，还记载了许多与临床关系十分密切的内容，是广大中医药学生和临床工作者必读专著。原书第三、第四卷为"百病主治药"，记载113种病症的主治药物，李时珍根据历代医药家的医学、药学著作，摘录其精华部分，论述中医药学的一些基本理论，均以简要论述前人经验为主，不少地方作了重要的发挥，补充了新的经验，纠前人的缺失，共收载各类附方11 096首，其中2 900多首为旧方，其余皆为新方。治疗范围以常见病、多发病为主，所用剂型亦是丸散膏丹俱全，且许多方剂既具科学性，又有简便廉验之特点，极具实用性。

"原著选读篇"中，我们重点选取了明代极负盛名的文学流派"后七子"领袖王世贞所撰《本草纲目》的原序及李时珍逝世三年后，其子李建元按照李时珍的遗愿，带着这部巨著和李时珍留下的遗表晋见明万历皇帝所使用文书。李建元《进本草纲目疏》中指出："上自坟典、下至传奇，凡有相关，靡不收采，虽命医书，实该物理"，从而使《本草纲目》得以流传于世。本书还重点选取了李时珍医学相关内容，以供临床工作参考，包括七方十剂、气味阴阳、四时用药、相反诸药、服药食忌、饮食禁忌、妊娠禁忌、五味宜忌偏胜、五脏五味补泻、相须相使相畏相恶诸药、五运六淫用药式、脏腑虚实标本用药式、五脏六腑用药、气味补泻、陈藏器诸虚用药凡例、张子和汗吐下三法、奇经八脉；脉学部分选读了七言脉诀、四言举要；百病主治中选取了14种常见病、多发病；并选取了部分医案医话；本草16部中选取了常见的47味中药，节选其纲目原文，并介绍其性味归经、功能主治、用法用量、名医发挥和现代研究，对于进一步学习李时珍医药相关原著和临床有所裨益。

此外，《本草纲目》作为一本集大成的药学百科全书，对于养生长寿也有着丰富的理论见解，全书共收载了390余条有关轻身、延年、耐老、增寿的医理和方药，书中介绍了李时珍医药滋肾养肝、抗衰延寿，健脾和胃、固本培元，养心安神、益智驻颜，谷肉果菜，食宜养正这四种养生思想，以及花养、酒养、粥养、水养的养生方法，为中医药养生添加了浓墨重彩的一笔。

李时珍医药并重、严谨求实、实践创新的学术精神是我们学习的典范。几百年来，历代医家在其所提供的理论原理、应用技术及其所采用的方法论基础上，通过不断探索、实践和创新，及至今日，李时珍对中医学术的研究发展及临床实践仍然具有重要的指导价值，因此，越来越受到中外学术界的重视。

为继承李时珍医药思想，传承中医药经典，我们尝试将李时珍医药精髓和医学智慧整编出来，为中医药专业学生、临床工作者及热爱中医药的大众提供一本实用的简明读本和引玉之砖。但由于时间仓促，书中谬误难免，恳请同道和广大读者不吝赐教，以期再版时候能有进一步提高。

# 1　李时珍的生平及著作

## 1.1　李时珍的生平

李时珍的一生大体经历了 3 个时期。在他成长的每一个时期，都具有独特的生活经验和奋斗目标。

### 1.1.1　科举之路

明武宗正德十三年（1518 年），李时珍出生在湖广黄州府蕲州（今湖北省蕲春县蕲州镇）东门外瓦硝坝一个医生家庭。祖父是走乡串户的乡村医生（铃医），社会地位卑微，没有留下名字。父亲李言闻，字子郁，号月池，在乡村行医多年，医术高明，医德高尚，深受群众爱戴，著有《四诊发明》《医学八脉注》《痘疹证治》《人参传》《薪艾传》等，除了《四诊发明》的部分内容保存于李时珍《濒湖脉学》一书外，其余均失传。

李时珍生活的时代，是我国封建社会的后期，封建统治者日益腐朽，残酷地剥削压迫人民。李时珍自小就热爱医学，但由于当时医生的社会地位不高，他的父亲便希望他能参加科举，获得功名，光宗耀祖。李时珍于嘉靖十年（1531 年）考取了秀才，但此后参加乡试一直不如愿，三次应考失败。从此他便决心按照自己的意愿学医，向医药学方面发展。

十多年的寒窗苦读为李时珍转向医学研究创造了良好的条件，打下了各方面的知识基础。首先，通过《四书》《五经》及其他文史典籍的刻苦学习，让他了解了古代历史文化知识，这对于研究医学史、药学史十分必要。其次，四书、五经及其注释中，本来包含某些古代的科学技术知识，如天文、历法、地理、农学、生物、矿物、工艺等，对于从事医学、药学研究不可或缺。第三，在应付科举考试过程中，李时珍对于古籍研究、文字训诂、音韵、考据，以及写作都下过扎实的功夫。他运用这些文化基础知识，转向医学研究，足以创造出色的成绩。

### 1.1.2　行医著书

23 岁的李时珍，经受了 3 次科举考试落榜的打击，终于说服了父亲，告别了"八股"生涯，专心向父亲学习医术，随父在蕲州玄妙观为群众治病，闲暇则刻苦研读医学著作，故《光绪蕲州志》称李时珍："益刻志读书，十年不出户，上自坟典，下及子史百家，无不给洽。"

李时珍由于长期生活在人民群众中间，在数十年的医药实践中，亲自上山采药，向农民、猎户、渔民、樵夫、药农和铃医请教，积累和总结劳动人民同疾病做斗争的经验，并实地考察药用植物、解剖药用动物、采掘和炼制药用矿物，因此他发现旧本草存在许多缺点和错误："医家本草，自神农所传止三百六十五种，梁陶弘景所增亦如之，唐苏恭增一百一十四种，宋刘翰又增一百二十种，至掌禹锡、唐慎微辈，先后增补合一千五百五十八种，时称大备。然品数既烦，名称多杂，或一物而析为二三，或二物而混为一品，时珍病之。乃穷搜博采，菱繁补网，历三十年，阅书八百余家，稿三易而成书，曰本草纲目。"《本草纲目》全书约 190 万字，收载药物 1 892 种。新增药物 374 种，还载药方 11 096 首，插图 1 109 幅。《本草纲目》不但是一部药物学巨著，而且对矿物学、化学、动植物学等方面都有所贡献；它不仅促进了我国医药学的发展，而且对世界药物学的进展，也产生了一定的影响。

### 1.1.3 晚年生活

《本草纲目》定稿时，李时珍已经 61 岁，花费 27 年才终于完成的《本草纲目》早日刻印问世、发挥社会效用、推进医药科学发展是李时珍晚年最大心愿。万历八年（1580 年），李时珍去江苏太仓访问了著名学者王世贞。王世贞曾在湖广任过安察使，同李时珍虽不相识，却时有所闻。王世贞是当时文坛领袖，对天文、地理、文史、诗词、曲艺等都有研究，李时珍对他十分尊重，把《本草纲目》交给他，请他作序，"愿乞一言，以托不朽。"王世贞留他住宿数日，饮酒长谈，相处甚洽，答应为《本草纲目》写序。王世贞为《本草纲目》写了序言，对《本草纲目》作了很高的评价，称赞此书"博而不繁，详而有要，综核究竟，直窥渊海，兹岂仅以医书观哉！实性理之精微，格物之通典，帝王之秘录，臣民之重宝也。"

万历十八年（1599 年），《本草纲目》终于得到南京藏书家、刻书家胡承龙的支持开始刻印，这便是最早的版本——金陵本。《本草纲目》开刻后，李时珍就病倒了，没来得及看到自己用毕生心血写成的科学巨著问世，就与世长辞，享年七十六岁。《本草纲目》出版后，他的儿子李建元根据父亲写好的遗表，将此书进献于朝廷。明神宗只批了"书留览，礼部知道"七字，就再无下文了，足见封建统治者对这本书不重视。但此书自金陵本刊行后，又重版了二三次，主要有万历三十一年（1603 年）江西巡抚夏良心序刊的江西本、万历三十四年（1606 年）董其昌序刊的湖北本等。

李时珍的一生是伟大的一生。他艰苦奋斗，克服重重困难，自学成才，勇攀医药科学高峰，取得辉煌成果。他树立扎实的学风，百折不挠，勇往直前，为人类科学发展做出了不可磨灭的贡献。

## 1.2　李时珍的医著

### 1.2.1《本草纲目》

李时珍借用朱熹《通鉴纲目》之名,定书名为《本草纲目》。嘉靖三十一年(1552年),着手编写,至明万历六年(1578年)三易其稿始成,前后历时27年。

《本草纲目》凡16部、52卷,约190万字。全书收纳诸家本草所收药物1518种,在前人基础上增收药物374种,合1892种,其中植物1195种;共辑录古代药学家和民间单方11096则;书前附药物形态图1109幅。这部伟大的著作,吸收了历代本草著作的精华,尽可能地纠正了以前的错误,补充了不足,并有很多重要发现和突破,是到16世纪为止中国最系统、最完整、最科学的一部医药学著作。

李时珍打破了自《神农本草经》以来,沿袭了1000多年的上、中、下三品分类法,把药物分为水、火、土、金石、草、谷、菜、果、木、服器、虫、鳞、介、禽、兽、人共16部,包括60类。每药标正名为纲,纲之下列目,纲目清晰。书中还系统记述了各种药物的知识。包括校正、释名、集解、正误、修治、气味、主治、发明、附录、附方等项,从药物的历史、形态到功能、方剂等,叙述甚详,丰富了本草学的知识。

李时珍在植物学方面所创造的人为分类方法,是一种按照实用与形态等相似的植物,将其归之于各类,并按层次逐级分类的科学方法。李时珍将1000多种植物,据其经济用途与体态、习性和内含物的不同,先把大同类物质向上归为五部(即草、目、菜、果、谷为纲),部下又分成30类(如草部9类,木部6类,菜、果部各7类,谷5类是为目),再向下分成若干种。不仅提示了植物之间的亲缘关系,而且还统一了许多植物的命名方法。

《本草纲目》不仅为中国药物学的发展做出了重大贡献,而且对世界医药学、植物学、动物学、矿物学、化学的发展也产生了深远的影响。书中首创了按药物自然属性逐级分类的纲目体系,这种分类方法是现代生物分类学的重要方法之一,比现代植物分类学创始人林奈的《自然系统》早了一个半世纪,被誉为"东方医药巨典"。

《四库全书总目提要》称之为《神农本草经》而下"集本草者无过于此"。英国著名生物学家达尔文也曾受益于《本草纲目》,称它为"中国古代百科全书"。英国著名中国科技史专家李约瑟在《中国科学技术史》中写道:"16世纪中国有两大天然药物学著作,一是世纪初的《本草品汇精要》,一是世纪末的《本草纲目》,两者都非常伟大。"2011年5月,金陵版《本草纲目》入选世界记忆名录。

### 1.2.2《濒湖脉学》

李时珍感其时代的中医脉学存有缺憾甚至谬误繁多,便依其父李月池所著《四诊发明》及历史上其他多家脉论精华,于1564年(明嘉靖四十三年)编著成《脉诀》,

即《濒湖脉学》。

《濒湖脉学》为李时珍晚年所著，以号命书，是为"濒湖脉学"。《濒湖脉学》语言简明，论脉清澈，不但把临床复杂脉象总结归纳成基本的 27 种脉象，而且还把主要内容，即脉象、相类脉鉴别、脉象主病，皆以韵文歌括形式撰述，便于诵记，因此其书流传甚广，历来受医家推崇。《濒湖脉学》对中医基础理论研究和临床实践具有重要的指导意义。

### 1.2.3 《奇经八脉考》

李时珍对针灸的学术贡献主要体现在撰著了《奇经八脉考》一书，受到后世医家的重视。《奇经八脉考》集前人对奇经八脉的有关论述，详加考证，对每条奇经的循行和主治病证予以总结和阐述，旁征博引，丰富了奇经八脉理论，补充了经络学说。

该书一反以往著作多以督、任二脉作为奇经八脉的纲领之说，而将阴维脉、阳维脉作为八脉之纲，这不仅可从书中的编排体例上看出来，而且在论述时也明确显示了这一点。"阳维脉起于诸阳之会，由外踝而上行于卫分；阴维脉起于诸阴之交，由内踝而上行于营分，所以为一身之纲维也。"李氏的这一观点对奇经八脉理论作了阐发，亦形成了奇经八脉中关于何者为纲领的一家之见。

### 1.2.4 其他佚失著作

李时珍的著作还有《濒湖集简方》《命门考》《濒湖医案》《五脏图论》《三焦客难》《天傀论》《白花蛇传》等，皆佚失。

# 2 李时珍医药体系的主要内容和学术体系

## 2.1 李时珍医药体系的主要内容

### 2.1.1 本草

中医药理论体系到明朝已经臻于完善，医学典籍也浩如烟海，方剂和药物的炮制更加科学合理，医学理论知识在实践中不断发展。但是由于朝代更迭以及典籍整理缺漏等问题，前期的本草类著作中仍旧存在诸多疏漏，许多药物的性能主治以及图例都不明晰。为了纠正前朝本草类著作的疏漏以及错误之处，李时珍深入河南、河北、江苏、安徽、江西和湖北等药物产出地进行实地考察，了解药物的基本形状性能以及药力，获取第一手准确资料，修订前朝本草类著作的错误之处，并在长期实地考察中形成独特的学术体系和医学思想。在编写的初期，他深入民间进行实地考察，积累了丰富的第一手资料。在编写过程中，他还参考了许多前人的著作，"上自坟典，下到传奇，凡有相关，靡不备采""渔猎群书，搜罗百氏。凡子史经传，声韵农圃，医卜星相，乐府诸家"。其中包括历代本草专著 41 种，各种医书 276 种，还有《春秋左传》《国语》《史记》《汉书》《后汉书》《通鉴纲目》经史著作以及郭璞《山海经注》、郦道元《水经注》、张华《博物志》、贾思勰《齐民要术》、沈括《梦溪笔谈》、王祯《农书》等科学著作。《本草纲目》一书正是在继承前人研究成果的基础上修订而成。《本草纲目》完成初稿后，李时珍又用十多年时间作了三次大的修改，至万历二十四年才正式刊行，史载"岁历三十，书采八百余家，稿凡三易，然后告成"。

旧本草共有 1 518 种药物，李时珍自己又新增 374 种，对于近 1 900 种药物，如何加以分类，是个棘手问题。汉代《神农本草经》建立上、中、下三品分类法，这一分类法已沿袭两千年。《本经》只记载味药，三品分类法虽不科学，倒还适用，检索比较方便。而对于近 1 900 种药物来说，这种分类法已不适用了。宋代唐慎微编撰《证类本草》先按十部分类，每部之下，再按三品分类，虽有改进，仍不科学。李时珍汲取《证类本草》十部分类的思想，加以发展，建立十五部、六十类分类法，废除三品分类法，只在药名下保留三品分类的历史痕迹，以利于检索旧本草。以部为纲，以事项为目，创立了药学史上新的科学体系，促进了本草研究的科学化。李时珍按药物的自然属性，创立了"三界十六部"分类法，建立了《本草纲目》一书的基本构架；另外，李时珍认为陶弘景的《本草经集注》中的"诸病通用药"能为后人提供重要启示。他发展了这一思想，按主治功能将药物归类，撰写了"百病主治药"二卷，列于《本草纲目》的前面，作为全书的第三、四卷。为了便于施用，又力矫古本"略而不切"之弊，按病机分类，共列出113种主病，按内科、外科、儿科、妇科用药。药品之下，载有用方，每种药品注明所属部类，有的药物还特地注明剂量及服用方法。

李时珍对药物知识按八个方面进行概括论述，这八个方面是释名、集解、正误、修治、气味、主治、发明、附方，这八个研究项目中，他用力最勤、剖析最精的主要在"主治"与"发明"两项，这是其学术成果的两个主要内容。"主治"是对药物研究的新发展，既有继承又有创造，是李时珍关于理论与实践相结合、医与药相结合的重要论述；"发明"是他发表自己独到见解的方面，是他多年研究心得的结晶；"集解"多陈述前人的主张；"正误"多纠正前人谬误之说，同时提出己见，全书字里行间渗透着李时珍在批判继承中发展本草学的严谨学风和独创精神。

## 2.1.2 方剂

《本草纲目》总结了16世纪以前大量的文献资料，不但是我国明代及明代以前本草学的全面总结，而且也是方剂的大荟萃，对方剂学的发展昌盛有着不可磨灭的贡献。

《本草纲目》中所附方剂，是李时珍广纳博采明代和明代以前具有简、便、验、廉特点的治病之方，多达11 096首，为诸本草书籍之冠。随着时间的流逝，中医方剂书籍难免大量残缺亡佚，以《本草纲目》所引用的361种医学著作（包括270种方剂学著作）为例，现存者仅有半数左右，而《本草纲目》所载11 000余方，能查到原始文献者少得只有4成左右。说明不少古代方剂是靠《本草纲目》等书籍得以保存，许多早已亡佚方书中的佚文藉《本草纲目》得以传阅。因此《本草纲目》这部巨著是进行古籍文献校勘、辑佚等整理研究工作的宝贵资料。《濒湖集简方》是李时珍编纂的一部医方书，《白茅堂集》和《明史》均未著录此书，说明早已佚失。但《本草纲目》第一卷"引据古今医家书目"中记载有此书，而且在《本草纲目》中还保存了其中207个方子，数量相当可观。《本草纲目》各药附方专目下，所引《濒湖集简方》，多数标注"集简"二字，少数标注"濒湖集简方"，个别的标注"濒湖"，或标注"李时珍濒湖集简方"。明清的一些医籍中见有引《集简方》的部分内容，如缪希雍《本草经疏》、魏之琇《续名医类案》、赵学敏《串雅内编》、张望《古今医诗》和倪朱模《本草汇言》（明隆武元年大成斋刻本）等，这些医籍收录的《集简方》均出于《本草纲目》。《集简方》的这些佚文，是研究李时珍学术思想的第一手文献史料，从《本草纲目》中保存《集简方》的佚文来看，该书收集的诸方大多数是简易方子，仅由单味药物或二三味药物组成，可分别治疗内、妇、儿、外、伤、五官等科的病症。据李时珍记述，此书收集的方子绝大部分是他对临床实践经验的总结，方子既简且验，疗效显著，故名《集简方》。

李时珍深知，医之用药如用兵，兵贵精而不在多，药贵专而不宜杂；因此其制方有组成简单、用法简便、擅长外治及善于用酒四大特点，所著《本草纲目》中附方以组方简单称著于世。除去一些主治不确切、主治属怪异之证、主治为古有今无之病、组方中含有古有今无之药及纯用器械等治病而有法无药者，共计9 640方；其中只1味药方3 085首，占32.00%；2味药方3 521首，占36.52%；3味药方1754首，占18.20%；4味药方703首，占7.29%；5味药方287首，占2.98%；6味及6味以上药方仅有290首，占3.01%；全书5味及5味以下药方居统治地位，占96.9%。除组方用药简单以减轻患者经济负担外，在方药的使用上更是想方设法减少使用者的麻烦，使之简便易行。《本草纲目》中所载9 640首简便方，绝大多数使用都非常简便，不需要煎煮而直接运用，占78.35%。其中膏剂1 231首，占12.77%；丸剂1 331首，占13.81%；散剂2 881首，占29.89%；丹剂68首，占0.71%；汤泡剂（包括用沸水泡、油浸、小便浸、醋浸、蜜浸、水渍、淋汁等）154首，占1.59%；酒剂（包括酒浸、泡酒、淬酒、酿酒等）237首，占2.46%；原药原汁可直接运用的方1 651首，占17.13%；汤剂（包括需经煎、煮、熬、蒸、煨、炖、炒、烧、炙、熏、煅等加工方能运用的方剂）2 087首，占21.65%。今人根据《本草纲目》所载之文献，已整理出了许多方剂学书籍，如《医方类聚》（湖州中医院与浙江中医研究所校勘）、《重订瑞竹堂经验方》（湖州中医院与浙江中医研究所校勘）、《补辑肘后方》（尚志钧）、《小品方辑佚》（高文柱）及《李时珍濒湖集简方》（张梁森）等。

## 2.1.3 脉法

李时珍十分注重脉学，潜心研究各家学说，结合亲身临证体会，先后著有《奇经八脉考》《濒湖脉学》及《脉诀考证》。其中《奇经八脉考》是他的脉学代表作之一，对后世研究奇经影响很大，展示了他在针灸经络学方面的高深造诣。该书首刊于公元1658年，集各家之说，对历代医家的见解和经验做了有益的归纳和吸收，第一次全面系统地论述奇经八脉，包括奇经八脉的循行、腧穴、生理、病理、针灸治疗、药物治疗等，对针灸经络理论的发展和完善产生了重大影响，在针灸医学史上也占有极为特殊的地位。

中医学认为人体是一个有机统一的整体，须靠经络系统来交通脏腑、营卫、血气。经络之中有正经还有奇经，且详于"正"而略于"奇"，当时人们都十分遵循经典古籍，不敢越雷池一步。李时珍将散见于《内经》《难经》等医典中关于奇经的论述作了深入研究，系统整理，对历代医家众说纷纭，莫衷一是的问题，进行精心考辨，根据自己的实践经验，做出详细论述，从而使人们对奇经有了完整系统的认识，发现奇经八脉在人体之生理、病理以及辨证论治各方面都占有重要地位。奇经八脉的名称是：任、督、冲、带、阳维、阴维、阳跷、阴跷。《奇经八脉考》是李时珍总结整理出来的关于奇经的特殊切诊方法。李时珍在《奇经八脉考》之后，绘有《气口九道脉图》，他认为奇经八脉，世上都无人知道，绘此图的目的就是为世人揭开这千古之秘。《奇经八脉考》详细论述了经脉的起止和循行，特别是具体描述了经脉所过的部位、器官及与他经的交会和联系，对八脉基本生理功能进行了详细总结，极大地补充了《内经》《难经》对奇经八脉论述的简单和不足。在参考历史论述的基础上，第一次对奇经的穴位进行了厘定，通过其考证，使奇经八脉在基本理论方面更加明确和系统化，在腧穴审定和针药治疗上更加规范与合理化，比较系统地论述了奇经八脉病证的治疗，初步形成了奇经八脉独特的理论体系，也为奇经八脉理论的发展和临床应用奠定了基础，也成为目前针灸教学的主要依据。

脉诊是四诊之一，在中医辨证论治过程中占有重要位置，历代医家对此颇为重视。最早的脉学专著当推西晋王叔和的《脉经》。自《内经》起、至《濒湖脉学》刊行前止，已历时两千年之久，其间脉学著述待有刊行。李氏有感于世间流行的脉诀"鄙陋纸缪""脉理竟昧"，遂根据自己研究脉学之心得，撷取各家论脉之精华，编成歌诀，并将其父李言闻《四言举要》附之于后，取名《濒湖脉学》，成书于嘉靖四十三年（1564年）。该书分为两部分，一部分是《二十七脉》，一部分是《四言举要》。《二十七脉》是李时珍编著，在《脉经》二十四脉的基础上，补充了长、短、牢三脉，合为二十七脉。列述了二十七脉的症状和主病，前半部分主要论述了浮、沉、迟、数、滑、涩、虚、实、长、短、洪、微、紧、缓、孔、弦、革、牢、濡、弱、散、细、伏、动、促、结、代共二十七脉象及其主病，每一脉象下首先撷取诸家论脉之文，然后以"七言诀"的形式，列"体状诗""相类诗"及"主病诗"，详尽论述颇多发挥李氏在大量搜集前贤论述，占有详尽资料方面适当取舍删繁正误，对保证《濒湖脉学》的质量起到了不可低估的作用，在脉象的分类上也作了新的发展。《濒湖脉学》仍以阴阳类脉，又首创四分法，提高了脉学的实用价值和科学性。后半部分《四言举要》是李时珍的父亲李言闻根据宋崔嘉彦《紫虚脉诀》加以删补而成，全面论述了脉象机理、诊脉法、五脏平脉、辨脉提纲、各种病脉体状、脉象主病等问题，这是一部公认的简明实用，易读易记的脉学专著，为后世医家所推崇。二十七脉沿用了大约七十余年后，李中梓著《脉家正眼》，又补充了"疾脉"，形成了二十八脉之数一直沿用至今，由此可以看出《濒湖脉学》影响之大。不仅清代《四诊诀微》《医宗金鉴》的脉诊以此书为蓝本，而且直到现在高等中医药院校教材的脉学资料仍大多取材于此书。

## 2.1.4 养生

养生指保养、调养、颐养生命，最早见于《黄帝内经·灵枢·本神》："故智者之养生也，必顺四时而适寒暑，和喜怒而安居处，节阴阳而调刚柔，如是则避邪不至，长生久视""上古之人，其知道者，法于阴阳，和于术数，饮食有节，起居有常，不妄作劳，故能形与神俱，而尽终其天年，度百岁乃去"（《黄帝内经·素问·上古天真论》）。李时珍《本草纲目》堪称养生药之大全。诸如"长生""不老""耐老""益寿""延年""不夭""不饥"以及"轻身""耳聪目明""坚发齿""生毛发""乌髭""悦泽人面""好颜色"等等，《本草纲目》记载此类药物竟有四五百种之多。然而其所载养生药物，李时珍发明的只有10余个品种，余皆载之于古医药典籍中。其中最早见于《神农本草经》者就有137种，其他还有《宋·开宝》《别录》《拾遗》《唐本草》《海药》等，由此可见养生药渊源之深。李时珍虽仍以承袭前人经验为主，然已经不是对前人论述的简单辑录，他以科学的态度，实事求是地评价前人的用药经验，不少药物还经过李时珍的亲自验证，在对药物的论述上颇有见地，至今仍有较高的实用价值。

不仅破除了道家养生中的神秘色彩，且对药物学的药性原理及食物的搭配都做了详尽阐述。《本草纲目》不仅从道家养生思想中汲取合理成分，还把它和自己揣摩的养生思想融会贯通，共同创造了对后世影响深远的《本草纲目》养生思想。

服食是中国古代医家、道家所采用的一种养生方法，即通过吞食药物以求得养生保健、延年益寿。在《神农本草经》《名医别录》《千金要方》《圣济总录》、《饮膳正要》等医学古籍中，都有服食的专论。李时珍继承、发展和完善了服食思想，在《本草纲目》中载有长生、不老、延年、益寿、神仙、增年、却老、耐老、增寿等功用的药物多达 176 味，其供服食类的方剂多达 240 首，其药物养生的主要以"补肝肾，延年益寿；调脾胃，养生防病；脏腑虚衰，补通结合"为指导思想。

食疗在我国起源很早，有"药食同源"之说，有些药物即是食物，有些食物具有药效。李时珍继承中国古代医家"药补不如食补"的科学传统，强调在日常生活中通过膳食平衡营养，从而起到养生作用；并把《内经》"谨和五味"的饮食养生理论转化为实践运用，极大地丰富了食疗药膳的内容。《本草纲目》中载有 62 种粥食，酒类有70 余种，并对此作用、适应证、禁忌证等内容进行了阐述，不但食疗药物十分丰富，而且具有辨证施膳、药粥药酒并重的特点。

## 2.1.5 医案

在我国医药著作中，医案蕴藏量比较大，不仅有大量的医案专著，并且很多专述性著作也散载有大量医案。李时珍本来留下许多记录一生亲身实践经验成功的医案，并曾将此编撰为《濒湖医案》一书，李时珍著有《濒湖医案》一书，但早已亡佚，现存医案主要散见于《本草纲目》之中，在《续名医类案》《古今医案校》《宋元明清名医类案》等书亦间有收录。李时珍医案虽存世不多，然颇具特色，每条医案都是理、法、方、药的具体运用，非常宝贵，足资后学者揣摩。《本草纲目》中所记载的医案，在编排体例上可称为独树一帜的"以药类案"法。书中许多药物后面附着李时珍"发明"短论文一篇，其中阐述他对本药的新见解，并附有医案加以证实该药的疗效，医案字数虽然不多，但每一病案的书写却很严格，四诊八纲、理法方药皆具备，从中可看出他鲜明的临床思路和用药特点。

易水学派对中医学的发展有着相当影响。它是以宋金时期河北易州张元素及李杲、王好古为代表的学术主张而形成的，后人称之为易水学派。李时珍研究药物时较重视张氏弟子的成就，从《本草纲目》中可以看到，张元素《脏腑标本寒热虚实用药式》和李杲《随证用药凡例》均被采录，同时各个药味功能介绍的条目中，也多采用张氏师弟三人之论，在临证时也极注重他们的理论及有效方子，但又不固守一家之路。《本草纲目》中所载的医案，主要是说明药物效果的，大多配伍而用，但也有应用单味药物，以说明其特殊疗效的。

李时珍留下的这十多个医案，大都原本、生动、具体地记录了疾病的起因、症状、医生曾用过的医疗措施、自己辨症论治的原理、采用的药方，有理论又有实际效果，以理服人，给后人以深刻细致的启示。李时珍将阅读各种医书的体会、心得，以及从临床中悟出的微妙道理都详细地记录下来，并将对前人医案的评论、发挥也仔细记于案前，反映了他的医学思想。李时珍留下的这些宝贵医案对后人临床诊治有极大的参考价值。

## 2.1.6 医论

李时珍不仅在本草学方面做出了卓越的贡献，而且在临床医学和药学理论方面颇有建树，特别是在脏腑气血理论、辨证原则、药物的运用以及唯物辩证思维等方面，发前人之未发，补前人之不足。更有意义的是，通过对方药基本理论的研究，指导临床辨证用药。

在《本草纲目》的序例第一卷中，李时珍采用了相当的篇幅引述张元素以及传人李东垣、王好古等对有关药物性味及药物功效的论述，其中大部分是药物与脏腑之间的联系；药物升降浮沉的用药法则，以适应四时发病的治疗规律；整篇录用张元素的脏腑虚实标本用药式，把脏腑病机与治法和药物有机地联系起来；扩充增补张元素的线引经报使药，从而丰富药物的归经学说，充实脏腑用药的内容。李时珍还大篇幅地发挥有关方剂的"十剂"含义，他从辨证施治的角度出发，以脏腑病理机制作为依据，切合临床的实际运用，进行释义阐述，从而使之具有较高的使用价值。以病理为纲，以治法为目，以病统法，以法统药，进而以药带方，将理、法、方、药有机地联系成一体，这是李氏用医学理论为指导，以病机及辨证为中心，进行医药学研究的科学方法。体现了他以脏腑病机为中心，探讨疾病的发生发展和辨证施治、立法用药的相互联系的学术思想。

李时珍医学思想的另一个重要特征就是重视脾胃在后天的作用，他指出："脾为元气之母"，脾胃生理功能正常，人体元气得其所养而充实，"气者，人之根本也""人之有生，全赖此气"，由于元气的滋养，而维护人体生命活动，所以这种元气是人体生命活动的动力，若脾胃的升降功能失常，尤其是脾的升发功能为各种致病因素所损伤而受到抑制，那么就会出现病理现象。脾胃之治，关键在于健运生发，以药物之升降浮沉，来调整脏腑气机运动，重建脏腑平衡。李时珍非常重视这种调节作用，强调了药物的升发作用。

李时珍尤为重视"未病先防""不治已病治未病"，对一些内科传染性疾病极为倡导采用各种预防措施，这充分说明李时珍对具有传染性流行性内科疾病的认识十分透彻。他收集具有预防传染流行疾病的中草药有100多种，并科学地创立了煮沸消毒、烟熏避疫、汤浴除疫、内服防疫等多种多样预防措施，这是中医学的伟大创举。

李时珍吸收了很多道教思想，在医理上也在道教的基础上进行了发挥。典型的体现在中医的"命门学说"与"脑为元神之府"二论。如道教内丹术对丹田的认识为命门理论的发展作了重要的理论准备，成为命门学说的主要理论来源。首次提出脑为元神之府的观点（《本草纲目·34卷·辛夷条》）。元神指人的精神意识活动，认为人的精神意识活动是脑主管的，这一脑主神明的见解改变了长期以来心主神明的说法。这一认识决非凭空而来，而是在前人关于头和泥丸宫的认识基础上发展而来的，而泥丸宫这一思想就是受到道教内丹思想的影响的。

《本草纲目》总结了历代方药基本理论，诸如"神农本经名例""七方十剂""四时用药例""引经报使"以及"相须、相使、相畏、相恶诸药"等内容，又博采名家精辟之论，作深入研究，阐发新论，颇多独到之见。关于七方十剂：《素问》提出"七方"之论，李时珍采其精义，就"逆治"和"从治"问题申述了自己的观点。他认为"逆者正治，从者反治。反佐，即从治也。谓热在下而上有寒邪拒格，则寒药中入热药为佐，下幅之后，热气既散，寒性随发也；寒在下而上有浮火格拒，则热药中人寒药为佐，下隔之后，寒气既消，热性随发也。此寒因热用、热因寒用之妙也，温凉仿此"，非常清晰地说明了逆治和从治之理，对临床上一些下热下寒和下寒上热病证正确使用"寒因热用""热因寒用"之法，具有重要指导意义。

# 2.2 《本草纲目》的学术体系

## 2.2.1 基本架构

《本草纲目》这本书的名称，反映了他的科学架构的基本特点：以纲带目，纲举目张。从本草学的角度看来，李时珍把 1 892 种药物，按照自己建立的科学体系，作了精心安排，博而不繁，条理清晰，结构严谨。从一定意义上讲，这个顺序的排定是李时珍卓然超出前贤的关键所在。在卷一"神农本经名例"的细注中李时珍说"今则通合古今诸家之药，析为十六部。当分者分，当并者并，当移者移，当增者增。不分三品，唯逐各部。物以类从，目随纲举……虽旧章似乎剖析，而支脉更觉分明。"他把这 1 892 味中药分为 16 部 60 类，凡例中说："16 部为纲，60 类为目，各以类从""首以水、火，次之以土，水、火为万物之先，土为万物母也。次之以金、石，从土也。次之以草、谷、菜、果、木，从微至巨也。次之以服、器、从草、木也。次之以虫、鳞、介、禽、兽，终之以人，从贱至贵也"，体现着从无机到有机，从低等到高等的进化思想。

他的三个纲目就是：以部为纲，以类为目；以类为纲，以药为目；以药为纲，以分析为目。

### 一、以部为纲，以类为目

李时珍首先把 1 892 种药分为 16 部，16 部的名称和顺序是：

1 水部，2 火部，3 土部，4 金石部，5 草部，6 谷部，7 菜部，8 果部，9 木部，10 服器部，11 虫部，12 鳞部，13 介部，14 禽部，15 兽部，16 人部。

它的优点首先在于暗中贯彻了三大部类的分类原则：先分无机物和有机物，有机物中分动物与植物。

无机界——水、火、土、金石，4 部。

植物界——草、谷、菜、果、衣、服器 6 部。

动物界——虫、鳞、介、禽、兽，最后是人部，共 6 部。

其次，它有着一定的哲学观点作指导。在无机物中，先列水、火，符合金元以来医学界的基本观点。水火对维持生命极为重要，其次是土，生长万物靠土。金石出于土中，故列于后。在植物中，草、谷、菜属草本，果、木属木本，表明先有低级植物后有高级植物。服器属草水制品，归属于后，不无道理。在动物中，由虫到兽，从无脊椎到有脊椎，由低级动物到高级动物，人居最后，从生物学上看是最高等的动物这种先后次序排列，实质上包含着生物进化论的思想因素。

部的分类法，只是一个大纲。按 16 部分类，每一类仍过于庞杂，例如草部共有药 439 种（附录，有名未用除外），不易掌握，李时珍进而创立 60 类分类法。每部之下，再细分若干类，纲目更加清晰。六十类的名称和它所属的部如下：

    （1）水部——天水、地水                                2 类
    （2）火部——火类                                      1 类
    （3）土部——土类                                      1 类
    （4）金石部——金、玉、石、卤石                        4 类
    （5）草部——山草、芳草、隰草、毒草、蔓草              10 类
        水草、石草、苔草、杂草、右名未用
    （6）谷部——麻麦稻、稷粟、菽豆、造酿                  4 类
    （7）菜部——荤辛、柔滑、菜、水菜、芝栭                5 类
    （8）果部——五果、山果、夷果、味果、蓏类、水果        6 类
    （9）木部——香木、乔冬、灌木、寓木、苞木、杂木        6 类
    （10）服器部——服帛、器物                            2 类
    （11）虫部——卵生、化生、湿生                        3 类
    （12）鳞部——龙类、蛇类、鱼类、无鳞鱼类              4 类
    （13）介部——鳖类、蚌蛤类                            2 类
    （14）禽部——水禽、原禽、林禽、山禽                  4 类
    （15）兽部——畜类、兽类、鼠类、寓类、怪类            5 类
    （16）人部——人类                                    1 类

有了 60 类的划分，人们对药物类别的了解更进了一层。草部的山草、隰草、水草、石草，按草的生长环境划分；芳草、毒草，按气味、毒性划分；蔓草，按形态划分。果部的山果、水果，按生长环境划分；麻果，按性质划分。木部的乔木、灌木、苞木，按形态划分；昏木，按气味划分。禽部的山禽、水禽、原禽、林禽都是按栖息环境划分。兽部的畜与兽，是按家养与野生划分。有了 60 类的划分，知道了药物名称，大体就可了解其所属部类；掌握了部类，也易于检索药物。《本草纲目》自第 5 卷至 51 卷所载药物，就是按这种以部统类的纲目划分的。要掌握全书的体系，应首先了解《本草纲目总目》。

李时珍按照"析族区类"的分类原则，在类之下，还分有若干族。为了避免繁琐，在书中没有标明族的名称。在植物类药物中，这种族的归纳容易为人所觉察。亲缘关系相近的植物往往是排列在一起的。例如，草部芳草类，廉姜、山姜、豆蔻、姜黄、郁金等属姜科植物；草部隰草类，菊、野菊、艾、千年艾、青蒿、白蒿、黄花蒿等都菊科植物；果部山果类，梨、棠梨、木瓜、山楂、林檎、枇杷、樱桃等都属蔷薇科

植物。

## 二、以类为纲，以药为目

李时珍将 1892 种药物，分 60 类，这同样是一项十分复杂而细致的工作。这在分类学上是一个伟大的科学创造，因为它是对前人药物分类思想的巨大突破。

药物分类思想从汉代到明代，已有长期发展过程。写于汉代的《神农本草经》，对药物建立三品分类法，那时药物只有 365 味，上品 120 种"无毒，可久服"，中品 120 种"无毒、有毒，斟酌其宜"，下品 125 种"多毒，不可久服"。三品分类法，未按药物的种属、亲缘关系分类，是人们对药物认识的早期阶段。南朝陶弘景撰《本草经集注》，除增补品种 365 味和条文内容外，在编撰体例上有重要革新，药物分类体例由三品（上、中、下）分位，改变为药物按自然属性分为玉石、草木、虫兽、果、菜、米食和有名未用七类；唐朝苏敬等奉敕编撰《新修本草》，分类与《本草经集注》略同并有所革新。将《集注》之分类扩展到九类，即将"草木"分为两类，"虫兽"分为"虫鱼"和"鸟兽"两类。

李时珍对历代有影响的本草著作进行了研究分析，他认为在以往的本草分类法中，药物归类"或一药而分数条，或二物而同一处；或木居草本，或虫入木部；水土共居，虫鱼杂处，名已难寻，实何由觅"。以往本草著作在药物归类上有许多错误，如："生姜、薯芋，菜也而列草品；槟榔、龙眼，果也而列木部，黑豆、赤菽，大小同条；硝石、瓦硝，水火混注。酸浆、苔耽，草菜重出，掌氏之不审；天花、栝蒌，两处图形，苏氏之欠明；五倍子，构虫案也，而认为木实；大萍草，田字草也，而指为浮萍。"李时珍充分汲取了历代本草的编纂经验，对古本草的旧分类法进行变革，采用"物以类聚，目随纲举"的多级分类法。首先把全书药物分为 16 部，16 部分类只是一个大纲，每一部都过于庞杂，（例如草部共有 439 种）不易掌握，因而在每部之下，再细分若干类。全书药物以 16 部为纲，60 类为目，每部又按"从微到巨""从贱到贵"为序排列，全书结构井然有序，形成了该书独特的纲目体系，使中药分类学面貌焕然一新，这一富有创造性的体例不仅检索方便，更重要的是建立了较为先进的药物分类系统。有了 60 类的划分，人们对药物类别的了解更进一层。草部类按草的生长环境划分的有山草、隰草、水草、石草，按气味、毒性划分的有芳草，蔓草是按形态划分的。果部的有按生长环境划分的山果、水果，按性质划分的蓏果；木部的有按形态划分的乔木、灌木、苞木，按气味划分的香木；禽部按栖息环境划分的有山禽、水禽、原禽、林禽；兽部的畜与兽，按家养与野生划分。

按照 60 类的划分，知道药物的名称，就大致可了解其所属部类；掌握了部类，也易于检索药物。李时珍按照"析族区类"的分类原则，在类之下还分有若干族。《本草纲目》中植物药居多，其中草部 8 类，谷部 3 类，菜部 5 类，果部 6 类，木部 5 类，5 部共计 27 类（杂草、有名未用、造酿、杂木 4 类未计入），其植物分类法，比西方植物分类鼻祖林奈 1755 年创立的两类 24 纲（显花植物、隐花植物两大类，显花植物中分单雄蕊、双雄蕊、三雄蕊等 23 纲）分类方法，要早 100 多年。将 1892 种药物分入 60 类，这是一项十分复杂而细致的工作，立部、立类，在分类学上是一个伟大的科学创造，因为它是对前人药物分类思想的巨大突破。《本草纲目》废除三品分类法，建立16部60类分类法，纲举目张，全书结构井然有序，使中药分类学面貌一新。以往分类法中，药物归类，存在不少严重缺点，比如说：有的将一味药分几处解释，有的将两种或几种药放在一起作为一种描述；有的将木部归于草部，而有的将虫部归于木部，还有的水、土放在一处，虫鱼混杂在一处；此种归类法，不仅造成药物的名称在书中难于查找，而且容易造成对药物性味、主治的错误判断，检索起来就更难。李时珍的儿子李建元列举了以往本草著作在药物归类上的许多错误，比如：槟榔、龙眼本是果部而列入木部等，对这些错误李时珍详加调查、比较、反复研究，一一作了纠正。虽然《本草纲目》也难免存在以正为误之处，如南星与虎掌，本非一物而视为一物；独活与羌活，本不同种而视为同种异产，但它比起先前的本草著作，却更加接近现代的科学认识。

### 三、以药为纲，以八项分析为目

《本草纲目》实际上是"1 892种药物说明"，这个"说明"就是对每种药物的气味、主治、修治、发明等内容做出科学论述。各种药名下所列的项目，或五项或七项不尽一律，通观全书，基本上有八个项目，表明李时珍是从八个方面对药物进行分析，八个项目的名称和内容是这样：

（一）释名

解释药物命名的由来，指出除了总名外，还有不少别的名称。同一药物有不同名称，如不弄清楚往往发生误会，如：茈胡即柴胡，又名地熏、芸蒿、山菜、茹草。地黄又名芐（户），芑（起），地髓；有些药名下列有"正名"一项，也是考证药名，纠正错误的命名。

（二）修治

记述该药采集的季节，炮制的方法，特别指出由于不同的修治方法，同一药物将有不同的气味，主治、归经也有区别。

（三）气味

论述药物的四气（寒、热、温、凉）、五味（辛、酸、甘、苦、咸）、有毒无毒的性质区别，以及经过炮制后气味的变化。

（四）主治

论述药物的功效，列举其主治的各种疾病，区分内服外用，论其或补或泻，或调气或散热等等，其中有前人经验也有李时珍自己的经验。

（五）集解

列举诸家本草关于药物的详细说明，讲明出产的地域，药物生长的形状，同别的类似药物在形态上的区别，采收的方法等。

（六）发明

对药物主治功效的具体说明，往往列举生动的医案或医话，给人以深刻的印象。

李时珍在这一项目中，经常谈到自己的切身体会，对前人的经验也往往加以独到的评论，他的哲学思想、无神论思想、科学方法论，常在"发明"和"集解"中阐发出来。

（七）正误

纠正前人的某些错误，全书只有七十几条，或纠正药物名称的错误，或者纠正出产、形态方面的错误，或纠正气味和主治方面的错误，大都以临床经验和亲身尝试为根据，提出自己的新见解。

（八）附方

结合药物的主治范围，列举各种药方，有经方、时方，大量的是单方、验方，大大增强了《本草纲目》的实用价值。标总名称为纲，八项分析为目，对每种药物进行微观分析，特别是气味、主治、发明诸项，凝结着李时珍对医学、药学长期研究的心得。

## 2.2.2 编写体例

《本草纲目》全书 52 卷，载药 1 892 种，分为 16 部 60 类，类以下分纲目，附图 1 109 幅，附方 11 096 首，是 16 世纪以前我国用药经验的一次全面系统的总结。在编撰体例上，它虽以《经史证类备急本草》为蓝本，然有新的改进和发展，主要体现为：

**（一）在"序例"中，它引录了自《内经》《本经》以来历代 42 种本草书或医药文献中的用药理论和方药组合原则**

诸如七方、十剂、气味阴阳、五味宜忌、五味偏胜、标本阴阳、升降沉浮、四时用药、药物归经和引经报使等，集我国方药理论之大成，特别是辑录了《证类本草》以后宋金元诸家的方药理论。此外，卷首又列"凡例"十二篇，说明其编撰体例之用意，为前代大型本草书所未见。

**（二）在对每药的论述上分列条目，系统全面，纲目清楚**

每药列"正名""释名"（各种别名）、"正误"（药物辨别）、"集解"（形态、品种、采收、产地等）、"修治"（炮制等）、"气味""主治""发明""附方"等。其中"集解""发明"两项之设，为李氏首创，意义重大。

**（三）改进分类，使其层次清楚，纲目分明**

《本草纲目》将药物分为水、火、土、金石、草、谷、菜、果、木、服器、虫、鳞、介、禽、兽、人 16 部。其中前 4 部为无机类，次 6 部为植物类，最后 6 部为动物类。李氏自述，植物类排列是"由微至巨"，即形态由小到大，动物类排列为"由贱至贵"，即由低级到高级。这样分部排类，思考至为精密，部以下分类，如木部分为灌木、乔木、香木、寓木、苞木、杂木等六类。类以下分纲目，如标"龙"为纲，则其药用部分如"角""骨""脑""胎""涎"皆为目。所以对该书"纲"与"目"之理解，应该说不是单一的，而是包含了 3 个层次，即以部为纲，则类为目；以类为纲，则类以下药物为目；以药物总称为纲，则以其药用部分为目。这样的分类体例，可说是层次清楚，纲目分明，便于研究和查考。

**（四）在"发明"项中，李氏扼要地引述了历代对该药性能和功效的论述，然后加以评论，切中肯綮地提出自己的见解，必要时附以自己的验案**

如在"延胡索"条下，除论述外，附列了其治愈荆穆王妃胃痛和华姓史之久痢肠痛案例，明确提示了延胡索的止痛作用。这是本草书编撰中的一项重要进展，它不仅使医者能更正确地掌握药物的性能功效，而且体现了药学与医学的结合，后代医药家，沿着这一趋向，撰写了多种专著和专篇。

**（五）"集解"项中列入了考据学内容。所列药物产地、形态特征、生长过程、采集方法与季节、用药部位与炮制，以及药物鉴定等，均对其进行详细考证**

李氏对多种药物的源起（或传入）、传播和现状，作了考证，如茶叶原产于益州，西瓜由契丹传入，金鱼饲养盛于宋代以后等等，不仅有药物学上的意义，而且引起生物学和博物学界的重视，国内科普宣传中很多引述其材料，国外学者也颇重视，如达尔文在 1859 年著《物种起源》以阐述进化论时，曾引述过《本草纲目》中关于金鱼、乌骨鸡的材料，来说明物种的人工变异。李时珍在《本草纲目》中所定的体例，基本上完善了我国古代本草书的体例形式，对后世影响巨大。

## 2.2.3 序例和药图

以上是关于《本草纲目》的基本结构。这一基本结构，实际上就是中药学的科学体系。除此之外，《本草纲目》全书的内容还有两方面必须了解。

### （一）关于序例和百病主治药

序例是《本草纲目》第一、二卷的内容，李时珍根据历代医药家的医学、药学著作，摘录其精华部分，论述中医药学的一些基本理论，帮助读者掌握药物采制、性味、禁忌的基本知识和用药的基本理论，如七方、十剂、四时用药例、五运六淫用药式、脏腑虚实标本用药式、李东垣随证用药凡例、陈藏器诸虚用药凡例、张子和汗吐下三法等。以简要论述前人经验为主，不少地方作了重要的发挥，补充了新的经验，纠前人的缺失，例如对"十剂"所做的补充，可说是李时珍对医学的卓越贡献。这两卷序例反映了他的重要思想，认为研究本草必须同研究医学紧密结合，不精通医术，不能成为著名的本草学家，医药结合，才能相得益彰。《百病主治药》是一部独立的医学著作，前代医家曾有研究，李时珍加以扩充完善，列为《本草纲目》第三、四卷的内容。李时珍所以将这一部分编在《本草纲目》正文的前面，主要是为了促进医药结合。《百病主治药》同样运用纲目结合的原则，主病症为纲，列主治药物为目，共立 113 项病症，包括内科、外科、儿科、妇科、五官科等；每项病症下面列举数种以至数十种主治药物，以供医家临床选用，按病查药，一目了然，可供研究，可应急需，科学性与实用性紧密结合，它同《本草纲目》的体系相为表里。《本草纲目》的论述方法是就药论经，以药为纲；《百病主治药》的记述方法是就病症论药，以病症为纲。二者结合，就药论治，按症寻药，确实是一部非常完整的医药著作。

### （二）绘制药图

绘制药图的工作是在李时珍指导下，由他的儿子李建元绘制。虽然之前的《证类本草》有药图 800 多幅，但存在不少问题，或图文不相符，或有图无文。李时珍作了很大改进，《本草纲目》自 1596 年刊行以来，已有 60 余种版本，其药图也有了 3 种版本，金陵本、钱蔚起本、张绍棠本。《本草纲目》金陵版，是李时珍生前亲自主持的首刻版，因此金陵版药图最能体现李时珍的原意，对考证明代用药品种有重要参考意义。金陵版药图共 1 110 幅，其中矿物图 87 幅，动物图 278 幅，植物图 745 幅，此 745 幅植物药图是宋《本草图经》药图的承先启后的药物图谱著作，也是李时珍的杰出贡献之一。钱蔚起本改动药图 80 余幅，张绍棠本改绘 40 余幅，张本改绘部分系据清吴其浚《植物名实图考》改绘，图绘精美但篡改原书甚多，因此研究《本草纲目》药图舍金陵版药图莫属。现存《本草纲目》中的药图，采用的是江西刻本，它是以金陵本为基础，选用了《证类本草》中的部分插图合并而成。这些药图比金陵本精致，它对图药对照，按图寻药和识别药物有重要帮助。

# 3 李时珍医药的学术特点和主要贡献

## 3.1 李时珍医药的学术特点

### 3.1.1 医药并重

《本草纲目》中有着丰富的医学辨证思想，其中不但明确地用文字以卦名喻述药物及脉象，更贯穿了李时珍的医学思维方法，如阴阳观、整体观、常变观、象数观、命门学说和后天观等。

**（一）辨药别脉的阴阳观**

李时珍在《本草纲目》及《濒湖脉学》中对阴阳学说作了相当的发挥，有着精辟的论述，论药先别阴阳，并认为某些药物阳中有阴，阴中有阳，还注重体用，除列述王好古、张元素、李杲所述外，还补入自己的看法。例如，《本草纲目·水部目录》说："水者，坎之象也，……其体纯阴，其用纯阳"，这里从八卦日为阳，月为阴，火为阳，水为阴的易学观点，认为水"其体纯阴"，又按八卦之坎卦为阳卦的易学观点，指明"其用纯阳"，又如说丹参"色赤味苦，气平而降，阴中之阳也"，说前胡"味甘辛，气微平，阳中之阴，降也"，说细辛"气之厚者能发热，阳中之阳也"，说地浆："作于墙阴坎中为阴中之阴，能泻阳中之阳也"，说丹砂"丹砂生于炎方，禀离火之气而成，体阳而性阴，故外显丹色而内含真汞。其气不热而寒，离中有阴也；其味不苦而甘，火中有土也"。

李时珍在《本草纲目》中引用《内经》阴阳学说，阐述阴阳与形体、气味、脏腑的关系，其朴素的辩证法更多地体现在对于药物认识的对应统一观点上。

李时珍认为，药物有七情，相反而适足以相成，他说："药有七情……古方多有相恶相反者。盖相须相使同用者帝道也，相同相杀同用者王道也。相恶相反同用者霸道也。有经有权，有用者识悟尔"。药性相须则起协同作用，药性相反则有拮抗作用。有的病正需要拮抗而产生广效，也就是相反而适足以相成也，他在"泽泻"中即举例加以说明，他说："仲景地黄丸用茯苓、泽泻者，乃取其泻膀胱之邪气，非引接也。古人用补药必兼泻邪，邪去则补药得力，一辟一阖，此乃玄妙"，补必兼泻，才能邪去而补药得力，扼要地说明了相反相成对立统一的关系。

在治疗上也存在体现着阴阳对立相反相成的观点。例如，他治一热厥，认为系"……以阳气不能布于外，阴气不持于内，即掉颤而厥。遂与大承气汤，至一剂，乃愈"（《本草纲目》卷一上序例上）；又治一脱证，认为"……此阴亏阳绝之证也，予令急煎大料人参膏，仍与灸气海十八壮，右手能动，再三壮，唇口微动，遂与膏服一盏，半夜后服三盏，眼能动，尽三斤，方能言而索粥，尽五斤而痢止，至十斤而全安，若作风治则误矣"（《本草纲目》卷十二上·草部）；这些都是以阴阳为主辨证治疗的病例，这类病例甚多，真是不胜枚举。

李时珍在脉学方面也以阴阳区分脉象，其《濒湖脉学》中将脉分为阴脉、阳脉。根据阴中有阳，阳中有阴之理，又将脉分为阴中阳、阳中阴等，既作为对比，又容易区别，其每一脉下皆有提要，藉以归属性类，脉下标属"阳"的有浮、数、滑、寒、长、洪、紧、动、促、结、代等脉。脉下标属"阴"的有沉、迟、寒、虚、短、微、缓、濡、弱、散、细、伏等十二脉，标属"阳中阴"的有滑、芤、弦等三脉，标属"阴中阳"的只有牢脉。另外他对于脉之主病亦多以阴阳来说明，如"浮"脉则说"浮脉为阳表病居"；"沉"脉则说"沉潜水蓄阴经病"；"迟"脉则说"阳不胜阴气血寒"；"数"脉则说"阴微阳盛必狂烦"。其他如"滑脉为阳元气衰""实脉为阳火郁成"……等等，几乎二十七脉每一脉都以阴阳论病。

**（二）用药辨证的整体观**

与人体脏腑经络整体相关，不能割裂，生病亦不能片面对待，必须核体考察，人体除内部密切相关外，与外在自然亦密切相关，必须把天地人三才作为一体统一思考。

李时珍在这方面的思维可体现在两个方面：

（1）天人合一。李时珍继承《内经》"天人相应"的医学思想，他说："人乃地产，资察与山川之气相为流通，而美恶寿夭，亦相关涉。金石草木，尚随水土水性，而况万物之灵者乎……人赖水土以养生，可不慎所择乎？"强调了人与自然的关系。在月经生理方面，他以潮汐及月之盈亏作例解说，他说："女子，阴类也，以血为主，其血上应太阴，下应海潮，月有盈亏，潮有朝夕，月事一月一行，与三相符，故谓之月信、月水、月经。……女子之经，一月一行，其常也；或先或后，或通或塞其病也。"

他也十分重视七情致病，强调"外因于天，内因于人。人有阴阳，风雨晦明；人喜怒忧，思悲恐惊"（《濒湖脉学·提纲》）；他不仅重视内在之情志致病，对于一些疾病，也不忽略外感与内伤相结合，例如霍乱，他指出"有湿热，寒湿，并七情内伤，六气外感"，这样就将内在因素与外在自然因素结合起来。

在用药方面，李氏提倡随时气规律，以顺应自然。他说："凡春月宜加辛温之药薄荷、荆芥之类，以顺春时之气；夏月宜加辛热之药香薷、生姜之类，以顺夏浮之气；长夏宜加甘苦辛温之药人参、白术、苍术、黄檗之类，以顺化成之气；秋月宜加酸温之药芍药、乌梅之类，以顺秋降之气；冬月宜加苦寒之药黄芩、知母之类，以顺冬沉之气，所谓顺时气而养天和也"。

对于脉象，他说"天不足西北，阳南而阴北，故男子寸盛而尺弱，肖乎天也；地不满东南，阳北而阴南，故女子尺盛而寸弱，肖乎地也。"这种说法也是以人与天地相通的观点出发的。

（2）辨证论治。李时珍认为治病须"得病情而中的"，也就是说要四诊合参、全面辨识病证、确立治法、因病处方，例如治疗"泻"证，根据病情分为肾泻、水泻、寒泻等，并举出病例：对于肾泻用骨碎补、猪腰以补肾止泻，水泻用小续命汤以升阳止泻，寒泻用蜡匮巴豆丸以逐寒止泻，治健忘立足于心虚且须注意兼痰、兼火之辨。

对于用药，则从全面出发，但又有其特点。例如治虚，中老年阳虚健忘用淫羊藿；思虑伤脾之健忘用龙眼；补肾止忘用玄参；养血安神定志用丹参、当归、地黄。此外治实，黄连"降心火，令人不忘"；牛黄"除痰热健忘"；麦门冬、丹皮、柴胡、木通则是"通利诸经脉壅塞、寒热之气，令人不忘"。

又如对于闭经一症，根据病因采用不同辨证，并举出十首治疗方药，对后世医治闭经有一定参考价值。又如安胎，根据不同症状运用不同药物治疗出血、腹痛及顺气、行气等，其中之黄芩、白术、续断、砂仁、阿胶、熟地等中药都是目前中医妇科治疗胎前病的常用药物。其治疗口腔病除了重视五脏六腑与口腔局部在病理上的相互关系外，并且注重六淫外邪、饮食、药物等因素对口腔的直接损害。

总之，李时珍在各科多种疾病的治疗都蕴含着这种整体思想。特别是他从辨证论治的角度出发，以脏腑病理机制作为依据，切合临床的实际运用对有关方剂进行释义阐述，从而充实了脏腑辨证用药的内容。

### （三）执常知变的常变观

李时珍认为世界万物，都是在不断地运动变化着，绝对不能孤立静止地看待它们。他以水为例说："一年二十四节气，一节主半月，水之气味，随之变迁，此乃天地之气候相感。又非疆域之限也。"

他又认为由于自然界时间的推移、地域的变化，药物的性质也在不断改变。他非常赞赏李东垣的"随证用药"法则，认为诊治疾病，"妙在配合得宜，药病相对……"他很佩服张元素之"古今异轨，古方新病不相能"的见解。盛赞张氏"深阐轩歧秘奥，参悟天人幽微，言古方新病不相能，自成家法"。

李时珍在论述药物的升降性质时说："酸咸无升，甘辛无降，寒无浮，热无沉，其性然也"，此言其常。"而升者引之以咸寒，则沉而直达下焦，沉者引之以酒，则浮而上至巅顶"，此言其变。例如香附加工炮制，其用变化如神，"生则上行胸膈，外达皮肤；熟则下走肝肾，外彻腰足；炒黑则止血，得童溲浸炒则入血分而补虚，盐水浸炒则入血分而润燥，青盐炒则补肾气，酒浸炒则行经络，醋浸炒则消积聚，姜汁炒则化痰饮"。他认为，"升降在物，亦在人也"，给后人以很大的启示。

李时珍治病常根据病人体质和病情用药，同一药物由于地区和体质不同，以及古今之异，其用亦殊。例如，他说："乌、附毒药，非危病不用，而补药中少加引导，其功甚捷。有人才服钱匕，即发燥不堪；而昔人补剂，用为常药，岂古今运气不同耶"？又如黄连，"汉末李当之本草，唯取蜀郡黄肥而坚者为善。唐时以沣州者为胜。今虽吴蜀皆有，唯以雅州、眉州者为良。药物之兴废，不同如此"。又如忍冬，"昔人称其治风除胀、解痢逐尸为要药，而后世不复知用；后世称其消肿散毒，治疮为要药，而昔人并未言及，乃知古今之理，万变不同，未可一辙论也。"远在明代，李时珍即能这样灵活地看待药物与人体及时空关系，实属不易。

李时珍的治法亦灵活多变，除内治法外，还有外治法。而且因病制剂，剂型丰富多彩，再次体现了执常知变的常变观。

**（四）重视脾胃之后天观**

李时珍论脏腑生理病理，甚为重视脾胃在人体的后天作用，他对李东垣的脾胃学说非常服膺，重视补土，强调脾胃为元气之根，指出脾胃升降枢机的重要作用。对脾胃学说的发展有一定的充实和贡献。

**（五）解析药脉的象数观**

观物取象及取类比象的思维方法被广泛应用于中医学的脏腑学说及治疗方药各个方面。在中药方面"取类比象"及"观物取象"是认识药性、组织方剂药物的重要原理。

李时珍在《本草纲目》中的药物分类，以水部为第一部，以雨水为其书中 1 892 味药中的第一味，成为群龙之首，体现了易学"天一生水"的理论观点。李时珍在水、火、土部之目录中皆以卦象直接形喻水火土之重要及作用，例如水部目录"水者，坎之象也。其体纯阴，其用纯阳"；在火部目录中，李时珍说"火者南方之行，直则为火字，炎上之象也"；在土部目录中，李时珍说："土者五行之主，坤之体也"。

在石部，李氏说丹砂"生于炎方，察离火之气而成，体阳而用阴，故外显丹色而内含真汞。其气不热而寒，离中有阴也"；在草部，他说甘草"外赤中黄，色兼坤离，味浓气薄，资全土德。协和群品，有元老之功"；这其中的"察离火之气""离中有阴""色兼坤离"都直接引用了经卦之语。

在《濒湖脉学》中，李时珍对几个主要脉象以经卦作了解说，如"浮脉法天，有轻清向上之象。在卦为干，在时为秋，在人为肺"；"沉脉法地，有渊泉在下之象，在卦为坎，在时为冬，在人为肾"；"洪脉在卦为离，在时为夏，在人为心"；"缓脉在卦为坤，在时为四季，在人为脾"；"弦脉在卦为震，在是为春，在人为肝"。

**（六）中和观及命门学说**

李时珍认为用药要掌握分寸，用量不可过也不可及，要恰到好处，这就要有一定的法度。

在用药方面必须严格掌握不同药物分量和比例，除前述随季节而有一定比例，随病情体质而有轻重外，也要注意物极必反及相互转化之理。例如，在"葶苈"条，李时珍指出"肺中水气满急者，非此不能除。但水去则止，不可过剂尔。既不久服，何至杀人？《淮南子》云大戟去水，葶苈愈胀，用之不节，乃反成病。亦在用之有节"，说葶苈不可久服，就不至于杀人，重点在于用之有节。又如对泽泻能明目或昏目，他说"泽泻渗去其湿，则热亦随去，而土气得令，清气上行，天气明爽，故泽泻有养五脏、益气力、治头旋、聪耳明目之功。若久服，则降令太过，清气上升，真阴潜耗，安得不目昏耶？"对于泽泻令人有子或无子，他说："盖泽泻同补药，能逐下焦湿热邪垢，邪气既去，阴强海净，谓之有子可也；若久服则肾气大泄，血海反寒，谓之无子可也。所以读书不可执一"，都是说用药要有节度。

李时珍认为，煎药亦有法度，合理煎药，是提高疗效的重要环节，他强调煎药时

"如剂多水少则药味不出，剂少水多，又煎耗药力也。凡煎药并忌铜铁器，宜用银器瓦罐，洗净封固，令小心看守，须识火候，不可太过不及。……若发汗药，必用紧火，热服。攻下药，亦有紧火煎熟下硝黄而煎，温服。补中药，宜慢火，温服。阴寒急病，亦宜紧火急煎服之。又有阴寒烦燥及暑月伏阴在内者，宜水中沉冷服。"不同功用药物要采用不同煎法，以发挥最佳效果，但总以合乎一定法度为要。

太极模式，是中医有关命门学说的依据，《内经》《难经》虽早有命门一词，但自宋明理学倡导太极学说以来，医家亦在人体寻找人身之阴阳。明代名医也都倡导新说，列命门学说另作新解，有些虽未明指命门即为人身之太极，但其所论亦与周易之太极模式相暗合。

命门之说，李时珍先于张介宾、赵献可论及，当系受太极说之影响。李时珍在《本草纲目》中提出了命门有形之说，他说："三焦者，元气之别使；命门者，三焦之本原，盖一以体名，一以用名。其体非脂非肉，白膜裹之，在七节之旁，两肾之间，二系著脊，下通二肾，上通心肺，贯属于脑，为生命之源，相火之主，精气之府。人物皆有之，生人生物皆由此出（《本草纲目》卷三十）。李氏的论说虽源于《内经》《难经》，明确指出了命门为有形之体，为生命形成之本原，精气之府，并认为人与物皆有命门。在此他已早于赵献可表明：命门与肾为二物，命门与肾、脑、女了胞、心、肺等皆有密切的生理关系。他还在《本草纲目》及《奇经八脉》中强调了"肾中之火"的生理作用，以相火衰旺为命门证治的中心，为后世对命门实质的研究及补益命门之法开拓了道路。

## 3.1.2 严谨求实

《本草纲目》编撰具有"药证启源，求真务实"的特点，医文博达，纲举目张。引据本草，医家经典和经史名著，学继炎黄，确立了中华自然医学"药证辨治学"的科学理论体系。

李时珍对药物的研究不草率从事，明代及明代以前的本草记载，其中语误可见，如陶弘景把黄精当作钩吻，旋覆花当作山姜；掌禹锡把酸浆、苦胆重复；寇宗奭以兰花为兰草、卷丹为百合、五倍子为盐肤木树的构虫窠等。这些情况在旧本草书中常遇见，为了纠正错误、避免以讹传讹，因此要注重实地调查、采集标本，对药物的产地、形态、特征等直接观察。药品性味的寒热酸甜，有时甚至亲口品尝体验。例如穿山甲爱吃蚂蚁，于是他到深山老林考究"曾剖其胃，约蚁升许。"白花蛇是蕲州地区的名贵特产，又是白花蛇酒的主要原料，也是治疗"中风湿痹不仁""癣疥搔痒"等疾的要药，为了解它的生活习性，李时珍就到它生长的地方，仔细观察，"其蛇多在石楠藤上，食其花叶，人以此寻获"，收集其捕蛇和加工炮制等方法。李时珍跋山涉水，查访各类药物。他听说太和山（今武当山）有一种"仙果"，人吃了可以长寿，他决定探察究竟。山上的人劝阻他说："朝廷把它列为贡品，谁私自采它，官府要捉拿问罪的"，李时珍为弄明白，冒着风险半夜上山采了几颗，经过研究发现是经嫁接而变形的榆树果实，只不过是能"生津止渴"和"消酒"的榔梅而已。李时珍行万里路、采千百种药，"穷究物理""颇得其真"的科学实践精神，感人至深。他为了寻找曼陀罗花，用了很长时间，后来从山农那里才知道曼陀罗的俗名叫山茄子，武当山上就有，年近半百的李时珍爬上陡峭山崖，在莽草丛中终于找到这种药物，亲自尝试，最后得出花"并入麻药"的结论。在实践中，他了解到葳蕤和女萎是两种毫不相同的药物，过去医书却常把它们混为一谈。南星、虎掌本是一种药物的名字，《证类本草》却把它们说成是两种不同的药物，他指出许多前人长期讹误不得纠正，主要原因在"唯居纸上猜度而已"。

李时珍很重视民间药物，《本草纲目》增补的新药中有许多效用良好的药物，如土茯苓、淡竹叶、半边莲、紫花地丁、番木鳖、三七等皆为民间药物。有些药物对某些病症具有特殊疗效，如名传中外的治血治伤名剂"云南白药"就要主用三七，三七现在已成为心血管疾病的常用药物，它的药用价值和经济价值也越来越大。

李时珍为编写《本草纲目》除了借助丰富的文献资料，深入实地考察药物，还积极四面八方访察，他走遍大江南北，拜访各地名医、铃医，搜求各种单验方，大量广集第一手材料；虚心求教，从乡下老农民那里得到谷类和蔬菜的药用知识，从江河渔民那里知道鱼类、贝类的品种，从山区猎户人家了解到兽类、禽类的生活习性，从深山樵夫那边弄清茯苓、猪苓等药物的性味品种。

李时珍学究天人，独创卓识，遵经不囿于经，师古不泥于古。

### （一）随证用药，先候病机

凡"欲疗病，先察其源，先候病机"，这就是说，应用药物治病最重要的是须确诊为何病。病既诊明，首先要审其致病本源，是六淫所侵抑或七情所伤。病源在疾病发展进程中，称为"邪气"，也叫"病邪"，病邪侵袭人体脏腑，损及经络阴阳、气血，影响其生、长、化、收、藏，升降浮沉的正常运行，五运、六气发生变化，天人相应的平衡协调关系被破坏，形成相应的病机；如"邪之所凑，其气必虚""邪气盛则实，正气夺则虚""阳盛则热，阴盛则寒"等病机，从而表现出虚实寒热的不同病形，反映不同证候。随证用药，就是先候病机，针对不同证候"谨守病机，各司其属"，选取相应的药物进行治疗，如虚证当用补剂。徐之才"十剂"谓"补可扶弱，人参、羊肉之类是也。"李时珍指出："经云：不足者补之。又云：虚则补其母，生姜之辛补肝，炒盐之咸补心，甘草之甘补脾，五味之酸补肺，黄檗之苦补肾。又加茯神之补心气，生地黄之补心血；人参之补脾气，白芍药之补脾血；黄芪之补肺气，阿胶之补肺血；杜仲之补肾气，熟地黄之补肾血；芎𦬊之补肝气，当归之补肝血之类。皆补剂，不特人参、羊肉为补也。"又如徐之才谓泻剂，泻可去闭，葶苈、大黄之属。李时珍认为："去闭，当作去实。经云：实则泻之，实则泻其子是矣。五脏五味皆有泻，不独葶苈、大黄也。肝实泻以芍药之酸，心实泻以甘草之甘，脾实泻以黄连之苦，肺实泻以石膏之辛，肾实泻以泽泻之咸，是矣。"这就是药证辨治，按脏腑虚实标本用药式，"用意而充之"斟酌尽善的主导用药思想之一。

### （二）顺应四时，无伐天和

李时珍根据李杲"药有升降浮沉化，生长收藏成，以配四时，春升、夏浮、秋收、冬藏、土居中化"的观点，遵《内经》："必先岁气，夫伐天和"及"升降浮沉则顺之，寒热温凉则逆之"的论证，在"四时用药例"中指出凡治病用药"春月宜加辛温之药，薄荷、荆芥之类，以顺春升之气。夏月宜加辛热之药，香薷、生姜之类，以顺夏浮之气。秋月宜加酸温之药，芍药、乌梅之类，以顺秋降之气。冬月宜加苦寒之药，黄芩、知母之类，以顺冬沉之气。所谓顺时气，而养天和也。《内经》又云：昧者舍本从标，春用辛凉以伐木；夏用咸寒以抑火；秋用苦温以泄金；冬用辛热以涸水，误用之时药，殊背《素问》逆顺之理。以夏月伏阴，冬月伏阳，推之可知矣。虽然岁有四时，病有四时；或春得秋病，夏得冬病，神而明之，机而行之，变通权宜，又不可泥一也。"人禀五常，因风气而生长。人体五脏之气，对春温、夏热、秋凉、冬寒内外环境四时之时、五行而治，使"病随五味所宜"，循着"脏气法时"的运化而达却病延年的目的。

### （三）百病主治，异法方宜

病有盛衰，治有缓急；证有中外，治有轻重。针对疾病选用主治专药，固有可取，如治疗疟疾的用青蒿、常山可收截疟之效，由于疟有风寒暑热湿瘴邪及五脏疟、六腑疟、劳疟、疟母的不同，仍须按"异法方宜"原则随证用药、故治疟宜辨症："疟因暑热，虚疟寒热，用青蒿，捣汁服；或同桂心煎酒服。柴胡为少阳本经药，通治诸疟为君，随寒热虚实，入引经佐使为治。鳖甲治久疟，病在血分：如劳疟、老疟，须醋炙为末服。疟因寒湿：附子治五腑气虚，痰饮结聚发疟，同红枣、葱姜水煎冷服，草豆蔻治虚疟自汗，煨入平胃散同服。疟因痰食；常山治疟多痰水：非此不能破癖利水。瘴疟同知母、青蒿、桃仁煎服。又如咳嗽辨治，风寒咳嗽，以麻黄发散风寒，解肺经火郁为主药。痰湿咳嗽，半夏同南星，白术为丸服；气痰咳嗽，莱菔子炒研和糖食。痰火咳嗽以黄芩、前胡、桔梗、百合、天冬、马兜铃，并清肺热，除痰咳。贝母清肺痰，止咳；知母消痰润肺，滋阴降火。虚热咳嗽，天花粉同人参末服。虚劳咳嗽，黄芪补肺泻火，止痰嗽，自汗及咳脓血；紫菀止咳脓血，消痰益肺。治肺痿咯血，用防己同葶苈末糯米汤服；骨蒸肺痿，不能食，用芦根同麦门冬、地骨皮、茯苓、橘皮、生姜煎服。治肺痈，咳嗽烦满，心胸甲错，用苇茎同桃仁，瓜瓣、薏苡煎服；桔梗治肺痈，排脓养血，补内漏，等等。可见百病主治的遴选，是针对某一病症辨证用药"杂合以治，各得其所宜，故治所以异而病皆愈。"亦是"药证辨治""异法方宜"的一大特色。

## 3.1.3 实践创新

《本草纲目》的编撰，可谓"承先启后，开拓创新"。李时珍在药物分类上大胆创新，除对每种药物运用释名、校正、集解、气味、主治、发明、附方的格局固定下来以外，还特别详细叙述"五物同名""四物同名""三物同名""比类隐名"等序目，如"四物同名"的赤小豆、红豆蔻、相思子、海红豆，不可视作红豆一物；"三物同名"的水竹叶、碎骨子、鸭跖草亦不可视为淡竹叶，李时珍在药物分类上是"从贱至贵"的分类原则，"析族、区类、振纲、分目"的方法，从无机到有机，从低等到高等。其排列顺序是：水、火、十、金、石、果、谷、茶、果木、服器、虫、鳞、介、禽、兽、人等 16 部为纲，各部再细分为类，总共 60 类为目。李时珍这些分类方法，符合当时客观条件，也符合自然事物发展规律。分类逻辑性很强，能把各种药物如此分类，确实难能可贵。《本草纲目》1～2 卷可称为全书总纲，3～4 卷可作为诸病总纲，其余部分为目，这样就可以清楚地看出，纲中有纲、纲中有目、目中有目、使该书分类条理化、系统化，达到了系统、分系统、子系统的规范，构成全书的科学性、完整性。

《本草纲目》集明代以前医药学之大志，汇诸家精华而成一学，以脏腑、经络、天人相应、阴阳应象、五运、六气等理论，结合临床治病察病源、候病机、辨证用药、各得所宜、杂合以治，较系统地阐明了药证辨治的科学内涵，创立起"药证辨治学"新体系。

药之性味是李时珍考证的重点，他收集和保留了历代文献，并提出自己考证后的看法，如败酱草一味《本经》认为"苦、平无毒，"也有的本草记载"微苦常甘"，他既保留了历代文献的有关内容，但又提出自己的见解。给后人研究药物的性味，积累了丰富资料。其次还纠正和补充了部分药物的性味，如山楂《唐本草》为酸、冷，而李时珍考证后改为酸、甘、温，与现代药物研究结果相符合，为中药性味理论的发展提供了依据。他围绕对药物性味的研究，使药物归经、功效、主治作用都有不同程度的发挥和独到见解，他在实践中仔细研究、认真分析、集思广益、依古不泥古对古方药物一一进行推敲和验证，所以说他"渔猎群书、搜罗百氏"使这部巨著体例严谨、层次分明、重点突出、内容详备，在医药界影响甚大，对继承整理和发掘中医学遗产起到推动作用，给现代医药学研究提供了可靠依据。

《本草纲目》共分水、火、土、金石、草、谷、菜、果、木、服器、虫、鳞、介、禽、兽、人等 16 部为纲，62 类为目，其分部类的原则为"从微至巨，从贱至贵"。搜罗群集，有谓其所参考之书多达 800 余种者，可谓"贯串百氏"的一代巨著。

该书又在每种药物之下，标正名为纲，附释名为目，故命名其书为《本草纲目》。每药之论述内容，则详之于集解、辨疑、正误、修治（炮制加工）、气味（药性药理）、主治（药效）、发明（李时珍之心得体会和研究结论）、附方等。《本草纲目》之分类叙述方法是在前人基础上的一次创造性发展，条分缕析使读者一目了然，其分类方法实际上已具备了现代生物进化思想的科学性。

《本草纲目》在药物学发展方面，也做出了卓越的贡献。不但收集了前人 1 518 种药物，并以自己的亲身实践，调查研究、搜寻访验，为中国医药宝库增加新药 374 种，这对一位学者来讲是一个十分巨大的数字。

在药物鉴别方面，《本草纲目》纠正了明代之前《本草》中的许多错误和非科学内容。关于生物对生活环境的适应，《本草纲目》也有独到见解。

在《神农本草经》《黄帝内经》基础上，李时珍推崇张元素《洁古珍珠囊》"随证用药"思维方法。谓其成就主要是"深阐轩岐秘奥，参悟天人幽微。言古方新病不相能，自成家法，辨药性之气味，阴阳厚薄，升降浮沉，补泻，六气，十二经及随证用药之法，立为主治……大扬医理，《灵枢》《素问》之下，一人而已。"并赞李东垣受业于治古，尽得其学，益加阐发。祖《洁古珍珠囊》，增以用药凡例，诸经向导，纲要活法，著成《用药法象》，可作临床药证辨治学开拓的借镜。

李时珍论脏腑生理病理，甚为重视脾胃在人体的后天作用，李时珍认为"土者万物之母，母得其养，则水火既济，木金交合，百诸邪自去，百病不生矣"（见"黄精"条）。又说"人之水谷入于胃，受中焦湿热熏蒸，游溢精气，日化为红，散布脏腑经络，是为营血，此造化自然之微妙也"（见"红曲"条）。他强调脾胃与元气关系密切，指出："脾乃元气之母""母气既和，津液相成，神乃自生"（见"莲藕"条）。说明人体的元气有赖于脾胃之滋生，脾胃生理功能正常，则人体元气得其滋养而充实。李时珍重视补土，强调脾胃为元气之根，指出脾胃升降枢机的重要作用，对脾胃学说的发展有一定的充实和贡献。

## 3.2　李时珍医药的主要贡献

李时珍一生著述颇丰，对中医学理论的发展、完善做出了不可磨灭的贡献。现仅存《本草纲目》《濒湖脉学》和《奇经八脉考》三种，其中《本草纲目》更是举世闻名，为此他不畏艰辛地奋斗了30年。

在李时珍任职太医院前后的一段时期，经长时间准备之后，李时珍开始了《本草纲目》的写作。在编写过程中，他脚穿草鞋、身背药篓，带着学生和儿子建元，翻山越岭、访医采药，足迹遍及河南、河北、江苏、安徽、江西、湖北等广大地区，以及牛首山、摄山、茅山、太和山等大山名川，走上万里路、倾听千万人的意见，参阅各种书籍800多种，历时27年，终于在他61岁那年（1578年）写成。这部伟大的著作，吸收了历代本草著作的精华，尽可能地纠正了以前的错误，补充了不足，并有很多重要发现和突破。是到16世纪为止我国最系统、最完整、最科学的一部医药学著作。

面对浩瀚的本草宝库，如何驾驭、操纵它便成为最关键的问题，可以说这是李时珍最大的贡献之一，他不仅解决了药物的方式、检索等问题，更重要的是体现了他对植物分类学方面的新见解，以及可贵的生物进化发展思想。李时珍打破了自《神农本草经》以来，沿袭了1000多年的上、中、下三品分类法，把药物分为水、火、土、金石、草、谷、菜、果、木、服器、虫、鳞、介、禽、兽、人共16部，包括60类。每药标正名为纲，纲之下列目，纲目清晰。书中还系统地记述了各种药物的知识，包括校正、释名、集解、正误、修治、气味、主治、发明、附录、附方等项，从药物的历史、形态到功能、方剂等叙述甚详。尤其是"发明"这项，主要是李时珍对药物观察、研究以及实际应用的新发现、新经验，这就更加丰富了本草学的知识。

李时珍在植物学方面所创造的人为分类方法，是一种按照实用与形态等相似的植物，将其归之于各类，并按层次逐级分类的科方法。李时珍将一千多种植物，据其经济用途与体态、习性和内含物的不同，先把大同类物质向上归为五部（即草、目、菜、果、谷为纲），部下又分成30类（如草部9类、木部6类、菜、果部各7类、谷5类是为目），再向下分成若干种。他不仅提示了植物之间的亲缘关系，而且还统一了许多植物的命名方法。

总之，李时珍采用以纲挈目的方法，将《本草经》以下历代本草的各种药物资料，重新进行剖析整理，使近 200 万字的本草巨著体例严谨、层次分明、重点突出、内容详备，实乃"博而不繁，详而有要"。

　　《本草纲目》纠正了前人的许多错误之处，如南星与虎掌本来是同一种药物，过去却误认为两种药物；以前葳蕤、女萎认为是同药，李氏经过鉴别则确认为两种；苏颂在《图经本草》将天花、栝蒌分为两处，其实是同一种植物；前人误认"马精入地变为锁阳""草子可以变鱼"，一一予以纠正之。并且在本书中还加入了许多新的药物。对某些药物的疗效，李时珍还通过自己的经验做了进一步的描述。本书还载叙了大量宝贵的医学资料，除去大量附方、验方及治验病案外，还有一些有用的医学史料。

　　本书不仅是一部药物学著作，还是一部具有世界性影响的博物学著作，书中涉及的内容极为广泛，在生物、化学、天文、地理、地质、采矿乃至于历史方面都有一定的贡献。书中所收集的资料广博，"上至坟典，下至传奇，凡有相关，靡不收集"，因此书中不免有些内容与现代的认识不符，甚至有些可能具有迷信的色彩，例如铅粉辛寒无毒，现代则认为有剧毒；又如其中人部收录的孝子衣帽、寡妇床头灰、草鞋、男阴毛治蛇咬、女阴毛治"五淋、阴阳易病"、人魄（人吊死后的魂魄）镇惊吓、人肉疗羸瘵（割股疗亲）、人中黄（人粪）治呕血、梁上尘治昏厥等皆可入药。这部分李时珍大多引用《辍耕录》《本草拾遗》的说法，采以姑妄信之"凡经人用者，皆不可遗"的态度。另外李时珍驳斥陈藏器《本草拾遗》，认为吃人肉疗羸瘵是错误的。不过也正由于巨细靡遗的收录，使得一些已散佚的古代医书及本草借由纲目而保存下来。

　　《本草纲目》不仅为我国药物学的发展做出了重大贡献，而且对世界医药学、植物学、动物学、矿物学、化学的发展也产生了深远的影响。早在 1951 年，在维也纳举行的世界和平理事会上，李时珍即被列为古代世界名人；他的雕像屹立在莫斯科大学的长廊上。不仅对中医药学具有极大贡献，而且对世界自然科学的发展也起了巨大的推动作用，被誉为"东方医药巨典"，英国著名生物学家达尔文也曾受益于《本草纲目》，称它为"中国古代百科全书"。英国著名中国科技史专家李约瑟在《中国科学技术史》中写道："16 世纪中国有两大天然药物学著作，一是世纪初（1505 年）的《本草品汇精要》，一是世纪末（1595 年）的《本草纲目》，两者都非常伟大。"

## 3.2.1 医学理论

　　虽然《本草纲目》是一部药物学专著，但它同时还记载了与临床关系十分密切的许多内容。原书第三、第四卷为"百病主治药"，记有 113 种病症的主治药物，其中第三卷外感和内伤杂病中，就包括有专门治疗伤寒热病、咳嗽、喘逆类的药物，第四卷则主要为五官、外科、妇、儿科诸病。原书中明确提出能治疗瘟疫的药物有：升麻、艾叶、腊雪、丹砂、阳起石、火药、大青、麻黄、威灵仙、葎草、大麻、大豆豉、葫、竹笋、梨、松、猪苓、竹、石燕、犀、桃蠹虫等 20 余种。

　　此外，《本草纲目》中收载各类附方 11 096 首，涉及临床各科，包括内科、外科、妇科、儿科、五官科等，其中 2 900 多首为旧方，其余皆为新方。治疗范围以常见病、多发病为主，所用剂型亦是丸散膏丹俱全，且许多方剂既具科学科，又有简便廉验之特点，极具实用性。如治疗咳嗽病的方剂，即在多种药物附方中出现，举例如下：

肺气喘急：马兜铃二两（去壳及膜），酥半两（入碗内拌匀，慢火炒干），甘草（炙）一两，为末。每服一钱，水一盏，煎六分，温呷或噙之。

哮喘痰嗽：鸭掌散，用银杏五个，麻黄二钱半，甘草（炙）二钱。水一钟半，煎八分，卧时服。又金陵一铺治哮喘，白果定喘汤，服之无不效者，其人以此起家。其方：用白果二十一个（炒黄），麻黄三钱，苏子二钱，款冬花、法制半夏、桑白皮（蜜炙）各二钱，杏仁（去皮尖）、黄芩（微炒）各一钱半，甘草一钱。水三钟，煎二钟，随时分作二服。不用姜。

肺热痰咳，胸膈塞满：用栝蒌仁、半夏（汤泡七次，焙研）各一两。姜汁打面糊丸梧子大。每服五十丸，食后姜汤下。

因此，《本草纲目》在临床治疗方面亦有极高的参考价值。《本草纲目》于治疗学方面也是成就斐然，在辨证论治方法的运用上，在临床药物炮制学等方面均有新的阐发。

### （一）综合运用八纲、脏腑、气血痰郁等辨证方法

《本草纲目》综合运用了八纲、脏腑、气血痰郁等辨证方法诊治各科疾病，如《本草纲目》序例"百病主治药"中疾病的分型，即体现了李时珍辨证论治的思想。以病名为纲，以辨证分型为目进行分类，其不是简单的按病名将药物罗列，而是在病名之后突出了辨证论治这一原则，根据具体的辨证分型，提供具有相应主治功效的药物。如泄泻分湿热、寒湿、风暑、积滞、惊痰、虚陷六种；腰痛分虚损、湿热、风寒、血滞、外治五种；喘逆分风寒、痰气、火郁、虚促、胸喘五种类型。以上分型与今《内科学》教材中的分类有些相同，如腰痛的分型。有些亦不尽相同，但其应用八纲、脏腑、气血痰郁辨证相结合的方法是显而易见的，如喘逆之分型虽与《内科学》上不同，然其从寒、痰、火、虚等方面论治疾病是相同的等方面论治疾病是相同的。

自朱丹溪以气血痰郁论治杂病以来，其学说为大多数医家所接受，有"杂病用丹溪"之说，而八纲之说虽是清·程钟龄首先提出，然用八纲辨证的方法论治疾病却由来已久，李时珍即继承了前人优秀的辨证方法。在脏腑辨证方面，由于归经理论的提出，给辨证分型与组方用药之间架起了一条简捷的桥梁，从而使脏腑辨证方法变得简单实用。李时珍是此种方法的应用者和拓展者，其不仅应用此法辨治疾病，而且用来阐释经方的用药原则，如其运用脏腑辨证方法阐释桂枝汤证与麻黄汤证之区别，前人多以其病机为荣弱卫强与荣实卫弱或表实与表虚之别，李时珍则从药物组成及主治归属脏腑的角度作了阐述，其谓："麻黄乃肺经专药，故治肺病多用之，张仲景治伤寒无汗用麻黄，有汗用桂枝。历代名医解释，皆随文傅会，未有究其精微者。"表实证虽属乎太阳，而肺实受邪，为邪热内攻，肺气郁闭，故用麻黄汤发之，"是则麻黄汤虽太阳发汗重剂，实为发散肺经火邪之药也"。表虚证为津液外泄，肺气自虚，故用桂枝汤理脾救肺，"是则桂枝虽太阳解肌轻剂，实为理脾救肺之药也"。并谓"此千古未发之密旨，愚因表而出之。其以脏腑辨证及归经理论阐述经方用药之原则，确为发前人所未

发。总之，李氏在实践过程中继承和发展了前人的辨证论治方法，综合运用多种辨证方法辨治疾病，另一方面也反映了中医学经过几千年的发展至明代疾病辨证分型已接近成熟。

### （二）辨证用药，药病相宜

李时珍针对"世医治暑病，以香燕饮为首药"之举，提出应辨证论治，不能不问虚实，一概与之。其谓暑有乘凉饮冷致阳气为阴邪所遏者，宜用此药，以发越阳气，散水和脾，若饮食不节、劳役作丧之人伤暑，属劳倦内伤之证，必用东垣清暑益气汤、人参白虎汤之类，以泻火益元。对"今人不知暑伤元气，不拘有病无病，概用代茶。谓能避暑"的说法，提出了批评，认为其是"痴人说梦也"。又如其针对时人食猪肾为补的做法，云："猪肾性寒，肾有虚热者，宜食之，若肾气虚寒者，则非所宜矣，强调辨病之虚实而给药。"

李时珍于诊治疾病时亦注重辨证论治，不为疾病的表象所迷惑，如其用巴豆治愈一老妇久泄不愈案：一老妇年六十余，病溏泄已五年，肉食、油物、生冷犯之即作痛。服调脾、升提、止涩诸药，入腹则泄反甚。时珍诊之，脉沉而滑，认为："此乃脾胃久伤，冷积凝滞所致。王太仆所谓大寒凝内，久利溏泄，愈而复发，绵历岁年者，法当以热下之，则寒去利止。"遂用蜡匮巴豆丸药五十丸与服，二日大便不通亦不利，其泄遂愈。李氏认清泄泻的病机为寒凝于内，乃敢用巴豆以泻药治泄，时珍亦为自己辨证准确而自得，其谓其治愈久泄之原因为"妙在配合得宜，药病相对耳"。自是每用治泻痢积滞诸病，皆不泻而病愈者近百人。

### （三）体质不同，用药有异

李时珍强调体质不同则药物用量、治法不同。其于附子条下曰："乌附毒药，非危病不用，而补药中少加引导，其功甚捷。有人才服钱匕，即发燥不堪，而昔人补剂用为常药，岂古今运气不同耶？荆府都昌王，体度而冷，无他病。日以附子煎汤饮，兼嚼硫黄，如此数岁。薪州卫张百户，平生服鹿茸、附子药，至八十余，康健倍常。宋张果《医说》载：赵知府耽酒色，每日煎干姜熟附汤吞硫黄金液丹百粒，乃能健啖，否则倦弱不支，寿至九十。他人服一粒即为害。若此数人，皆其脏腑禀赋之偏，服之有益无害，不可以常理概论也。"时珍还指出某些药为某些特殊体质的要药，如其在升麻条下曰："升麻引阳明清气上行，柴胡引少阳清气上行。此乃禀赋虚弱，元气虚馁，及劳役饥饱，生冷内伤，脾胃引经最要药也。"由上可知，若体质有偏颇，则与常人用药应有异，正如其在丹砂条下曰："盖人之脏腑禀受万殊。在智者辨其阴阳脉证，不以先入为主。非妙入精微者，不能企此。"

### （四）炮炙药物须紧密结合临床证型

在药物的炮制方面，李时珍注意根据病证的不同性质而确定以不同的方法炮制药物。如半夏为燥湿祛痰、降逆止呕的要药，在制造半夏曲时，他根据痰的性质不同采用不同的造曲法，其谓："治湿痰以姜汁、白矾汤和之，治风痰以姜汁及皂荚煮汁和之，治火痰以姜汁、竹沥或荆沥和之，治寒痰以姜汁、矾汤入白芥子末和之，此皆造曲妙法也。"又如其论黄连："治肝胆实火，则以猪胆汁浸炒；治肝胆虚火，则以醋浸炒；治上焦之火，则以酒炒；治中焦之火，则以姜汁炒；治下焦之火，则以盐水炒；治食积之火，则以黄土末调水炒。诸方不独为之引导，盖辛热能制其苦寒，咸寒能制其燥性，在用者详酌之。"

由上可以看出，李氏本着炮炙为临床服务的原则，炮炙药物紧密结合临床证型，如将痰分为湿痰、风痰、火痰、寒痰等不同的证型，从而使半夏造曲时采用不同的辅料，将肝胆火分为实火与虚火，从而以不同的辅料炮炙黄连，使药物的归经、引经、药性、升降浮沉均发生大的变化，以更加适合临床需要。

总之，《本草纲目》中记载了大量的药物不同炮制品的临证应用，为现代临床炮炙学的研究提供了宝贵的资料。

**（五）注重单方验方，治法简便多样**

由于时珍长期于民间行医，深知民间生活疾苦，求医问药之不易，且亲闻、亲见单方验方功效之神奇，如牛膝条下记曰："叶朝议亲人患血淋，百治不效，一村医用牛膝根煎浓汁，日饮五服，虽未即愈，而血色渐淡，久乃复旧。后十年病又作，服之又瘥……今再拈出，表其神功"，故而非常注重单方验方的收集与应用。《本草纲目》"附方"中所收的方子，大都为单方、小方。

又如已亡佚的《濒湖集简方》，当是收集单方、验方的专书，《本草纲目》中收录了其中部分内容。其治疗方法多种多样，有内服法、外贴法、漱口法、纳肛法、挂线法、纳阴户法、外涂法、烤法、针法、惊法、吸法、熏法、吹喉、洗法等，如治妇人阴痒，以蛇床子一两，白矾二钱，煎汤频洗。以上方法，有药味少、用法多样、简便易行的特点，便于使用。总之，李时珍是极为重视单方验方的。

综上所述，李时珍综合运用八纲、脏腑、气血痰郁等辨证方法论治疾病，提出了一些新的见解，治疗时坚持辨证论治、辨体质论治，注重单方、验方，尤其值得注意的是，李时珍强调炮炙药物须紧密结合临床证型，这种临证使用不同炮炙品的思想，推动了临床炮炙学的发展。

不仅如此，《本草纲目》对中药归经理论的发展也做出了较大贡献。

**（一）运用归经理论解释药物的功效和主治**

李时珍在《本草纲目》中讨论药性时，均标明有归经内容，如"麻黄乃肺经专药，故治肺病多用之"（卷十五·麻黄条）；"葫芦巴，右肾命门药也，元阳不足，冷气潜伏，不能归元者宜之"（卷十五·葫芦条）等，即是其例。药之有性、功效各异，以经归释之、详明药理、用于临床，可收纲举目张之效。

**（二）以临床疗效印证归经理论**

李时珍把《内经》五味五色入五脏的理论运用于临床，并多有发挥，从而提高了归经理论的实用价值。如"天麻乃肝经气分之药，素问云：'诸风掉眩皆属于肝。故天麻入厥阴之经而治诸风病"（卷十二·天麻条）。

**（三）以本病、经病、窍病统摄药物的主治病证，阐发归经理论**

李时珍在论述药物归经时，常把脏腑、经络、官窍等功能结合起来进行讨论，如

"乌贼骨，厥阴血分药也，其味咸而走血也。故血枯血瘕，经闭崩带，下痢疳疾，厥阴本病也；寒热疟疾，聋、瘘，少腹痛，阴痛，厥阴经病也；目翳流泪，厥阴窍病也。厥阴属肝，肝主血，故诸血病皆治之"（卷四十四·乌贼鱼条）。

**（四）重视药物的炮制与配伍，不拘泥前贤的中药归经**

李时珍认为药物经炮制或配伍可改变其归经，如"常山、蜀漆有劫痰截疟之功……。得乌梅、鲮鲤甲则入肝；得小麦、竹叶则入心；得秫米、麻黄则入肺；得龙骨、附子则入肾；得草果、槟榔则入脾"（卷十七·常山、蜀漆条）；又知母"引经上行则用酒浸，焙干；下行则用盐水润焙……"（卷十二·知母条）；这些均为临床医家遣方用药之准绳。

**（五）注重引经药的使用**

引经药是指某些药物可引导其他药物达到疾病所在部位，以奏疗效。遣药组方中除了尽量选用与病变脏腑相符的归经药物外，注意使用引经药常能收到更好的效果。李时珍在《本草纲目》中列举了各经的引经药：手少阴心经为黄连、细辛；手太阳小肠经为藁本、黄檗；足少阴肾经为独活、桂枝、知母、细辛；足太阳膀胱经为羌活；手太阴肺经为桔梗、升麻、葱白、白芷；手阳明大肠经为白芷、升麻、石膏；足太阴脾经为升麻、苍术、葛根、白芍；足阳明胃经为白芷、升麻、石膏、葛根；手厥阴心包经为柴胡、牡丹皮；手少阳三焦经为连翘、柴胡、地骨皮、青皮、附子；足厥阴肝经为青皮、吴茱萸、川芎、柴胡；足少阳胆经为柴胡、青皮。

李时珍在《本草纲目》中把中药归经理论与临床实践心得相结合，使归经理论逐渐完善趋于成熟，促进了归经理论的应用和推广。至此，归经理论作为中药药性的重要组成部分完全独立了出来，标志着传统中医形成了对中药选择性作用于脏腑经络的系统认识。

## 3.2.2 本草学

《本草纲目》是历代诸家本草中最有影响的医药学巨著。全书内容丰富、详而有要，而且撰写体例革旧鼎新、标纲列目、条分缕析，使本草学丰富的博物内容与科学的组织形式达到了完美统一。

"神农本草，药分三品。陶氏别录倍增药品，始分部类。唐、宋诸家大加增补，兼或退出。虽有朱、墨之别，三品之名，而实已紊矣。或一药而分数条，或二物而同一处；或木居草部，或虫入木部；水土共居，虫鱼杂处；淄渑罔辨，玉砾不分；名已难寻，实何由觅"（《本草纲目·第一卷·序例》）。上述所言，明确指出旧本草体例混乱，分类无序的弊端。旧本草自《本经》首创"三品"，陶弘景分列"七类"以后，其分类方法延续千余年，以致积习成规，无一变更，李时珍通审诸家本草之利弊，打破三品旧例，创造了"振纲分目"的分类体系，使其浩瀚繁纷的本草内容"繁而不紊，一览可知"。

### （一）药物分类的纲目系统

药物分类的纲目体系是全书总领部分。李时珍指出："今各列为部，首以水、火，次之以土，水、火为万物之先，土为万物母也。次之以金、石，从土也。次之以草、谷、菜、果、木，从微至巨也。次之以服器，从草、木也。次之以虫、鳞、介、禽、兽，终之以人，从贱至贵也"（《本草纲目·凡例》）。寥寥数语，将近2 000种药物的分类原则及分类方法昭彰若现，并将1 892种药物分列成16部为纲，60类为目。

"十六部"以水而始，依次为火、土、金石、草、谷、菜、果、木、服器、虫、鳞、介、禽、兽，以人而终。其排列方式蕴含着从无机到有机、从微至巨、从贱至贵的科学内涵，并对旧本草的分类编排进行了增补、拆并、重编等更改。"当分者分，当并者并，当移者移，当增者增"（《本草纲目·第一卷·序例》）。如将旧本草虫鱼一部，拆分为虫、鳞、介三部；将旧本草"有名未用"一部，附列于各部。"诸物有相类而无功用宜参考者，或有功用而人卒未识者，俱附录之。无可附者，附于各部之末。"（《本草纲目·凡例》）。另又增设水、火、土、服器四部，并将旧本草散见于玉石部的水类32种，土类39种，分别移入增设的水部和土部。至于服器部，则将"旧本散见草、木、玉石、虫鱼、人部。今其可备医用者，凡七十九种，为服器部"（《本草纲目·第三十八卷·服器部》）。因而，《本草纲目》在旧本草分类的基础上增加了四部：水、火、土、服器；将虫鱼一部分拆成为三部：虫、鳞、介；拆除一部"有名未用"；更改名称二部，"玉石"改为"金石"；"米谷"改为"谷"。

"六十类"设在"十六部"为纲的基础上，下分"六十类"为目，即水部二类、火部一类、土部一类、金石部四类、草部十类、谷部四类、菜部五类、果部六类、木部六类、服器部二类、虫部三类、鳞部四类、介部二类、禽部四类、兽部五类、人部一类。共16部、60类，部类鲜明，将1 892种药物网织罗列，振纲分目。而每一类药物的编排又按其相似的属性、外形、药用部位、用途及亲缘关系相组合。如草部有山草、芳草、湿草、毒草、蔓草、水草、石草、苔草、杂草等十类，多以植物的生长环境而排；谷部有麦稻、稷粟、菽豆、造酿等四类，多以使用部位（种粒）及加工方法而列；鳞部的龙、蛇、鱼、无鳞鱼类等则按动物的形态特点及生存环境等排列；金石部的金、玉、石、卤石类则以内在化学性质相近而列。这种排列方式不仅反映了李时珍"物以类从，目随纲举"（《本草纲目·第一卷·序例》）的科学方法，而且为世界动物学、矿物学、植物学等分类法开了先河，成为后世分类思想的知识源泉。

### （二）各种药物的纲目系统

各种药物的纲目系统是全书的主体部分。1 892种药物中，每一种药物内容繁多，资料庞杂，李时珍为了完整有序的收集记载每种药物的资料，对每种药物也采用了"纲目体例"的编排。他指出："诸品首以释名，正名也。次以集解，解其出产、性状、采取也。次以辨疑、正误，辨其可疑，正其谬误也。次以修治，谨炮炙也。次以气味，明性也。次以主治，录功也。次以发明，疏义也。次以附方，著用也"（《本草纲目·凡例》）。通过这种"首""次"的方式，将每种药物的资料主次分明，井然有序的排列出来，以黄连为例，黄连为总名，即纲；下列释名、集解、修治、气味、主治、发明、附方为次，即目；然"释名"下又列别名"王连""支连"，即为正名"黄连"下之目；别名下再注解"其根连珠而色黄，故名"（《本草纲目·十三卷·黄连》）。此"注解"即为小目，二药"别名"即为小纲。又如"水"的分类依次为水天水，雨水立春雨水、梅雨水等，可以看出"水"为总名，即纲；下分"天水"为目；"天水"下再分"雨水"为目中复纲（小纲）；雨水下又分立春雨水，梅雨水等，为小纲中复目（小目）。这种纲目复纲目的编排体例随处可见，如正品为纲，附品为目；主治为纲，附方为目等等。通观全书 1 892 种药物，实则为 1 892 个大纲，每药之下纲中有目，目中有纲，将药物归纳演绎，互相渗透，形成层层相扣，逐级套叠的纲目系统。正如李时珍所言："每药标一总名，正大纲也。大书气味、主治，正小纲也。分注释名、集解、发明、详其目也。……大纲之下，明注本草及三品，所以原始也。小纲之下，明注各家之名，所以注实也。……虽旧章似乎剖析，而支脉更觉分明"（《本草纲目·第一卷·序例》）。

## 3.2.3 植物学

　　《本草纲目》也是一部植物学重要资料，因为李时珍在辨认、鉴别植物的时候在每一种植物性药物的前面都加了两个项目，也就是《释名》和《集解》，在这两个项目当中他详细记录了该药用植物的形态、特性、种植要领、用途，蕴含了宝贵的植物学遗产和丰富的现代植物学价值，值得我们去认真研究、挖掘、利用，来促进现代植物学的发展。

**（一）《本草纲目》植物记载状况**

　　《本草纲目》全书共计 52 卷、16 部、62 类，其中共介绍各种药物 1 892 种，设计植物学内容的共计 26 卷、5 部、31 种，记载各类植物 1 096 种，占记载的全部药物种类的 58%。由此可见，植物在《本草纲目》当中占据一半以上的比重，是《本草纲目》的重要组成部分，可以说《本草纲目》本身就是一部有关植物的小百科全书。这一点可以从与我国现代一些植物著作中的对比中可以看出来，如 1953 年出版的胡先骕先生所著的《经济植物学》和 1962 年出版的《河南经济植物志》，是中国现当代两部重要的植物学著作，将《本草纲目》与这两部植物学著作相比可以发现，《本草纲目》所记载的植物当中有 388 中在这两部著作当中有着详细的记载，占着两部著作中所记载植物总数的一半以上，可以说其现代植物学价值依然很高。虽然《本草纲目》不是按照现代植物学的分类记载的，但是从人们生活的角度将植物分为草、谷、菜、果、木这种分类的方式虽然具有很大的随意性，但是却符合中国人民的传统文化习惯，这对于中国现代植物学研究的传统化无疑具有重要意义。而《本草纲目》当中对植物根、茎、叶、花、果等几个方面的形象概括和描述，能够弥补现代植物学著作在一些几近消失的植物描述上的不足，而所记载各种植物的种植方法对于保护我国植物的多样性无疑具有重要意义。

### （二）《本草纲目》的现代植物学价值

（1）为现代植物学研究提供了丰富的资料。在现代植物学的研究当中，人们不仅要研究现代植物的发展状况，更要研究古代植物的生长状况，只有通过现代和古代的对比，才能找到植物的发展规律，因此对于古代植物的研究是现代植物学的一项重要内容。而对于古代植物的研究只能通过古籍文献资料，而《本草纲目》就是其中最重要的古代文献资料之一。在其所记载的一千多种植物当中有171种植物对现代植物学起到了补充完善的作用，是16世纪以前人们对植物研究的一项重大成果，是古代经济植物集大成之作。《本草纲目》的贡献主要有两点，第一，对古代一些植物的名称进行考证，以前有经济植物的古代文献由于风土人情各异、文化习惯不同，对于某种植物有不同的命名，同种异名的植物有很多，这不利于其药学作用的发挥。李时珍认识到了这一点，通过收集资料对历代有关植物的名称进行了汇集、归纳和考证，如人参在《吴氏本草》当中被称为黄参，《名医别录》中称为血参、神草、木精，《神农本草经》称为人衔、鬼盖，《广雅》中被称作地精、海腴、敬唐还丹。第二，对古代一些植物做出了解释，在《本草纲目》当中李时珍对各种植物名称的来源做出了解释，如对马齿苋，他解释说"其叶比并如马齿，而性滑利似苋"，这种解释非常神功形象，让人一看就知道是什么植物。再如对胡萝卜的解释"元时自胡地来，气味微似萝卜，故名"对胡萝卜的来源、什么时候传入我国的，以及为什么要叫胡萝卜做了准确的阐述。他对植物名称的渊源、含义做出的解释，不仅有助于人们正确的认识各种植物，也为现代植物研究提供了重要的证据资料。

（2）生动记载植物的形态、特性，为经济植物的开发利用提供了依据。《本草纲目》成书的时候，现代植物学还没有建立，因此他对各种植物的认识只能通过感官来描述，也就是视觉、嗅觉、触觉来记载植物的形态和特性。但是由于他编著的态度是建立在实际考察的基础上的，对于各种植物的观察可以细致入微，对于植物形态、特性的记录非常详细，很多植物的特性是现代植物学研究当中没有发现的。不仅如此，对于其中所记载的植物，李时珍对其种植的方法，应该注意的一些问题都做了比较详细的论述，这对现代植物学对某些植物的保护和开发无疑具有重要意义。比如说对荞麦的记载："荞麦南北皆有。立秋前后下种，八九月收割，性最畏寒霜。草高一二尺，赤茎绿叶，如写柏树叶，开小白花，繁密粲粲然。结果累累如羊蹄。实有三棱，老则乌黑色"，通过这一段描述可以发现，李时珍详细记录了荞麦的分布、种植和收割的时间，对叶子、茎、花、果实的形状、颜色都做了比较详细的描述，指出了种植荞麦应该避开霜天气，这种描写非常生动，对于农民的种植具有很大的帮助。他对绿豆的描述也很详细，"绿豆处处皆种之，三四月下种，叶小而有毛，至秋开小花，荚如赤豆荚。粒粗而色鲜者为官绿，皮薄而粉多。粒小而色深者为油绿，皮厚而粉少早种者为摘绿，可频摘也。迟种者为拨绿，一拨而已。"从上面我们可以看出，不仅点出了绿豆的分布及种植时间，对开花及果实的形状也做了描述，重点对绿豆做了分类，以及在不同的时间种植的绿豆各有什么特点，这一点即便是现在关于绿豆的研究也没有如此详细的记载。

（3）介绍很多植物的经济用途。《本草纲目》对其中所记载的植物的经济用途也做了比较详细的记载，这对于发展经济作物、满足人民群众的生产生活需要无疑具有重要意义。如《本草纲目》当中对枣的用途的解释，"须治净地，铺菰箔之类承枣，日晒夜露，择去胖烂，曝干收之。切而晒干者为枣脯。煮熟榨出者为枣膏，亦曰枣瓤。蒸熟者为胶枣，加以糖、蜜拌蒸则更甜；以麻油叶同蒸，则色更润泽。捣胶枣晒干者为枣油，其法取红软干枣入釜，以水仅淹平，煮沸漉出，砂盆研细，生布绞取汁，涂盘上晒干，其形如油，以手摩刮为末收之。每以一匙，投汤碗中，酸甜味足，即成美浆，用和米，最止饥渴、益脾胃也。"从这一记载当中可以看出，李时珍详细记载了枣的制作方法和制作种类，如枣糕、胶枣等，这些对于充分开发枣的经济价值无疑具有重要作用，对种枣的人也具有重要意义。这与现代植物学研究的目的也不谋而合，现代植物学的研究，尤其是经济植物学的研究，不仅仅是为了更好地保护植物的多样性，更重要的是提高植物的经济价值，为发展区域农产品经济提供理论依据。还是以枣为例，山东乐陵的小枣正是得益于这种枣的多样化加工，构建了一条以小枣为产业支柱的农产品加工业，对小枣的利用达到了最大化。开发了食品、饮料、药用等多方面的价值，为发展和活跃地方经济起到了重要的作用。

总之，《本草纲目》的现代植物学价值非常高，这不仅体现在其植物研究和保护上面，更体现在对植物的综合利用上面，《本草纲目》对于发展现代农业经济、林业经济可以说起到了重要的促进作用，为丰富农产品的加工、提高农产品的经济效益提供了理论指导。

## 3.2.4 动物学

《本草纲目》记载动物462种，占药物品种总数的24.4%。对动物的名称、形态、生活习性和药用价值都有相当详细的记载。《本草纲目》改进了中国传统的分类方法，格式比较统一，叙述也比较科学和精密，例如：把广义的"虫"药扩充到106种，其中昆虫药为73种，分为"卵生""化生"和"湿生"三类，对动物和植物的分类学的发展具有很大意义。《本草纲目》把动物药类按虫、鳞、介、禽、兽、人的次序分类叙述，反映了作者"从贱至贵""从低级到高级"的生物进化观。

以动物药的描述为例，《本草纲目》对每一动物药的动物都有概括性的定义，多能抓住各类动物的生物学属性特征。如指出"鸟产于林，故羽似叶；兽产于山，故毛似草"，又说："毛合四时，色合五方"，这都正确地掌握了禽兽对环境之适应以求保护的变异特点。在动物相关变异方面，该书正确指出"乌骨鸡但验舌黑"即可知其骨黑的鉴别方法。

李时珍曾解剖了穿山甲，从其胃中得到蚂蚁约一升，证明了穿山甲是吃蚂蚁的。又观察发现到穿山甲是伸舌诱蚁而食之，并非张开鳞甲诱蚁而食。他也纠正了"草子变鱼"和"鹤属胎生"的错误论点，指出它们都是卵生。又如在锁阳条下说："按陶九成《辍耕录》云，锁阳生鞑靼田地，野马与蛟龙遗精入地，久之发起如笋，时珍疑此自有种类"纠正了一些不科学的见解。

在解说及发挥禽兽药时，李时珍生动地用经卦分析，引人入胜。如他说"鸡巽为风为鸡，鸡鸣于五更者，日将至巽位，感动其气而然也。今有风病人食之，无不发作。巽为鸡，信可验矣。"说猪"在畜属水，在卦属坎"，说狗"在畜属木，在卦属艮"。说羊"在畜属火，故易策而性热也。在卦属兑，故外柔而内刚也"。说马"在畜属火，在辰属午，或云：在卦属午，属金。"说牛尤为精彩突出："牛在畜属土，在卦属坤，土缓而和，其性顺也"。并引《造化权与》："乾阳为马，坤阴为牛，故马蹄圆，牛蹄坼。马病则卧，阴胜也；牛病则立，阳胜也。马起先前足，卧先后足，从阳也；牛起先后足，卧先前足，从阴也。独以乾健坤顺为说，盖知其一也"。用卦象分析比较了牛马的不同特性。在说龟时，除说"龟形象离，其神在坎"外，又说"龟、鹿皆灵而有寿。龟首常藏向腹，能通任脉，故取其甲以补心、补肾、补血，皆以养阴也。鹿鼻常反向尾，能通督脉，故取其角以补命、补精、补气、皆以养阳也"。形象地从龟、鹿的习性说明它们的药用。

## 3.2.5 矿物学

在所有本草著作中，《本草纲目》收载的矿物类药最多，共 265 种，占药物品种总数的 14％，仅就所收录的土部药有 61 种、金石玉部 161 种。这些药物有的是金属元素药，有的是含杂质的天然无机化合物，有的是经过制备或人工合成的无机化学成分。李时珍在书中对矿物药的名称、分布、品种、形态、性质、作用、鉴别方法乃至找矿、采矿和冶炼等方法进行探讨，内容十分丰富，是重要的矿物学资料。

金，为《本草纲目》金石部药物，曾列为《别录》中品药，《抱扑子》中早有记述，古时用为镇静安神、长生之药。李时珍说："金有山金、沙金二种，其色七青、八黄、九紫、十赤，以赤为足色，和银者柔，试石色青"，当时能这样分析金的纯度及检验金中含银是符合实际的。又说"金畏水银"这是依据古时将金薄和水银制为"汞齐"，作用鎏金用而得的结论。还记述《唐本草》有"金屑古方不见用者，唯作金薄入药甚便"。据考证在商代后期（公元 12 世纪前），在殷墟的出土文物中，就有厚度达 0.01 毫米的金薄，直到现在，仍有一些贵重中药包以金薄用。近代曾有英国学者将金制备成胶体金治疗类风湿性关节炎，在意大利曾有学者用微细黄金注射剂治疗狮子的关节炎。

银，为《别录》中品药，主安神、止惊悸。李时珍考证，银即《尔雅》（汉初）上的白金，《唐本草》记有方家用银屑，取见成银薄，以水银消之为泥，合消石及盐，研为粉，烧出水银，淘去盐石，为粉极细。但李时珍认为"入药只用银薄易细，若用水银盐消制，反有毒矣。"这是李时珍敏锐的观察到汞齐（Amalga）制银粉法，可能残留有汞，不宜药用。

水银在《别录》上名为汞，亦《本经》中品药。《本草纲目》所载"《胡演丹药秘诀》"制汞方法很详细，用朱砂、炭炼制汞工艺很巧妙。

古代盛行炼丹药以求长生不老，著名炼丹家葛洪（公元 333 年前）著有《抱扑子》，详论了炼丹方法和一些化学的实践知识，所载"丹砂烧之成水银，（水银）积变又还成丹"，所炼之丹认为是长生之药。李时珍说："贪生者服食，致成废笃，而丧厥躯，不知若干人矣，方士固不足道，本草岂可妄言哉。"可见李时珍用药的严谨、医术的高明。

红升丹（红粉）由水银、硝石、白矾等炼制，赤者为红升丹，黄者为黄升丹，系不同晶形的氧化汞（HgO）。《周礼·天官》（公元 256 年前）中记有炼丹的文字。《抱扑子》《别录》记述"水银熔化（炼）还复为丹"（HgO）。有的学者认为升丹（HgO）的炼制，是人类固定住氧元素的最早记录。瑞典科学家 C．W Scheele 在 1773 年才确认了氧（Oxgen）。

《本草纲目》所载"银朱"，《证类本草》所载"灵砂"，均为水银、硫黄研匀升炼合成的，与"丹砂"（本经）的组成相同。不过丹砂为天然辰砂矿，灵砂是熔炼升华出的具"束针纹者，银朱也是升华合成的赤色硫化汞。后者古代时往往用于涂色"。

"轻粉"首载于《本草拾遗》（739），李时珍总结其制备方法就有三种，主为水银加盐熔炼升华制备。轻粉是氯化低汞（$Hg_2Cl_2$），现称"甘汞"（Calomel），古今皆用为泻药。

李时珍在"轻粉"【发明】项下总结："水银乃至阴毒物，因火炼丹砂而出，加以盐矾炼而为轻粉，加以硫黄升而为银朱"。这对汞及其制品的毒性分析，及水银、轻粉、银朱的化学制备何等精确。

砒石为砷矿，首载于宋《开宝本草》（973 年），李时珍说："炼者为砒霜，砒性猛如貔故名"。《抱扑子·仙药篇》（公元 333 年前）中记述"硝石、雄黄合炼，其升华物飞之如烟云（布）；白如冰。"《本草别说》（1092 年）中确切记述"砒石烧烟飞作白霜"即砒霜（$AS_4O_6$），其毒过于射网远矣。

在历代本草中，"火药"只有《本草纲目》列为药物，记述："火药味辛酸有小毒，主治疮癣、杀虫、辟湿气、瘟疫，乃焰消、硫黄、杉木炭所合，以为烽燧铳机诸药者"。这也进一步说明配伍炼制丹药的实践中发明创造了黑火药。

## 3.2.6 其他

《本草纲目》在有关药物的论述上，还强调了生物受到人工方法的干预而在生活习性方面产生改变的特性。如记述的动物变野生为人工驯养，家种植物可以优于野生等，说明当时对生物之遗传特征已有一些知识。在制药化学和实验研究方面，《本草纲目》较以前也有着突出的成就。所载制药化学包括有蒸馏、蒸发、升华、重结晶、风化、沉淀、干燥、烧灼、倾泻等许多化学反应的方法。所制取的醋酸铅（铅霜），利用消石与矾石分解和氧化作用制取铅丹，以浓茶煎熬五倍子使其产生沉淀，经曲菌发酵水解而析出没食子酸的白色结晶，都达到了较高的科学水平，甚至是最早的记录。在科学实验方面，作者不但亲自验证了罗勒子治疗眼翳和自服曼陀罗花以观察其治疗效果和麻醉作用外，还对若干药物的药理作用等进行了动物实验。他观察大豆、鸡肠草等药理作用，他解剖鲮鲤、蛇等多种低等动物，以证实其解剖结构上的异同，进行若干比较研究。这些方法在当时科学界也可以称得上是一个创举。当然，未知或知之甚少在当时更是普遍的，在当时条件下不可知者也非少见。因此，作者对若干药物的记述客观地指出"未审然否"，或谓："亦无所询证，姑附于此，以俟博识"，足可证明其实事求是的科学态度。

《本草纲目》在人文科学方面亦有辉煌成就，如对哲学、历史学、地理学、文字学、语言学、音韵学、训诂学、文献学的研究也达到一定水平，为后世提供了宝贵资料。

英国伟大的生物学家达尔文在奠定进化论、论证人工选择原理的过程中，即曾参阅了《古代中国百科全书》，其内容即《本草纲目》之内容。例如，达尔文在《变异》中谈到鸡的变种、金鱼家化史等，均吸取和引用了《本草纲目》的内容。李约瑟博士在评价《本草纲目》时写道："毫无疑问，明代最伟大的科学成就，是李时珍那部在本草书中登峰造极的著作《本草纲目》。""李时珍作为科学家，达到了同伽利略、维萨里的科学活动隔绝的任何人所能达到的最高水平"。"中国博物学家中'无冕之王'李时珍写的《本草纲目》，至今这部伟大著作仍然是研究中国文化史的化学史和其他各门科学史的一个取之不尽的知识源泉。"

# 4  学习方法

李时珍《本草纲目》是集明代以前本草学之大成，其体例之完备严谨、内容之丰富详实、理论总结之全面、药物考察之精确、学术成就之高，对后世影响之深远；其编写态度之认真、文笔之生动流畅，都是前所未有的。作为明代本草学的代表，当之无愧；而且明清以来众多本草均无有超过。在整个本草史上而言也绝无仅有，所以后人把它称之为中国本草学之魂。它不仅是从事中药教学、本草学术研究必须研读的本草经典，也是对中药临床应用具有指导作用的本草要籍。

## 4.1  熟悉原著

### 4.1.1 选择善本

中医古籍大多经过几百年甚至数千年的流传，而在流传过程中又经过无数次的传抄和翻刻，在这个过程中所产生的错误是相当复杂的。既有后人有意的改篡与增删，也有无心的讹误与漏衍。因此，学习古籍要首选善本。针对不同版本，如何知道是否是善本书？这就要了解古籍的版本流传存佚刊刻情况，还可同时参阅几个版本以便互相校正，也可借阅近年已经校勘整理后重新刊印的古籍，因其底本多为善本，可为学习提供便利。

### 4.1.2 通读原著

每本书篇首大多有序、跋、凡例、目录等，因为大多文字深奥，读者常常翻过不读，这些内容包括作者的生卒年代、行医地域环境，还有著书的背景、主要内容介绍、书写体例、全书框架结构等，对全面理解整部书必不可少。比如医家处于国泰民安富裕年代或战乱饥馑年代的不同、南北东西地域的差异、服务对象以达官贵人为主还是以平民百姓为主、其学术传承流派著书于作者早年还是晚年等、这些对其主要学术思想及选用药特点都有影响，不可忽略，对于正文亦要求先通读一遍。中医古籍成书于几百或数千年前，其中通假字、古今字、异体字、俗字、避讳字的知识非常重要。不懂通假字就会把借字当本字，不懂古今字就会把今字当古字，不懂异体字就会把异体字当正字，不懂俗字就会误解字义，不懂避讳字就会不明白古人为何要改字。而且，懂得一些文字学的知识，会使我们更好地了解中医文化的发展源流，了解中医学的学术思想。针对大多数本科生古文基础薄弱的问题，应备好工具书，如《康熙字典》《古汉语字典》《中医大辞典》《中医名词术语选释》等案头必放，遇到不会的冷僻生字术语等随时查找，读懂原著只是第一步。

### 4.1.3 掇英咀华

读中医古籍，读懂后还要研究他们在医学方面的成就，阐明他们的学术思想和实践经验。通过著作的思想性（包括医德）、学术性（理论见解）、实践性（医疗经验）进行分析，做出结论，这是研读古籍的第二步。分析总结、掇其精华并融会贯通，对于研究生来说，可采用写读书笔记的方法，从学术思想、方药特点、医案等几方面整理总结。历代名医之所以能著书立说、名垂千古，必学有所长，挖掘整理时要注意其学有所宗、学术流派的传承及其特点；该医家在哪些方面包括中医理论如生理、病理、诊法、治法及病证的病因病机、诊治规律、医疗经验等有何特色创新；其学术思想在当时以及对后世的影响等。总结该医家擅长用药，比如方剂有继承古方沿用下来的，有在前人方剂基础上加减变化而来的，还有自己独创的这些方剂可按病按脏腑归类，同时还将这些方剂的来源演变组方及药物特点适应证以及后世的运用等进行了详细分析论述，这对指导我们应该如何学习研究方剂大有裨益。医案是医生诊治疾病的记录，也是理法方药具体运用于临床的体现。古籍中所载医案大多为作者本人或其弟子记录下来，选入书中的多是疑难重症或诊治方面与常法有别的，或是其平生经验所得之方用于临床的验证案例。认真学习、仔细体会其医案，就能对作者的学术思想、诊治思路是如何指导临床，其方剂是如何具体应用加减，有实实在在的感受，有助于融会贯通全面理解。如《本草纲目》每一例皆有其独到之处，触类旁通，可以从中得到启发。

## 4.2 借助注家

（1）《本草纲目新校注本》（第五版上下册）〔明〕李时珍编纂，刘衡如、刘山永校注，华夏出版社。

新校注本《本草纲目》是当代《本草纲目》研究的佼佼者刘衡如、刘山永父子用25多年精力完成。以国内仅存的两种金陵本为主副底本，以3种江西本、9种明清版本为参校本，对李时珍引用过的书籍，约有400种都以现存最佳版本仔细核校，仅《证类本草》即在通览几十个版本的基础上选出历代15个版本为参校本。在最大限度恢复《本草纲目》原著原义的同时，又极其谨慎地纠正了一些讹误。有以下四大特点：①校注者最具权威性；②使用版本最多；③文字最准确；④包罗内容最丰富。

（2）《金陵本本草纲目新校注》（上下册）〔明〕李时珍著，王庆国主校，中国中医药出版社。

本版本以1593年（明万历二十一年）刊行的金陵本为底本（该本是据李时珍手稿刻成，为《本草纲目》初刻本，最符合原著原貌），参考了多种古籍善本、现代多家注本和学者的相关论著，并立足于《本草纲目》的药物学及百科全书性质对其进行校注。

（3）《本草纲目金陵版排印本》（第二版上中下册）〔明〕李时珍著，王育杰整理，人民卫生出版社。

本版本是以《本草纲目》最早的刻本金陵本为底本，参考其他有关文献整理而成。本书设计新颖、层次清晰、只收原文、不加注文、书末附有中药正名笔画索引和拼音索引、查阅方便。具体贴图、出版日期、繁简横竖排版、电子版等可自行搜索。

（4）《金陵本本草纲目新校正》（上下册）［明］李时珍著，钱超尘、温长路、赵怀舟、温武兵校，上海科学技术出版社。

本版本以 5 年多的时日、参阅古今文献 61 种校勘了 270 余万字，注释 10821 条。

（5）《本草纲目校点本》（第二版上下册）［明］李时珍著，人民卫生出版社。

是第一部《本草纲目》校点本，自 1977 年问世以来，受到广大读者的欢迎和好评，成为当代《本草纲目》影响最大的版本，为学术界广泛采用，在国内外享有良好的声誉。再版除改正了上版个别错误之外，物增加了"正文标题笔画索引"和"正文标题拼音索引"，附于书末供读者检索使用。

（6）《本草纲目通释》由陈贵廷主编，学苑出版社出版。

本版本 1992 年出版，是近年来系统整理研究《本草纲目》的较有代表性的一部巨著。该书利用最新研究成果，结合现代科学理论对原著逐篇、逐段地进行注释，对所载药物的来源、化学成分、药理作用和毒副作用等作了考察和透析，并详细介绍了这些药物的现代临床应用进展。

本草学习参考书目：

（1）《神农本草经》：春秋战国时期，临床中医学的迅速发展使临床药物学知识不断积累，至秦汉国家得到了统一，医药学本身的发展也要求对药物学进行一次全面而系统的总结，《神农本草经》遂应需而生。该书为秦汉以来多位医药学家不断搜集整理，由政府征集，大约至东汉初年成书。全书载药 365 种，依据药物功效不同分为上、中、下三品，系统、全面、可靠的总结了秦汉以前医学界和民间的用药经验，是我国现存最早的一部药学经典专著，成为魏晋以下历代研究本草学的必备参考书和经典钻研对象。本书辑选尚志钧、尚元胜校注《中医八大经典全注·神农本草经》（北京：华夏出版社，1994 年 7 月）中有关内容，但对一些神仙、道教思想内容，如"紫苏久服轻身不老，延年神仙"之类进行了删减。

（2）《名医别录》：梁·陶弘景撰写了《本草经集注》，该书在《神农本草经》基础上新增补药物 300 余种，结合《神农本草经》原有药物，共计 730 作种，广泛收集了汉魏晋以来诸名医在多种《神农本草经》传本中新增药物及（或）新的临床功效。多部早已失传的汉晋时期本草学名著，如华佗弟子吴普、李当之的《吴普本草》《李当之药录》中（部分）内容即可见诸本书。陶氏将其全面收集整理，名之曰《名医别录》。该书以其疗效确切、内容丰富的价值跻身于经典著作之列，仅次于《神农本草经》，对后世影响广泛而深远。本书辑录了由尚志钧辑校《名医别录（辑校本）》（北京：人民卫生出版社，1996 年 6 月）中有关药物及论述。限于篇幅对临床功效以外的内容适当进行了节删。

（3）《药性论》：唐·甄权著。甄氏为隋末唐初人，曾仕隋，至唐太宗时年已 120

岁，以医药名世。该书注重结合临床实际议论药物性味主治，所论甚详，尤以君、臣、佐、使、使用禁忌等资料收罗较多，并多举方剂印证，对临床指导很大，对后世药学家及临床家都有较深刻影响。

（4）《新修本草》：唐·苏敬、李勣等编纂。唐代国力强盛，经济、文化发达，此时期出现了不少新药、外来药。加之陶弘景《本草经集注》时值南北分裂，对北方药物载录不全，政府遂命苏敬等修订本草，历经 2 年修成。本书对唐以前本草进行总结修订，并以图文并茂方式开创了本草著作先河。因该书为首次由政府组织颁行的药学专著，故成为我国乃至全世界上第一部药典，对当时国内外医药学界影响较广。流传近 360 余年，至宋开宝年间，北宋政府以此为基础修纂《开宝本草》，从此《新修本草》便销声匿迹。本书以尚志钧辑复《新修本草》和其辑复的《开宝本草》作了详细对照，发现《新修本草》内容及原文基本被《开宝本草》所涵盖，考虑到重复，所以只选《开宝本草》辑录之。

（5）《本草拾遗》：唐·陈藏器撰。陈氏鉴于《新修本草》多有遗漏和纷乱，遂将遗漏药物收集起来名为《拾遗》，又将纷乱的药物以详审和辨解，称为《解纷》，总名为《本草拾遗》。本书共收载大多来自民间的《新修本草》所漏载药物 692 种，并根据临床实践将药物分为十类，即后世所谓"十剂"：宣、通、补、泄、轻、重、滑、涩、燥、湿，大大丰富了方剂学治方法则，为后世按效性分类药物提供了启蒙，以至唐宋诸家本草名著，如《海药本草》《开宝本草》《证类本草》等都有援引本书资料。本书堪称唐代私人本草著作中翘楚，李时珍评本书："藏器著述，博极群书，精考物类，订绳谬误，搜罗幽隐，自本草以来一人而已。"本书选录为由尚志钧辑校《本草拾遗》（安徽：皖南医学院科研科，1983 年 10 月）有关内容。

（6）《海药本草》：唐末五代·李珣所著。唐代是我国封建王朝较为繁盛的历史时期，陆海贸易、文化交流频繁，从而出现了不少从海外传入或从海外移植南方的药物，以香料药物居多。李珣是定居中国的阿拉伯药商后裔，家世以售卖香药为业，故李珣很早就对香味药比较熟悉，广泛搜集此类药物，又因其人擅长文学，所以最终写成《海药本草》，重点论述了香味药物的功能和应用，是唐末五代著名的地方性本草，在本草学史中独具特色。

（7）《日华子本草》：目前比较确凿的证据可以证明，本书约成书于唐末五代吴越天宝年间。有学者认为，作者姓大名明，号日华子，但后世因证据不足，多倾向于姓氏不详。全书共 20 卷，载药 600 余种，对药物性味进行了较新颖、详细的论述，并将药性分为温、暖、热、凉、冷、平六类，并对某些药提出一些新的药性。该书总结了唐末及五代时期的药物学成就，记载功用切于实效，作为一部民间本草名著，与陈藏器的《本草拾遗》齐名，对后世本草学，尤其宋代本草学的继续发展奠定了一定的基础。本书辑录尚志钧辑校《日华子本草》（安徽：皖南医学院科研科，1983 年月 10 月）有关内容。

（8）《开宝本草》：宋开宝六年，宋太祖诏命刘翰、马志（道士）等九人在《新修本草》和《蜀本草》基础上，参考《本草拾遗》重修本草，最后经卢多逊等定稿，修成《开宝新详定本草》，次年又经李勣等重校，定名为《开宝重定本草》，简称为《开宝本草》。体例基本沿袭《新修本草》，新增133种，共载药983种，新增大多为当时名医常用的有效药。由于印刷术的发明和推广，本书一改以前手抄本草以流传的方法，改为雕版印刷，使中国药典性本草有了第一个印刷刊本。

（9）《本草图经》：北宋·苏颂编。北宋中叶宋廷沿令全国各州郡征集本地区所产药材标本及实物图，并收集功用，经苏颂等人于1061年编成《本草图经》，载药780种，并绘药图933幅，把辨药和用药结合起来。该书重点讨论药物来源和鉴别，药性讨论虽非每药必有，但所论药性逻辑说理性很强，对后世本草图谱绘制、识药、用药都有一定的参考意义。

（10）《本草衍义》：北宋·寇宗奭撰。寇氏认为，医家临证全凭熟解药理，而唐代《新修本草》、宋代《开宝本草》《嘉祐补注本草》及《图经本草》诸书又显不足。于是，寇氏对以上诸家本草进行了详尽的辨证考释，并结合自己丰富的医药学理论与实践，对其中470余种药物的性味效验进行补充辨释，指出并纠正了前人在论药时的许多疏漏及错误。对后世，尤其金元本草学的发展产生了极大的影响，李东垣、朱丹溪均对此书极力推荐，"本草之学，自此一变"（《日本访书志》清·杨守敬）。本书所选均来自颜正华、常章富、黄幼群所点校《本草衍义》（北京：人民卫生出版社，1990年3月）中有关内容。

（11）《珍珠囊》：金·张元素（洁古）撰。张氏与刘河间同时代，为金元时期易水学派的创始人。该书主要结合《素问》理论，阐述了100种临床常用药物的"气味、阴阳、厚薄、升降、浮沉、补泻、六气、十二经及随证用药之法"，在药物归经、引经报使、脏腑辨证用药等方面做出了突出贡献，对易水学派乃至后世临床的发展产生过指导性作用。但原书已失传，《珍珠囊》书名最早见于元·王好古《汤液本草》中所引用98条"《珍》云"，王氏在序中言"其源出于洁古老人珍珠囊也"。其后元·杜思敬在其《济生拔萃》卷五以《洁古老人珍珠囊》引录全书，共113味，较《汤液本草》所引更具体翔实，但条文内容基本一致。故本书所引《珍珠囊》内容基本以《汤液本草》为主。

（12）《药类法象》《用药心法》：元·李杲（东垣）著。金元时期是中医药学继承和发扬较为辉煌的一个里程碑。作为奠基人之一的李东垣，其脾胃内伤学说以一部《脾胃论》永载医史。李氏善于遣药，创立新方，对后世临床诊疗有极深远的影响，明代医学家王纶在著《明医杂著》中曾有"内伤法东垣"的结论性评价。所以东垣所写《药类法象》《用药心法》是中医后学必读书目。在易水学派"升降浮沉""引经报使""气味分经"基础上，前者归纳总结诸药功效要点之外，比较突出的介绍药物作用于人体的部位和趋势（如脏腑、经络、三焦及四肢头目等），非常适于临床需要。后者则着重介绍与临床用药制方密切相关的一些机理，且仅被《汤液本草》引录，从书中行文风格看，更像是王好古师事李东垣时整理的东垣用药心传。鉴于此，本书对《汤液本草》中"东垣云"之类言论一并收于此条下，以便读者对东垣药论有一较完整的理解。本书辑录《药类法象》选自天津科学技术出版社（1992年）《金元四大家医学全书·药类法象》《用药心法》及"东垣云"均选自张瑞贤等编著《本草名著集成·汤液本草》（华夏出版社，1998 年 10 月）中有关内容。

（13）《汤液本草》：元·王好古著。本书是一部理论性和实践性都比较强的著作，因作者师承张元素、李东垣两位金元时期的医学巨匠，故尽得两派真传。文中载药 242 种，主要继承张、李二人学说，并选择结合前代诸名家灼论，最后附以己见，对药性尤其是药物归经理论给予了特别关注，对金元时期药性理论的继承和发扬做出了不可磨灭的贡献。

（14）《本草发挥》：明·徐彦纯编著。徐氏乃朱丹溪弟子，因而受金元时期各大学派影响较深，除张从正以外，"取张洁古、李东垣、王海藏、朱丹溪、成无己数家之说，合成一书，别无增益"（时珍语）。虽为汇集诸家之说，与《汤液本草》有相似之处，但所引中有不少条文为《汤液本草》所缺漏，故仍为一部研究金元学说的有参考价值的著作，尤其在明初时期医药学界产生过颇深的影响。

（15）《本草衍义补遗》：元·朱丹溪著，明·方广增订。朱丹溪，名震亨，字彦修，元代医学家。探讨内伤杂病证治，首创滋阴降火之法，世称"养阴派"，与刘河间、李东垣、张子和并称为"金元四大家"。本书主要是对寇宗奭所著《本草衍义》的补充和阐发，主要论药性，且以五行药性为特色。原书药物 153 种，经方广增订后新增 43 种，可以认为是丹溪药学的一部代表性著作。李时珍《本草纲目》所引丹溪论述基本出自本书，对研究丹溪理论和临床思想有一定的启发。

（16）《本草蒙筌》：明·陈嘉谟著。本书名"蒙筌"，意在便于初学，但在药性理论上多有阐发，李时珍曾评之为："间附己意于后，颇有发明，便于初学，名曰'蒙筌'，诚称其实。"《本草纲目》及后世本草专著多有引述。本书的最显著特色是以形、色、性、味、体五类高度概括药性，重点讨论辨证用药及药性药理，在药性理论上独树一帜。

（17）《药鉴》：明·杜文燮著。本书详细论述了 137 种常用药物的毒性、性味、阴阳升降、归经、炮制、功能及临床应用等，对气味阴阳论述比较精详，并结合个人经验探讨用药配伍规律，是一部短小实用的药学著作。

（18）《本草经疏》：明·缪希雍著。本书主要为缪氏对《神农本草经》中临床常用的必不可少药物进行注释，分别以"疏""主治参互""简误"三项论述，专以药性为纲，结合临床用药体会和规律，提出了许多独到见解，对中药药性理论的发展有重要意义。

（19）《雷公炮制药性解》：明·李中梓著。本书载药 332 种，主要以归经理论阐释药性及功能主治，以归经作为药物功能的主要机制。归经理论又分为据功能主治推论，据性味推论，据脏腑关系及五行归属推论及联系易理推论等多种方法。另外，本书对药物宜忌与药性药效间关系也进行了较深入的讨论，不失为一部独具特色和临床意义的药物学专著。

（20）《本草乘雅半偈》：明·卢之颐著。半偈，即全文之半。作者曾在其父卢复所著《本草纲目博议》基础上增补撰写成《本草乘雅》，分考、参、衍、断四项，后来书稿因战乱散佚，卢氏凭记忆重写考、参两部分，故名《本草乘雅半偈》。共载药377种，特点是常以儒理、佛理推演药性，从药名、生态方面阐发药理，难免带有一定玄学陋弊，但也不乏真知灼见，于临床有一定参考价值。

（21）《本草崇原》：清·张志聪著。张氏力主临床应以识药性为第一要义，而非某病对某药，"不探其原，只言其治"，所谓"知其性而用之，则用之有本，神变无方。袭其用而用之，则用之无本，窒碍难通"。论药则从性味到功能主治，均从生成禀受解释，开清代五运六气论药性之先河，在药理著作中独树一帜。

（22）《本草新编》：清·陈士铎著。本书以药性理论著称，解释药性又多从医理，而陈氏于医理则自成一家，于《黄帝内经》之外，撰成《外经微言》，对《内经》所言医理从不同角度进行阐释和深化，故其人论著多有新见。据陈氏在其多部著作中屡屡提到"晚年逢异人于燕市，传书甚多"之类，经考证此中异人最可能所指为傅青主、傅眉父子。如考据确凿的话，则研习本书不仅可以吸取陈氏辨药论医精微，对于傅青主医学研习者亦不无裨益。

（23）《本草备要》：清·汪昂著。汪氏以儒通医，精研药理，认为《本草纲目》"备则备矣，未得要也"，于是以《本草纲目》及《本草经疏》为蓝本，结合诸家本草名著，由博返约，辑成本书。选取常用药470余种，按照自然属性分为8类，先介绍主要性味功能，然后注释阐发药理，时有创见，最后介绍产地、炮制及禁忌。论述详细实用、切于临床，故得到广泛流传。

（24）《本经逢原》：清·张璐著。本书主要内容是论述药性理论，虽然全书在结构上稍显凌散无序，但不囿于旧说故闻，以作者的理论和临床体会阐释药理，主要反映其临床见闻及理论思维。诚如作者自言："因不自揣，聊陈鄙见，略疏《本经》大义，并系诸家治法，庶使学人左右逢源，不逾炎黄绳墨，足以为上工也。"本书作为清初重要理论著作，对后世产生较大的影响。

（25）《本草经解》：该书署名为清·叶桂著，实为姚球所撰。每药论述分4部分：大字为药名、性味、毒性及功能主治，小字为炮制，另段小字以生成禀受结合性味解释归经以及《本经》主治功能，最后论以该药为主体的配伍组方，对临床用药具有一定意义。本书与《本草崇原》《神农本草经读》二书曾被郭汝聪合刊为《本草三家合注》，集中反映三家运用五运六气、生成禀受来阐释药性的思维方法。

（26）《神农本草经百种录》：清·徐大椿著。全书共收《本经》常用药100种，在对每味药物经文的注释中阐述作者的药性观点。徐氏认为药性是用药处方的依据，药性的基础是形（包括气、味、臭、声、轻、重、长、短等）和气（包括时令、盛衰、嗜好等），"凡药之用，或取其气，或取其味，取得其色，或取其形，或取其质，或取其性情，或取其所生之时，或取其所生之地，各以其所偏胜，而即资之疗疾"。故书中所论大多遵照以上所言，论述药性采用多种推理方法，如取类比象（此为作者最常用）、一般推理及试验推理等。因本书具有较强的说理性，更由于徐氏本人令人信服的临床水平，本书颇受后学重视。

（27）《得配本草》：清·严西亭、施澹宁、洪缉菴著。编者在临床过程中，遇疑难之证，"必反复辩论，以故试其药"，因而合纂成书。本书以《本草纲目》为准绳，收载 640 余种药，分为 25 部，着重讨论了药与药间的相畏、相恶、相反、相使等作用关系，并结合临床实际较深刻总结了历代配伍经验，可以说是一部配伍遣药组方的专书，对后世临床家产生了不小的影响。另外，本书还将 40 余种药物列入奇经八脉，对归经理论做出了有益的补充。

（28）《本草纲目拾遗》：清·赵学敏著。顾名思义，本书原旨在于对《本草纲目》之补充、考订。其所收载多为沿海、江浙、边远及少数民族地区的地方用药，共 920 余种。每种药物记载内容极为广泛，包括生态、性味、归经、炮制、功能主治等，继承、保存了一大批民间用药种类和经验，不仅补充了《本草纲目》，更对本草学的丰富和充实做出了很大的贡献。

（29）《本草求真》：清·黄宫绣著。本书堪称药学史上理论与实际相结合的典范。作者论药，"既不泥古以薄今，复不厚今以废古，唯求理与病符，药与病对"，从临床实际入手论药性，不枉"求真"之名。内容上又以主要药性作为认识功能、主治的纲领，对药物功能，主张须分阴、阳、气、血，不可混称补泻；对药物归经，强调应分别主入某经和兼入某经；对主要药性，主张气味与形质整体观。总之，本书因其临床实用性受到后学的推崇。

（30）《神农本草经读》：清·陈修园著。本书为作者所撰《神农本草经注》中选取常用药采编而成。陈氏本人为伤寒大家，提倡遵经仿古，故本书亦为清人遵经本草学派典范。本书论药性常从生成禀受入手，兼及象数之学及归经。更有意义的是并非就药论药，而是结合仲景经方中所用之义论之，可以算作理论与实践相结合，对研习经方者裨益更大。本书与《本草崇原》《本草经解》二书曾被郭汝聪合刊为《本草三家合注》，集中反映三家运用五运六气、生成禀受来阐释药性的思维方法。

（31）《本经疏证》：清·邹澍著。本书原针对《本草述》"多引东垣、丹溪、海藏、洁古，而于张长沙、孙真人略焉"，故邹氏"专由《本经》扶发精蕴"，所论药性多随兴而发，推理则论据不一，故在药性理论上多有不足处。但本书贵在理论不脱离实践，广泛结合仲景、孙真人用药组方规律论述药性药理，将药、方、症结合起来，突出实践性和实用性，非一般尊经之作可比。

（32）《本草分经》：清·姚澜著。本书内容简捷，共载药 804 味。不分卷，首载内景经络图，次载总药便览，按自然分类列药名及归经，正文以十二经、奇经及命门为纲，脏腑与经络不分，各纲下分出补、和、攻、散、寒、热各类，药名下注明性味功能主治。

（33）《本草思辨录》：清·周岩著。本书讨论药物性能，着重性味和归经理论的思辨，广泛结合《伤寒论》《金匮要略》中用药精义及历代名家注解，详加论述，凡有疑义处，均结合临床经验加以分析，提出自己见解，不失为一部研究经方用药的有益参考书。

（34）《医学衷中参西录》：民国·张锡纯著。张氏为近代中西汇通学派主要代表人物之一。本书所论除少数为引据前人药论外，多为自己的临床心得体会。其中西汇通学术观点，主要认为中医之理多包括西医之理，试图印证中西医理统一。论药时常中、西药并论，临床上常中、西药并用，对药性理解颇有创见。无论其药性理论还是临床应用都很有参考价值，受到后学广泛推崇。

## 4.3　学以致用

要成为合格的中医临床医生，学生从进入中医学院开始，就必须逐步学习中医经典论著，尤其是四大经典，无论是《黄帝内经》《伤寒论》《金匮要略》还是《本草纲目》。在本科、硕士、博士阶段，均离不开四大经典的学习。众所周知，几乎每一位中医临床大家都是对经典条文了然在心，对于经典著作，不仅是序言、条文记忆精准，甚至背诵，更重要的是临床的灵活应用。

对于深奥难解的阴阳五行、中医的世界观、宇宙观及方法论，及看似久远的中医理论，通过名家大师通俗易懂的语言解释一些西医难以解决的临床表现及疾病问题。只有精通中医经典，才能将纯粹的中医理论融会贯通于现代临床，解决实际问题。这样重复地学习，其实这正是中医深奥的地方，初学者学成方，拿来别人的经验先用，这是学习中医的初级阶段，应用别人现成的方药，是间接经验，经过实践应用后就会有自己的体会，在不同的地域，不同的社会文化环境中应用会有不同的反映。这时达到了学习经典的第二层次，再读经典，就可以体会到阴阳六气、五运五脏、四气五味、七情等之间的相互影响，顾及它脏，运用新的体会，调整成方配合关系。掌握了法则的灵活后达到了学习经典的第三层次，再细读经典条文，则可再综合分析相关条文，体味其用药的异同，用药差别的原因，到药证配合，从有是证用是方，到有是症用是药，此时到了用药精当的层次。如同作战，不仅了解将，还了解将手下的每一士兵的优劣势，以达到用最少的兵而获胜的目的。

李时珍在继承中批判，在批判中继承，从而形成的一种独特的思想境界，这是李时珍医道文化思想又一重要组成部分。由于受制于历史条件和认识水平的局限性，李时珍在考证上也有某些错误。如他在《本草纲目》中曾将有的含剧毒的植物如番木鳖即马钱子说成"番木鳖苦寒无毒"等。然而瑕不掩瑜，李时珍大量的辨疑工作是客观和科学的，也成为《本草纲目》中最有学术价值的部分，正如《四库全书总目提要》所评价的"盖集本草之大成者无过于此矣"。

# 原著选读

# 5　原序奏疏

## 5.1　原序

**题解**

《本草纲目》原序由明代极负盛名的文学流派"后七子"领袖王世贞（1526—1590）所撰。为了使《本草纲目》传播于世，李时珍曾两次登门拜会王世贞，表达"愿乞一言，以托不朽"的愿望。1590年，王世贞最终被李时珍执着、坚韧的精神所打动，欣然撰序，并对《本草纲目》予以高度评价，这部皇皇巨制也因此得以在金陵刻印。

**原文**

纪[1]称：望龙[2]光知古剑，觇[3]宝气辩明珠。故萍实商羊[4]，非天明[5]莫洞。厥后博物称华[6]，辩字称康[7]，析宝玉称倚顿[8]，亦仅仅晨星耳。

楚蕲阳李君东璧[9]，一日过予弇山园谒予，留饮数日，予窥其人，睟然[10]貌也，癯然[11]身也，津津然谭议[12]也，真北斗以南一人。解其装，无长物[13]，有《本草纲目》数十卷。谓予曰：时珍，荆楚鄙人也。幼多赢疾，质成钝椎[14]，长耽典籍，若啖蔗饴。遂渔猎[15]群书，搜罗百氏。凡子史经传，声韵农圃，医卜星相，乐府诸家，稍有得处，辄著数言。古有本草[16]一书，自炎黄及汉、梁、唐、宋，下迨国朝，注解群氏旧[17]矣。第其中舛缪差讹遗漏不可枚数，乃敢奋编摩之志，僭[18]纂述之权。岁历三十稔[19]，书考八百余家，稿凡三易。复者芟[20]之，阙者缉[21]之，讹者绳[22]之。旧本一千五百一十八种，今增药三百七十四种，分为一十六部，著成五十二卷。虽非集成[23]，亦粗大备，僭名曰《本草纲目》。愿乞一言，以托不朽。

予开卷细玩，每药标正名[24]为纲，附释名为目，正始[25]也。次以集解、辨疑、正误，详其土产形状也。次以气味、主治、附方，著其体用也。上自坟典[26]，下及传奇[27]，凡有相关，靡不备采。如入金谷之园[28]，种色夺目；如登龙君之宫[29]，宝藏悉陈；如对冰壶玉鉴[30]，毛发可指数也。博而不繁，详而有要，综核究竟，直窥渊海<sup>[31]</sup>。兹岂禁以医书觇<sup>[32]</sup>哉，实性理<sup>[33]</sup>之精微，格物之通典，帝王之秘箓，臣民之重宝也。李君用心<sup>[34]</sup>加惠何勤<sup>[35]</sup>哉。噫！碔<sup>[36]</sup>玉莫剖<sup>[37]</sup>，朱紫<sup>[38]</sup>相倾<sup>[39]</sup>，弊也久矣。故辩专车之骨<sup>[40]</sup>，必俟鲁儒<sup>[41]</sup>；博<sup>[42]</sup>支机之石<sup>[43]</sup>，必访卖卜<sup>[44]</sup>。予方著《弇州卮言》，恚<sup>[45]</sup>博古如《丹铅卮言》<sup>[46]</sup>后乏人也，何幸睹兹集哉。兹集也，藏之深山石室无当，盍<sup>[47]</sup>锲<sup>[48]</sup>之，以共<sup>[49]</sup>天下后世味<sup>[50]</sup>《太玄》如子云<sup>[51]</sup>者。

时万历岁庚寅春上元日，弇州山人凤洲王世贞拜撰。

## 注 释

[1] 纪：记录往事的古籍，即古书。

[2] 龙：指龙泉宝剑，《晋书·张华传》载：张华见牛斗二星之间常有紫气，雷焕认为是豫章丰城之剑气上通于天的缘故。后雷焕果然从丰城监狱的地基中掘出石匣，内有龙泉、太阿双剑。

[3] 觇：chān，指观察。

[4] 萍实商羊：萍实，一种大而圆的果实，相传为水萍的果实；商羊，一种传说中的鸟。这两样东西都非常人能识。

[5] 天明：指天赋极高。

[6] 博物称华：华，指晋代张华，撰有《博士志》十卷，以博识洽闻著称。

[7] 辩字称康：康，指三国曹魏时期的嵇康，相传能辨识奇字。

[8] 宝玉称倚顿：倚顿，春秋鲁国的富豪，以能辨识珠宝著称。

[9] 东璧：即李时珍，湖北蕲春人，字东璧，晚年号濒湖山人。

[10] 睟然：suì，指面色清和润泽。

[11] 癯然：qú，身材清瘦而有精神。

[12] 津津然谭议：形容说话很风趣。

[13] 长物：多余的东西。

[14] 钝椎：即愚钝。

[15] 渔猎：喻广泛涉猎。

[16] 本草：指《神农本草经》。

[17] 旧：形容久远。

[18] 僭：指超越本分，不自量力。

[19] 稔：rěn，即年，古代谷一熟为一年。

[20] 芟：shān，删除。

[21] 缉：增补。

[22] 绳：纠正。

[23] 集成：指总结前人成果而自成一体。

[24] 正名：确定通用名。

[25] 正始：从端正名义开始。

[26] 坟典：即三坟五典，泛指古代典籍。

［27］传奇：即古代的一种小说。

［28］金谷之园：特指西晋富豪石崇的金谷园，今在洛阳仍可见遗址。唐·杜牧有《金谷园》七言绝句，并非五谷丰登之意，本文特指种类丰富。

［29］龙君之宫：指内容重要。

［30］冰壶玉鉴：指条理清晰。

［31］渊海：比喻内容深广。

［32］觏：gòu，看待。

［33］性理：指宋儒的性理之学。

［34］用心：即存心。

［35］勤：殷勤。

［36］碔：wǔ，似玉的美石。

［37］剖：分辨。

［38］朱紫：比喻正邪、是非、优劣。

［39］相倾：相排斥。

［40］专车之骨：整辆车子才载得动的一节大骨头，见《国语·鲁语》。

［41］鲁儒：指孔夫子。

［42］博：指通识。

［43］支机之石：指织女星的支机石。

［44］卖卜：指严君平，汉人，名遵，以卜筮为业。

［45］恚：huì，怨恨、可惜。

［46］《丹铅卮言》：杨慎所撰考古书籍，以博古通识著称。

［47］盍：何不。

［48］锲：刻印。

［49］共：通供。

［50］味：体味、研究。

［51］子云：扬雄，西汉官吏、学者，长于辞赋。

# 5.2 进《本草纲目》疏

## 题 解

疏，又称奏疏，中国古文书之一，是封建社会历代臣僚向帝王进言使用文书的统称。1596年，经金陵书商胡承龙的刻印，《本草纲目》在李时珍逝世3年后正式在南京面世，世称"金陵本"。当年11月，其子李建元按照李时珍的遗愿，带着这部巨著和李时珍留下的遗表晋见明万历皇帝，并得到皇帝朱笔御批，从而《本草纲目》得以广泛流传。

湖广黄州府[1]儒学增广生员[2]李建元谨奏，为遵奉明例访书，进献本草以备采择事。臣伏读礼部仪制司勘合一款，恭请圣明敕儒臣开书局纂修正史，移文中外。凡名家著述，有关国家典章，及纪君臣事迹，他如天文、乐律、医术、方技诸书，但成一家名言，可以垂于方来者，即访求解送，以备采入艺文志。如已刻行者，即刷印一部送部。或其家自欲进献者，听。奉此。臣故父李时珍，原任楚府奉祠，奉敕进封文林郎、四川蓬溪知县。生平笃学，刻意纂修。曾著本草一部，甫[3]及刻成，忽值数尽[4]，撰有遗表，令臣代献。臣切思之：父有遗命而子不遵，何以承先志；父有遗书而子不献，何以应朝命。矧[5]今修史之时，又值取书之会，臣不揣谫陋[6]，不避斧钺[7]，谨述故父遗表。臣父时珍，幼多羸疾，长成钝椎，耽嗜典籍，若啖蔗饴。考古证今，奋发编摩，苦志辨疑订误，留心纂述诸书。伏念本草一书，关系颇重，注解群氏，谬误亦多。行年三十，力肆校雠，历岁七旬，功始成就。野人炙背食芹，尚欲献之天子；微臣采珠聚玉，敢不上之明君。昔炎黄辨百谷，尝百草，而分别气味之良毒；轩辕师岐伯，遵伯高，而剖析经络之本标。遂有《神农本草》三卷，艺文录为医家一经。及汉末而李当之始加校修，至梁末而陶弘景益以注释，古药三百六十五种，以应重卦。唐高宗命司空李绩重修，长史苏恭表请修定，增药一百一十四种。宋太祖命医官刘翰详校，宋仁宗再诏补注，增药一百种。名医唐慎微合为《证类》，修补众本草五百种。自是人皆指为全书，医则目为奥典[8]。夷考其间，玼瑕不少。有当析而混者，如葳蕤、女萎，二物而并入一条；有当并而析者，如南星、虎掌，一物而分为二种。生姜、薯蓣，菜也，而列草品；槟榔、龙眼，果也，而列木部。八谷，生民之天也，不能明辨其种类；三菘，日用之蔬也，罔克的别其名称。黑豆、赤菽，大小同条；消石、消芒，水火混注。以兰花为兰草，卷丹为百合，此寇氏《衍义》[9]之舛谬；谓黄精即钩吻，旋花即山姜，乃陶氏《别录》[10]之差讹。酸浆、苦耽，草菜重出，掌氏[11]之不审；天花、栝楼，两处图形，苏氏之欠明。五倍子，构虫窠也，而认为木实；大苹草，田字草也，而指为浮萍。似兹之类，不可枚陈，略摘一二，以见错误。若不类分品列，何以印定群疑？臣不揣猥愚，僭肆删述，重复者芟之，遗缺者补之。如磨刀水、潦水、桑柴火、艾火、锁阳、山柰、土茯苓、番木鳖、金柑、樟脑、蝎虎、狗蝇、白蜡、水蛇、狗宝、秋虫之类，并今方所用，而古本则无；三七、地罗、九仙子、蜘蛛香、猪腰子、勾金皮之类，皆方物土苴，而稗官不载。今增新药，凡三百七十四种，类析旧本，分为一十六部。虽非集成，实亦粗备。有数名或散见各部，总标正名为纲，余各附释为目，正始也。次以集解、辨疑、正误，详其出产形状也。次以气味、主治、附方，著其体用也。上自坟典，下至传奇，凡有相关，靡不收采，虽命医书，实该物理。我太祖高皇帝首设医院，重设医学，沛仁心仁术于九有[12]之中；世宗肃皇帝既刻《医方选要》，又刻《卫生易简》，蔼仁政仁声于率土之远。伏愿皇帝陛下体道守成，遵祖继志；当离明之正位，司考文之大权。留情民瘼，再修司命之书；特诏良臣，著成昭代之典。治身以治天下，书当与日月争光；寿国以寿万民，臣不与草木同朽。臣不胜冀望屏营之至。臣建元为此一得之愚，上干九重之览，或准行礼部转发史馆采择，或行医院重修，父子衔恩，存殁均戴。臣无任瞻天仰圣之至。

万历二十四年十一月日进呈，十八日奉圣旨：书留览，礼部知道，钦此[13]。

**注释**

[1]黄州府：即今黄冈地区。明太祖洪武元年（1368年），正式设黄州府，属湖广行省；世宗嘉靖四十二年（1563年），置黄安县。到此，黄州府辖有黄冈、麻城、黄陂、黄安、蕲水、罗田、广济、黄梅8县和蕲州。

[2]增广生员：科举制度中生员名目之一，简称增生。明初定制，生员名额有定数，府学四十人，州学三十人，县学二十人，每人月给米六斗为廪食。后增加人数，廪者遂称廪膳生员，增广者称增广生员。

[3]甫：刚刚。

[4]数尽：天数已尽，即去世。

[5]矧：shěn，况且。

[6]谫陋：谫，jiǎn，指浅薄、浅陋。

[7]斧钺：古泛指兵器，引申为刑罚、杀戮。

[8]奥典：指很有价值的典籍。

[9]《衍义》：即《本草衍义》，宋代医药学家寇宗奭撰，二十卷。

[10]《别录》：即《名医别录》，南朝梁代陶弘景所撰药学专著。

[11]掌氏：即掌禹锡。掌禹锡，北宋人，曾奉敕与林亿、苏颂、张洞等共同修订《开宝本草》，后又会同医官嘉宗古、朱有章等，以《开宝本草》为蓝本，参考诸家本草进行校正补充，编撰《嘉祐补注神农本草》20卷，于嘉祐五年（1060）成书。

[12]九有：即九州。

[13]钦此：最后一段为万历皇帝朱批。

# 6　理论萃精

## 6.1　七方十剂

### 题解

"七方""十剂"是方剂学中不同的分类方法。七方，指大方、小方、缓方、急方、奇方、偶方、复方，是以病邪的轻重、病位的上下、病势的缓急和病体的强弱作为制方依据；十剂，指宣剂、通剂、补剂、泄剂、轻剂、重剂、涩剂、滑剂、燥剂、湿剂，是以治法和功能的不同为制方依据。

### 原文精选

#### （一）七方[1]

岐伯曰：气有多少，形[2]有盛衰，治有缓急，方有大小。又曰：病有远近，证有中外，治有轻重。近者奇之，远者偶之。汗不以奇，下不以偶[3]。补上治上治以缓，补下治下制以急。近而奇偶，制小其服；远而奇偶，制大其服。大则数少，小则数多。多则九之，少则一之。奇之不去则偶之，偶之不去则反佐以取之，所谓寒热温凉，反从其病也。王冰曰：脏位有高下，腑气有远近，病证有表里，药用有轻重。单方为奇，复方为偶。心肺为近，肝肾为远，脾胃居中。肠䐈胞胆，亦有远近。识见高远，权以合宜。方奇而分两偶，方偶尔分两奇。近而偶制，多数服之；远而奇制，少数服之。则肺服九，心服七，脾服五，肝服三，肾服一，为常制也。方与其重也，宁轻；与其毒也，宁善；与其大也，宁小。是以奇方不去，偶方主之；偶方不去，则反佐以同病之气而取之。夫微小之热，折之以寒；微小之冷，消之以热。甚大寒热，则必能与异气相格。声不同不相应，气不同不相合。是以反其佐以同其气，复令寒热参合，使其始同终异也。时珍曰：逆者正治，从者反治[4]。反佐，即从治也。谓热在下而上有寒邪拒格，则寒药中入热药为佐，下膈之后，热气既散，寒性随发也。寒在下而上有浮火拒格，则热药中入寒药为佐，下膈之后，寒气既消，热性随发也。此寒因热用，热因寒用之妙也。温凉仿此。完素曰：流变在乎病，主病在乎方，制方在乎人。方有七：大、小、缓、急、奇、偶、复也。制方之体，本于气味，寒、热、温、凉，四气生于天；酸、苦、辛、咸、甘、淡，六味成于地。是以有形为味，无形为气。气为阳，味为阴。辛甘发散为阳，酸苦涌泄为阴；咸味涌泄为阴，淡味渗泄为阳。或收或散，或缓或急，或燥或润，或软或坚，各随脏腑之证，而施药之品味，乃分七方之制也。故奇、偶、复者，三方也。大、小、缓、急者，四制之法也。故曰：治有缓急，方有大小。

#### （二）十剂

徐之才[5]曰：药有宣、通、补、泄、轻、重、涩、滑、燥、湿十种，是药之大体，而本经不言[6]，后人未述。凡用药者，审而详之，则靡所遗失[7]矣。

宣剂[8]之才曰：宣可去壅，生姜、橘皮之属是也。

时珍曰：壅者，塞[9]也；宣者，布也，散也。郁塞之病，不升不降，传化失常[10]，或郁久生病，或病久生郁[11]。必药以宣布敷散之，如承流宣化之意，不独涌越[13]为宣也。是以气郁[14]有余，则香附、抚芎之属以开之；不足，则补中益气以运之。火郁微[15]，则山栀、青黛以散之；甚则升阳解肌以发之。湿郁[16]微，则苍术、白芷之属以燥之；甚，则风药以胜之。痰郁[17]微，则南星、橘皮之属以化之；甚，则瓜蒂、藜芦之属以涌之。血郁[18]微，则桃仁、红花以行之；甚，则或吐火利以逐之。食郁[19]微，则山楂、神麯以消之；甚则上涌下利以去之。皆宣剂也。

通剂[20]之才曰：通可去滞，通草、防己之属是也。

时珍曰：滞，留滞也。湿热之邪留于气分[21]，而为痛痹癃闭者，宜淡味之药，上助肺气下降，通其小便，而泄气中之滞，木通、猪苓之类是也。湿热之邪留于血分[22]，而为痹痛肿注、二便不通者，宜苦寒之药下引，通其前后，而泄血中之滞，防己之类也。经曰：味薄者通，故淡味之药谓之通剂。

补剂[23]之才曰：补可去弱，人参、羊肉之属是也。

时珍曰：经云：不足者补之。又云：虚则补其母[24]。生姜之辛补肝，炒盐之咸补心，甘草之甘补脾，五味子之酸补肺，黄檗之苦补肾。又如茯神之补心气，生地黄之补心血；人参之补脾气，白芍药之补脾血；黄芪之补肺气，阿胶之补肺血；杜仲之补肾气，熟地黄之补肾血；芎䓖之补肝气，当归之补肝血之类，皆补剂。不特人参、羊肉为补也。

泄剂[25]之才曰：泄可去闭，葶苈、大黄之属是也。

时珍曰：去闭，当作去实。经云：实者泻之，实则泻其子[26]，是矣。五脏五味皆有泻[27]，不独葶苈、大黄也。肝实，泻以芍药之酸；心实，泻以甘草之甘；脾实，泻以黄连之苦；肺实，泻以石膏之辛；肾实，泻以泽泻之咸，是矣。

轻剂[28]之才曰：轻可去实，麻黄、葛根之属是也。

时珍曰：当作轻可去闭。有表闭、里闭、上闭、下闭[29]。表闭者，风寒伤营，腠理闭密，阳气怫郁，不能外出，而为发热、恶寒、头痛、脊强诸病，宜轻扬之剂发其汗，而表自解也。里闭者，火热郁抑，津液不行，皮肤干闭，而为肌热、烦热、头痛、目肿、昏瞀、疮疡诸病，宜轻扬之剂以解其肌，而火自散也。上闭有二：一则外寒内热，上焦气闭，发为咽喉闭痛之证，宜辛凉之剂以扬散之，则闭自开。一则饮食寒冷抑遏阳气在下，发为胸膈痞满闭塞之证，宜扬其清而抑其浊，则痞自泰也。下闭亦有二：有阳气陷下，发为里急后重[30]，数至圊[31]而不行之证，但升其阳而大便自顺，所谓下者举之也。有燥热伤肺，金气膹郁，窍闭于上，而膀胱闭于下，为小便不利之证，以升麻之类探而吐之，上窍通而小便自利矣，所谓病在下取之上也。

重剂[32]之才曰：重可去怯，磁石、铁粉之属是也。

时珍曰：重剂凡四，有惊则气乱，而魂气飞扬、如丧神守者；有怒则气逆，而肝火激烈、病狂善怒者，并铁粉、雄黄之类以平其肝。有神不守舍，而多惊健忘、迷惑不宁者，宜朱砂、紫石英之类以镇其心。有恐则气下，精志失守而畏，如人将捕者，宜磁石、沉香之类以安其肾。大抵重剂压浮火而坠痰涎，不独治怯也[33]。故诸风掉眩及惊痫痰喘之病，吐逆不止及反胃之病，皆浮火痰涎为害，俱宜重剂以坠之。

滑剂[34]之才曰：滑可去着，冬葵子、榆白皮之属是也。

时珍曰：着者，有形之邪，留着于经络脏腑之间也，便尿、浊带、痰涎、胞胎、痈肿之类是矣。皆宜滑药以引去其留着之物。此与木通、猪苓通以去滞相类而不同。木通、猪苓，淡泄之物，去湿热无形之邪；葵子、榆皮，甘滑之类，去湿热有形之邪[35]。故彼曰滞，此曰着也。大便涩者，菠薐、牵牛之属；小便涩者，车前、榆皮之属；精窍涩者，黄檗、葵花之属；胞胎涩者，黄葵子、王不留行之属；引痰涎自小便去者，则半夏、茯苓之属；引疮毒自小便去者，则五叶藤、萱草根之属，皆滑剂也。半夏、南星皆辛而涎滑，能泄湿气、通大便，盖辛能润、能走气、能化液也。或以为燥物，谬矣。湿去则土燥，非二物性燥也。

涩剂[36]之才曰：涩可去脱，牡蛎、龙骨之属是也。

时珍曰：脱者，气脱也，血脱也，精脱也，神脱也[37]。脱则散而不收，故用酸涩温平之药，以敛其耗散。汗出亡阳，精滑不禁，泻痢不止，大便不固，小便自遗，久嗽亡津，皆气脱也。下血不已，崩中暴下，诸大亡血，皆血脱也。牡蛎、龙骨、海螵蛸、五倍子、五味子、乌梅、榴皮、诃黎勒、罂粟壳、莲房、棕灰、赤石脂、麻黄根之类，皆涩药也。气脱兼以气药，血脱兼以血药及兼气药，气者血之帅也。脱阳者见鬼，脱阴者目盲，此神脱也，非涩药所能收也。

**燥剂**[38]之才曰：燥可去湿，桑白皮、赤小豆之属是也。

时珍曰：湿有外感，有内伤。外感之湿，雨露岚雾，地气水湿，袭于皮肉筋骨经络之间；内伤之湿，生于水饮酒食，及脾弱肾强，固不可一例言也。故风药可以胜湿，燥药可以除湿，淡药可以渗湿，泄小便可以引湿，利大便可以逐湿，吐痰涎可以祛湿。湿而有热，苦寒之剂燥之；湿而有寒，辛热之剂燥之；不独桑皮、小豆为燥剂也。湿去则燥，故谓之燥。

**润剂**[39]之才曰：湿可去枯，白石英、紫石英之属是也。

时珍曰：湿剂当作润剂。枯者燥也，阳明燥金之化，秋令也，风热怫甚，则血液枯涸而为燥病[40]。上燥则渴，下燥则结，筋燥则强，皮燥则揭，肉燥则裂，骨燥则枯，肺燥则痿，肾燥则消。凡麻仁、阿胶膏润之属，皆润剂也。养血，则当归、地黄之属；生津，则麦门冬、栝蒌根之属；益精，则苁蓉、枸杞之属。若但以石英为润药则偏矣，古人以服石为滋补故尔。

**注 释**

[1] 七方：即大、小、缓、急、奇、偶、复七方。其中，大方味多量重力猛，一次服完，适用于邪气强盛，病有兼证，如大承气汤；小方味少，量轻，多次内服，能治上焦病，适宜邪气轻浅，病无兼证，如葱豉汤；缓方，药味多，气味薄，缓缓攻逐邪气，或以缓和药治本，适用于慢性虚弱病证，如四君子汤；急方气味雄厚，药性强烈，荡涤作用较速，是治疗急病重症的方剂，如回阳救逆的四逆汤；此外，方剂的药味合于单数的叫作奇方，用于治疗病因单纯的病证；合于双数的则称偶方，用于治疗病因相对复杂的症证，故需要用两种以上主药；所谓复方，是指两方或数方结合使用，适用于复杂的病情或久治不愈的慢性病。

[2] 形有盛衰：《黄帝内经》原文为"病有盛衰"，指病势的发展变化有强有弱。

[3] 汗不以奇，下不以偶：发汗之剂不用奇方，攻下之剂不用偶方。

[4] 逆者正治，从者反治：出自《素问·至真要大论》，是治病求本治疗原则的具体运用。逆，是指采用方药的性质与疾病的性质相反，即正治，如寒者热之、热者寒之、实则泻之、虚则补之；从，是指采用方药的性质顺从疾病的假象，与疾病的假象相一致而言，究其实质，还是在治病求本法则指导下，针对疾病本质而进行治疗的方法，如寒因寒用、热因热用、塞因塞用、通因通用。

[5] 徐之才：南北朝时北齐医学家，字士茂，出身医学世家，据传《雷公药对》为其所撰，原书亡佚。李时珍认为"十剂"之说肇于徐之才，但据日本学者丹波元坚考证，"十剂"说的创始者并非徐之才，而是唐代医学家陈藏器。

[6] 本经不言：本经，指《神农本草经》，中国最早的药学著作。该书中没有十剂之说。

[7] 靡所遗失：没有遗漏、缺失。

[8] 宣剂：十剂之一，治疗郁塞之病的方剂。

[9] 塞：郁塞不通。

[10] 传化失常：指传导变化违反正常规律。

[11] 郁久生病，病久生郁：郁，中医病证名，指血气郁塞不通，运行不畅，中医六郁之说，即气郁、热郁、痰郁、湿郁、食郁、血郁。

[12] 宣布：宣发、布散，将郁塞的气血疏通，发散。

[13] 涌越：同涌泄，上吐下泻。

[14] 气郁：六郁之一，因情志不舒、气机郁结所致，证见胸满胁痛、噫气腹胀。气郁分为两种情况，一种气郁有余，指气血亢盛而郁塞；气郁不足，指气血虚弱而郁塞。

[15] 火郁微：火郁，六郁之一，即热郁，因邪热郁积所致的病证，表现为烦闷、昏瞀、溲赤。微，指郁积程度较轻。六郁分"微"和"甚"两种程度，程度不同，治法有区别，微则散之，甚则发之。

[16] 湿郁：六郁之一，指感受外湿、郁于体表肌肤而致病，表现为身重疼痛、倦怠喜卧。

[17] 痰郁：六郁之一，指痰气郁结、肺气不利的病证，表现为咳嗽、胸满。

[18] 血郁：六郁之一，指由血滞而产生的郁证，表现为胸胁刺痛、四肢无力、便血。

[19] 食郁：六郁之一，指由食积而产生的郁证，表现为嗳酸、腹胀、不思饮食。

[20] 通剂：指疏通湿热滞积的方剂。

[21] 气分：泛指气的概念及其病证。病之属于气者，则宜治其气，不可误用血分药。

[22] 血分：泛指血的范围及其病证，病之属于血者，则宜治其血，不可误用气分药。

[23] 补剂：气血虚弱，加以培补的方剂。

[24] 虚则补其母：木、火、土、金、水具有"生我"和"我生"的关系，生我者为母，我生者为子，人体五脏配属五行，从而五脏之间也存在"生我"之母脏和"我生"之子脏。当某脏虚弱时，按照五行相生的关系，可以通过补其母脏，从而使其达到正常水平。例如肾水生肝木，肾是母，肝是子，如果出现肝木虚弱证，不直接补肝，而通过滋补肾气，以使肝木恢复正常。

[25] 泄剂：对于各类实证，采取可以泄除的方剂。

[26] 实则泻其子：当某脏出现实证时，可以通过泄其子脏的方式，恢复正常水平。如肝火炽盛，有升无降，出现肝实证时，可采用清心泻火法进行治疗。

[27] 五脏五味皆有泻：意指五脏皆有实证，如下述肝实、心实、脾实、肺实、肾实。五脏之实都可用五味泄之，如下述酸泄肝实、甘泄心实、苦泄脾实、辛泄肺实、咸泄肾实。

[28] 轻剂：治疗表里上下诸种闭证的方剂。

[29] 表闭、里闭，上闭、下闭：表闭，指风寒伤营、腠理闭密，宜用轻剂发汗、解表；里闭，指火热郁结、皮肤干闭，宜用轻剂解热、散火；上闭，指上焦气闭或阳气闭遏在下两种情况；下闭，指阳气陷下或燥热伤肺、金气膹郁两种情况。

[30] 里急后重：大肠坠胀，而大便不通。

[31] 圊：qīng，厕所。

[32] 重剂：镇压惊惧、治心志不安的方剂。

[33] 不独治怯也：李时珍发展了重剂理论，认为重剂还可以压浮火而坠痰涎，如吐逆不止、反胃等病。

[34] 滑剂：清除经络肺腑间所附着的有形之邪物的方剂。

[35] 有形之邪：指附着于脏腑间的有形之邪物如便尿浊滞、痰涎、胞胎、痈肿之类。

[36] 涩剂：具有收敛性质，可治气脱、血脱、精脱、神脱之证的方剂。

[37] 气脱也，血脱也，精脱也，神脱也：气脱，指亡阳、精滑、泻痢、大小便失禁、亡津等病症的病因；血脱，指流血不止、崩下、亡血等病症；精脱，即失精，指人体精液遗失过甚；神脱，指脱阳、脱阴之症，涩药不能治。

[38] 燥剂：治疗外感内伤的湿证方剂，多用苦燥药。

[39] 湿剂：具有驱除燥邪、治疗皮肉、筋骨、肺肾等燥病的方剂。

[40] 燥病：由风热怫甚，引起血液枯涸而生的病症，有上燥、下燥、皮燥、骨燥等区别，当以生津、益精的湿剂润之。

# 6.2 气味阴阳

**题 解**

气味阴阳，是指药物的四气五味以及升降沉浮的阴阳属性。所有药物都有温、热、寒、凉四气和酸、苦、甘、辛、咸五味，其中四气中的温、热属阳，寒、凉属阴；五味中的辛、甘属阳，酸、苦、咸属阴。

**原文精选**

李杲[1]曰：夫药有温、凉、寒、热之气，辛、甘、淡、酸、苦、咸之味也。升、降、浮、沉之相互，厚、薄、阴、阳之不同。一物之内，气味兼有；一药之中，理性具焉[2]。或气一而味殊，或味同而气异。气象天，温热者，天之阳；凉寒者，天之阴。天有阴、阳、风、寒、暑、湿、燥、火，三阴、三阳，上奉之也[3]。味象地，辛、甘、淡者，地之阳；酸、苦、咸者，地之阴；地有阴、阳、金、木、水、火、土，生、长、化、收、藏，下应之也。气味薄者，轻清成象，本乎天者亲上也；气味厚者，重浊成形，本乎地者亲下也[4]。好古[5]曰：本草之味有五，气味有四。然一味之中有四气，如辛味则石膏寒、桂附热、半夏温、薄荷凉之类是也。夫气者天也，温热天之阳，寒凉天之阴；阳则升，阴则降。味者地也，辛、甘、淡地之阳，酸、苦、咸地之阴；阳则浮，阴则沉。有使[6]气者，使味者，气味俱使者，先使气而后使味者，先使味而后使气者。有一物一味者，一物三味者；一物一气者，一物二气者。或生熟异气味，或根苗异气味。或温多而成热，或凉多而成寒，或寒热各半而成温。或热者多，寒者少，寒不为之寒；或寒者多，热者少，热不为之热，不可一途而取也。或寒热各半，昼服则从热之属而升，夜服则从寒之属而降；或晴则从热，阴则从寒，变化不一如此。况四时六位不同，五运六气各异，可以轻用为哉。

六节脏象论云：天食[7]人以五气，地食人以五味。五气入鼻，藏于心肺，上[8]使五色修明，音声能彰。五味入口，藏于肠胃，味有所藏，以养五气，气和而生，津液相成，神乃自生。又曰：形不足者，温之以气；精不足者，补之以味。王冰曰：五气者，臊气凑肝，焦气凑心，香气凑脾，腥气凑肺，腐气凑肾也。心荣色，肺主音，故气藏于心肺，而明色彰声也。气为水之母，故味藏于肠胃而养五气。孙思邈曰：精以食气[9]，气养精以荣色；形以食味，味养形以生力。精顺五气以灵，形受五味以成。若食气相反[10]则伤精，食味不调则损形。是以圣人先用食禁[11]以存生，后制药物以防命，气味温补以存精形。

**注 释**

[1] 李杲：字明之，晚年自号东垣老人，金元四大家之一。李杲学医于张元素，尽得其传而又独有发挥，通过长期的临床实践积累了一定的经验，提出"内伤脾胃，百病由生"的观点，形成了独具一格的脾胃内伤学说。因为在五行当中，脾胃属于中央土，因此他的学说也被称作"补土派"。

[2] 理性具焉：与上句形成互文，指每一味药物兼具四气五味以及升降沉浮、厚薄阴阳等药性。

[3] 上奉之也：上，指上部脏腑官窍；奉，遵奉、遵守。

[4] 气味薄者一句：指气味薄的药物，外形多轻扬清明，故其药性发挥作用多在上在表；气味厚的药物，外形多沉重浊实，故其药性发挥作用多在下在里。

[5] 好古：王好古（1200—1264 年），字进之，号海藏，今河北赵县人，金元时期著名医家。他少时曾经与李杲一同受业于张元素，后来又从师兄李杲学医，造诣很深，成为易水学派又一名家，他的学术思想，尤以阴证学说为独到之处，并受到后世医家的重视，有较大的影响。王好古一生著述较多，可考者达 20 余种，其中《医垒元戎》12 卷、《阴证略例》1 卷、《汤液本草》3 卷、《此事难知》2 卷，乃王氏代表作，备受后世医学家之推崇。

[6] 使：发挥、使用，即根据需要发挥使用药物的温热寒凉和升降沉浮。

[7] 食：sì，供应。这两句的意思是天供应人五气，地供应人五味。

[8] 上：指心肺。

[9] 精以食气：指精生气，食，sì，生发、滋养。

[10] 食气相反：指所食药物与五脏之气相反，则会伤害精气。

[11] 食禁：严格控制饮食。

# 6.3 四时用药

**题 解**

四时用药，即指根据春生、夏长、秋收、冬藏四时不同的气候特点与药性的相宜相忌来遣方用药的原则。

**原文精选**

李时珍曰：经[1]云：必先岁气[2]，母伐天和[3]。又曰：升降浮沉则顺之[4]，寒热温凉则逆之[5]。故春月宜加辛温之药，薄荷、荆芥之类，以顺春升之气[6]；夏月宜加辛热之药，香薷、生姜之类，以顺夏浮之气[7]；长夏宜加甘苦辛温之药，人参、白术、苍术、黄檗之类，以顺化成之气[8]；秋月宜加酸温之药，芍药、乌梅之类，以顺秋降之气[9]；冬月宜加苦寒之药，黄芩、知母之类，以顺冬沉之气[10]，所谓顺时气而养天和也。经又云：春省酸、增甘以养脾气[11]，夏省苦、增辛以养肺气[12]，长夏省甘、增咸以养肾气[13]，秋省辛、增酸以养肝气[14]，冬省咸、增苦以养心气[15]。此则既不伐天和，而又防其大过，所以体天地之大德也[16]。昧者舍本从标[17]，春用辛凉以伐木[18]，夏用咸寒以抑火[19]，秋用苦温以泄金[20]，冬用辛热以涸水[21]，谓之时药[22]。殊背《素问》逆顺之理[23]，以夏月伏阴，冬月伏阳[24]，推之可知矣。虽然月有四时[25]，日有四时[26]，或春得秋病，夏得冬病[27]，神而明之，机而行之[28]，变通权宜，又不可泥一也[29]。王好古曰：四时总以芍药为脾剂[30]，苍术为胃剂[31]，柴胡为时剂[32]，十一脏皆取决于少阳[33]，为发生之始故也。凡用纯寒、纯热之药，及寒热相杂，并宜用甘草以调和之，惟中满[34]者禁用甘尔。

## 注 释

[1] 经：即《黄帝内经》。

[2] 岁气：指一年内，四季阴阳寒暑消长更迭的秩序。

[3] 天和：指人同自然环境的统一性。

[4] 升降浮沉则顺之：用药时，药性的升降沉浮须顺从春升、夏浮、秋降和冬沉的四时气候的变化。

[5] 寒热温凉则逆之：用药时，药的四气寒热温凉，须同春温、夏热、秋凉、冬寒的四时气候相反。

[6] 顺春升之气：春月气候温和，宜加辛温之药，以顺春升之气。

[7] 顺夏浮之气：夏月气候燥热，宜加辛热之药，以顺夏浮之气。

[8] 顺化成之气：六月长夏，气候酷暑，宜加甘苦辛热之药，以顺化成之气。

[9] 顺秋降之气：秋月气候干燥，宜加酸温之药，以顺秋降之气。

[10] 顺冬沉之气：冬月气候寒冷，宜加苦寒之药，以顺冬沉之气。

[11] 春省酸、增甘以养脾气：春天要少食酸性食品、多食性味甘平的食品以养脾气。春天肝气旺盛，多食酸味会使肝气太盛从而损伤脾胃。

[12] 夏省苦、增辛以养肺气：由于心火过旺会制约肺气的宣发，所以夏月宜少吃苦寒，多食辛味食物以养肺气。

[13] 长夏省甘、增咸以养肾气：由于脾主长夏，脾气太盛会制约肾气，所以长夏宜少吃甘味，多食咸味以养肾气。

[14] 秋省辛、增酸以养肝气：辛味入肺，酸味入肝，秋季应少食辛味，多食酸味，以防肺气太盛制约肝木。

[15] 冬省咸、增苦以养心气：咸味入肾，苦味入心，冬季应少食咸味，多食苦味，以防肾气太盛制约心阳。

[16] 体天地之大德：适应天地自然变化的基本规律。

[17] 昧者舍本从标：昧者，不明自然规律的庸医；舍本从标，放弃根本准则依循表面现象，不知顺从岁气以养天和。

[18] 春用辛凉以伐木：春月当用辛温之药，以顺春升之气，如用辛凉药物则会伤肝。

[19] 夏用咸寒以抑火：夏月当用辛热之药，以顺夏浮之气，如用咸寒之药则不利于养心。

[20] 秋用苦温以泄金：秋月当用酸温之药，以顺秋降之气，如用苦温之药，则容易伤肺。

[21] 冬用辛热以涸水：冬月宜用苦寒之药以顺冬沉之气，如用辛热之药则不利于补肾。

[22] 时药：非经典的方剂，违背了《素问》中四时用药的理论。

[23] 逆顺之理：即《素问》中升降沉浮则顺之，寒热温凉则逆的医理。

[24] 夏月伏阴，冬月伏阳：根据阴阳学说的观点，阴阳之间存在消长和互根互用的关系，春夏属于阳，但阳盛伏阴，秋冬属阴，但阴盛伏阳。

[25] 月有四时：一年十二月，分春夏秋冬四时，每季三月。

[26] 日有四时：中医学按人体生物钟运转的节律，将一日十二时辰分成四时，分别是：平旦至日中，日中至合夜，合夜至鸡鸣，鸡鸣至平旦。

[27] 春得秋病，夏得冬病：中医学认为人体不能适应六气的变化，将引起疾病。六气的变化有季节性，故常见病、多发病也有季节性，但也有反常现象，故春得秋病，夏得冬病。

[28] 神而明之，机而行之：神，指事物的运动变化，神而明之，即认识事物变化的规律性；机，灵活机动，机而行之，即按具体情况，作灵活处理。

[29] 变通权宜，又不可泥一也：对于四时用药的通例，要权衡利害得失，灵活变通，不可拘泥于条条框框。

[30] 芍药为脾剂：芍药，味苦酸，性平，微寒，入药用根。王好古认为它有理中气，治脾虚中满、心下痞等功效。

[31] 苍术为胃剂：苍术，味甘而辛烈，性温而燥，入药用根。王好古认为它有理胃益脾，治胃脘痛等功效。

[32] 柴胡为时剂：柴胡，味微苦，性平，微寒，入药用根。王好古谓柴胡能去脏腑内外俱乏，既能引清气上行而顺阳道，又入足少阳。在经主气，在脏主血，故为时剂。

[33] 十一脏皆取决于少阳：十一脏，通指五脏和六腑；少阳，指足少阳胆经。《素问·六节藏象论》中说："凡十一脏，皆取决于胆也。"

[34] 中满：中医学病理名称，指胸腹作胀。

# 6.4 相反诸药

**题解**

相反，是中药配伍中的禁忌，某些药性相反的药物合在一起使用会破坏药性或产生副作用。《神农本草经·序例》指出"勿用相恶、相反者",最先提出了配伍禁忌的问题。在后来的医疗实践中,人们不断丰富,金代医学家张子和在《儒门事亲》中编成了"十八反"的歌诀并流传于世。

**相反诸药凡三十六种**[1]

甘草反大戟、芫花、甘遂、海藻。

大戟反芫花、海藻。

乌头反贝母、栝楼、半夏、白蔹、白及。

藜芦反人参、沙参、丹参、玄参、苦参、细辛、芍药、狸肉。

河豚反煤焰、荆芥、防风、菊花、桔梗、甘草、乌头、附子。

蜜反生葱。

柿反蟹。

**注 释**

[1] 三十六种:李时珍在张子和"十八反"的基础上增加了以下相反的对子:大戟反芫花、海藻;藜芦反狸肉;河豚反煤焰、荆芥、防风、菊花、桔梗、甘草、乌头、附子;蜜反生葱;柿反蟹。但这些增加的内容多数实用性不大。狸肉本来就难得有人吃,藜芦、河豚本身有毒,且服用的人极少。至于蜜反生葱、柿反蟹有何副作用,还有待进一步验证。

# 6.5 服药食忌

**题 解**

服药食忌,简称食忌,也就是通常所说的饮食禁忌、忌口。在古代文献上有常山忌葱、薄荷忌鳖肉、茯苓忌醋、鳖甲忌苋菜记载。这说明服用某些药时不可同吃某些食物。主要是为了避免影响疗效、诱发原有病症或导致新病。另外,由于疾病的关系,在服药期间,凡属生冷、粘腻、腥臭等不易消化及有特殊刺激性的食物,都应根据需要予以避免。

甘草忌猪肉、菘菜、海菜。

黄连、胡黄连忌猪肉、冷水。

苍耳忌猪肉、马肉、米泔。

桔梗、乌梅忌猪肉。

仙茅忌牛肉、牛乳。

半夏、菖蒲忌羊肉、羊血、饴糖。

牛膝忌牛肉。

阳起石、云母、钟乳、硇砂、礜石并忌羊血。

商陆忌犬肉。

丹砂、空青、轻粉并忌一切血。

吴茱萸忌猪心、猪肉。

地黄、何首乌忌一切血、葱、蒜、萝卜。

补骨脂忌猪血、芸薹。

细辛、藜芦忌狸肉、生菜。

荆芥忌驴肉。反河豚、一切无鳞鱼、蟹。

紫苏、天门冬、丹砂、龙骨忌鲤鱼。

巴豆忌野猪肉、菰笋、芦笋、酱、豉、冷水。

苍术、白术忌雀肉、青鱼、菘菜、桃、李。

薄荷忌鳖肉。

麦门冬忌鲫鱼。

常山忌生葱、生菜。

附子、乌头、天雄忌豉汁、稷米。

牡丹忌蒜、胡荽。

厚朴、蓖麻忌炒豆。

鳖甲忌苋菜。

威灵仙、土茯苓忌面汤、茶。

当归忌湿面。

丹参、茯苓、茯神忌醋及一切酸。

凡服药，不可杂食肥猪、犬肉、油腻羹鲙、腥臊陈臭诸物。

凡服药，不可多食生蒜、胡荽、生葱、诸果、诸滑滞之物。

凡服药，不可见死尸、产妇、淹秽等事。

# 6.6 饮食禁忌

**题 解**

食物也和药物一样具有四气五味，相互之间也存在合与不合的问题。饮食禁忌，就是饮食搭配的禁忌原则，气味不合或者相反的食物搭配饮食会造成致病、加重病情或者中毒的现象，所以必须注意。

**原 文**

猪肉忌生姜、荞麦、葵菜、胡荽、梅子、炒豆、牛肉、马肉、羊肝、麋鹿、龟鳖、鹌鹑、驴肉。

猪肝忌鱼鲙、鹌鹑、鲤鱼肠子。

猪心肺忌饴、白花菜、吴茱萸。

羊肉忌梅子、小豆、豆酱、荞麦、鱼鲙、猪肉、醋、酪、鲊。

羊心肝忌梅、小豆、生椒、苦笋。

白狗血忌羊、鸡。

犬肉忌菱角、蒜、牛肠、鲤鱼、鳝鱼。

驴肉忌凫茈、荆芥茶、猪肉。

牛肉忌黍米、韭薤、生姜、猪肉、犬肉、栗子

牛肝忌鲇鱼。

牛乳忌生鱼、酸物。

马肉忌仓米、生姜、苍耳、粳米、猪肉、鹿肉。

兔肉忌生姜、橘皮、芥末、鸡肉、鹿肉、獭肉。

麇[1]肉忌梅、李、生菜、鸽、虾。

麋鹿忌生菜、菰蒲、鸡、鲍鱼、雉、虾。

鸡肉忌胡蒜、芥末、生葱、糯米、李子、鱼汁、犬肉、鲤鱼、兔肉、獭肉、鳖肉、野鸡。

鸡子忌同鸡。

雉肉忌荞麦、木耳、蘑菰、胡桃、鲫鱼、猪肝、鲇鱼、鹿肉。

野鸭忌胡桃、木耳。

鸭子忌李子、鳖肉。

鹌鹑忌菌子、木耳。

雀肉忌李子、酱、生肝。

鲤鱼忌猪肝、葵菜、犬肉、鸡肉。

鲫鱼忌芥末、蒜、糖、猪肝、鸡雉、鹿肉、猴肉。

青鱼忌豆藿。

鱼鲊忌豆藿、麦酱、蒜、葵、绿豆。

黄鱼忌荞麦。

鲈鱼忌乳酪。

鲟鱼忌干笋。

鮰鱼忌野猪、野鸡。

鲇鱼忌牛肝、鹿肉、野猪。

鳅鳝忌犬肉、桑柴煮。

鳖肉忌苋菜、薄荷、芥末、桃子、鸡子、鸭肉、猪肉、兔肉。

螃蟹忌荆芥、柿子、橘子、软枣。

虾子忌猪肉、鸡肉。

李子忌蜜、浆水、鸭、雀肉、鸡、獐。

橙橘忌槟榔、獭肉。

桃子忌鳖肉。

枣子忌葱、鱼。

枇杷忌热面。

杨梅忌生葱。

银杏忌鳗鲡。

慈姑忌<sub>茱萸。</sub>

诸瓜忌<sub>油饼。</sub>

砂糖忌<sub>鲫鱼、笋、葵菜。</sub>

荞麦忌<sub>猪肉、羊肉、雉肉、黄鱼。</sub>

黍米忌<sub>葵菜、蜜、牛肉。</sub>

绿豆忌<sub>榧子，杀人。鲤鱼鲊。</sub>

炒豆忌<sub>猪肉。</sub>

生葱忌<sub>蜜、鸡、枣、犬肉、杨梅。</sub>

韭薤忌<sub>蜜、牛肉</sub>

胡荽忌<sub>猪肉</sub>

胡蒜忌<sub>鱼鲙、鱼鲊、鲫鱼、犬肉、鸡。</sub>

苋菜忌<sub>蕨、鳖。</sub>

白花菜忌<sub>猪心肺。</sub>

梅子忌<sub>猪肉、羊肉、獐肉。</sub>

凫茈忌<sub>驴肉。</sub>

生姜忌<sub>猪肉、牛肉、马肉、兔肉。</sub>

芥末忌<sub>鲫鱼、兔肉、鸡肉、鳖。</sub>

干笋忌<sub>沙糖、鲟鱼、羊心肝。</sub>

木耳忌<sub>雉肉、野鸭、鹌鹑。</sub>

胡桃忌<sub>野鸭、酒、雉。</sub>

栗子忌<sub>牛肉。</sub>

### 注 释

[1] 麞：zhāng，同獐，又称土麝、香獐，是小型鹿科动物之一，《本草纲目》中载獐肉味甘性温，无毒。

## 6.7　妊娠禁忌

### 题 解

妊娠禁忌，就是孕妇妊娠期间禁止或慎用一些药物，以免动胎气，影响胎儿发育和正常分娩。妊娠禁忌一般分为禁用和慎用两种情况，禁用的大多是毒性较强，或药性猛烈的药物；慎用的包括通经去瘀、行气破滞，以及辛热等药物。

### 原 文

乌头　附子　天雄　乌喙　侧子　野葛　羊踯躅　桂　南星　半夏　巴豆　大戟　芫花　藜芦　薏苡仁　薇衔　牛膝　皂荚　牵牛　厚朴　槐子　桃仁　牡丹

皮　檞根　茜根　茅根　干漆　瞿麦　菌茹　赤箭　草三棱　莴草　鬼箭　通草　红花　苏木　麦蘖　葵子　代赭石　常山　水银　锡粉　硇砂　砒石　芒消　硫黄　石蚕　雄黄　水蛭　虻虫　芫菁　斑蝥　地胆　蜘蛛　蝼蛄　葛上亭长　蜈蚣　衣鱼　蛇蜕　蜥蜴　飞生　䗪虫　樗鸡　蚱蝉　蛴螬　猬皮　牛黄　麝香　雌黄　兔肉　蟹爪甲　犬肉　马肉　驴肉　羊肝　鲤鱼　虾蟆　鳅鳝　龟鳖　蟹　生姜　小蒜　雀肉　马刀

# 6.8　五味宜忌偏胜

**题解**

五味，即药物因功效不同具有的酸、苦、甘、辛、咸的五种味道。五味既是药物作用规律的高度概括，又是部分药物真实滋味的具体表示。五味入五脏，五脏疾病也各有所宜所忌的味道，五味适量则能补益正气、恢复健康，如太过则会损伤正气、招致疾病。

**原文**

### （一）五味宜忌

岐伯曰：木生酸，火生苦，土生甘，金生辛，水生咸。辛散，酸收，甘缓，苦坚，咸软。毒药攻邪，五谷为养，五果为助，五畜为益，五菜为充，气味合而服之，以补精益气。此五味各有所利，四时五脏，病随所宜也。又曰：阴之所生，本在五味；阴之五宫[1]，伤在五味。骨正筋柔，气血以流，腠理以密，骨气以清，长有天命。又曰：圣人春夏养阳，秋冬养阴，以从其根，二气常存。春食凉，夏食寒，以养阳；秋食温，冬食热，以养阴。

五欲　肝欲酸，心欲苦，脾欲甘，肺欲辛，肾欲咸，此五味合五脏之气也。

五宜　青色宜酸，肝病宜食麻、犬、李、韭。赤色宜苦，心病宜食麦、羊、杏、薤。黄色宜甘，脾病宜食粳、牛、枣、葵。白色宜辛，肺病宜食黄黍、鸡、桃、葱。黑色宜咸，肾病宜食大豆黄卷、猪、栗、藿。

五禁　肝病禁辛，宜食甘：粳、牛、枣、葵。心病禁咸，宜食酸：麻、犬、李、韭。脾病禁酸，宜食咸：大豆、豕、栗、藿。肺病禁苦，宜食：麦、羊、杏、薤。肾病禁甘，宜食辛：黄黍、鸡、桃、葱。思邈曰：春宜省酸增甘以养脾，夏宜省苦增辛以养肺，秋宜省辛增酸以养肝，冬宜省咸增苦以养心，四季宜省甘增咸以养肾。时珍曰：五欲者，五味入胃，喜归本脏，有余之病，宜本味以通之。五禁者，五脏不足之病，畏其所胜，而宜其所不胜也。

五走[2]　酸走筋，筋病毋多食酸，多食令人癃。酸气涩收，胞得酸而缩卷，故水道不通也。苦走骨，骨病毋多食苦，多食令人变呕。苦入下脘，三焦皆闭，故变呕也。甘走肉，肉病毋多食甘，多食令人悗心[3]。甘气柔润，胃柔则缓，缓则虫动，故悗心也。辛走气，气病毋多食辛，多食令人洞心。辛走上焦，与气俱行，久留心下，故洞心也。咸走血，血病毋多食咸，多食令人渴。血与咸相得则凝，凝则胃汁注之，故咽路焦而舌本干。九针论作咸走骨，骨病毋多食咸。苦走血，血病毋多食苦。

五伤　酸伤筋，辛胜酸。苦伤气，咸胜苦。甘伤肉，酸胜甘。辛伤皮毛，苦胜辛。咸伤血，甘胜咸。

五过　味过于酸，肝气以津，脾气乃绝，肉胝皱而唇揭。味过于苦，脾气不濡，胃气乃厚，皮稿而毛拔。味过于甘，心气喘满，色黑，肾气不平，骨痛而发落。味过于辛，筋脉沮绝，精神乃失，筋急而爪枯。味过于咸，大骨气劳，短肌，心气抑，脉凝涩而变色。时珍曰：五走、五伤者，本脏之味自伤也，即阴之五宫，伤在五味也。五过者，本脏之味伐其所胜也，即脏气偏胜也。

### （二）五味偏胜

岐伯曰：五味入胃，各归所喜。酸先入肝，苦先入心，甘先入脾，辛先入肺，咸先入肾。久而增气，物化之常；气增而久，夭之由也。王水[4]曰：入肝为温，入心为热，入肺为清，入肾为寒，入脾为至阴而四气兼之，皆为增其味而益其气。故各从本脏之气，久则从化。故久服黄连、苦参反热，从苦化也。余味仿此。气增不已，则脏气偏胜，必有偏绝；脏有偏绝，必有暴夭。是以药不具五味，不备四气，而久服之，虽暂获胜，久必致夭。故绝粒服饵者不暴亡，无五味资助也。杲曰：一阴一阳之谓道，偏阴偏阳之谓疾。阳剂刚胜，积若燎原，为消狂、痈疽之属，则天癸竭而荣涸。阴剂柔胜，积若凝水，为洞泄寒中之病，则真火微而卫散。故大寒、大热之药，当从权用之，气平而止。有所偏助，令人脏气不平，夭之由也。

### 注 释

[1] 五宫：即五脏。《素问·生气通天论》："阴之五宫，伤在五味。"张志聪注："五宫，五脏神之所舍也。"

[2] 五走：指五味所走的脏腑组织。

[3] 悗心：悗，mán，烦闷。

[4] 王水：即王冰，"水"乃"冰"之误。王冰（710－805年），号启玄子，唐代著名医药学家，对运气学说颇有研究，注成《素问》24卷，合计81篇。

## 6.9　五脏五味补泻

### 题 解

五脏五味补泻，最早源于《内经》，是正确阐释中药归经理论的源头之一。李时珍总结的五脏五味补泻，是以《素问·脏气法时论》中"五脏苦欲"之说为依据，采用四时五行生克之法，认为五味均有补泻作用，并具体阐释了五味对五脏的补泻作用。

### 原 文

肝　苦急，急食甘以缓之甘草，以酸泻之赤芍药，实则泻子甘草。欲散，急食辛以散之川芎，以辛补之细辛，虚则补母地黄、黄檗。

心　苦缓，急食酸以收之五味子，以甘泻之甘草、参、芪，实则泻子甘草，欲耎[1]，急食咸以耎之芒消，以咸补之泽泻。虚则补母生姜。

脾　苦湿，急食苦以燥之白术，以苦泻之黄连，实则泻子桑白皮，欲缓，急食甘以缓之炙甘草，以甘补之人参，虚则补母。炒盐。

肺　苦气逆，急食苦以泄之诃子，以辛泻之桑白皮，实则泻子泽泻，欲收，急食酸以收之白芍药，以酸补之五味子，虚则补母五味子。

肾　苦燥，急食辛以润之黄檗、知母，以咸泻之泽泻，实则泻子芍药，欲坚，急食苦以坚之知母，以苦补之黄檗，虚则补母五味子。

张元素曰：凡药之五味，随五脏所入而为补泻，亦不过因其性而调之。酸入肝，苦入心，甘入脾，辛入肺，咸入肾。辛主散，酸主收，甘主缓，苦主坚，咸主耎。辛能散结润燥，致津液，通气；酸能收缓敛散；甘能缓急调中；苦能燥湿坚软；咸能耎坚；淡能利窍。○李时珍曰：甘缓、酸收、苦燥、辛散、咸耎、淡渗，五味之本性，一定而不变者也；其或补或泻，则因五脏四时而迭相施用者也。温、凉、寒、热，四气之本性也；其于五脏补泻，亦迭相施用也。此特洁古张氏因《素问》饮食补泻之义，举数药以为例耳，学人宜因意而充之。

**注 释**

[1] 耎：ruǎn，同"软"。

# 6.10 相须相使相畏相恶诸药

**题 解**

相须相使相畏相恶，均属于中药的七情范畴，即药物配伍的相互关系。相须，即功效类似的药物配伍使用，可增强原有药物的功效；相使，即在性能功效方面有某些共性的药物配伍合用，而一种药物为主，另一种药物为辅，辅药能提高主药的功效；相畏，即一种药物的毒副作用能被另一种药物所抑制；相杀，即一种药物能消除另一种药物的毒副作用。

**原 文**

出徐之才《药对》，今益以诸家本草续增者。

甘草术、苦参、干漆为之使。恶远志。忌猪肉。

黄芪茯苓为之使。恶白鲜、龟甲。

人参茯苓、马蔺为之使。恶卤咸、溲疏。畏五灵脂。

沙参恶防己。

桔梗节皮为之使。畏白及、龙胆、龙眼。忌猪肉。伏砒。

黄精忌梅实。

葳蕤畏卤咸。

知母得黄檗及酒良。伏蓬砂、盐。

术防风、地榆为之使。忌桃、李、雀肉、菘菜、青鱼。

狗脊萆薢为之使。恶莎草、败酱。

贯众蘿菌、赤小为之使。伏石钟乳。

巴戟天覆盆子为之使。恶雷丸、丹参、朝生。

远志得茯苓、龙骨、冬葵子良。畏真珠、飞廉、藜芦、齐蛤。

淫羊藿薯蓣、紫芝为之使。得酒良。

玄参<small>恶黄芪、干姜、大枣、山茱萸。</small>

地榆<small>得发良。恶麦门冬。伏丹砂、雄黄、硫黄。</small>

丹参<small>畏鹹水。</small>

紫参<small>畏辛夷。</small>

白头翁<small>蠡实为之使。得酒良。</small>

白及<small>紫石英为之使。恶理石。畏杏仁、李核仁。</small>

# 6.11　五运六淫用药式

## 题解

五运六气，简称"运气"。"运"指丁壬木、戊癸火、甲己土、乙庚金、丙辛水五个阶段的相互推移；"气"指厥阴风木、少阴君火、少阳相火、太阴湿土、阳明燥金、太阳寒水六种气候的转变。六淫，即六气太过。

## 原文

厥阴司天<small>[1]</small><small>巳亥年</small>。风淫所胜，平以辛凉，佐以苦甘，以甘缓之，以酸泻之。<small>王注云：厥阴气未为盛热，故以凉药平之。</small>清反胜之，治以酸温，佐以甘苦。

少阴司天<small>子午年</small>。热淫所胜，平以咸寒，佐以苦甘，以酸收之。寒反胜之，治以甘温，佐以苦酸辛。

太阴司天<small>丑未年</small>。湿淫所胜，平以苦热，佐以酸辛，以苦燥之，以淡泄之。湿上甚而热，治以苦温，佐以甘辛，以汗为故。<small>身半以上，湿气有余，火气复郁，则宜解表流汗而祛之也。</small>热反胜之，治以苦寒，佐以苦酸。

少阳司天<small>寅申年</small>。火淫所胜，平以酸冷，佐以苦甘，以酸收之，以苦发之，以酸复之。<small>热气已退，时发动者，是为心虚气散不敛，以酸收之，仍兼寒助，乃能除根。热见太甚，则以苦发之。汗已便凉，是邪气尽；汗已犹热，是邪未尽，则以酸收之；已汗又热，又汗复热，是脏虚也，则补其心可也。</small>寒反胜之，治以甘热，佐以苦辛。

阳明司天<small>卯酉年</small>。燥淫所胜，平以苦温，佐以酸辛，以苦下之。<small>制燥之法以苦温。宜下必以苦，宜补必以酸，宜泻必以辛。</small>热反胜之，治以辛寒，佐以苦甘。

太阳司天<small>辰戌年</small>，寒淫所胜，平以辛热，佐以苦甘，以咸写之。热反胜之，治以咸冷，佐以苦辛。

厥阴在泉<small>[2]</small><small>寅申年</small>，风淫于内，治以辛凉，佐以苦甘，以甘缓之，以辛散之。<small>风喜温而恶清，故以辛凉胜之。佐以苦，随所利也。木苦急，以甘缓之。木苦抑，以辛散之。</small>清反胜之，治以酸温，佐以苦甘，以辛平之。

少阴在泉<small>卯酉年</small>，热淫于内，治以咸寒，佐以甘苦，以酸收之，以苦发之。<small>热性恶寒，故以咸寒。热甚于表，以苦发之；不尽，复寒制之；寒制不尽，复苦发之，以酸收之。甚者再方，微者一方，可使必已。时发时止，亦以酸收之。</small>寒反胜之，治以甘热，佐以苦辛，以咸平之。

太阴在泉<sub>辰戌年</sub>，湿淫于内，治以苦热，佐以酸淡，以苦燥之，以淡泄之。<sub>湿与燥反，故以苦热。佐以酸淡，利窍也。</sub>热反胜之，治以苦冷，佐以咸甘，以苦平之。

少阳在泉<sub>巳亥年</sub>，火淫于内，治以咸冷，佐以辛苦，以酸收之，以苦发之。<sub>火气大行于心腹，咸性柔软以制之。以酸收其散气。大法须汗者，以辛佐之。</sub>寒反胜之，治以甘热，佐以苦辛，以咸平之。

阳明在泉<sub>子午年</sub>，燥淫于内，治以甘辛。<sub>温利凉性，故以苦下之。</sub>热反胜之，治以平寒，佐以苦甘，以酸平之，以和为利。

太阳在泉<sub>丑未年</sub>，寒淫于内，治以甘热，佐以苦辛，以咸泻之，以辛润之，以苦坚之。<sub>以热治寒，是为摧胜，折其气也。</sub>热反胜之，治以咸冷，佐以甘辛，以苦平之。

李时珍曰：司天主上半年，天气司之，故六淫谓之所胜，上淫于下也，故曰平之。在泉主下半年，地气司之，故六淫谓之于内，外淫于内也，故曰治之。当其时而反得胜己之气者，谓之反胜。六气之胜，何以征之？燥甚则地干，暑胜则地热，风胜则地动，湿胜则地泥，寒胜则地裂，火胜则地涸是也。其六气胜复主客、证治病机甚详，见《素问·至真要大论》，文多不载。

**注 释**

[1] 司天：运气术语。见《素问·至真要大论》等篇。司，主持、掌管；天，气候、天象。在运气学说中，司天象征在上，主上半年的运气情况。

[2] 在泉：运气术语，常与司天联用。泉，指黄泉，即地下。在泉，象征地气，主下半年的气运情况。


# 6.12 脏腑虚实标本用药式

**题 解**

脏腑之气有虚实之分，脏腑病证有标本之别，在辨证论治的过程中，必须理清脏腑的虚实标本。本篇以六脏六腑为纲，以虚实、标本为目，以补泻、寒温、解发、平和论治，是李时珍吸取前代医学家的用药经验、总结自己长期用药心得，编辑而成的临床用药纲领。

**原 文**

肝　藏血，属木。胆火寄于中，主血，主目，主筋，主呼，主怒。

本病[1]：诸风眩晕，僵仆强直惊痫，两胁肿痛，胸肋满痛，呕血，小腹疝痛疝瘕[2]，女人经病。

标病：寒热疟，头痛吐涎，目赤面青多怒，耳闭颊肿，痉挛卵缩，丈夫癫疝，女人少腹肿痛阴病。

有余泻之[3]

泻子[4]甘草

行气香附　芎劳　瞿麦　牵牛　青橘皮

行血红花　鳖甲　桃仁　莪莸　京三棱　穿山甲　大黄　水蛭　虻虫　苏木　牡丹皮

镇惊雄黄　金薄　铁落　真珠　代赭石　夜明砂　胡粉　银薄　铅丹　龙骨　石决明

搜风羌活　荆芥　薄荷　槐子　蔓荆子　白花蛇　独活　防风　皂荚　乌头　白附子　僵蚕　蝉蜕

**不足补之[5]**

补母枸杞　杜仲　狗脊　熟地黄　苦参　萆薢　阿胶　菟丝子

补血当归　牛膝　续断　白芍药　血竭　没药　芎劳

补气天麻　柏子仁　白术　菊花　细辛　密蒙花　决明　谷精草　生姜

**本热寒之[6]**

泻木[7]芍药　乌梅　泽泻

泻火[8]黄连　龙胆草　黄芩　苦茶　猪胆

攻里[9]大黄

**标热发[10]之**

和解柴胡　半夏

解肌桂枝　麻黄

心　藏神，为君火，包络为相火，代君行令，主血，主言，主汗，主笑。

本病：诸热瞀瘛[11]，惊惑谵妄[12]烦乱，啼笑骂詈，怔忡健忘，自汗，诸痛痒疮疡。

标病：肌热畏寒战栗，舌不能言，面赤目黄，手心烦热，胸胁满痛，引腰背肩胛肘臂。

**火实泻之**

泻子黄连　大黄

气甘草　人参　赤茯苓　木通　黄檗

血丹参　牡丹　生地黄　玄参

镇惊朱砂　牛黄　紫石英

**神虚补之[13]**

补母细辛　乌梅　酸枣仁　生姜　陈皮

气桂心　泽泻　白茯苓　茯神　远志　石菖蒲

血当归　乳香　熟地黄　没药

**本热寒之**

泻火黄芩　竹叶　麦门冬　芒消　炒盐

凉血地黄　栀子　天竺黄

**标热发之**

散火甘草　独活　麻黄　柴胡　龙脑

脾　藏智，属土，为万物之母。主营卫，主味，主肌肉，主四肢。

本病：诸湿肿胀，痞满噫气，大小便闭，黄疸痰饮，吐泻霍乱，心腹痛，饮食不化。

标病：身体胕肿，重困嗜卧，四肢不举，舌本强痛，足大趾不用，九窍不通，诸痉项强[14]。

土实泻之

泻子诃子　防风　桑白皮　葶苈

吐豆豉　栀子　萝卜子　常山　瓜蒂　郁金　齑汁　藜芦　苦参　赤小豆　盐汤　苦茶

下大黄　芒消　青礞石　大戟　甘遂　续随子　芫花

土虚补之

补母桂心　茯苓

气人参　黄芪　升麻　葛根　甘草　陈橘皮　藿香　葳蕤　缩砂仁　木香　扁豆

血白术　苍术　白芍药　胶饴　大枣　干姜　木瓜　乌梅　蜂蜜

本湿除之

燥中宫[15]白术　苍术　橘皮　半夏　吴茱萸　南星　草豆蔻　白芥子

洁净府[16]木通　赤茯苓　猪苓　香薷

标湿渗[17]之

开鬼门[18]葛根　苍术　麻黄　独活

肺　藏魄，属金，总摄一身元气。主闻，主哭，主皮毛。

本病：诸气膹郁[19]，诸痿喘呕，气短，咳嗽上逆，咳唾脓血，不得卧，小便数而欠，遗失[20]不禁。

标病：洒淅[21]寒热，伤风自汗，肩背痛冷，臑臂前廉[22]痛。

气实泻之

泻子泽泻　葶苈　桑白皮　地骨皮

除湿半夏　白矾　白茯苓　薏苡仁　木瓜　橘皮

泻火粳米　石膏　寒水石　知母　诃子

通滞枳壳　薄荷　干生姜　木香　厚朴　杏仁　皂荚　桔梗　紫苏梗

气虚补之

补母甘草　人参　升麻　黄芪　山药

润燥蛤蚧　阿胶　麦门冬　贝母　百合　天花粉　天门冬

敛肺乌梅　粟壳　五味子　芍药　五倍子

本热清之

清金黄芩　知母　麦门冬　栀子　沙参　紫苑　天门冬

本寒温之

温肺丁香　藿香　款冬花　檀香　白豆蔻　益智　缩砂　糯米　百部

标寒散之

解表麻黄　葱白　紫苏

肾藏志，属水，为天一之源。主听，主骨，主二阴。

本病：诸寒厥逆[23]，骨痿腰痛，腰冷如冰，足胻[24]肿寒，少腹满急疝瘕，大便闭泄，吐利腥秽，水液澄澈清冷不禁，消渴引饮。

标病：发热不恶热，头眩头痛，咽痛舌燥，脊股后廉痛。

水强泻之

泻子大戟　牵牛

泻腑泽泻　猪苓　车前子　防己　茯苓

水弱补之

补母人参　山药

气知母玄参　补骨脂　砂仁　苦参

血黄檗枸杞　熟地黄　琐阳　肉苁蓉　山茱萸　阿胶　五味子

本热攻之

下伤寒少阴证，口燥咽干，大承气汤。

本寒温之

温里附子　干姜　官桂　蜀椒　白术

标寒解之

解表麻黄　细辛　独活　桂枝

标热凉之

清热玄参　连翘　甘草　猪肤

命门[25]　为相火之原，天地之始，藏精生血，降则为漏，升则为铅[26]，主三焦元气。

本病：前后癃闭[27]，气逆里急，疝痛奔豚[28]，消渴膏淋，精漏精寒，赤白浊，溺血，崩中带漏。

火强泻之

泻相火黄檗　知母　牡丹皮　地骨皮　生地黄　茯苓　玄参　寒水石

火弱补之

益阳附子　肉桂　益智子　破故纸　沉香　川乌头　硫黄　天雄　乌药　阳起石　舶茴香　胡桃　巴戟天　丹砂　当归　蛤蚧　覆盆

精脱固之

涩滑[29]牡蛎　芡实　金樱子　五味子　远志　山茱萸　蛤粉

三焦[30]　为相火之用，分布命门元气，主升降出入，游行天地之间，总领五脏六腑营卫经络内外上下左右之气，号中清之府。上主纳，中主化，下主出[31]。

本病：诸热瞀瘛，暴病暴死暴喑，躁扰狂越，谵妄惊骇，诸血溢血泄，诸气逆冲上，诸疮疡痘疹瘤核。

上热则喘满，诸呕吐酸，胸痞胁痛，食饮不消，头上出汗。

中热则善饥而瘦，解㑊[32]中满，诸胀腹大，诸病有声，鼓之如鼓，上下关格不通，霍乱吐利。

下热则暴注下迫，水液浑浊，下部肿满，小便淋沥[33]或不通，大便闭结下痢。

上寒则吐饮食痰水，胸痹，前后引痛，食已还出。

中寒则饮食不化，寒胀，反胃吐水，湿泻不渴。

下寒则二便不禁，脐腹冷，疝痛。

标病：恶寒战栗，如丧神守，耳鸣耳聋，嗌肿喉痹，诸病胕肿，疼酸惊骇，手小指次指不用。

实火泻之

汗<sub>麻黄　柴胡　葛根　荆芥　升麻　薄荷　羌活　石膏</sub>

吐<sub>瓜蒂　沧盐　虀汁</sub>

下<sub>大黄　芒消</sub>

虚火补之

上<sub>人参　天雄　桂心</sub>

中<sub>人参　黄芪　丁香　木香　草果</sub>

下<sub>附子　桂心　硫黄　人参　沉香　乌药　破故纸</sub>

本热寒之

上<sub>黄芩　连翘　栀子　知母　玄参　石膏　生地黄</sub>

中<sub>黄连　连翘　生芐　石膏</sub>

下<sub>黄檗　知母　生芐　石膏　牡丹　地骨皮</sub>

标热散之

解表<sub>柴胡　细辛　荆芥　羌活　葛根　石膏</sub>

胆　属木，为少阳相火，发生万物，为决断之官，十一脏之主。<sub>主同肝。</sub>

本病：口苦，呕苦汁，善太息，澹澹[34]如人将捕状，目昏不眠。

标病：寒热往来，痁疟[35]，胸胁痛，头额痛，耳痛鸣聋，瘰疬[36]结核马刀[37]，足小指次指不用。

实火泻之

泻胆<sub>龙胆　牛膝　猪胆　生蕤仁　生酸枣仁　黄连　苦茶</sub>

虚火补之

温胆<sub>人参　细辛　半夏　炒蕤仁　炒酸枣仁　当归　地黄</sub>

本热平之

降火<sub>黄芩　黄连　芍药　连翘　甘草</sub>

镇惊<sub>黑铅　水银</sub>

标热和之

和解<sub>柴胡　芍药　黄芩　半夏　甘草</sub>

胃　属土，主容受，为水谷之海。<sub>主同脾。</sub>

本病：噎膈反胃，中满肿胀，呕吐泻痢，霍乱腹痛，消中善饥，不消食，伤饮食，胃管当心痛，支两胁。

标病：发热蒸蒸，身前热，身前寒，发狂谵语，咽痹，上齿痛，口眼㖞斜，鼻痛鼽衄赤齄[38]。

胃实泻之

湿热<sub>大黄　芒消</sub>

饮食<sub>巴豆　神麴　山楂　阿魏　硇砂　郁金　三棱　轻粉</sub>

胃虚补之

湿热<sub>苍术 白术 半夏 茯苓 橘皮 生姜</sub>

寒湿<sub>干姜 附子 草果 官桂 丁香 肉豆蔻 人参 黄芪</sub>

本热寒之

降火<sub>石膏 地黄 犀角 黄连</sub>

标热解之

解肌<sub>升麻 葛根 豆豉</sub>

大肠属金，主变化，为传送之官。

本病：大便闭结，泄痢下血，里急后重，痔痔脱肛，肠鸣而痛。

标病：齿痛喉痹，颈肿口干，咽中如核，鼽衄目黄，手大指次指痛，宿食发热寒栗。

肠实泻之

热<sub>大黄 芒消 桃花 牵牛 巴豆 郁李仁 石膏</sub>

气<sub>枳壳 木香 橘皮 槟榔</sub>

肠虚补之

气<sub>皂荚</sub>

燥<sub>桃仁 麻仁 杏仁 地黄 乳香 松子 当归 肉苁蓉</sub>

湿<sub>白术 苍术 半夏 硫黄</sub>

陷<sub>升麻 葛根</sub>

脱<sub>龙骨 白垩 诃子 粟壳 乌梅 白矾 赤石脂 禹余粮 石榴皮</sub>

本热寒之

清热<sub>秦艽 槐角 地黄 黄芩</sub>

本寒温之

温里<sub>干姜 附子 肉豆蔻</sub>

标热散之

解肌<sub>石膏 白芷 升麻 葛根</sub>

小肠　主分泌水谷，为受盛之官。

本病：大便水谷利，小便短，小便闭，小便血，小便自利，大便后血，小肠气痛，宿食夜热旦止。

标病：身热恶寒，嗌痛颔肿，口糜耳聋。

实热泻之

气<sub>木通 猪苓 滑石 瞿麦 泽泻 灯草</sub>

血<sub>地黄 蒲黄 赤茯苓 栀子 牡丹皮</sub>

虚寒补之

气<sub>白术 楝实 茴香 砂仁 神麴 扁豆</sub>

血<sub>桂心 玄胡索</sub>

本热寒之

降火<sub>黄檗</sub> 黄芩 黄连 连翘 栀子

**标热散之**

解肌<sub>藁本</sub> 羌活 防风 蔓荆

**膀胱** 主津液，为胞之府，气化乃能出，号州都之官，诸病皆干之。

本病：小便淋沥，或短数，或黄赤，或白，或遗失，或气痛。

标病：发热恶寒，头痛，腰脊强，鼻室，足小指不用。

**实热泻之**

泄火<sub>滑石</sub> 猪苓 泽泻 茯苓

**下虚补之**

热<sub>黄檗</sub> 知母

寒<sub>桔梗</sub> 升麻 益智 乌药 山茱萸

**本热利之**

降火<sub>地黄</sub> 栀子 茵陈 黄檗 牡丹皮 地骨皮

**标寒发之**

发表<sub>麻黄</sub> 桂枝 羌活 苍术 防己 黄芪 木贼

### 注 释

[1] 本病：本病、标病是一对相对而言概念，反映的是疾病发展过程中的主次轻重缓急。一般而言，危害人体生命的最主要的证候为本病，由本病诱发的其他没有起到主导疾病发展走向的证候为标病，两者又是可以相互转化的。

[2] 疝瘕：xuán jiǎ，疝，妇人脐之两旁，有筋突出疼痛，大者如臂，小者如指，状似弓弦者。瘕，为腹中肿块，即肿瘤。

[3] 有余泻之：肝气有余，即实证，根据《内经》"虚则补之，实则泻之"，故当采取泻下的方法。

[4] 泻子：木（肝）生火（心），即泻心火。

[5] 不足补之：不足，指肝气不足，即肝虚之证，应采取补益肝气之法。

[6] 本热寒之：本病属于热证，根据《内经》"寒者热之，热者寒之"的理论，当投以寒药，以寒治热。

[7] 泻木：即投以泻下药，以除肝热。

[8] 泻火：即投以泻下药，以除心火。

[9] 攻里：病属里证，则采取攻除病邪的方法。

[10] 发：即发汗。

[11] 瞀瘛：mào chì，瞀，眼睛昏花；瘛，筋脉痉挛，抽风。

[12] 谵妄：谵，zhān，谵妄，病中说胡话。

[13] 神虚补之：心藏神，神虚，即心气虚，宜用补益之法。

[14] 项强：颈项关节不能活动。

[15] 燥中宫：用燥剂逐出脾胃之湿。

[16] 洁净服：用清消的治法除脾胃之湿。

[17] 渗：指渗利水湿的方法。

[18] 开鬼门：指疏通毛孔。鬼门，毛孔。

[19] 膜郁：积满不舒畅。

[20] 遗失：大便。

[21] 洒淅：恶寒貌。

[22] 臑臂前廉：臑，rú，上肢；廉，侧边。指上臂前侧。

[23] 厥逆：亦称厥冷，四肢逆冷的症状。

[24] 足胻：胻，héng。指足胫。

[25] 命门：李时珍持肾间命门说，认为两肾之间一部位，为人体生理功能、生命活动的根源。主三焦元气，与三焦相表里。

[26] 降则为漏，升则为铅：此为李时珍所借用的炼丹家喻阳火阴符升降之道的术语。铅，即正气，真阳。

[27] 癃闭：大小便不通。

[28] 奔豚：病名。其病小腹胀满，有气上冲，如豕奔突，故名。

[29] 涩滑：滑精病，以涩剂收敛之。

[30] 三焦：六腑之一。主要功能为疏通水道与主持气化。自膈以上为上焦，脐以上为中焦，脐以下为下焦。

[31] 上主纳，中主化，下主出：三焦的功能，上焦主纳入水谷，中焦运化水谷，下焦主排出糟粕。

[32] 解㑊：㑊，yì。病名，指人体不适，又无病可名，故称解㑊。

[33] 淋沥：病名，尿频、尿急、排尿障碍，痛涩。

[34] 澹澹：dàn，形容心神不安。

[35] 痁疟：痁，shān。多日发一次的疟疾。

[36] 瘰疬：luǒ lì，淋巴结结核。

[37] 马刀：蚌的一种。

[38] 衄衄赤齇：衄衄，qiú niù，鼻出血；齇，zhā，鼻尖红色小斑。

# 6.13 五脏六腑用药气味补泻

**题 解**

药物的气味指的是温、热、寒、凉四气和酸、苦、甘、辛、咸五味。根据五脏六腑的不同，分析药物四气五味的补泻性质，是指导临床辨证用药的重要依据

**原 文**

肝、胆 温补凉泻。辛补酸泻。

心、小肠热补寒泻。咸补甘泻。

肺、大肠凉补温泻。酸补辛泻。

肾、膀胱　寒补热泻。苦补咸泻。

脾、胃温热补，寒凉泻，各从其宜。甘补苦泻。

三焦、命门同心。

张元素曰：五脏更相[1]平也。一脏不平，所胜平之。故云：安谷则昌，绝谷则亡。水去则营散，谷消则卫亡。营散卫亡，神无所居。故血不可不养，卫不可不温。血温气和，营卫乃行，常有天命。

## 注 释

[1] 更相：交互、互相。

# 6.14　陈藏器诸虚用药凡例

## 题 解

陈藏器（687—757年），唐代中药学家，四明（今浙江宁波）人，撰有《本草拾遗》十卷。诸虚，指各类虚证，李时珍认为诸虚用药由陈藏器所首创，但据现代学者研究，诸虚用药并非陈藏器所创。

## 原 文

夫众病积聚，皆起于虚也，虚生百病。积者五脏之所积，聚者六腑之所聚。如斯等疾，多从旧方，不假增损。虚而劳者，其弊万端，宜应随病增减。古之善为医者，皆自采药，审其体性所主，取其时节早晚。早，则药势未成；晚，则盛势已欺。今之为医，不自采药，且不委节气早晚，又不知冷热消息分两多少，徒有疗病之名，永无必愈之效，此实浮惑。聊更审其冷热，记增损之主尔。

虚劳头痛复热，加枸杞、葳蕤。

虚而欲吐，加人参。

虚而不安，亦加人参。

虚而多梦纷纭，加龙骨。

虚而多热，加地黄、牡蛎、地肤子、甘草。

虚而冷，加当归、芎䓖、干姜。

虚而损，加钟乳、棘刺、苁蓉、巴戟天。

虚而大热，加黄芩、天门冬。

虚而多忘，加茯神、远志。

虚而口干，加麦门冬、知母。

虚而吸吸[1]，加胡麻、覆盆子、柏子仁。

虚而多气兼微咳，加五味子、大枣。

虚而惊悸不安，加龙齿、沙参、紫石英、小草。若冷，则用紫石英、小草；若客热，即用沙参、龙齿；不冷不热，皆用之。

虚而身强，腰中不利，加磁石、杜仲。

虚而多冷，加桂心、吴茱萸、附子、乌头。

虚而劳，小便赤，加黄芩。

虚而客热，加地骨皮、白水黄芪。白水，地名。

虚而冷，加陇西黄芪。

虚而痰，复有气，加生姜、半夏、枳实。

虚而小肠利，加桑螵蛸、龙骨、鸡。

虚而小肠不利，加茯苓、泽泻。

虚而损，溺白，加厚朴。

髓竭不足，加生地黄、当归。

肺气不足，加天门冬、麦门冬、五味子。

心气不足，加上党参、茯神、菖蒲。

肝气不足，加天麻、川芎。

脾气不足，加白术、白芍药、益智。

肾气不足，加熟地黄、远志、牡丹皮。

胆气不足，加细辛、酸枣仁、地榆。

神昏不足，加朱砂、预知子、茯神。

## 注释

[1] 吸吸：呼吸急促的样子

# 6.15　张子和汗吐下三法

## 题解

张从正，字子和，金元时期著名的医药学家，著有《儒门事亲》。张子和提出了汗法、吐法、下法作为攻邪祛病的治疗方法，因此被当作攻邪派的代表人物。

## 原文

人身不过表里，气血不过虚实。良工先治其实，后治其虚。粗工或治实，或治虚。谬工则实实、虚虚。唯庸工能补其虚，不敢治其实。举世不省其误，此余所以著三法也。夫病非人身素有之物，或自外入，或自内生，皆邪气也。邪气中人，去之可也；揽而留之，可乎？留之轻则久而自尽；甚则久而不已；更甚则暴死矣。若不去邪而先以补剂，是盗未出门而先修室宇，真气未胜而邪已横骛[1]矣。惟脉脱下虚、无邪无积之人，始可议补尔。他病惟先用三法，攻去邪气，而元气自复也。《素问》一书，言辛甘发散、淡渗泄为阳，酸、苦、咸涌泄为阴。发散归于汗，涌归于吐，泄归于下。渗为解表同于汗；泄为利小便同于下，殊不言补。所谓补者，辛补肝，咸补心，甘补肾，酸补脾，苦补肺，更相君臣佐使，皆以发腠理、致津液、通气血而已，非今人所用温燥邪僻之补也。盖草木皆以治病，病去则五谷、果、菜、肉皆补物也，犹当辨其五脏所宜，毋使偏倾可也。若以药为补，虽甘草、苦参，久服必有偏胜增气而夭之虑，况大毒有毒乎？是故三法犹刑罚也；梁肉犹德教也[2]。治乱用刑，治治用德，理也。余用三法，常兼众法，有按有蹻，有揃[3]有导，有减增，有续止。医者不得余法而反诬之，哀哉！如引涎漉涎、取嚏追泪，凡上行者，皆吐法也。熏蒸、渫洗、熨烙、针刺、砭射、导引、按摩，凡解表者，皆汗法也。催生、下乳、磨积、逐水、破经、泄气，凡下行者，皆下法也。天之六气，风、寒、暑、湿、燥、火，发病多在上；地之六气，雾、露、雨、雪、水、泥，发病多在乎下；人之六味，酸、苦、甘、辛、咸、淡，发病多在乎中。发病者三，出病者亦三。风寒之邪，结搏于皮肤之间，滞于经络之内，留而不去，或发痛注麻痹、肿痒拘挛，皆可汗而出之。痰饮宿食在胸膈为诸病，皆可涌而出之。寒湿固冷火热客下焦发为诸病，皆可泄而出之。吐中有汗，下中有补。经[4]云：知其要者，一言而终[5]，是之谓也。

### 注 释

[1] 横骛：原指纵横驰骋，此处指邪气压过正气，在脏腑内作祟。

[2] 梁肉犹德教也：梁肉，美味佳肴，此处比喻补益的药物。汉代崔寔在《政论》中说："夫刑罚者，治世之药石也，德教者，兴平之梁肉也。"此句是强调对于因邪致病的情况，应用汗、吐、下三法，无邪无病则可以采取补益之法。

[3] 揃：jiān，剪除、消灭之意。

[4] 经：指《黄帝内经》。

[5] 知其要者，一言而终：知道其要点的，一句话即可说清楚。

## 6.16　奇经八脉

凡人一身有经脉、络脉，直行曰经，旁支曰络。经凡十二：手之三阴、三阳，足之三阴、

三阳是也。络凡十五：乃十二经各有一别络，而脾又有一大络，并任、督二络为十五也。（难经作阴络，阳络）共二十七气，相随上下，如泉之流，如日月之行，不得休息。故阴脉营于五脏，阳脉营于六腑，阴阳相贯，如环无端，莫知其纪[1]，终而复始。其流溢之气[2]，入于奇经，转相灌溉，内温脏腑，外濡腠理。奇经凡八脉，不拘制于十二正经，无表里配合，故谓之奇。盖正经犹夫沟渠，奇经犹夫湖泽，正经之脉

隆盛，则溢于奇经。故秦越人[3]比之天雨降下，沟渠溢满，霶霈[4]妄行，流于湖泽，此发灵、素未发之密旨也。八脉散在群书者，略而不悉。医不知此，罔探病机；仙不知此，难安炉鼎。时珍不敏，参考诸说，萃集于左，以备学仙、医者，筌蹄[5]之用云。（《奇经八脉说·总说》）

奇经八脉者：阴维也、阳维也、阴跷也、阳跷也、冲也、任也、督也、带也。

阳维起于诸阳之会[6]，由外踝而上行于卫分；阴维起于诸阴之交[7]，由内踝而上行于营分，所以为一身之纲维[8]也。阳跷起于跟中，循外踝上行于身之左右；阴跷起于跟中，循内踝上行于身之左右，所以使机关之跷捷[9]也。督脉起于会阴，循背而行于身之后，为阳脉之总督，故曰阳脉之海；任脉起于会阴，循腹而行于身之前，为阴脉之承任，故曰阴脉之海；冲脉起于会阴，夹脐而行，直冲于上，为诸脉之冲要，故曰十二经脉之海，带脉则横围于腰，状如束带，所以总约诸脉者也。是故阳维主一身之表，阴维主一身之里，以乾坤言也。阳跷主一身左右之阳，阴跷主一身左右之阴，以东西言也。督主身后之阳，任、冲主身前之阴，以南北言也。带脉横束诸脉，以六合言也。是故医而知乎八脉，则十二经、十五络之大旨得矣。仙而知乎八脉，则虎龙升降、玄牝[10]幽微之窍妙得矣。（《奇经八脉说·八脉》）

**注 释**

[1]莫知其纪：没人知道其头绪。

[2]流溢之气：十二正经脉气隆盛，则溢于奇脉。

[3]秦越人：即扁鹊。扁鹊（公元前407—前310年），嬴姓，秦氏，名越人，又号卢医，春秋战国时期名医。

[4]霶霈：pāng pèi，指大雨。此处比喻正经脉气充盛，溢于奇经。

[5]筌蹄：比喻达到目的的手段或工具。

[6]诸阳之会：指头部。人体十二经脉中，手三阳的经脉是从手走向头部，足三阳的经脉是从头走向足部，所以说头为"诸阳之会"。

[7]诸阴之交：指胸腹部。人体十二正经，手三阴经起于胸腹部，足三阴经止于胸腹部。

[8]一身之纲维：指阴维与阳维共同护卫营卫之气的总纲。

[9]跷捷：指脉是人行走之机要，动足之所由。

[10]虎龙升降、玄牝：此处指道家的修炼。关于虎龙升降，邱处机等的《颐身集内功图说》中说："舌为赤龙，口液升起为龙，口液咽下汩汩响，气降为虎。"玄牝，xuán pìn，指玄妙深奥的万物化生之道。

# 7 脉要精微

## 7.1 七言脉诀

一、浮脉

[体状诗]

浮脉帷从肉上行[1]，如循榆荚似毛轻。

三秋[2]得令知无恙，久病逢之却可惊。

**注　释**

[1] 肉上行：意为浮脉的脉位浅。

[2] 三秋：秋季。

[相类诗]

浮如木在水中浮，浮大中空乃是芤，

拍拍[1]而浮是洪脉，来时虽盛去悠悠[2]，

浮脉轻平似捻葱，虚来迟大豁然空，

浮而柔细方为濡，散似杨花无定踪。

**注　释**

[1] 拍拍：波浪击岸状。

[2] 悠悠：缓慢。

[主病诗]

浮脉为阳表病居，迟风数热紧寒拘[1]，

浮而有力多风热，无力而浮是血虚。

寸浮头痛眩生风，或有风痰[2]聚在胸，

关上土衰兼木旺，尺中溲便不流通。

**注　释**

[1] 拘：束缚。这里是外束的意思。

[2] 风痰：病证名。痰证的一种。

浮脉主表，有力表实，无力表虚。浮迟中风，浮数风热，浮紧风寒，浮缓风湿，

浮虚伤暑，浮芤失血，浮洪虚热，浮散劳极[1]。

[1] 劳极：指五劳六极。是很严重的虚损病。五劳即心劳、肝劳、脾劳、肺劳、肾劳；六极即筋极、骨极、血极、肉极、气极、精极等。

## 二、沉脉

[体状诗]

水来润下[1]脉来沉，筋骨之间软滑匀，

女子寸兮男子尺，四时如此号为平。

**注 释**

[1] 润下：滋润下行闭藏之意。

[相类诗]

沉帮[1]筋骨自调匀，伏则推筋着骨寻，

沉细如绵真弱脉，弦长实大是牢形。

**注 释**

[1] 帮：靠，紧贴的意思。

沉行筋间，伏行骨上，牢大有力，弱细无力。

[主病诗]

沉潜[1]水蓄[2]阴经病，数热迟寒滑有痰，

无力而沉虚与气[3]，沉而有力积并寒[4]。

寸沉痰郁水停胸，关主中寒痛不通。

尺部浊遗[5]并泻痢，肾虚腰及下元[6]痌[7]。

**注 释**

[1] 潜：隐藏在深位。

[2] 水蓄：水饮停蓄。

[3] 虚与气：这里指里虚与气陷。

[4] 积并寒：这里指积滞和实寒。

[5] 浊遗：淋浊和遗尿。

[6] 下元：下焦元阳。

[7] 痌（tong 通）：疼痛。

沉脉主里，有力为实，无力为虚。沉则为气，又主水蓄。

沉迟痼[1]冷，沉数内热，沉滑痰食，沉涩气郁，沉溺寒湿，沉缓寒湿，沉紧冷痛，沉牢冷积。

**注 释**

[1] 痼（gu 固）：顽固，经久难愈的疾病。

### 三、迟脉

#### [体状诗]

迟来一息至唯三，阳不胜阴气血寒，

但把浮沉分表里，消阴须益火之源[1]。

[1] 消阴须益火之源：即"益火之源，以消阴翳"，是治疗寒自内生的通法。意为用温热药来温扶元阳，使火旺则阴寒自消。

#### [相类诗]

脉来三至号为迟，小駃[1]于迟作缓持[2]。

迟细而难知是涩，浮而迟大以虚推。

> **注 释**

[1] 駃：一种骏马，此处是快的意思。

[2] 持：对待，看待。

三至为迟，有力为缓，无力为涩，有止为结，迟甚为败[1]，浮大而软为虚。黎氏曰："迟，小而实；缓，大而慢。"迟为阴盛阳衰，缓为卫盛营弱[2]，宜别之。

> **注 释**

[1] 败：即败脉，一息脉仅两至。多见于阳气败绝，阴寒盛极的危恶之候。

[2] 卫盛营弱：即卫强营弱。因阳邪郁于肌表，内迫营阴而汗自出。症见时发热而自汗，不发热则无汗。

#### [主病诗]

迟司[1]脏病或多痰，沉痼症瘕[2]仔细看。

有力而迟为冷痛，迟而无力定虚寒。

寸迟必是上焦寒，关主中寒痛不堪，

尺是肾虚腰脚重，溲便不禁疝牵丸[3]。

> **注 释**

[1] 司：主管。

[2] 症瘕：病名。指腹腔内积块。一般以隐见腹内，按之有形，坚硬不移，痛有定处者为症；聚散无常，推之可移，痛无定处者为瘕。

[3] 疝牵丸：疝气牵引睾丸疼痛。

### 四、数脉

#### [体状诗]

数脉息间常六至，阴微阳盛必狂烦[1]。

浮沉表里分虚实，唯有儿童作吉[2]看。

[1] 狂烦：狂言谵语，烦躁不安。

[2] 吉：好的征兆，这里指平脉。

[相类诗]

数比平人[1]多一至，紧来如数似弹绳[2]，

数而时止名为促，数见关中动脉形。

[1] 平人：无病之人。

[2] 弹绳：形容脉搏动来势紧急，如同绞转绳索，左右弹手。

数而弦急[1]为紧，流利为滑，数而有止为促，数甚为疾[2]，数见关中为动。

[1] 弦急：指紧脉脉道绷紧，气势劲急的体状。

[2] 疾：疾脉。疾脉一息七至。主热极。

[主病诗]

数脉为阳热可知，只将君相火[1]来医，

实宜凉泻虚温补，肺病秋深却畏之。

寸数咽喉口舌疮，吐红[2]咳嗽肺生疡[3]，

当关胃火并肝火，尺属滋阴降火汤[4]。

[1] 君相火：即心火与命门之火。

[2] 吐红：吐血。

[3] 肺生疡：即患肺痈。

[4] 尺属滋阴降火汤：即尺脉数主真阴亏损，相火偏亢，宜用滋阴降火汤治疗。

数脉主腑，有力实火，无力虚火，浮数表热，沉数里热，气口[1]数实肺痈[2]，数虚肺痿[3]。

[1] 气口：此处作右寸脉解。

[2] 肺痈：病名。出《金匮要略·肺痿肺痈咳嗽上气病脉证治》。系肺部发生痈疡而咳吐脓血的病症。

[3] 肺痿：病名。指肺叶枯萎而以咳吐浊唾涎沫为主症的慢性虚弱性疾患。

五、滑脉

[体状相类诗]

滑脉如珠替替然，往来流利却还前，

莫将滑数为同类，数脉唯看至数间。

滑则如珠，数则六至。

## [主病诗]

滑脉为阳元气衰，痰生百病食生灾[1]，

上为吐逆下蓄血[2]，女脉调[3]时定有胎。

寸滑膈痰[4]生呕吐，吞酸舌强[5]或咳嗽，

当关宿食肝脾热，渴[6]痢癞[7]淋看尺部。

### 注 释

[1] 灾：灾祸。这里作病解。

[2] 蓄血：病证名。出《伤寒论·辨阳明病脉证并治》。指外感热病，邪热入里，与血相搏，而致瘀热蓄结于内的病证。

[3] 调：调和。这里指无病。

[4] 膈痰：痰邪停于胸膈.

[5] 舌强：舌体强硬，运动不灵。

[6] 渴：消渴病，泛指以多饮、多食、多尿三多症状为特点的病证。

[7] 癞（tuí 颓）：七疝之一。出《素问·骨空论》。主要症状为阴囊肿大，麻痹不仁，妇女阴户突出等。

滑主痰饮[1]，浮滑风痰，沉滑食痰[2]，滑数痰火[3]，滑短宿食。《脉诀》言："关滑胃寒，尺滑脐似冰"，与《脉经》言："关滑胃热，尺滑血蓄，妇人经病"之旨[4]相反，其谬如此。

### 注 释

[1] 痰饮：病名。出《金匮要略·痰饮咳嗽病脉证并治》。指体内过量水液不得输化，停留或渗注于某一部位而发生的疾病，其稠者为痰，清稀者为饮。

[2] 食痰：又称食咳。因食积生痰，痰气上逆。症见咳嗽多痰，黎明为甚，或胸闷腹胀，嗳酸呕恶，便溏，脉沉滑等。

[3] 痰火：痰证的一种。指素有痰疾，复因"饮食辛辣烧炙煎煿、重因厚褥及天时郁勃"而引发。其中痰火扰心则烦操不寐，甚则神志失常，狂躁妄动。痰火阻肺则咯吐黄痰或痰中带血，甚则呼吸迫促，胸胁疼痛，舌红苔黄腻，脉滑数等。

[4] 旨：意思，意图。

## 六、涩脉

### [体状诗]

细迟短涩往来难，散止依稀[1]应指间，

如雨沾沙容易散，病蚕食叶慢而艰。

### 注 释

[1] 依稀：仿佛，不清晰。

[相类诗]

参伍不调名曰涩，轻刀刮竹短而难，

微似秒芒[1]微[2]软甚，浮治不别有无间[3]。

### 注 释

[1] 微似秒芒：微，微脉。秒芒即禾芒，引申为细微。微似秒芒意为微脉象禾芒样细微。

[2] 微：形容脉的软弱、微细的体状。

[3] 有无间：似有似无。

细迟短散时一止曰涩；极细而软，重按若绝曰微；浮而柔细曰濡；沉而柔细曰弱。

[主病诗]

涩缘[1]血少或伤精，反胃[2]亡阳汗雨淋。

寒湿入营为血痹[3]，女子非孕即无经。

寸涩心虚痛对胸，胃虚胁胀察关中，

尺为精血俱伤候，肠结[4]溲淋或下红[5]。

### 注 释

[1] 缘：缘故，因为。

[2] 反胃：病名。症见朝食暮吐，暮食朝吐，或食入一两时而吐，或积一日一夜，腹中胀闷不可忍而复吐原物，酸臭不化。此因入胃而反出，故曰反胃。

[3] 血痹：病名。出《灵枢、九针》。气血虚弱，风邪乘虚侵入经络，使气血痹阻不通所致，症见身体不仁，肢节疼痛，脉涩等。

[4] 肠结：大便秘结。

[5] 下红：下焦各种出血。包括尿血、便血、崩漏和血精等。

涩主血少精伤之病，女子有孕为胎病，无孕为败血[1]。杜光庭云："涩脉独见尺中，形散同代，为死脉"。

### 注 释

[1] 败血：瘀血。

## 七、虚脉

[体状相类诗]

举之迟大按之松，脉状无涯[1]类谷[2]空。

莫把芤虚为一例，芤来浮大似慈葱[3]。

### 注 释

[1] 无涯：即无边际。

[2] 谷：山谷。

[3] 慈葱：老而坚硬的葱。

虚脉浮大而迟，按之无力。芤脉浮大按之中空。芤为脱血[1]，
虚为血虚。浮散二脉见浮脉。

[1] 脱血：病名。出《素问•平人气象论》。又名血脱。这里指急性大量出血。

【按语】 虚脉的体状形大势弱体软，浮、中、沉之候皆无力，应指空虚，边际模糊不清。它与芤、浮、散诸脉的区别在于：芤脉虽亦形大势空，但浮取较有力，按之中央空而两边实，边缘清楚；浮脉则浮取有力，按之稍衰；散脉浮散无根，涣漫不收。虚脉主新进性的血虚证，芤脉主暴发性的急性失血证，浮脉多主表证，散脉多主五脏虚损。四者体状不同，主病亦异。

[主病诗]
脉虚身热为伤暑，自汗怔忡[1]惊悸[2]多，.
发热阴虚须早治，养营益气莫蹉跎[3]。
血不荣心寸口虚，关中腹胀食难舒，
骨蒸[4]痿痹伤精血，却在神门[5]两部居。

[1] 怔忡：心跳剧烈，往往由心悸发展而来。
[2] 惊悸：病证名。指由于惊骇而悸，或心悸易惊，恐惧不安的病证。
[3] 蹉跎：原意为把岁月白白耽误了，此作"失时"解。
[4] 骨蒸：形容发热自骨髓透发而出。属劳瘵之类。多因阴虚内热所致。
[5] 神门：这里作尺部脉解。

经曰："血虚脉虚"。曰："气来虚微为不及，病在内。"曰："久病脉虚者死。"

## 八、实脉

[体状诗]
浮沉皆得大而长，应指无虚愊愊强。
热蕴三焦成壮火[1]，通肠发汗始安康。

[1] 壮火：指过亢的能耗损人体正气的火。

【按语】 实脉，举、按、寻三候皆有力，指下有坚实之感，其体长、形大、力强、势微弦。诸脉凡应指有力而充盛者皆属实脉类。
实脉主实证，实证有表实、里实、气实、血实、实热和寒实之分，本段所举皆阳实火热之证。至于其余各种证型，临床上皆可以证见察，不难分辨。

[相类诗]
实脉浮沉有力强，紧如绳索转无常[1]，
须知牢脉帮筋骨，实大微弦更带长。

[1] 无常：没有常规。这里指紧脉频繁地左右弹动。

[主病诗]

实脉为阳火郁成，发狂谵语[1]吐频频，

或为阳毒[2]或伤食，大便不通或气疼[3]。

寸实应知面热风[4]，咽疼舌强气填胸[5]。

当关脾热中宫[6]满，尺实腰肠痛不通。

[1] 谵语：说胡话。

[2] 阳毒：即阳毒发斑。多因热入营血所致，症见斑色红赤，点大成片，结片如云，视之如锦纹，摸之不碍手，多伴壮热。

[3] 气疼：气滞疼痛。

[4] 面热风：风热侵袭上焦头面部。

[5] 气填胸：逆气填塞胸中。

[6] 中宫：中焦脾胃。

经曰："血实脉实。"曰："脉实者，水谷[1]为病。"曰："气来实强[2]；是谓太过[3]"。《脉诀》言："尺实小便不禁。"与《脉经》"尺实小腹痛，小便难"之说相反。洁古不知其谬，诀[4]为虚寒，药用姜附，愈误矣。

[1] 水谷为病：指饮食积聚之证。

[2] 气来实强：脉气充盛而致脉来有力。

[3] 太过：这里指实脉势力超过平脉。

[4] 诀：指《脉诀》

## 九、长脉

[体状相类诗]

过于本位脉名长，弦则非然但满张，

弦脉与长争较远，良工尺度自能量。

[主病诗]

长脉迢迢大小匀，反常为病似牵绳，

若非阳毒癫痫病，即是阳阴热势深。

长主有余[1]之病。

[1] 有余：这里指邪气有余。

## 十、短脉

### [体状相类诗]

两头缩缩名为短，涩短迟迟细且难，

短涩而浮秋喜见，三春[1]为贼[2]有邪干[3]。

**注 释**

[1] 三春：春天三个月。

[2] 贼：灾害。

[3] 邪干：邪气相迫。

### [主病诗]

短脉唯于尺寸寻，短而滑数酒伤神，

浮为血涩沉为痞[1]，寸主头疼尺腹疼。

**注 释**

[1] 痞：痞塞不通。

经曰"短则气病。"短主不及之病。

## 十一、洪脉

### [体状诗]

脉来洪盛去还衰，满指滔滔[1]应夏时。

若在春秋冬月分，升阳散火莫狐疑[2]。

**注 释**

[1] 滔滔：大水弥漫貌。

[2] 狐疑：迟疑。

### [相类诗]

洪脉来时拍拍然，去衰来盛似波澜，

欲知实脉参差[1]处，举按弦长愊愊坚。

**注 释**

[1] 参差：不整齐。此处作差别解。

洪而有力为实，实而无力为洪。

### [主病诗]

脉洪阳盛血应虚，相火[1]炎炎热病居，

胀满胃翻[2]须早治，阴虚泻痢可踌躇[3]。

寸洪心火上焦炎，肺脉洪时金不堪[4]，

肝火胃虚关内察，肾虚阴火[5]尺中看。

**注释**

[1] 相火：即命火。与君火相对而言。君相二火相互配合，以温养脏腑，推动人体的功能活动。一般认为肝、胆、肾、三焦均内寄相火，而其根源则在命门。

[2] 胃翻：反胃，呕吐。

[3] 踌躇：原意犹豫不决。这里引申为慎重考虑。

[4] 堪：忍受。不堪，不能忍受。

[5] 阴火：指相火。

洪主阳盛阴虚之病，泻痢、失血、久嗽者忌之。经曰："形瘦脉大多气[1]者死。"曰："脉大则病进"。

**注释**

[1] 多气：此处指阳气外越而独亢。

## 十二、微脉

**[体状相类诗]**

微脉轻微瞥瞥[1]乎，按之欲绝有如无，

微为阳弱细阴弱，细比于微略较粗。

**注释**

[1] 瞥瞥（pie 瞥）：原意为轻快，这里引申为轻软无力。

轻诊即见，重按如欲绝者，微也。往来如线而常有者，细也。仲景曰："脉瞥瞥如羹[1]上肥[2]者，阳气微。萦萦[3]如蚕丝细者，阴气衰。长病得之死，卒[4]病得之生。

**注释**

[1] 羹：有汤之半凝食品。

[2] 肥：这里指油芫。

[3] 萦萦（ying 莹）：卷曲的意思。

[4] 卒：突然。

**[主病诗]**

气血微分脉亦微，恶寒发热汗淋漓，

男作劳极诸虚候，女作崩中带下[1]医。

寸微气促或心惊，关脉微时胀满形，

尺部见之精血弱，恶寒消瘅[2]痛呻吟。

**注释**

[1] 带下：妇女白带增多，或色黄腥臭的疾病，多由肾虚、脾虚或湿邪下注所致。

[2] 消瘅：病证名。出《内经》，即消渴病，又指心、肝、肾阴虚内热而外消肌肉的病证。

微主久虚血弱之病，阳微[1]恶寒，阴微[2]发热。《脉诀》云："崩中日久肝阴竭，漏下多时骨髓枯。"

**注 释**

[1] 阳微：浮取为阳。阳微即浮取微弱。

[2] 阴微：沉取为阴。阴微即沉取微弱。

## 十三、紧脉

**[体状诗]**

举如转索切如绳，脉象因之得紧名，

总是寒邪来作寇[1]，内为腹痛外身疼。

**注 释**

[1] 作寇：侵袭。

**[主病诗]**

紧为诸痛主于寒，喘咳风痫[1]吐冷痰[2]。

浮紧表寒须发越[3]，紧沉温散自然安。

寸紧人迎[4]气口分，当关心腹痛沉沉。

尺中有紧为阴冷[5]，定是奔豚[6]与疝疼。

**注 释**

[1] 风痫：痫病的一种，临床上可由多种病因所致。此处讲的是因阳郁寒束而作。

[2] 冷痰：亦称寒痰。痰证的一种。指素有痰疾，又感受寒邪而作者。症见喘咳咯痰，痰色白而清稀，并见形寒肢冷，苔白脉紧等。

[3] 发越：即发表的治法。

[4] 人迎：左手寸部脉又称人迎。

[5] 阴冷：男女外阴寒冷之病证。

[6] 奔豚：奔豚，古病名，出《灵框·邪气藏府病形篇》。病见脐下惊动，有气下从少腹上冲胸脘，咽喉、胸腹疼痛。多为肾脏阴寒之气上逆所致。

## 十四、缓脉

**[体状诗]**

缓脉阿阿[1]四至通[2]，柳梢袅袅[3]飔轻风，

欲从脉里求神气[4]，只在从容和缓中。

**注 释**

[1] 阿阿：舒缓的样子。

[2] 通：畅通，无阻碍。

[3] 袅袅（niɑo 鸟）：形容微风的吹拂。

[4] 神气：脉的态势。

**[主病诗]**

缓脉营衰卫有余[1]，或风或湿或脾虚。

上为项强下痿痹，分别浮沉大小区[2]。
寸缓风邪项背拘，关为风眩[3]胃家虚，
神门濡[4]或风秘[5]，或为蹒跚[6]足力迁[7]。

**注 释**

[1] 营衰卫有余：即卫强营弱。

[2] 区：区别

[3] 风眩.：病证名。即头眩。多由体虚，风邪入脑所致。

[4] 濡泄：泻下如水，清浊不分。

[5] 风秘：风搏肺脏，传于大肠，大肠津亏成燥，大便秘结。

[6] 蹒跚：走路一瘸一拐。

[7] 迁：行动缓慢。

浮缓为风，沉缓为湿，缓大风虚，缓细湿痹，缓涩脾薄[1]，缓弱气虚。《脉诀》言："缓主脾热、口臭、反胃、齿痛、梦鬼诸病。"出自杜撰，与缓无关。

**注 释**

[1] 脾薄：脾的运化功能不足。

## 十五、芤脉

**[体状诗]**

芤形浮大软如葱，边实须知内已空。
火犯阳经血上溢，热侵阴络下流红。

**[相类诗]**

中空旁实乃为芤，浮大而迟虚脉呼，
芤更带弦名曰革，芤为失血革血虚。

**[主病诗]**

寸芤积血在于胸，关里逢芤肠胃痈[1]，
尺部见之多下血，赤淋[2]红痢[3]崩漏[4]中。

**注 释**

[1] 肠胃病：即肠痈。

[2] 赤淋：淋证之一，即血淋。尿中有血，伴尿频、尿急、尿痛的病证。

[3] 红痢：即赤痢。痢中挟血或下纯血，多因热毒伤血，入大肠所致。

[4] 崩漏：又名崩中漏下。指妇女不在经期，忽然阴道大量出血，或持续淋漓不断出血的统称。来势急，血量多者为崩，来势缓而淋漓不断者为漏。两者常易互相转化。

## 十六、弦脉

**[体状诗]**

弦脉迢迢[1]端直长，肝经木旺土应伤，
怒气满胸常欲叫，翳蒙瞳子泪淋浪[2]。

[1] 迢迢：遥远的样子，此处引申为长。

[2] 泪淋浪：流泪不止。

[相类诗]

弦来端直似丝弦，紧则如绳左右弹，

紧言其力弦言象，牢脉弦长沉伏间（又见长脉）。

[主病诗]

弦应东方肝胆经，饮痰[1]寒热[2]疟缠身。

浮沉迟数须分别，大小单双[3]有重轻。

寸弦头痛膈多痰，寒热症瘕察左关，

关右胃寒心腹痛，尺中阴疝[4]脚拘挛。

注 释

[1] 饮痰：即痰饮病。

[2] 寒热：指少阳病，邪在半表半里，往来寒热的病证。

[3] 单双：即单弦脉和双弦脉。

[4] 阴疝：即寒疝。指以阴囊冷痛为主的疝证。多由寒湿之邪侵袭肝经所致。

弦为木盛之病，浮弦支饮[1]外溢，沉弦悬饮[2]内痛。疟脉自弦[3]，弦数多热，弦迟多寒，弦大主虚，弦细拘急。阳弦[4]头痛，阴弦[5]腹痛。单弦[6]饮癖[7]，双弦[8]寒痼。若不食者，木来克土，必难治。

注 释

[1] 支饮：四饮之一。因饮邪停留于胸膈，上迫于肺，肺失肃降所致。症见胸闷短气，咳逆倚息不能平卧，外形如肿，兼见头晕目眩，面色黧黑，心下痞坚等。

[2] 悬饮：四饮之一。因饮邪停留于胸胁所致。症见胁下胀满不适，咳唾引痛，转侧及呼吸受限，兼干呕短气，脉沉弦等。

[3] 疟脉自弦：疟病病位在少阳，少阳脉弦，故曰"疟脉自弦"。

[4] 阳弦：即寸脉弦。

[5] 阴弦：即尺脉弦。

[6] 单弦：一手脉弦。

[7] 饮癖：古病名。多因中阳不振，水饮停聚所致。症见胁下如弦绷急，时有水声，遇寒作痛，或时吐涎沫清水，或心下坚硬如盘，或痰多，吐酸嘈杂等。

[8] 双弦：两手脉弦。

## 十七、革脉

[体状主病诗]

革脉形如按鼓皮，芤弦相合脉寒虚，

女人半产并崩漏，男子营虚[1]或梦遗。

**注 释**

[1] 营虚：营血不足。

## 十八、牢脉

[体状相类诗]

弦长实大脉牢坚，牢位常居沉伏间，

革脉芤弦自浮起，革虚牢实要详看。

[主病诗]

寒则牢坚里有余[1]，腹心寒痛木乘脾，

疝癩[2]症瘕何愁也，失血阴虚却忌之。

**注 释**

[1] 里有余：指邪气有余的里实证。

[2] 疝癩：即癩疝。

## 十九、濡脉

[体状诗]

濡形浮细按需轻，水面浮绵力不禁[1]，

病后产中犹有药，平人若见是无根。

**注 释**

[1] 禁：此处作承受解。

[相类诗]

浮而柔细知为濡，沉细而柔作弱持[1]，

微则浮微如欲绝，细来沉细近于微。

**注 释**

[1] 持：拿着。这里作对待解。

浮细如绵曰濡，沉细如绵曰弱，浮而极细如绝曰微，沉而极细不断曰细。

[主病诗]

濡为亡血阴虚病，髓海[1]丹田[2]暗已亏，

汗雨夜来蒸入骨[3]，血山崩倒[4]湿侵脾。

寸濡阳微自汗多，关中其奈气虚何，

尺伤精血虚寒甚，温补真阴起沉疴[5]

**注 释**

[1] 髓海：即大脑。

[2] 丹田：位于前正中线，脐下三寸。男子精室，女子胞宫的精气都和丹田相通。

[3] 汗雨夜来蒸入骨：即骨蒸盗汗。

[4] 血山崩倒：女子崩漏。

[5]沉疴（ke科）：疴，即病。沉疴即久病重病。

## 二十、弱脉

[体状诗]

弱来无力按之柔，柔细而沉不见浮，

阳陷[1]入阴精血弱，白头[2]犹可少年愁。

**注 释**

[1]阳陷：阳气虚陷。

[2]白头：老年人。

[主病诗]

弱脉阴虚阳气衰，恶寒发热骨筋痿，

多惊多汗精神减，益气调营急早医。

寸弱阳虚病可知，关为胃弱与脾衰

欲求阳陷阴虚病，须把神门两部推。

## 二十一、散脉

[体状诗]

散似杨花散漫飞[1]，去来无定[2]至难齐[3]。

产为生兆[4]胎为堕，久病逢之不必医[5]。

**注 释**

[1]散漫飞：散漫飘落的意思，这里用来比喻散脉的体象。

[2]无定：此处指脉率时快时慢，没有定规。

[3]至难齐：至数不齐，即脉律不规则。

[4]生兆：临产的先兆。

[5]不必医：此处是强调证情危殆，并不是不要积极救治。

[相类诗]

散脉无拘散漫然，濡来浮细水中绵，

浮而迟大为虚脉，芤脉中空有两边。

[主病诗]

左寸怔忡右寸汗，溢饮左关应软散，

右关软散胕胕[1]肿，散居两尺魂应断。

**注 释**

[1]胕：足背。

## 二十二、细脉

[体状诗]

细细累累[1]细如丝，应指沉沉[2]无绝期[3]。

春夏少年俱不利，秋冬老弱却相宜。

**注 释**

[1] 累累：重叠，连续不断。

[2] 沉沉：深沉的意思。

[3] 无绝期：没有休止。

[相类诗] 见微、濡脉。

[主病诗]

细脉萦萦[1]血气衰，诸虚劳损七情[2]乖[3]，
若非湿气侵腰肾，即是伤精汗泄来。
寸细应知呕吐频，入关腹胀胃虚形，
尺逢定是丹田冷，泻痢遗精号脱阴[4]。

**注 释**

[1] 萦萦：此处作不断解。

[2] 七情：喜怒忧思悲恐惊等七种情志活动。

[3] 乖：不和谐。

[4] 脱阴：阴液脱失。

## 二十三、伏脉

[体状诗]

伏脉推筋著骨寻[1]，指间裁动隐然[2]深，
伤寒欲汗阳将解[3]，厥逆[4]脐疼证属阴。

**注 释**

[1] 寻：寻找。此处作仔细诊察解。

[2] 隐然：隐隐约约。

[3] 阳将解：阳气闭郁，将要发越。

[4] 厥逆：病证名，指四肢厥冷。

[主病诗]

伏为霍乱[1]吐频频，腹痛多缘宿食停。
蓄饮[2]老痰[3]成积聚，散寒温里莫因循。
食郁胸中双寸伏，欲吐不吐常兀兀[4]。
当关腹痛困沉沉[5]，关后疝痛还破腹[6]。

**注 释**

[1] 霍乱：病名。出《内经·五乱》等篇。以起病突然，大吐大泻，烦闷不舒为特征。以其"挥霍之间，便致缭乱"而得名。

[2] 蓄饮：饮邪营积于体内。

[3] 老痰：痰部于体内日久，胶固难化。

[4] 兀兀（wu 误）：形容痛苦不堪的样子。

[5] 沉沉：深沉，引申为难受。

[6] 破腹：腹痛剧烈。

## 二十四、动脉

**[体状诗]**

动脉摇摇数在关，无头无尾豆形团。

其原本是阴阳搏[1]，虚者摇兮胜者安。

**注 释**

[1] 阴阳搏：指正邪相争。

**[主病诗]**

动脉专司痛与惊，汗因阳劫热因阴[1]，

或为泻痢拘挛病，男子亡精女子崩。

**注 释**

[1] 汗因阳劫热因阴：意即多汗见动脉是因阳虚，发热见动脉是因阴虚。

仲景曰："动则为痛为惊。"《素问》曰："阴虚阳搏[1]谓之崩。"又曰："妇人手少阴脉[2]动甚者，妊子也。"

**注 释**

[1] 阴虚阳搏：阴指尺脉，阳指寸脉，阴虚阳搏即尺脉虚而寸脉搏击。

[2] 手少阴脉：即左寸之脉。

## 二十五、促脉

**[体状诗]**

促脉数而时一止，此为阳极[1]欲亡阴，

三焦郁火炎炎盛，进[2]必无生退[3]可生。

**注 释**

[1] 阳极：阳热亢盛。

[2] 进：此处指促脉歇止次数增加。

[3] 迟：指促脉歇止次数减少。

**[主病诗]**

促脉唯将火病医，其因有五[1]细推[2]之，

时时喘咳皆痰积[3]，或发狂斑[4]与毒疽[5]。

**注 释**

[1] 其因有五：指气、血、疾、饮、食五郁之因。

[2] 推：推究，推求。

[3] 痰积：指痰浊凝聚胸膈而成积。

[4] 发狂斑：即发狂与发斑。

［5］毒疽：气血为热毒所阻滞，发于肌肉筋骨间的疮肿。

促主阳盛之病，促结之因，皆有气血痰饮食五者之别，有留滞，则脉必见止也。

## 二十六、结脉

[体状诗]

结脉缓而时一止，独阴偏盛[1]欲亡阳，

浮为气滞[2]沉为积，汗[3]下[4]分阴在主张。

**注 释**

［1］独阴偏盛：指阴寒独盛，真阳欲亡的病证。

［2］气滞：经气壅滞。

［3］汗：此处指通阳的治法。

［4］下：指祛积的治法。

[主病诗]

结脉皆因气血凝，老痰结滞苦沉吟[1]，

内生积聚外痈肿，疝瘕为殃[2]病属阴。

**注 释**

［1］沉吟：沉，程度深。吟，叹息。沉吟同呻吟，即因病痛而发出的声音。

［2］殃：灾害。

结主阴盛之病，越人曰："结甚[1]则积甚[2]，结微[3]则气微[4]，浮结外有痛积，伏结内有积聚。"

**注 释**

［1］结甚：指脉歇止频繁，次数多。

［2］积甚：积聚严重，表示病重。

［3］结微：指脉跳歇止次数少。

［4］气微：邪气积聚轻微，表示病轻。

## 二十七、代脉

[体状诗]

动中中止不能还，复动因而作代看。

病者得之犹可疗，平人却与寿相关。

[相类诗]

数而时止名为促，缓止须将结脉呼，

止不能回方是代，结生代死自殊途[1]

促结之止无常数，或二动三动一止即来。代脉之止有常数，

必依数而止，还入尺中，良久方来也。

**注 释**

［1］殊途：指预后不同。

[主病诗]

代脉原因脏气衰，腹痛泻痢下元亏。

或为吐泻中宫病，女子怀胎三月兮。

《脉经》曰："代散[1]者死，主泄及便脓血。

**注 释**

[1] 代散：代脉和散脉兼见。

[主病诗]

五十不止身无病，数[1]内有止皆知定，

四十一止一脏绝，四年之后多亡命，

三十一止即三年，二十一止二年应，

十动一止一年殂[2]，更观气色兼形证。

两动一止三四日，三四动止应六七，

五六一止七八期，次第[3]推之自无失

**注 释**

[1] 数：数目。

[2] 殂（cu 促）：死亡。

[3] 次第：依次。

戴同父曰："脉必满五十动，出自《难经》，而《脉诀》五

脏歌，皆以四十五动为准，乖于经旨。"柳东阳曰："古以动数[1]候脉，是吃紧语[2]，须候五十动，乃知五脏缺失[3]。今人指到腕臂，即云见了。夫五十动，岂弹指间[4]事耶。"故学者当诊脉问证，听声观色，斯[5]备四诊而无失。

**注 释**

[1] 动数：这里指五十动。

[2] 五脏缺失：此处指五脏的脏气衰。

[3] 弹指间：形容时间很快。

[4] 斯：连词，作那么解。

# 7.2 四言举要

## 一、脉象之理

脉乃血脉，气血之先。血之隧道[1]，气息应焉。其象[2]法地，血之府也。心之合也，皮之部[3]也。资[4]始于肾，资生于胃。阳中之阴[5]，本乎营卫。营者阴血，卫者阳气，营行脉中，卫行脉外，脉不自行，随气而至；气动脉应，阴阳之义。气如囊籥[6]，血如波澜，血脉气息，上下循环。

[1] 隧道：凿开山石或在地下挖沟所成的通路。此喻脉管。

[2] 象：现象，形象。

[3] 部：此处作分布解。

[4] 资：取得，获得的意思。

[5] 阳中之阴：血脉运行不息，性质属阳。血脉运送的精微物质属阴，故血脉为阳中之阴。

[6] 橐龠：风箱。

十二经中，皆有动脉，唯手太阴，寸口取决，此经属肺，上系吭嗌[1]，脉之大会，息之出入。一呼一吸，四至为息，日夜一万三千五百石一呼一吸，脉行六寸，日夜八百，十丈为准。

注 释

[1] 吭嗌：指咽喉。

## 二、切脉之法

初持脉时，令仰其掌，掌后高骨[1]。是谓关上，关前为阳，关后为阴。阳寸阴尺，先后推寻。心肝居左，肺脾居右。肾与命门居两尺部，魂魄谷神[3]，皆见寸口，左主司官[4]，右主司府[4]。左大顺男，右大顺女。本命[5]扶命[6]，男左女右。关前一分，人命之主[7]，左为人迎，右为气口。神门决断，两在关后，人无二脉，病死不愈。男女脉同，唯尺则异，阳弱阴盛[8]，反此病至。

注 释

[1] 高骨：即桡骨茎突。

[2] 魂魄谷神：魂、魄、神是指人的精神意识思维活动。魂与肝的关系密切；魄与肺的关系密切；神与心的关系密切．谷指水谷之气，由脾胃所化生。"魂魄谷神"实概指脏腑的气化功能。

[3] 司官：司，掌管。宜，宜窍。此处意思是（左侧脉）主官窍的气血盛衰。

[4] 府：即腑。

[5] 本命：本，始也，根也。本命即生命之根。

[6] 扶命：扶，扶持，扶养。扶命即生命靠水谷精气的扶持滋养。

[7] 人命之主：指左寸心脉和右寸肺脉。心肺功能正常与否是人体生命的根本，故为"人命之主"。

[8] 阳弱阴盛：此处的意思是讲女子属阴，而阳常不足，故阳（寸）脉弱而阴（尺）脉盛。

脉有七诊，曰浮中沉，上下左右，消息[1]求寻。又有九候，举按轻重，三部浮沉，各候[2]五动。

**注 释**

[1] 消息：体察的意思。

[2] 候：仔细观察之意。

上候胸上，关候膈下，尺候于脐，下至跟躁，左脉候左，右脉候右，病随所在[1]，不病者否。

**注 释**

[1] 病随所在：根据病变部位不同，所反映病变的脉位也不相同。

## 三、五脏之脉

浮为心肺，沉为肾肝，脾胃中州[1]，浮沉之间。心脉之浮，浮大而散；肺脉之浮，浮涩而短。肝脉之沉，沉而弦长，肾脉之沉，沉实而濡。脾胃属土，脉宜和缓。命为相火，左寸同断。

**注 释**

[1] 中州：州作区域解，中州即中部的意思。

## 四、四时之变

春弦夏洪，秋毛冬石，四季和缓，是谓平脉。太过实强，病生于外，不及虚微，病生于内。春得秋脉，死在金日，五脏准[1]此，推之不失。四时百病，胃气为本，脉贵有神，不可不审。

**注 释**

[1] 准：依照的意思。

## 五、辨脉提纲

调停自气[1]，呼吸定息，四至五至，平和之则[1]。三至为迟，迟则为冷。六至为数，数即热证。转迟转冷，转数转热。迟数既明，浮沉当别。浮沉迟数，辨内外因。外因于天[3]，内因于人[4]。天有阴阳，风雨晦明[5]。人喜怒忧，思悲恐惊。外因之浮，则为表证。沉里迟阴，数则阳盛。内因之浮，虚风所为。沉气迟冷，数热何疑。浮数表热，沉数里热。浮迟表虚，沉迟冷结。表里阴阳，风气冷热，辨内外因，脉证参别。脉理浩繁，总括于四。既得提纲，引申触类[6]。

**注 释**

[1] 调停自气：调整好自己的呼吸。

[2] 则：准则，这里引申为正常。

[3] 外因于天：指风、寒、暑、湿、燥、火六淫之邪。

[4] 内因于人：指喜、怒、忧、思、悲、恐、惊七情变化而致病。

[5] 晦阴：明原作为"冥"，今据《左传》："天有六气，曰阴阳风雨晦明也，过则为灾。"改作"晦阴"。晦是黑夜，明指白天。

[6] 触类：即触类旁通，意为懂得或掌握了某一事物的知识或规律，就可以从而类

推了解同类其他事物。

## 六、诸脉之状

浮脉法天，轻手可得，泛泛在上，如水漂木。有力洪大，来盛去悠，无力虚大，迟而且柔；虚甚则散，涣漫不收；有边无中，其名曰芤；浮小为濡，绵浮水面；濡甚则微，不任[1]寻按。

> **注 释**
>
> [1] 任：负担，引申为经受。

沉脉法地，近于筋骨；深深在下，沉极为伏；有力为牢，实大弦长；牢甚则实，幅幅[1]而强；无力为弱，柔小如绵；弱甚则细，如蛛丝然。

> **注 释**
>
> [1] 幅幅：郁结之意。

迟脉属阴，一息三至。小驶于迟，缓不及四。二损[1]一败，病不可治。两息夺精[2]，脉已无气。浮大虚散，或见芤革。浮小濡微，沉小细弱。迟细为涩，往来极难。易散一止，止而复还。结则来缓，止而复来。代则来缓，止不能回。

> **注 释**
>
> [1] 损：此处指损脉。《难经·十四难》："何谓损？一呼一至曰离往，二呼一至曰夺精，……四呼一至曰命绝，此谓损之脉也"。本之谓一息二至为损脉与《难经》稍有出入。
>
> [2] 夺精：即精气严重耗损。表现为精神萎靡，耳聋，视物不阴，脉极迟或极数等证。

数脉属阳，六至一息。七疾八极，九至为脱。浮大者洪，沉大牢实。往来流利，是谓之滑。有力为紧，弹如转索。数见寸口，有止为促。数见关中，动脉可候，厥厥动摇，状如小豆。

长则气治，过于本位。长而端直，弦脉应指。短则气病，不能满部，不见于关，唯尺寸候。

## 七、诸脉主病

一脉一形，各有主病。数脉相兼，则见诸证。

浮脉主表，里必不足，有力风热，无力血弱。浮迟风虚[1]，浮数风热，浮紧风寒，浮缓风湿，浮虚伤暑，浮芤失血，浮洪虚火，浮微劳极，浮濡阴虚，浮散虚剧，浮弦痰饮，浮滑痰热。

> **注 释**
>
> [1] 风虚：即气虚伤风。

沉脉主里，主寒主积。有力痰食，无力气郁。沉迟虚寒，沉数热伏，沉紧冷痛，沉缓水蓄，沉牢痼冷，沉实热极，沉溺阴虚，沉细痹湿[2]，沉弦饮痛[3]，沉滑宿食，沉伏吐利，阴毒[4]聚积。

[1] 痼冷：指真阳不足，阴寒之邪久伏体内所致的病证。

[2] 痹湿：痹，痹阻不通。痹湿即湿痹，又称着痹。主症为肢节疼痛重着，肌肤麻木，阴雨则发。

[3] 饮痛：痰饮和疼痛。

[4] 阴毒：病名。因寒邪深入骨髓，以致气血不能流行，凝滞经脉而成。其主要症状为肤色青紫，周身剧痛，咽喉痛，继则红肿溃烂等。

迟脉主脏，阳气伏潜，有力为痛，无力虚寒。数脉主腑，主吐主狂，有力为热，无力为疮。滑脉主痰，或伤于食，下为蓄血，上为吐逆。涩脉少血，或中寒湿，反胃结肠，自汗厥逆。弦脉主饮，病属肝胆，弦数多热，弦迟多寒，浮弦支饮，沉弦悬痛[1]，阳弦头痛，阴弦腹痛。紧脉主寒，又主诸痛，浮紧表寒，沉紧里痛。

[1] 悬痛：即悬饮胁痛。

长脉气平，短脉气病，细则气少，大则病进，浮则风痫[1]，沉短宿食。血虚脉虚。气实脉实。洪脉为热，其阴则虚。细脉为湿，其血则虚。

[1] 风痫：外感风邪而致的抽搐。《证治准绳》引《全要方》："风痫，因将养失度，血气不和，或厚衣汗出，腠理开舒，风邪因入之。其病在肝，肝主风。验其证，目青，面红，发搐。"

缓大者风，缓细者湿，缓涩血少，缓滑内热。濡小阴虚，弱小阳竭[1]。阳竭恶寒，阴虚发热。阳微恶寒，阴微发热。男微虚损，女微泻血[2]。阳动汗出，阴动发热。为痛与惊，崩中失血。虚寒相搏，其名曰革。男子失精，女子失血。

[1] 阳竭：阳气衰竭。

[2] 泻血：崩漏下血。

## 八、常见病脉

脉之主病，有宜不宜，阴阳顺逆，吉凶可推。中风[1]浮缓，急实则忌。浮滑中痰[2]，沉迟中气[3]。尸厥[4]沉滑，卒不知人，入脏身冷，入腑身温。

[1] 中风：中，感受之意。中风又称卒中，症见突然昏仆，不省人事，或突然口眼㖞斜，半身不遂，言语不利等。

[2] 中痰：即中风挟痰。为风邪挟痰，上蔽清窍所致。症见眩晕、昏仆、不省人事、喉中痰声辘辘等。

[3] 中气：又称"气中"。类中风类型之一。多由七情气结，或怒动肝气，气逆上

行所致。症见忽然仆倒，昏不知人，牙关紧急，手足拘挛等。

[4] 尸厥：古病名。厥证之一。指突然昏倒不省人事，状如昏死的病证。

风伤于卫，浮缓有汗。寒伤于营，浮紧无汗。暑伤于气，脉虚身热。湿伤于血，脉缓细涩。伤寒热病，脉喜浮洪，沉微涩小，证反必凶。汗后脉静，身凉则安，汗后脉躁，热甚必难。阳病见阴[1]，病必危殆。阴病见阳[2]，虽困[3]无害。上不至关，阴气已绝。下不至关，阳气已竭。代脉止歇，脏绝倾[4]危。散脉无根，形损难医。

**注释**

[1] 阴：此处指阴脉。

[2] 阳：指阳脉。

[3] 困：困苦。引申为病重。

[4] 倾：即刻。

饮食内伤，气口[1]急滑，劳倦内伤，脾脉大弱。欲知是气[2]下手脉沉，沉极则伏，涩弱久深。火郁多沉，滑痰紧食，气[3]涩血[4]芤，数火细湿。滑主多痰，弦主留饮[5]热则滑数，寒则弦紧。浮滑兼风，沉滑兼气。食伤短疾，湿留濡细。

**注释**

[1] 气口：本指寸口，此处指右关脉。

[2] 二气此处指气郁。

[3] 气：此处指气虚。

[4] 血：此处指失血。

[5] 留饮：痰饮停留体内。

疟脉自弦，弦数者热，弦迟者寒，代散者折[1]。泄泻下痢，沉小滑弱，实大浮洪，发热则恶[2]。呕吐反胃，浮滑者昌。弦数紧涩，结肠者亡。

**注释**

[1] 折：折寿的意思，即生命不能长久。

[2] 恶：原意为坏。引申为恶化，即病情在发展。

霍乱之候，脉代勿讶[1]，厥逆迟微，是则可怕。咳嗽多浮，聚肺关胃[2]，沉紧小危，浮濡易治。喘急息肩，浮滑者顺，沉涩肢寒，散脉逆证。

**注释**

[1] 讶：惊慌。

[2] 聚胃关肺：即《素问》"聚于胃，关于肺。"意为水饮停胃，胃气失降，上迫于肺而出现咳嗽等肺的疾患。

病热有火，洪数可医。沉微无火，无根者危。骨蒸发热，脉数而虚，热而涩小，必殒[1]其躯。劳极诸虚，浮软微弱，土败双弦，火炎急数。

**注释**

[1] 殒：死亡。

诸病失血，脉必见芤，缓小可喜，数大可忧。瘀血内蓄，却宜牢大，沉小涩微，反成其害。遗精白浊，微涩而弱。火盛阴虚，芤濡洪数。三消[1]之脉，浮大者生，细小微涩，形脱可惊。小便淋闭，鼻头色黄，涩小无血，数大何妨。大便燥结，须分气血，阳数面实，阴迟而涩。

**注释**

[1] 三消：即消渴病，分上、中、下三消，上消多饮，中消多食，下消多尿。

癫[1]乃重阴[2]，狂[3]乃重阳[4]，浮洪吉兆，沉急凶殃，痫脉宜虚，实急者恶，浮阳沉阴，滑痰数热。

**注释**

[1] 癫：精神病的一种。多由痰气郁结所致。症见精神抑郁，表情淡漠，或喃喃独语，或哭笑无常，幻想幻觉，言语错乱，不知秽洁等。

[2] 重阴：阴邪结于人之阴分，两阴交结，叫做重阴。

[3] 狂：精神病的一种。多因七情郁结，五志化火，痰蒙心窍所致。症见少卧不饥，狂妄自大；怒骂叫号；毁物殴人，越墙上屋，不避亲疏，力大倍常等。

[4] 重阳：火热之邪内扰阳阴，扰乱神阴，阳邪加于阳经，叫做重阳。

喉痹[1]之脉，数热迟寒，缠喉[2]走马[3]微伏则难。诸风眩晕，有火有痰，左涩死血，右大虚看。头痛多弦，浮风紧寒，热洪湿细，缓滑厥痰，气虚弦软，血虚微涩，肾虚弦坚[4]，真痛短涩。

**注释**

[1] 喉痹：病名。出自《内经》。指喉中闭塞不通，咽喉肿痛，吞咽和发音困难的病证。多因外感风热，阴虚内热等原因所致。

[2] 缠喉：病名。即缠喉风，俗称锁喉风。是一种危急证候。多因脏腑积热，邪毒内侵，风痰上涌所致。症见喉之内外红肿疼痛，红丝缠绕，局部麻痒，甚者连及胸前；项强如蛇缠绕。严重者二可出现呼吸困难，痰鸣气促，牙关拘急等。

[3] 走马：病证名。包括走马喉疳和走马喉风。多因感受疫疬之邪，邪毒上侵咽喉所致。证见咽喉疼痛红肿，迅速溃烂，呼吸急促，壮热，痰涎壅盛，喉部发紧，汤水难入，甚至窒息等，为喉科重症。

[4] 坚：即实的意思，脉弦坚即弦实。

心腹之痛，其类有九，细迟从吉，浮大延久。疝气弦急，积聚在里，牢急者生，弱急者死。腰痛之脉，多沉而弦，兼浮者风，兼，紧者寒。弦滑痰饮，软细肾着[1]大乃肾虚，沉实闷䏏[2]。

**注释**

[1] 肾着：病名。出《金匮要略》。由肾虚感受寒湿所致。症见腰部冷痛重着，转侧不利，虽静亦不减，阴雨天加重。

[2] 䏏（音 na 纳）：肥软的意思。这里指腰部的肌肉。

脚气[1]有四，迟寒数热，浮滑者风，濡细者湿。痿病肺虚，脉多微缓，或细或濡。风寒湿气，合而为痹，浮涩而紧，三脉乃备。

**注 释**

[1] 脚气：病名。古称"缓风"，又名"脚弱"。多因外感湿邪风毒，或饮食厚味所伤，积湿生热，流注于脚而成。症见初起腿脚麻木，痰痛，软弱无力，或挛急，或肿胀，或枯萎，或附红肿，发热，重者入腹攻心，小腹不仁，呕吐，心悸，胸闷，气喘，神志恍惚，言语错乱。

五疸[1]实热，脉必洪数，涩微属虚，切忌发渴[2]。脉得诸沉，责之有水，浮气[3]与风[4]，沉石[5]或里[6]。沉数为阳，沉迟为阴，浮大出厄[7]，虚小可惊。

**注 释**

[1] 五疸：疸即黄疸。《金匮要略》将其分为五种，为黄疸、谷疸、酒疸、女劳疸、黑疸，故曰五疸。

[2] 发渴：口渴。

[3] 气：此处指汽水，又称气肿。是水肿而见气郁为主的一种疾病。症见皮厚色苍，自上而下，一身浮肿，随按随起。

[4] 风：此处指风水。多由风邪侵袭，肺失宣降所致。症见发热恶风，面目四肢浮肿，骨节疼痛，小便不利，脉浮等。

[5] 石：指石水。多因肝肾阴寒，水气凝聚下焦而致。症见少腹硬肿如石，扣之有声。

[6] 里：水之在里也。即里证之水肿。

[7] 厄：灾难，困苦。

胀满脉弦，土制于木。湿热数洪，阴寒迟弱。浮为虚满，紧为中实。浮大可治，虚小危极。五脏为积，六腑为聚。实强者生，沉细者死。中恶[1]腹胀，紧细者生，脉若浮大，邪气已深。

**注 释**

[1] 中恶：病证名。为卒感秽恶不正之气所致。症见心腹胀痛，大便不通，昏倒，口不能言等。

痈疽[1]浮散，恶寒发热，若有痛处，痈疽所发。脉数发热，而痛者阳。不数不热，不疼阴疮[2]。未溃痈疽，不怕洪大，已溃痿疽，洪大可怕。

**注 释**

[1] 痈疽：病名。痈者疮面大而浅，因发病部位不同，分为内痈、外痈两类。临证均可见到肿胀掀热疼痛及成脓等症。疽者疮面深而恶，是气血为邪毒所阻滞，发于肌肉、筋骨间的疮肿。分有头疽、无头疽两种。

[2] 阴疮：原是指"阴触"，即虫蚀阴中，外阴溃烂之证。这里是指疮肿而脉不数，身不热，局部不疼，证见烦躁懊恼，呕逆，或局部漫肿而皮色不变者。

肺痈已成，寸数而实。肺痿之形，数而无力。肺痈色白，脉宜短涩，不宜浮大，唾糊[1]呕血。肠痈[2]实热，滑数可知，数而不热，关脉芤虚。微涩而紧，未脓当下，紧数脓成，切不可下。

## 九、妇儿脉法

妇人之脉，以血为本，血旺易胎，气旺难孕。少阴动甚，谓之有子。尺脉滑利，妊娠可喜。滑疾不散，胎必三月。但疾不散，五月可别。左疾为男。右疾为女。女腹如箕[1]，男腹如釜[2]。欲产之脉，其至离经[3]，水下乃产，未下勿惊。新产之脉，缓滑为吉，实大弦牢，有证则逆。小儿之脉，七至为平。更察色证，与虎口纹。

## 十、奇经脉法

奇经八脉，其诊又别。直上直下[1]，浮则为督。牢则为冲，紧则任脉。寸左右弹，阳跷可决。尺左右弹，阴跷可别。关左右弹，带脉当决。尺外斜上，至寸阴维。尺内斜上，至寸阳维。

督脉为病，脊强癫痫。任脉为病，七疝瘕坚。冲脉为病，逆气里急。带主带下，脐痛精失。阳维寒热，目眩僵仆。阴维心痛，胸胁刺筑[1]。阳跷为病，阳缓阴急。阴跷为病，阴缓阳急。癫痫瘈疭[2]寒热恍惚[3]。八脉脉证，各有所属。

## 十一、特殊脉象

平人无脉，移于外络，兄位弟乘，阳溪[1]列缺[2]。

［2］列缺：经穴名。属手太阴肺经。位于桡骨茎突上方，腕横纹上 1.5 寸。

病脉既阴，吉凶当别。经脉之外，又有真脉[1]。肝绝之脉，循刀责责[2]。心绝之脉，转豆躁疾。脾则雀啄[3]，如屋之漏，如水之流，如杯之覆[4]。肺绝如毛，无根萧索[5]，麻子动摇，浮波之合[6]。肾脉将绝，至如省客[7]，来如弹石，去如解索。命脉将绝，虾游鱼翔。至于涌泉[8]，绝在膀胱。真脉既形，胃已无气，参察色证，断之以臆[9]。

**注 释**

［1］真脉：即真脏脉。五脏真气败露的脉象。它的特点是无胃、神、根。见于疾病的危重阶段。

［2］责责：坚急之意。

［3］啄：鸟类用嘴叩击并夹住东两。此处形容脉来停停至至，时快时慢。

［4］如杯之覆：此处形容脉来如覆杯里的水滴，断断续续。

［5］萧索：没有生机。

［6］浮波之合：形容脉来如水面上的波浪，来去极快，但模糊不清。

［7］省客：即来看望的客人。

［8］涌泉：泉水上涌。

［9］断之以臆：意为心里判断无误。

# 8　百病主治

## 8.1　内科疾病

### 8.1.1 痰饮

**原文**

痰有六：湿、热、风、寒、食、气也。饮有五：支、留、伏、溢、悬也。皆生于湿。

**风寒湿郁**

【草部】　半夏行湿下气，湿去则涎燥，气下则痰降，乃痰饮主药。法制半夏可咀嚼。胸膈痰壅，姜汁作饼煎服。停痰冷饮，同橘皮煎服。中焦痰涎，同枯矾丸服。结痰不出，同桂心、草乌头丸服。支饮作呕，同生姜、茯苓煎服。风痰湿痰，清壶丸。风痰，辰砂化痰丸。气痰，三仙丸。惊痰，辰砂半夏丸。老人风痰，半夏消石丸。小儿痰热，同南星入牛胆，阴干，丸服。天南星除痰燥湿。壮人风痰，同木香、生姜煎服。痰迷心窍，寿星丸。小儿风痰，抱龙丸。苍术消痰水，解湿郁，治痰夹淤血成囊。白术消痰水，燥脾胃。心下有水，同泽泻煎服。五饮酒癖，同姜、桂丸服。旋覆花胸上痰结，唾如胶漆，及膀胱留饮，焙，研蜜，丸服。威灵仙心膈痰水，宿脓久积。停痰宿饮，喘咳呕逆，同半夏、皂角水丸。麻黄散肺经火郁，止好唾痰喘。细辛破痰利水，开胸中滞结。薄荷小儿风涎要药。苏子治风、顺气、消痰。佛耳草除痰压时气。附子胃冷湿痰呕吐，同半夏、生姜丸服。乌头 天雄 白附子并主风痰湿痰。草乌头胸上冷痰，食不下，心腹冷痰作痛。紫金牛风痰。百两金风涎。艾叶口吐清水，煎服。防己膈间支饮喘满，水防己汤。葶苈胸中痰饮结气。人参胸中痰，变酸水，逆黄。肉豆蔻冷气呕沫，同半夏、木香丸。益智子上膈客寒，吐沫。草豆蔻 高良姜 廉姜 荜茇 红豆蔻 蒟酱 狼毒

【菜谷】　干姜并主冷痰，燥湿温中。生姜除湿、去痰、下气。痰厥卒风，同附子煎服。芥及子 白芥子痰在胁下及皮里膜外，非此莫除。同白术丸服。同苏子、莱菔子丸，下痰气。米醋 烧酒

【果木】　木瓜 楂子 榅桲 橙皮 柚皮并去湿痰水唾。橘皮除湿痰留饮，呕哕反胃。二陈汤。润下丸。宽中丸。痰膈胸中热胀，水煎服。嘈杂吐清水，为末舐之。下焦冷痰，丸服。槟榔消谷下气，逐水除痰癖，为末汤服。呕吐痰水，同橘皮煎或末服。大腹皮 都念子 都咸子 蜀椒温中除湿，心腹痰饮。椒目，同巴豆丸服，治留饮腹痛。吴茱萸厥阴痰涎。胡椒 荜澄茄 厚朴消痰温中。痰壅呕逆，姜汁制末服。沉香冷痰虚热，同附子煎服。杉材肺壅痰滞。皂荚胸中痰结，捋汁熬膏，丸服。一切痰气，烧研，同莱菔子丸服。钓痰丸，同半夏、白矾丸含。子及木皮，并治风痰。白杨皮浸酒化痰癖。槐胶一切风涎。

【石虫】 矾石痰涎饮澼。赤石脂饮水成澼，吐水不止，末服一斤良。白僵蚕散风痰结核。一切风痰，研末，姜汁服。桂蠹寒澼。

### 湿热火郁

【草部】 栝楼降火清金，涤痰结。清痰利膈，同半夏熬膏服。胸痹痰嗽，取子同薤白煎服。饮酒痰澼，胁胀、呕吐、腹鸣，同神麹末服。贝母化痰降气，解郁润肺。痰胀，同厚朴丸服。前胡 柴胡 黄芩 桔梗 知母 白前 紫苑 麦门冬 灯笼草 鸭跖草 悬钩子 解毒子 辟虺雷 草犀 泽泻 舵菜 山药 竹筍

【果木】 乌梅 林檎 白柿 盐麸子 甘蔗汁 梨汁 藕汁 茗 皋芦叶 蕤核 枳实 枳壳胸胁痰澼，停水痞胀，为末服。桑白皮上焦痰气。荆沥烦热痰唾，漾漾欲吐。竹沥去烦热，清痰养血。痰在经络四肢，及皮里膜外，非此不达不行。竹茹 竹叶痰热呕逆。木槿花风痰壅逆，研末汤服。茯苓膈中痰水，淡渗湿热。诃黎勒降火消痰。叶亦下气消痰。天竹黄

【金石】 铅 铅霜 铅丹 胡粉 铁华粉并坠风热惊痰。密陀僧痰结胸中不散，醋、水煮过，为末，每酒水煎二钱饮。灵砂上盛下虚，痰涎壅逆。水银小儿惊热风涎。蓬砂 浮石

【虫鳞】 五倍子并化顽痰，解热毒。百药煎清金化痰，同细茶、海螵蛸丸服。海螵蛸

【介兽】 海蛤 文蛤 蛤粉 牡蛎并化湿痰、热痰、老痰。烂蚬壳心胸痰水，吞酸，烧服。牛黄化热痰。阿胶润肺化痰，利小便。

### 气滞食积

【草部】 香附子散气郁，消饮食痰饮，利胸膈。停痰宿食，同半夏、白矾、皂角水，丸服。鸡苏消谷，除酸水。苏叶

【谷菜】 麹 神麹 麦蘗并消食积痰饮，下气。醋 莱菔及子消食下痰，有推墙倒壁之功。仙人杖菜去冷痰澼。蕹菜消食，豁冷痰。桑耳癖饮积聚。留饮宿食，同巴豆蒸过，丸服。蘑菰 茼蒿

【果食】 山楂并消食积痰。盐杨梅消食去痰，作屑服。银杏生食降痰。杏仁 雄黄 粉霜 轻粉 金星石 青礞石 硇砂 绿矾并消痰涎积癖。银朱痰气结胸，同矾石丸服，有声自散。石膏食积痰火，煅研醋糊丸服。

【介禽】 马刀 牡蛎魁蛤痰积。蚌粉痰涎结于胸膈，心腹痛日夜不止，或干呕，以巴豆炒赤，去豆，醋糊丸服。鬼眼睛痰饮积及湿痰心腹痛，烧研酒服。五灵脂痰血凝结，同半夏姜汁丸服。

【宣吐】 人参芦 桔梗芦 藜芦 三白草汁。恒山 蜀漆郁金同藜芦末。杜衡 石觅石胡荽汁。离鬲草汁。附子尖 土瓜根 及己 苦参 地松 豨莶 羊踯躅 紫河车 虎耳草 芭蕉油 萝卜子 苦瓠 瓜蒂 苦茗 乌梅 酸榴皮 梨汁 桐油 皂荚 栀子 相思子 松萝 热汤 齑水 盐卤水 石绿 石青 石胆 白青 砒石 密陀僧 矾石 大盐 虾汁

【荡涤】 甘遂直达水气所结之处。芫花胸中痰水，胁下饮澼。荛花肠胃留澼。大戟湿热水澼。续随子痰饮宿滞。牵牛痰饮宿胀。大黄 射干 桃花宿水痰饮积滞，为末水服，或作饼食，取利。接骨木下水饮。巴豆寒澼宿食，大便闭，酒煮三日夜，煎丸水下。风痰湿病，安掌心取汁。芒消 朴消

### 语 译

痰有六：分别是湿、热、风、寒、食、气。饮有五：支、留、伏、溢、悬也。痰与饮皆生于湿。

## 风寒湿郁

【草部】 半夏，能行湿下气，湿去则涎燥，气下则痰降，所以半夏是治痰饮的主药。法半夏和制半夏可咀嚼。治胸膈痰壅，与姜汁作饼食用。治疗停痰冷饮，与橘皮一起煎服。治中焦痰涎，与枯矾作丸服。治结痰不出，与桂心、草乌头作丸服。治支饮作呕，与生姜、茯苓一起煎服。治风痰湿痰，用清壶丸。治风痰，用辰砂化痰丸。治气痰，用三仙丸。治惊痰，用辰砂半夏丸。治老人风痰，用半夏消石丸。治小儿痰热，与南星加入牛胆，阴干，作丸服。天南星，能除痰燥湿。治壮人风痰，与木香、生姜一起煎服。治痰迷心窍，用寿星丸。治小儿风痰，用抱龙丸。苍术能消痰水，解湿郁，治疗痰夹淤血成囊。白术，能消痰水，燥脾胃。治心下有水，与泽泻一起煎服。治五饮酒癖，与姜、桂作丸服。旋覆花，治胸上痰结，唾如胶漆，和膀胱留饮，焙研作蜜丸服用。威灵仙，治心膈痰水，去宿脓久积。治停痰宿饮，喘咳呕逆，与半夏、皂角作水丸服用。麻黄，能散肺经火郁，止好唾痰喘。细辛，能破痰利水，开胸中滞结。薄荷，是治小儿风涎的要药。苏子，能祛风、顺气、消痰。佛耳草，能除痰，压时气。附子，治胃冷湿痰呕吐，与半夏、生姜作丸服。乌头 天雄 白附子，都主治风痰湿痰。草乌头，治胸上冷痰，食物不下，心腹冷痰作痛。紫金牛，治风痰。百两金，治风涎。艾叶，治口吐清水，水煎服。防己，治膈间支饮喘满，用水防己汤。葶苈，治胸中痰饮结气。人参，能治胸中痰，吐酸水，逆黄。肉豆蔻，治冷气呕吐涎沫，与半夏、木香作丸服用。益智子，治上膈客寒，呕吐涎沫。草豆蔻 高良姜 廉姜 荜茇 红豆蔻 蒟酱 狼毒

【菜谷】 干姜，都能主治冷痰，能燥湿温中。生姜，能除湿、去痰、下气。浥痰厥卒风，与附子一起煎服。芥及子 白芥子，痰在胁下和皮里膜外，不用此药就不能去除。与白术作丸服用。与苏子、莱菔子作丸，下痰气。米醋烧酒

【果木】 木瓜楂子 榅桲 橙皮 柚皮，都能去湿痰水唾。橘皮，能除湿痰留饮，治呕秽反胃。二陈汤。润下丸。宽中丸。治痰膈胸中热胀，水煎服。治嘈杂吐清水，研为末舐服。治下焦冷痰，作丸服。槟榔，能消谷下气，逐水除痰癖，研末作汤服。治呕吐痰水，与橘皮一起煎或作末服。大腹皮 都念子 都咸子 蜀椒，能温中除湿，治心腹留饮。椒目，与巴豆作丸服用，治留饮腹痛。吴茱萸，祛厥阴痰涎。胡椒 荜澄茄 厚朴，能消痰温中。治痰壅呕逆，用姜汁制末服用。沉香，治冷痰虚热，与附子一起煎服。杉材，治肺壅痰滞。皂荚，治胸中痰结，揉搓取汁熬膏作丸服。治一切痰气，烧研与莱菔子作丸服。钓痰丸，与半夏、白矾一起作丸含服。子及木皮，都能治风痰。白杨皮，浸酒能化痰辟。槐胶，治一切风涎。

【石虫】 矾石，治痰涎饮癖。赤石脂，治饮水成癖，吐水不止，研末服用一斤有良效。白僵蚕，能散风痰治结核。治一切风痰，研末用姜汁送服。桂蠹，治寒癖。

## 湿热火郁

【草部】 栝楼，能降火清金，涤痰散结。清痰利膈，与半夏一起熬膏服用。治胸

痹痰嗽，取子同薤白一起煎服。治饮酒痰澼，胁胀、呕吐、腹鸣，同神麯末同服。贝母，能化痰降气，解郁润肺。治痰胀，与厚朴作丸服。前胡 柴胡 黄芩 桔梗 知母 白前 紫苑 麦门冬 灯笼草 鸭跖草 悬钩子 解毒子 辟虺雷 草犀 泽泻 舵菜 山药 竹笋

**【果木】** 乌梅 林檎 白柿 盐麸子 甘蔗汁 梨汁 藕汁 茗 皋芦叶 蕤核 枳实 枳壳，去胸胁痰澼，治停水痞胀，研为末服用。桑白皮，治上焦痰气。荆沥，治烦热痰唾，漾漾欲吐。竹沥，能去烦热，清痰养血。治痰在经络四肢和皮里膜外，不用此药则不达不行。竹茹 竹叶，治痰热呕逆。木槿花，治风痰壅逆，研末作汤服。茯苓，去膈中痰水，能淡渗湿热。诃黎勒，能降火消痰。叶也能下气消痰。天竺黄

**【金石】** 铅 铅霜 铅丹 胡粉 铁华粉，都能降风热惊痰。密陀僧，治痰结胸中不散，用醋、水煮过，研末，每次用酒水煎二钱服用。灵砂，治上盛下虚，痰涎壅逆。水银 治小儿惊热风涎。蓬砂 浮石

**【虫鳞】** 五倍子，都能化顽痰，解热毒。百药煎，清金化痰，与细茶、海螵蛸作丸服。海螵蛸

**【介兽】** 海蛤 文蛤 蛤粉 牡蛎，都能化湿痰、热痰、老痰。烂蚬壳，治心胸痰水，吞酸，烧服。牛黄能化热痰。阿胶能润肺化痰，利小便。

## 气滞食积

**【草部】** 香附子，能散气郁，消饮食痰饮，利胸膈。治停痰宿食，与半夏、白矾、皂角水，作丸服。鸡苏，能消谷，除酸水。苏叶

**【谷菜】** 麹 神麹 麦蘖，都能消食积痰饮，下气。醋 莱菔和莱菔子消食下痰，有推墙倒壁之功。仙人杖菜，能去冷痰澼。薤菜，能消食，豁冷痰。桑耳，治癖饮积聚。去留饮宿食，与巴豆一起蒸后作丸服。蘑菰 茼蒿

**【果食】** 山楂，能消食积痰。盐杨梅，能消食去痰，作屑服用。银杏，生食能降痰。杏仁 雄黄 粉霜 轻粉 金星石 青礞石 硇砂 绿矾，都能消痰涎积癖。银朱，治痰气结胸，与矾石一起作丸服，有声自散。石膏，去食积痰火，煅研醋糊为丸服。

**【介禽】** 马刀 牡蛎魁蛤，消痰积。蚌粉，治痰涎结于胸膈，心腹痛日夜不止，或干呕，用巴豆炒赤，去豆，米醋糊丸送服。鬼眼睛，治痰饮积和湿痰心腹痛，烧研用酒送服。五灵脂，治痰血凝结，与半夏姜汁作丸服。

**【宣吐】** 人参芦 桔梗芦 藜芦三白草汁。恒山 蜀漆郁金同藜芦末。杜衡 石苋石胡荽汁。离鬲草汁。附子尖 土瓜根 及己 苦参 地松 豨莶 羊踯躅 紫河车 虎耳草 芭蕉油 萝卜子 苦瓠 瓜蒂 苦茗 乌梅 酸榴皮 梨汁 桐油 皂荚 栀子 相思子 松萝 热汤 齑水 盐卤水 石绿 石青 石胆 白青 砒石 密陀僧 矾石 大盐 虾汁

**【荡涤】** 甘遂，能直达水气所结的地方。芫花，去胸中痰水，胁下饮澼。荛花，治肠胃留澼。大戟，治湿热水澼。续随子，治痰饮宿滞。牵牛，去痰饮宿脓。大黄 射干 桃花，治宿水痰饮积滞，研为末用水送服，或作成饼食用，取利。接骨木，能攻下水饮。巴豆，治寒澼宿食，大便闭塞不通，用酒煮三天三夜，煎丸用水送下。治风痰湿病，放在掌心取汗。芒消 朴消

## 8.1.2 呕吐

【原文】

呕吐有痰热，有虚寒，有积滞。

【痰热】

【草谷】 葛根<sub>大热呕吐，小儿呕吐，荡粉食</sub>。泽泻<sub>行水止吐</sub>。香附<sub>妊娠恶阻，同藿香、甘草煎服</sub>。黄连 苦耽<sub>劳乏呕逆</sub>。麦门冬<sub>止呕吐燥渴</sub>。前胡<sub>化痰止吐</sub>。芦根<sub>主呕逆不食，除膈间客热，水煮服。或入童尿</sub>。干苔<sub>煮汁</sub>。赤小豆 豌豆<sub>止呕逆</sub>。绿豆粉 蒂草子

【果木】 茯苓 猪苓 栀子 楸白皮 梓白皮<sub>止呕逆，下气</sub>。苏方木<sub>人常呕吐，用水煎服</sub>。杨梅<sub>止呕吐，除烦愦</sub>。枇杷<sub>止吐、下气</sub>。木白皮<sub>止呕逆，煮食大佳</sub>。叶<sub>止呕吐不止</sub>。

【水石】 黄丹<sub>止吐逆</sub>。胡粉 水银 铅 滑石<sub>暴得吐逆，汤服二钱</sub>。石膏<sub>胃火吐逆</sub>。阴阳水<sub>饮数口即定</sub>。

【虫兽】 蝉蜕<sub>胃热吐食，同滑石末水服</sub>。芦蠹虫<sub>小儿乳后吐逆，二枚煮汁服</sub>。羊屎<sub>呕吐酸水，以十枚煎酒服</sub>。牛乳<sub>小儿吐乳，入葱、姜煎服</sub>。兔头骨<sub>天行吐不止，烧研，饮服</sub>。

人乳<sub>小儿初生吐乳，同篷菜篾、盐少许，煎汁，入牛黄服</sub>。

【虚寒】

【草部】 细辛<sub>虚寒呕吐，同丁香末服</sub>。苍术<sub>暖胃消谷，止呕吐</sub>。白术<sub>胃虚呕逆，及产后呕吐</sub>。人参<sub>止呕吐，胃虚有痰，煎汁入姜汁、竹沥服。胃寒，同丁香、藿香、橘皮煎服。妊娠吐水，同干姜丸服</sub>。艾叶<sub>口吐清水，煎服</sub>。半夏<sub>呕逆厥冷，内有寒痰，同面作弹丸，煮吞之。妊娠呕吐，同人参、干姜丸服。小儿痰吐，同面包丁香煨熟，丸服</sub>。南星<sub>除痰、下气、止呕</sub>。旋覆花<sub>止呕逆不食，消痰下气</sub>。苏子<sub>止呕</sub>。香薷<sub>伤暑呕吐</sub>。藿香<sub>脾胃吐逆为要药</sub>。木香 当归<sub>温中，止呕逆</sub>。茅香<sub>温胃止吐</sub>。白豆蔻<sub>止吐逆，散冷气，胃冷忽恶心，嚼数枚酒下。小儿胃寒吐乳，同缩砂、甘草末饮服</sub>。生附子<sub>胃寒有痰，同半夏、生姜煎服</sub>。缩砂仁 廉姜 白芷 红豆蔻 高凉姜<sub>温中下气消食。忽呕清水，含咽即平</sub>。肉豆蔻<sub>温中下气止吐，及小儿乳霍</sub>。益智子<sub>胃冷</sub>。

【谷菜】 糯米<sub>虚寒吐逆</sub>。烧酒 白扁豆 豇豆 干姜 生姜<sub>煎醋食。又同半夏煎服，去痰下气，杀虫止呕吐</sub>。芥子<sub>胃寒呕吐食</sub>。白芥子

【果木】 橘皮<sub>止吐消痰温中。嘈杂吐清水，去白研末，时舐之</sub>。蜀椒<sub>止吐杀虫</sub>。胡椒<sub>去胃中寒痰，食已即吐水，甚验</sub>。荜澄茄 吴茱萸 食茱萸<sub>并止冷呕</sub>。槟榔<sub>止吐水，同橘皮煎服</sub>。沉香 檀香 丁香<sub>治吐，同陈皮煎服，小儿丸服，或同半夏丸服</sub>。厚朴<sub>痰壅呕逆不食，姜汁炙研，米饮服。主胃冷，吐不止</sub>。诃黎勒<sub>止呕吐不食，消痰下气，炒研糊丸服</sub>。

【石兽】 赤石脂<sub>饮食冷过多，成澼吐水，每酒服方寸匕，尽一斤，终身不吐痰水</sub>。硫黄<sub>诸般吐逆，同水银研、姜汁糊丸服</sub>。鹿髓<sub>主呕吐</sub>。熊脂<sub>饮食呕吐</sub>。

【积滞】

【草谷】 香附子<sub>止呕吐，下气消食</sub>。缩砂蔤<sub>温中、消食、止吐</sub>。大黄<sub>口中常呕淡泔，煎服</sub>。续

随子痰饮不下食，呕吐。 牵牛 神麹 麦蘗

【木禽】 巴豆 五灵脂治呕吐、汤药不能下者，狗胆丸服。

**语译**

呕吐有痰热，虚寒，积滞三种症证。

**痰热**

【草谷】 葛根，治大热呕吐，小儿呕吐，荡粉食用。泽泻，能行水止吐。香附，治妊娠恶阻，与藿香、甘草同煎服。黄连 苦耽，治劳乏呕逆。麦门冬，能止呕吐燥渴。前胡，能化痰止吐。芦根，主治呕逆不食，能除膈间客热，水煮服用。或加入童尿服。干苔，煮汁。赤小豆 豌豆，能止呕逆。绿豆粉 蒚草子

【果木】 茯苓 猪苓 栀子 楸白皮 梓白皮，能止呕逆，下气。苏方木，治经常呕吐，用水煎服。杨梅，能止呕吐，除烦愦。枇杷，能止吐、下气。木白皮，能止呕逆，煮服有大效。叶，止呕吐不止。

【水石】 黄丹，止吐逆。胡粉 水银 铅 滑石，治突然吐逆，用汤送服二钱。石膏，治胃火引起的吐逆。阴阳水，饮用数口呕吐即止。

【虫兽】 蝉蜕，治胃热吐食，与滑石末一起用水送服。芦蠹虫，治小儿乳后吐逆，取二枚煮汁服用。羊屎，治呕吐酸水，取十枚煎酒服。牛乳，治小儿吐乳，加入葱、姜煎服。兔头骨，治天行吐不止，烧研，饮服。

人乳，治小儿初生吐乳，同篷簸篾、少许盐，一起煎汁，加入牛黄服用。

**虚寒**

【草部】 细辛，治虚寒呕吐，与丁香末同服。苍术，能暖胃消谷，止呕吐。白术，能治胃虚呕逆，及产后呕吐。人参，能止呕吐，治胃虚有痰，可煎汁，加入姜汁、竹沥服。治胃寒，与丁香、藿香、橘皮一起煎服。治妊娠吐水，与干姜作丸服。艾叶，治口吐清水，煎服。半夏，治呕逆四肢厥冷，内有寒痰，与面作弹丸，煮后吞服。治妊娠呕吐，与人参、干姜作丸服。治小儿痰吐，用面包丁香煨熟，与半夏作丸服。南星，能除痰、下气、止呕。旋覆花，治呕逆不能饮食，能消痰下气。苏子，能止吐。香薷，治伤暑呕吐。藿香，是治疗脾胃吐逆为要药。木香 当归，能温中、止呕逆。茅香，能温胃止吐。白豆蔻，能止吐逆，散冷气，治胃中虚冷，忽然恶心呕吐，咀嚼数枚用酒送下。治小儿胃寒吐乳，与缩砂、甘草末用饮送服。生附子，治胃寒有痰，同半夏、生姜煎服。缩砂仁 廉姜 白芷 红豆蔻 高凉姜，能温中下气消食。治忽然呕吐清水，含化咽下即止。肉豆蔻，能温中下气止吐，能治小儿乳霍。益智子，治胃冷。

【谷菜】 糯米，治虚寒吐逆。烧酒 白扁豆 豇豆 干姜 生姜，醋煎食用。又能与半夏同煎服，可去痰下气，杀虫止呕吐。芥子，能治胃寒吐食。白芥子

【果木】 橘皮，能止吐消痰温中。治嘈杂吐清水，去橘白研末，经常舐服药末。蜀椒，能止吐杀虫。胡椒，能去胃中寒痰，治食后泛吐清水，很有效验。荜澄茄 吴茱萸 食茱萸，都能止冷吐。槟榔，治吐水，与橘皮同煎服用。沉香 檀香 丁香，治呕吐，与陈皮同煎服，小儿作丸服，或是与半夏作丸服用。厚朴，治痰壅呕逆不能食，用姜

汁炙研，米饮送服。主治胃冷，呕吐不止。诃黎勒止呕吐不食，能消痰下气，炒研作糊丸服。

【石兽】 赤石脂，治饮食冷过多，成澼吐水，每次用酒服方寸匕，服至一斤，则终身不吐痰水。硫黄，治各种吐逆，与水银同研、姜汁作糊丸服用。鹿髓，主治呕吐。熊脂，治饮食呕吐。

### 积滞

【草谷】 香附子，能止呕吐，下气消食。缩砂蓉，能温中、消食、止吐。大黄，治口中常呕淡泔，煎服。续随子，治胃中痰饮，饮食不下，治呕吐。牵牛 神麴 麦蘖

【木禽】 巴豆 五灵脂，治呕吐、汤药不能下咽，用狗胆作丸服。

## 8.1.3 疟

### 原文

疟有风、寒、暑、热、湿、食、瘴、邪八种，五脏疟，六腑疟，劳疟，疟母。

### 暑热

【草部】 柴胡少阳本经药，通治诸疟为君，随寒热虚实，入引经佐使。黄芩去寒热往来，入手少阴阳明、手足少阴太阴六经。甘草五脏六腑寒热。黄芪太阴疟寒热，自汗虚劳。牛膝久疟劳疟，水煎日服。茎叶浸酒服。苍耳子久疟不止，酒糊丸服。叶捣汁。马鞭草久疟，捣汁酒服。马兰诸疟寒热，捣汁，发日早服。香薷同青蒿末酒服。暑疟，加桂枝、麦芽。青蒿虚疟寒热，捣汁服，或同桂心煎酒服。温疟但热不寒，同黄丹末服。截疟，同常山、人参末酒服。人参虚疟食少，必同白术用。孕疟、产后疟、瘴疟，未分阴阳，一两煎，冷服。白术同苍术、柴胡，为疟家必用之药。升麻邪入阴分者，同红花，入柴胡四物提之。葛根无汗者加之。久疟，同柴胡、二术用，一补一发。芎䓖 知母 葳蕤 牛蒡根并主劳疟。当归水煎，日服。地黄 菖蒲 玄参 紫参 白及 胡黄连 女青 防己 青木香

【谷菜】 麦苗汁。胡麻并主温疟。粳米热疟、肺疟，白虎汤用。秫米肺疟有痰，同恒山、甘草煎服。豆豉心疟、肾疟。寒食面热疟，青蒿汁丸服二钱。翻白草煎酒。冬瓜叶断疟，同青蒿、马鞭草、官桂，糊丸服。翘摇

【果木】 蜀椒并温疟。甘蔗劳疟。竹叶温疟、心疟。地骨皮虚疟、热疟。猪苓 茯苓

【水石虫部】 冬霜热疟，酒服一钱。石膏热甚、口渴、头痛者，加之。鼠负七枚，饴糖包吞，即断；同豆豉丸服。蚯蚓热疟狂乱，同薄荷、姜、蜜服；泥，同白面丸服。蝉花

【鳞介】 乌贼骨并温疟。龟壳断疟，烧研酒服。鳖甲久疟，病在血分；劳疟、老疟，醋炙末服。牡蛎虚疟，寒热自汗；牡疟，同麻黄、蜀漆、甘草，煎服。

### 寒湿

【草部】 附子五脏气虚，痰饮结聚发疟，同红枣、葱、姜，水煎冷服。眩仆厥逆，加陈皮、甘草、诃子；瘴疟，同生姜煎服。断疟，同人参、丹砂丸服，取吐。草乌头秋深久疟，病气入腹，腹高食少，同苍术、杏仁煎服。草豆蔻虚疟自汗，煨，入平胃散。瘴疟，同熟附子煎服。山岚发疟，同常山浸酒饮。一切疟，同恒山炒焦糊丸，冷酒服，名瞻仰丸。苍术 麻黄 羌活 高良姜

【谷菜】　火麻叶炒研服。生姜汁露一夜服；孕疟尤效。干姜炒黑，发时酒服。脾虚，同干姜炮研，猪胆丸服。独蒜烧研酒服。薤白　韭白

【果木石部】　乌梅劳疟，同姜、豉、甘草、柳枝、童便服。橘皮痰疟，以姜汁浸煮，焙研，同枣煎服。青橘皮治疟疏肝，当汗而不透者，须审汗之，以此佐紫苏。止疟，烧研，发日早，酒服一钱，临发再服。桂心寒多者加之。同青蒿，看寒热多少，三七分为末，姜酒服。丁香久疟，同常山、槟榔、乌梅，浸酒服。硫黄朱砂等分，糊丸服。同茶末，冷水服。云母石牝疟，但寒不热，同龙骨、蜀漆为散服。代赭石

【鳞禽兽部】　龙骨老疟，煮服取汗。鸡子白久疟。鹧鸪煮酒饮。猪脾虚寒疟，同胡椒、高良姜、吴茱萸末，作馄饨食。牛肝醋煮食。羊肉　黄狗肉并作臛食，取汗。山羊肉久疟，作脯食。果然肉食，去瘴疟。皮，亦辟疟。驴脂多年疟，和乌梅丸服。鹿角小儿疟，生研服。

## 痰食

【草部】　常山疟多痰水饮食，非此不能破癖利水。醋煮干，水煎服，不吐不泻；鸡子清丸，煮熟服。同茯苓、甘草浸酒服。同草果、知母、贝母煎酒服。同大黄、甘草煎水服。同小麦、竹叶煎水服。同黄丹丸服。瘴疟，同知母、青蒿、桃仁煎服。孕疟，同乌梅、甘草、石膏，酒、水浸服。芫花久疟结癖在胁，同朱砂丸服。醉鱼花鲫鱼酿煨焙，治久疟成癖，并捣花贴之。大黄疟多败血痰水，当下不尽者，须再下之，此必佐常山。阿魏痰癖寒热，同雄黄、朱砂丸服。半夏痰药必用，痰多者倍加。同白豆蔻、生姜、大枣、甘草各二十五块，如皂子大，同葱根煎一碗，露一夜，分三服。热疟重者极效。三棱　莪蒁

【谷果】　神麴　麦蘗并治食疟，消疟母。槟榔消食辟瘴，同酒蒸常山丸服，名胜金丸，或加穿山甲。桃仁同黄丹丸服，或加蒜。桃花末服，取利。杏仁

【木石】　巴豆砒霜为劫痰截疟神剂。同硫黄、绿豆丸。同雄黄、朱砂、白面丸，同绿豆、黑豆、朱砂丸。同恒山、丹砂作饼，麻油炸熟研末，并冷水服。黄丹坠痰消积，诸疟，蜜水调服一钱，同青蒿丸。同百草霜丸。同独蒜丸。同桃仁丸。同建茶丸。同恒山丸。并止疟。矾红食疟，同蒜丸服。绿矾阴疟，同干姜、半夏，醋汤服。矾石醋糊丸服。古石灰同五灵脂、头垢丸服。密陀僧

【虫禽】　白僵蚕痰疟，丸服。鲮鲤甲痎疟、牝疟、寒热疟，同干枣烧研服。同酒蒸当归、柴胡、知母，丸服。夜明砂五疟不止及胎前疟，冷茶服二钱，或加朱砂、麝香，丸服。鸡膍胵黄皮小儿疟，烧服。雄鸡屎

## 邪气

【谷果服器】　端午粽尖丸疟药。桃枭水丸服。五种疟，同巴豆、黑豆、朱砂丸服。钟馗烧服。历日烧灰丸服。故鞋底灰。甑带

【虫介禽兽】　蜈蚣　勒鱼骨入断疟药。疟龟瘴疟，烧服，或浴，或佩。鸬鹚炙食。犬毛烧服。白狗屎烧服。白驴蹄同砒霜丸服，治鬼疟。猴头骨烧水服。黑牛尾烧酒服。乌猫屎小儿疟，桃仁汤下。狸屎灰鬼疟，发无期度。灵猫阴

【人部】　头垢　天灵盖　小儿脐带烧灰，饮服。人胆装糯米，入麝香熏干。青者治久疟连年，陈皮汤下十五粒。

【吐痰】　常山　蜀漆　藜芦煎。地菘汁。豨莶汁。葎草汁。石胡荽汁。离鬲草汁。三白草汁。泽漆　莞花　豉汤　瓜蒂　相思子擂水。逆流水　人尿和蜜，取吐。

【外治】　旱莲　毛茛草　石龙芮　马齿苋　小蒜同胡椒、百草霜杵。同阿魏、胭脂。同桃仁罨。蜘

蛛 蛤蟆 烧人场上黑土并系臂。吴葵华接手。鱼腥草擦身，取汗。乌头末发时，酒调，涂背上。鬼箭羽同鲮鲤甲末，发时嗜鼻。燕屎泡酒，熏鼻。野狐粪同夜明砂，醋糊丸，把嗅。野狐肝糊丸，绯帛裹系中指。虎睛 虎骨 虎爪皮 麝香 狸肝 野猪头骨 驴皮骨 牛骨 天牛 马陆 两头蛇佩。蛇蜕塞耳。人牙 人胆

### 语译

有风、寒、暑、热、湿、食、瘴、邪八种，还有五脏疟，六腑疟，劳疟，疟母。

### 暑热

【草部】 柴胡，是入少阳本经的药物，作为君药通治各种疟病，可随疟的寒热虚实不同，加入引经佐使药。黄芩，能去寒热往来，入手少阴阳明、手足少阴太阴六经。甘草，去五脏六腑寒热。黄芪，治太阴疟发寒热，自汗虚劳。牛膝，治久疟劳疟，水煎每日服用。茎叶可浸酒服。苍耳子，治久疟不止，酒糊丸服。叶可捣汁服。马鞭草，治久疟，捣汁酒送服。马兰，治诸疟寒热，捣汁，在发作日早晨服。香薷，和青蒿末酒送服。治暑疟，加桂枝、麦芽。青蒿，治虚疟寒热，捣汁服，或与桂心煎酒服。治温疟但热不寒，与黄丹末同服。用来截疟，与常山、人参末用酒送服。人参，治虚疟食少，必须与白术共用。治孕疟、产后疟、瘴疟，阴阳不分，取一两煎，冷服。白术同苍术、柴胡，为疟家必用之药。升麻，治邪入阴分者，同红花，入柴胡四物升提之。葛根，疟病无汗者加之。久疟，同柴胡、二术用，一补一发。芎䓖 知母 葳蕤 牛蒡根，都主治劳疟。当归，水煎，每日服用。地黄 菖蒲 玄参 紫参 白及 胡黄连 女青 防己 青木香

【谷菜】 麦苗，取汁。胡麻，都主治温疟。粳米，治热疟、肺疟，在白虎汤中应用。秫米，治肺疟有痰，与恒山、甘草同煎服。豆豉，治心疟、肾疟。寒食面，治热疟，用青蒿汁作丸服二钱。翻白草，酒煎。冬瓜叶，断疟，与青蒿、马鞭草、官桂，糊丸服。翘摇

【果木】 蜀椒，都治温疟。甘蔗，治劳疟。竹叶，治温疟、心疟。地骨皮，治虚疟、热疟。猪苓 茯苓

【水石虫部】 冬霜，治热疟，用酒送服一钱。石膏，热甚、口渴、头痛者，加服。鼠负，取七枚，饴糖包吞，疟即止；同豆豉丸服。蚯蚓，治热疟狂乱，同薄荷、姜、蜜服；蚯蚓泥，同白面丸服。蝉花

【鳞介】 乌贼骨，都治温疟。龟壳，断疟，烧研酒送服。鳖甲治久疟，病在血分；劳疟、老疟，醋炙作末服。牡蛎，治虚疟寒热自汗；治牡疟，同麻黄、蜀漆、甘草，煎服。

### 寒湿

【草部】 附子，治五脏气虚，痰饮结聚引发的疟病，加红枣、葱、姜，水煎冷服。治眩仆厥逆，加陈皮、甘草、诃子；治瘴疟，同生姜煎服。断疟，与人参、丹砂作丸服，取吐。草乌头，治秋深久疟，病气进入腹中，腹胀食少，同苍术、杏仁煎服。草豆蔻，治虚疟自汗，煨过加入平胃散。治瘴疟，与熟附子同煎服。治山岚发疟，与

常山浸酒饮。治一切疟病，与恒山炒焦煳丸，冷酒送服，名叫瞻仰丸。苍术 麻黄 羌活 高良姜

【谷菜】 火麻叶炒研服。生姜汁，放在外面一夜服；治孕疟尤为有效。干姜，炒黑，发作时用酒送服。治脾虚，同干姜炮研，猪胆丸服。独蒜，烧研酒送服。薤白 韭白

【果木石部】 乌梅，治劳疟，与姜、豉、甘草、柳枝、童便同服。橘皮，治痎疟，用姜汁浸煮，焙研，与枣同煎服。青橘皮，疏肝治疟，若应当汗而汗出不透者，须再用汗法，用此药佐紫苏。止疟，烧研，发作日早晨，用酒服一钱，临近发作时再服。桂心，寒多者加之。与青蒿同用，视寒热多少，取三七分为末，姜酒送服。丁香，治久疟，与常山、槟榔、乌梅，浸酒服。硫黄，与朱砂等分，糊丸服。与茶末同用，冷水服。云母石，治牝疟，但寒不热，与龙骨、蜀漆作散服。代赭石

【鳞禽兽部】 龙骨，治老疟，煮服取汗。鸡子白，治久疟。鸂鶒，煮酒饮用。猪脾，治虚寒疟，与胡椒、高良姜、吴茱萸末同用，作馄饨食。牛肝，醋煮食用。羊肉 黄狗肉，都作成肉羹食用，取汗。山羊肉，治久疟，作肉脯食用。果然肉，食用，能去瘴疟。皮，也能辟疟。驴脂，治多年疟，和乌梅作丸服。鹿角小儿疟，生研服。

## 痰 食

【草部】 常山疟多痰水饮食，非此不能破癖利水。醋煮晾干，水煎服，则不引起吐泻；鸡子清作丸，煮熟服。与茯苓、甘草浸酒服。与草果、知母、贝母煎酒服。与大黄、甘草煎水服。与小麦、竹叶煎水服。与黄丹丸服。治瘴疟，同知母、青蒿、桃仁煎服。治孕疟，与乌梅、甘草、石膏同用，以酒、水浸服。芫花，治久疟结癖在胁，与朱砂作丸服。醉鱼花，鲫鱼酿煨服，治久疟成癖，再捣花外贴之。大黄，治败血痰水过多，应下而没有不尽者，须再用下法的，必须用此药佐常山。阿魏，治痰癖寒热，与雄黄、朱砂作丸服。半夏，是治痰的必用药物，痰多者要加倍应用。与白豆蔻、生姜、大枣、甘草各二十五块，如皂子大，同葱根煎取一碗，放在屋外一夜，分三服。治较重的热疟非常有效。三棱 莪荗

【谷果】 神曲 麦蘖，都能治食疟，消疟母。槟榔，能消食辟瘴。与酒蒸常山作丸服，名胜金丸，或加穿山甲。桃仁，与黄丹丸服，或加蒜。桃花，研末服，以利下为度。杏仁

【木石】 巴豆 砒霜，是劫痰截疟的神药。可与硫黄、绿豆作丸服。也可与雄黄、朱砂、白面一起作丸，也可同绿豆、黑豆、朱砂一起作丸。也可与恒山、丹砂作饼，麻油炸熟研末，都用冷水送服。黄丹，能坠痰消积。治各种疟，用蜜水调服一钱，也可与青蒿作丸。也可与百草霜作丸。也可与独蒜作丸。也可与桃仁作丸。也可同建茶作丸。也可同恒山作丸。都能止疟。矾红，治食疟，与蒜作丸服。绿矾，治阴疟，加干姜、半夏，用醋汤服。矾石醋糊作丸服。古石灰，与五灵脂、头垢丸服。密陀僧

【虫禽】 白僵蚕，治痰疟，作丸服。鲮鲤甲，治痎疟、牝疟、寒热疟，同干枣烧研服。与酒蒸当归、柴胡、知母，作丸服。夜明砂，治五疟不止和胎前疟，用冷茶水送服二钱，或是加朱砂、麝香，作丸服。鸡膍胵黄皮，治小儿疟，烧服。雄鸡屎

## 邪 气

**【谷果服器】** 端午棕尖，是作丸治疟的药物。桃枭，作水丸服。治五种疟，是巴豆、黑豆、朱砂作丸服。钟馗，烧服。历日，烧灰丸服。故鞋底灰。甑带

**【虫介禽兽】** 蜈蚣勒鱼骨加入断疟药。疟龟，治瘴疟，烧服，或用来洗浴，或用来佩截图。鸱鸮，炸食。犬毛，烧服。白狗屎，烧服。白驴蹄，同砒霜丸服，治鬼疟。猴头骨，烧水服。黑牛尾，烧酒服。乌猫屎，治小儿疟，桃仁汤下。狸屎灰，治鬼疟，发无期度。灵猫阴

**【人部】** 头垢 天灵盖 小儿脐带烧灰，饮服。人胆，装入糯米，加入麝香熏干。色青的糯米，能治连年不愈的久疟，用陈皮汤送服十五粒。

**【吐痰】** 常山 蜀漆 藜芦，煎。地菘，取汁。豨莶，取汁。菫草，取汁。石胡荽，取汁。离鬲草，取汁。三白草，取汁。泽漆 莞花 豉汤 瓜蒂 相思子，用水研磨。逆流水 人尿，用蜜调和，取吐。

**【外治】** 旱莲毛茛草 石龙芮 马齿苋 小蒜，与胡椒、百草霜杵。与阿魏、胭脂相和。与桃仁一起覆盖。蜘蛛 蛤蟆 烧人场上黑土，都系在臂上。吴葵华，用手揉搓。鱼腥草，擦洗身体，取汗。乌头末，在疟疾发作时，用酒调，涂于背上。鬼箭羽，加鲮鲤甲末，发时嗜于鼻中。燕屎，泡酒熏鼻。野狐粪，与夜明砂，醋糊丸，放入掌中嗅。野狐肝，糊丸，绯帛包裹系在中指上。虎睛 虎骨 虎爪皮 麝香 狸肝 野猪头骨 驴皮骨 牛骨 天牛 马陆 两头蛇佩。蛇蜕塞耳。人牙 人胆

# 8.1.4 健忘

## 原 文

健忘心虚，兼痰，兼火。

## 补 虚

**【草木】** 甘草安魂魄，泻火养血，主健忘。人参开心益智，令人不忘，同猪肪炼过，酒服。远志定心肾气，益智慧不忘，为末，酒服。石菖蒲开心孔，通九窍，久服不忘不惑，为末，酒下。仙茅久服通神，强记聪明。淫羊藿益气强志，老人昏耄，中年健忘。丹参 当归 地黄并养血、安神定志。预知子心气不足，恍惚错忘，忪悸烦郁，同人参、菖蒲、山药、黄精等，为丸服。

**【谷菜果木】** 麻勃主健忘。七夕日收一升，同人参二两为末，蒸熟，每卧服一刀圭，能尽知四方事。山药镇心神，安魂魄，主健忘，开达心孔，多记事。龙眼安志强魂，主思虑伤脾，健忘怔忡，自汗惊悸，归脾汤用之。莲实清心宁神，末服。乳香心神不足，水火不济，健忘惊悸，同沉香、茯神丸服。茯神 茯苓 柏实 酸枣

**【鳞兽】** 白龙骨健忘，同远志末，汤服。虎骨同龙骨、远志，末服。六畜心心昏多忘，研末酒服。

## 痰 热

**【草果】** 黄连降心火，令人不忘。玄参补肾止忘。麦门冬 牡丹皮 柴胡 木通通利诸经脉壅、

寒热之气，令人不忘。商陆花人心昏塞，多忘喜误，为末，夜服，梦中亦醒悟也。桃枝作枕及刻人佩之，主健忘。

**【金石兽部】** 旧铁铧心虚恍惚健忘，火烧淬酒浸水，日饮。铁华粉 金薄 银薄 银膏 朱砂 空青 白石英心脏风热，惊悸善忘，化痰安神，同朱砂为末服。牛黄除痰热健忘。

**语译**

为心虚所致，有兼痰与兼火之分。

**补虚**

**【草木】** 甘草，能安魂魄，泻火养血，主治健忘。人参，能开心益智，增强记忆力，同猪肪同炼，用酒送服。远志，能定心肾气，益智慧增记忆，研为末，酒送服。石菖蒲，能开心孔，通九窍，久服能使人不忘不惑，研为末，酒送下。仙茅，久服能通神，可增强记乙。淫羊藿，能益气强志，治老人昏耄，中年健忘。丹参 当归 地黄，都能养血安神定志。预知子，治心气不足，恍惚错忘，松悸烦郁，与人参、菖蒲、山药、黄精等药一起作丸服用。

**【谷菜果木】** 麻勃，主治健忘。在七月初七夜采收一升，与人参二两一起研末，蒸熟，每到睡觉时服一刀圭，就能知晓四方所发生的事情。山药，能镇心神，安魂魄，主治健忘，能开达心孔，增强记忆。龙眼，能安志强魂，主治思虑伤脾，健忘怔忡，自汗惊悸，归脾汤使用本药。莲实，能清心宁神，研末服。乳香，治心神不宁，水火不济，健忘惊悸，与沉香、茯神作丸服。茯神 茯苓 柏实 酸枣

**【鳞兽】** 白龙骨，治健忘，与远志研末，作汤服。虎骨，与龙骨、远志，一同研末服。六畜心，治心昏多忘，研末用酒送服。

**痰热**

**【草果】** 黄连，能降心火，使人不忘。玄参，能补肾止忘。麦门冬 牡丹皮 柴胡 木通，能通利诸经寒热脉壅，使人不忘。商陆花，治昏塞，多忘喜误，研为末，夜间服用，梦中也能醒悟也。桃皮，做成枕及刻成人形佩之，主治健忘。

**【金石兽部】** 旧铁铧，治心虚恍惚健忘，火烧后淬酒浸水，每日服用。铁华粉 金薄 银薄 银膏 朱砂 空青 白石英，治心脏风热，惊悸善忘，能化痰安神，与朱砂一起研末服用。牛黄，能除痰热治健忘。

## 8.1.5 惊悸

**原文**

惊悸有火，有痰，兼虚。

**清镇**

**【草谷】** 黄连泻心肝火，去心窍恶血，止惊悸。麦门冬 远志 丹参 牡丹皮 玄参 知母并定心，安魂魄，止惊悸。甘草惊悸烦闷，安魂魄；伤寒心悸脉代，煎服。半夏心下悸松，同麻黄丸服。天南星

心胆被惊，神不守舍，恍惚健忘，妄言妄见，同朱砂、琥珀丸服。柴胡除烦止惊，平肝胆包络相火。龙胆退肝胆邪热，止惊悸。芍药泻肝，除烦热惊狂。人参 黄芪 白及 胡麻 山药 淡竹沥 黄檗 柏实 茯神 茯苓 乳香 没药 血竭 酸枣仁 厚朴 震烧木火惊失志，煮汁服。

【金石】 霹雳砧大惊失心恍惚，安神定志。天子籍田犁下土惊悸颠邪，水服。金屑 银屑 生银 朱砂银 朱砂 银膏 自然铜 铅霜 黄丹 铁精 铁粉 紫石英煮汁。雄黄 玻璃 白石英 五色石脂

【鳞介禽兽】 龙骨 龙齿 夜明沙 鳖甲 牛黄 羚羊角 虎睛、骨、胆 羖羊角 象牙 麝脐香 犀角 醍醐并镇心平肝，除惊悸。猪心除惊补血，产后惊悸，煮食。猪心血同青黛、朱砂丸服，治心病邪热。猪肾心肾虚损，同参、归煮食。六畜心心虚作痛，惊悸恐惑。震肉因惊失心，作脯食。人魄磨水服，定惊悸狂走。

**语 译**

惊悸有火，有痰，并兼虚。

**清 镇**

【草谷】 黄连，能清泻心肝火，去心窍恶血，止惊悸。麦门冬 远志 丹参 牡丹皮 玄参 知母，都能定心神，安魂魄，止惊悸。甘草，治惊悸烦闷，能安魂魄；治伤寒心悸脉代，煎服。半夏，治心下悸忪，与麻黄作丸服。天南星，治心胆受惊，神不守舍，精神恍惚健忘，妄言妄见，与朱砂、琥珀作丸服。柴胡，能除烦止惊，平肝胆包络相火。龙胆，能退肝胆邪热，止惊悸。芍药，能泻肝，除烦热惊狂。人参 黄芪 白及 胡麻 山药 淡竹沥 黄檗 柏实 茯神 茯苓 乳香 没药 血竭 酸枣仁 厚朴 震烧木，治火惊失志，煮汁服用。

【金石】 霹雳砧，治大惊失心恍惚，能安神定志。天子籍田犁下土，治惊悸颠邪，水送服。金屑 银屑 生银 朱砂银 朱砂 银膏 自然铜 铅霜 黄丹 铁精 铁粉 紫石英，煮汁。雄黄 玻璃 白石英 五色石脂

【鳞介禽兽】 龙骨 龙齿 夜明沙 鳖甲 牛黄 羚羊角 虎睛、骨、胆 羖羊角 象牙 麝脐香 犀角 醍醐，都能镇心平肝，除惊悸。猪心，能除惊补血，治产后惊悸，煮食食用。猪心血，与青黛、朱砂作丸服，治心病邪热。猪肾，治心肾虚损，与人参、当归一起煮食。六畜心，治心虚作痛，惊悸恐惑。震肉，治因受惊而失神，作肉脯食用。人魄，磨水服用，能定惊悸狂走。

# 8.1.6 不眠

**原 文**

不眠有心虚，胆虚，兼火。

**清 热**

【草部】 灯芯草夜不合眼，煎汤代茶。半夏阳盛阴虚，目不得瞑，同秫米，煎以千里流水，炊以苇火，饮之即得卧。地黄助心胆气。麦门冬除心肺热，安魂魄。

【谷菜】 秫米 大豆日夜不眠，以新布火炙熨目，并蒸豆枕之。干姜虚劳不眠，研末二钱，汤服取

汗。苦竹笋 睡菜 蕨菜 马蕲子

**【果木】** 乌梅 椰榆并令人得睡。榆荚仁作糜羹食，令人多睡。蕤核熟用。酸枣胆虚烦心不得眠，炒熟为末，竹叶汤下，或加人参、茯苓、白术、甘草，煎服。或加人参、辰砂、乳香，丸服。大枣烦闷不眠，同葱白煎服。木槿叶炒煎饮服，令人得眠。郁李仁因悸不得眠，为末酒服。松萝去痰热，令人得睡。乳香治不眠，入心活血。茯神 知母 牡丹皮

**【金石】** 生银 紫石英 朱砂

**【虫兽】** 蜂蜜 白鸭煮汁。马头骨灰胆虚不眠，同乳香、酸枣，末服。

**语 译**

失眠有心虚、胆虚和兼火三种。

**清 热**

**【草部】** 灯芯草，治夜不合眼，煎汤代茶饮。半夏，治阳盛阴虚，目不能合，与秫米一起，用千里流水，以苇火煎煮，饮后即可入睡。地黄，能助心胆之气。麦门冬，能除心肺之热，安魂魄。

**【谷菜】** 秫米 大豆，治白天黑夜不能入睡，用新布火炙熨目，再把豆蒸热放入枕中。干姜，治虚劳不眠，取二钱研末，用汤送服取汗。苦竹笋 睡菜 蕨菜 马蕲子

**【果木】** 乌梅 椰榆，都能使人入睡。榆荚仁，做成糜羹食用，能令人多睡。蕤核，炒熟后用。酸枣，治胆虚心烦不能入睡，炒熟研为末，用竹叶汤送下，或是加入人参、茯苓、白术、甘草，水煎服。或是加人参、辰砂、乳香，作丸服。大枣，治烦闷不能入睡，与葱白一起煎服。木槿叶，炒煎饮服，能使人容易入睡。郁李仁，治疗因悸不得入睡，研为末酒送服。松萝，能去痰热，使人易于入睡。乳香，治疗不眠，能入心活血。茯神 知母 牡丹皮

**【金石】** 生银 紫石英 朱砂

**【虫兽】** 蜂蜜 白鸭煮汁。马头骨灰，治胆虚不眠，与乳香、酸枣一起，研末服用。

## 8.1.7 多眠

**原 文**

多眠脾虚，兼湿热、风热。

**脾 湿**

**【草木】** 木通脾病，常欲眠。术 葳蕤 黄芪 人参 沙参 土茯苓 茯苓 荆沥 南烛并主好睡。蕤核生用治足睡。花构叶入耽睡，晒研汤服，日二。

**【鳞禽】** 龙骨主多寐泄精。尸鸠安神定志，另人少睡。

**风 热**

**【草】** 苦参 营实并除有热好眠。甘蓝及子久食益心力，治人多睡。龙葵 酸浆并令人少睡。当

归 地黄并主脾气痿蹙嗜卧。苍耳 白微风温灼热，多眠。白苣 苦苣

**【果木】** 茶治风热昏愦，多睡不醒。皋卢除烦消痰，令人不睡。酸枣胆热好眠，生研，汤服。枣叶生煎饮。

**【兽部】** 马头骨灰胆热多眠，烧灰水服，日三夜一。亦作枕；又同朱砂、铁粉、龙胆，丸服。

语 译

多眠有脾虚，兼湿热，风热。

**脾湿**

**【草木】** 木通，治脾病，常思睡眠。术 葳蕤 黄芪 人参 沙参 土茯苓 茯苓 荆沥 南烛，都治嗜睡。蕤核，生用能治多睡。花构叶，治耽于睡眠，晒干研末汤送服，一日二服。

**【鳞禽】** 龙骨，主治多睡泄精。尸鸠，能安神定志，使人减少睡眠。

**风热**

**【草】** 苦参营实，都能除热治嗜睡。甘蓝及子，长期食用能益心力，治疗多睡。龙葵 酸浆，都能使人少睡。当归 地黄，都主治脾气痿蹙嗜卧。苍耳 白微，泡风温灼热，多眠。白苣 苦苣

**【果木】** 茶，治治风热昏愦，多睡不醒。皋卢，能除烦消痰，使人不睡。酸枣，治胆热好眠，生研汤送服。枣叶，生煎饮用。

**【兽部】** 马头骨灰，治胆热多眠，烧灰水服用，日三服夜一服。亦可做成枕；亦可与朱砂、铁粉、龙胆一起，作丸服。

# 8.1.8 消渴

原 文

上消少食，中消多食，下消小便如膏油。

生津润燥

**【草部】** 栝楼根为消渴要药，煎汤、作粉、熬膏皆良。黄栝楼酒洗熬膏，白矾丸服。王瓜子食后嚼二三两。王瓜根 生葛根煮服。白芍药同甘草煎服，日三，渴十年者亦愈。兰叶生津止渴，除陈气。芭蕉根汁日饮。牛蒡子 葵根消渴，小便不利，煎服；消中尿多，亦煎服。甘藤汁 大瓠藤汁

**【谷菜】** 菰米煮汁。青粱米 粟米 麻子仁煮汁。沤麻汁 波棱根同鸡内金末，米饮日服，治日饮水一石者。出了子萝卜杵汁饮，或为末，日服，止渴润燥。蔓菁根 竹笋 生姜鲫鱼胆和丸服。

**【果木】** 乌梅止渴生津，微研水煎，入豉，再煎服。椑柿止烦渴。君迁子 李根白皮 山矾

**【石虫】** 矾石 五倍子生津止渴，为末，水服，日三。百药煎 海蛤 魁蛤 蛤蜊 真珠 牡蛎研，鲫鱼汤服，二三服即止。

**【禽兽】** 熁鸡汤澄清饮，不过三只。熁猪汤澄清日饮。酥酪 牛羊乳 驴马乳

## 降火清金

**【草部】** 麦门冬心肺有热，同黄连丸服。天门冬 黄连三消，或酒煮，或猪肚蒸，或冬瓜汁浸，为丸服。小便如油者，同栝楼根丸服。浮萍捣汁服。同栝蒌根丸服。葎草虚热渴，杵汁服。紫葛产后烦渴，煎水服。凌霄花水煎。泽泻 白药 贝母 白英 沙参 荠苨 茅根煎水。茅针 芦根 菰根 凫葵 水蘋 水莼 水藻 陟厘 莸草 灯芯草 苎根 苦杖 紫菀 莛草 白芷风邪久渴。款冬花消渴喘息。苏子消渴变水，同萝卜子末、桑白皮汤，日三服，水从小便出。燕蓐草烧灰，同牡蛎、羊肺为末服。

**【谷菜】** 小麦作粥饭食。麦麨止烦渴。薏苡仁煮汁。乌豆置牛胆百日，吞之。大豆苗酥炙末服。赤小豆煮汁。腐婢 绿豆煮汁。豌豆淡煮。冬瓜利小便，止消渴，杵汁饮。干瓠煎汁。苗、叶、子俱良。

**【果木】** 梨汁 庵罗果煎饮。林檎 菱实 西瓜 甘蔗 乌芋 黄檗止消渴，尿多能食，煮汁服。桑白皮煮汁。地骨皮 荆沥 竹沥日饮。竹叶 茯苓上盛下虚，火炎水涸，消渴，同黄连等分，天花粉糊丸服。猪苓

**【衣服】** 故麻鞋底煮汁服。井索头灰水服。黄绢煮汁。

**【水石】** 新汲水 腊雪水 夏冰 甘露 醴泉 乌古瓦煮汁。黑铅同水银结如泥，含豆许咽汁。铅白霜同枯矾丸噙。黄丹新水服一钱。蜜陀僧同黄连丸服。锡吝脂主三焦消渴。滑石 石膏 长石 无名异同黄连丸服。朱砂主烦渴。凝水石 卤硷 汤瓶硷粟米和丸，人参汤，每服二十丸。同葛根、水萍煎服。同菝葜、乌梅末服。浮石煮汁服。同青黛、麝香服。同蛤粉、蝉蜕末、鲫鱼胆调服。

**【虫兽】** 石燕煮汁服，治久患消渴。蚕茧煮汁饮。蚕蛹煎酒服。晚蚕沙焙研，冷水服二钱，不过数服。缫丝汤 雪蚕 蜗牛浸水饮，亦生研汁。田螺浸水饮。蜗螺 蚬浸水饮。海月 猪脬烧研，酒服。雄猪胆同定粉丸服。牛胆除心腹热渴。

## 补虚滋阴

**【草部】** 地黄 知母 葳蕤止烦渴，煎汁饮。人参生津液，止消渴，为末，鸡子清调服。同栝楼根，丸服。同粉草、猪胆汁，丸服。同葛粉、蜜，熬膏服。黄芪诸虚发渴，生痈或痈后作渴，同粉草半生半炙末服。香附消渴累年，同茯苓末，日服。牛膝下虚消渴，地黄汁浸曝，为丸服。五味子生津补肾。菟丝子煎饮。蔷薇根水煎。菝葜同乌梅煎服。覆盆子 悬钩子

**【谷菜果木】** 糯米粉作糜一斗食，或绞汁和蜜服。糯谷炒取花，同桑白皮煎饮，治三消。稻穰心灰浸汁服。白扁豆栝楼根汁和丸服。韭菜淡煮，吃至十斤效。藕汁 椰子浆 栗壳煮汁服。枸杞 桑椹单食。松脂

**【石鳞禽兽】** 礜石 石钟乳 蛤蚧 鲤鱼 嘉鱼 鲫鱼酿茶煨食，不过数枚。鹅煮汁。白雄鸡 黄雌鸡煮汁。野鸡煮汁。白鸽切片，同土苏煎汁，咽之。雄鹊肉 白鸥肉主躁渴狂邪。雄猪肚煮汁饮。仲景方：黄连、知母、麦门冬、栝楼根、粱米同蒸，丸服。猪脊骨同甘草、木香、石莲、大枣煎服。猪肾 羊肾下虚消渴。羊肚胃虚消渴。羊肺 羊肉同瓠子、姜汁、白面煮食。牛胃 牛髓 牛脂同栝楼汁熬膏服。牛脑 水牛肉 牛鼻同石燕煮汁服。兔及头骨煮汁服。鹿头煮汁服。

## 杀虫

**【木石】** 苦楝根皮消渴有虫，煎水入麝香服，人所不知。研末，同茴香末服。烟胶同生姜浸水，日饮。水银主消渴烦热，同铅结砂，入酥炙皂角、麝香，末服。雌黄肾消尿数，同盐炒干姜，丸服。

【鳞禽】　鳝头　鳅鱼烧研，同薄荷叶，新水服二钱。鲫鱼胆　鸡肠　鸡内金膈消饮水，同栝楼根炒为末，糊丸服。五灵脂同黑豆末，每服三钱，冬瓜皮汤下。

【兽人】　犬胆止渴杀虫。牛粪绞汁服。麝香饮酒食果物成渴者，研末酒丸，以枳棋子汤下。牛鼻拳煮汁饮，或烧灰酒服。众人溺坑水服之。

**语　译**

上消为少食，中消为多食，下消则小便如膏油一样。

**生津润燥**

【草部】　栝楼根，是治消渴要药，煎汤、作粉、熬膏服用都有良效。黄栝楼，酒洗，后熬膏，加白矾作丸服。王瓜子，饭后嚼食二三两。王瓜根　生葛根，煮服。白芍药，与甘草煎服，一日三次，患消渴十年的病人也可痊愈。兰叶，能生津止渴，除陈气。芭蕉根汁，每日饮用。牛蒡子　葵根，治消渴，小便不利，煎服；治消中尿多，也煎服。甘藤汁　大瓠藤汁

【谷菜】　菰米，汁。青粱米　粟米　麻子仁，煮汁。沤麻汁　波棱根，与鸡内金一同研末，每天用米饮送服，治消湿每天饮一石水的病证。出了子萝卜，杵汁饮用，或研为末，每日服用，能止渴润燥。蔓菁根　竹笋　生姜，用鲫鱼胆和为丸服。

【果木】　乌梅，能止渴生津，微研水煎，加入豉，再煎服。椑柿，能止烦渴。君迁子　李根白皮　山矾

【石虫】　矾石　五倍子，能生津止渴，研为末，水送服，一日三次。百药煎　海蛤魁蛤　蛤蜊　真珠　牡蛎研，用鲫鱼汤送服，二三服消渴即止。

【禽兽】　燖鸡汤，澄清饮汁，不过三只鸡。燖猪汤，澄清天天饮用。酥酪　牛羊乳驴马乳

**降火清金**

【草部】　麦门冬，治心肺有热的消渴，与黄连作丸服用。天门冬　黄连，治上中下三消，或酒煮，或放入猪肚蒸，或用冬瓜汁浸，作丸服。治小便如油的消渴，与栝楼根作丸服。浮萍，捣汁服用。与栝蒌根作丸服。葎草，治虚热消渴，杵汁服。紫葛，治产后烦渴，煎水服用。凌霄花，水煎。泽泻　白药　贝母　白英　沙参　荠苨　茅根煎水。茅针　芦根　菰根　凫葵　水蘋　水莼　水藻　陟厘　茺草　灯芯草　苎根　苦杖　紫菀　荭草　白芷，治风邪久渴。款冬花，治消渴喘息。苏子，治消渴变成水病，同萝卜子一起研末、用桑白皮送汤，一日三次，则水从小便泄出。燕蓐草，烧灰，与牡蛎、羊肺一起研末服。

【谷菜】　小麦，作粥饭食用。麦麸，能止烦渴。薏苡仁，煮汁。乌豆，放入牛胆中过一百天，取出吞服。大豆苗，酥炙研末服。赤小豆，煮汁。腐婢　绿豆，煮汁。豌豆，淡煮。冬瓜，能利小便，止消渴，杵汁饮用。干瓤则煎汁服用。冬瓜苗、叶、子治消渴也都有良效。

【果木】　梨汁，庵罗果，煎饮。林檎　芰实　西瓜　甘蔗　乌芋　黄檗，能止消渴，治尿多能食，煮汁服。桑白皮，汁。地骨皮　荆沥　竹沥，天天饮用。竹叶　茯苓，治上盛下虚，火炎水润，消渴，与黄连等分，用天花粉作糊丸服。猪苓

【衣服】 故麻鞋底，煮汁服用。井索头灰，水送服。黄绢，煮汁。

【水石】 新汲水 腊雪水 夏冰 甘露 醴泉 乌古瓦，煮汁。黑铅，与水银结如泥状，取豆大的含入口中咽汁。铅白霜，与枯矾作丸服。黄丹，用新汲水送服一钱。蜜陀僧，与黄连一起作丸服。锡吝脂，主治三焦消渴。滑石 石膏 长石 无名异，与黄连一起作丸服。朱砂，主治烦渴。凝水石 卤砬 汤瓶砬，与粟米和成丸，用人参汤送下，每服二十丸。与葛根、水萍同煎服。与菝葜、乌梅同研末煎服。浮石，煮汁服。与青黛、麝香同服。与蛤粉、蝉蜕末相和、用鲫鱼胆调服。

【虫兽】 石燕，煮汁服用，治久患消渴。蚕茧，煮汁饮用。蚕蛹，煎酒服用。晚蚕，沙焙研，用冷水送服二钱，不过数服即愈。缫丝汤 雪蚕 蜗牛浸水饮用，也可生研取汁用。田螺，浸水饮用。蜗螺 蚬，浸水饮用。海月 猪脬烧研，酒送服。雄猪胆，与淀粉作丸服。牛胆，能除心腹热渴。

### 补虚滋阴

【草部】 地黄 知母 葳蕤止烦渴，煎汁饮用。人参，能生津液，止消渴，研为末，鸡子清调服。与栝楼根一起作丸服。与粉草、猪胆汁作丸服。与葛粉、蜜一起熬膏服。黄芪，治各种虚证口渴，生痈或痈后作渴，与半生半炙粉草研末服。香附，治消渴多年不愈，与茯苓一同研末，天天服用。牛膝，治下虚消渴，用地黄汁浸泡晒干，作丸服。五味子，能生津补肾。菟丝子，煎饮。蔷薇根，水煎。菝葜，与乌梅同煎服。覆盆子 悬钩子

【谷菜果木】 糯米粉，作一斗糜食用，或是绞取汁加蜜服用。糯谷，炒取花，与桑白皮同煎饮，能治三消。稻穰心灰，浸汁服。白扁豆，用栝楼根汁调和作丸服。韭菜，淡煮，吃到十斤便会取效。藕汁 椰子浆 栗壳，煮汁服用。枸杞 桑椹，单独食用。松脂

【石鳞禽兽】 礜石 石钟乳 蛤蚧 鲤鱼 嘉鱼 鲫鱼，酿茶煨食，不过数枚即可取效。鹅，煮汁。白雄鸡 黄雌鸡，煮汁。野鸡。煮汁。白鸽，切片，与土苏一起煎汁，咽服。雄鹊肉 白鸥肉，主治躁渴狂邪。雄猪肚，煮汁饮用。张仲景方，与黄连、知母、麦门冬、栝楼根、粱米同蒸，作丸服。猪脊骨，与甘草、木香、石莲、大枣同煎服。猪肾 羊肾，治下虚消渴。羊肚，治胃虚消渴。羊肺 羊肉，与瓠子、姜汁、白面一同煮食。牛胃 牛髓 牛脂，与栝楼汁熬膏服。牛脑 水牛肉 牛鼻，与石燕一同煮汁服用。兔及头骨，煮汁服用。鹿头，煮汁服用。

### 杀虫

【木石】 苦楝根皮，治消渴有虫，水煎加入麝香服用，人人都不知道这个方法。研为末，与茴香末同服。烟胶，与生姜一起浸水，天天饮用。水银，主治消渴烦热，与铅结砂，加入酥炙皂角、麝香，研为末服。雌黄，治肾消尿数，加盐炒干姜，作丸服。

【鳞禽】 鳝头 鳅鱼，烧研，同薄荷叶一起，用新汲水送服二钱。鲫鱼胆 鸡肠 鸡内金，治膈消饮水，与栝楼根同炒研末，作糊丸服。五灵脂，与黑豆同研末，每次服

三钱，用冬瓜皮汤送下。

【兽人】 犬胆，能止渴杀虫。牛粪，绞汁服用。麝香，治饮酒食果物而成的渴者，研末用酒作丸，以枳椇子汤送下。牛鼻牵，煮汁饮用，或是烧灰用酒送服。众人溺坑水，服之。

# 8.2 外科疾病

## 8.2.1 眼目

**原文**

眼目有赤目传变，内障昏盲，外障翳膜，物伤眯目。

**赤肿**

【草部】 黄连消末赤肿，泻肝胆心火，不可久服。赤目痛痒，出泪羞明，浸鸡子白点；蒸人乳点；同冬青煎点；同干姜、杏仁煎点；水调贴足心。烂弦风赤，同人乳、槐花、轻粉蒸熨；风热盲翳，羊肝丸服。胡黄连浸人乳，点赤目。小儿涂足心。黄芩消肿赤瘀血。芍药目赤涩痛，补肝明目。桔梗赤目肿痛，肝风盛，黑睛痛，同牵牛丸服。白牵牛风热赤目，同葱白煮丸。龙胆赤肿瘀肉高起，痛不可忍，除肝胆邪热，去目中黄，佐柴胡，为眼疾必用之药。暑月目涩，同黄连汁点。漏脓，同当归末服。葳蕤目痛眦烂泪出。赤目涩痛。同芍药、当归、黄连煎洗。白芷赤目弩肉，头风侵目痒泪。一切目疾，同雄黄丸服。薄荷去风热。烂弦，以姜汁浸研，泡汤洗。荆芥头目一切风热疾，为末酒服。蓝叶赤目热痛，同车前、淡竹叶煎洗。山茵陈赤肿，同车前子末服。王瓜子赤目痛涩，同槐花、芍药丸服。香附子肝虚睛痛羞明，同夏枯草末、沙糖水服；头风睛痛，同川芎末，茶服。防己目睛暴痛，酒洗三次，末服。夏枯草补养厥阴血脉，故治目痛如神。菖蒲诸般赤目，捣汁熬膏点之。同盐，傅挑针。地黄血热，睡起目赤，煮粥食；暴赤痛，小儿蓐内目赤，并贴之。地肤子风热赤目，同地黄作饼，晒研服。苦参 细辛并明目，益肝胆，止风眼下泪。黄芪 连翘又洗烂弦。大黄并主热毒赤目。赤芍药 白芨 防风 羌活 白藓皮 柴胡 泽兰 麻黄并主风热，赤目肿痛。野狐浆草汁 积雪草汁 瞿麦汁 车前草汁并点赤目。叶亦贴之。千里及汁点烂弦风眼。五味子同蔓荆子煎，洗烂弦。艾叶同黄连煎水，洗赤目。附子暴赤肿痛，纳粟许入目。高良姜吹鼻退赤。狗尾草夏赤目，去恶血。石斛同川芎嗜鼻，起倒睫。木鳖子塞鼻，起倒睫。

【谷菜】 粟泔淀同地黄，贴熨赤目。豆腐热贴。黑豆袋盛泡热，互熨数十次。烧酒洗火眼。生姜目暴赤肿，取汁点之。干姜目睛久赤，及冷泪作痒，泡汤洗之；取粉点之，尤妙。末，贴足心。东风菜肝热目赤，作粥食。荠菜、枸杞菜。

【果部】 西瓜日干，末服。石莲子眼赤痛，同粳米作羹食。梨汁点弩肉，赤目，入腻粉、黄连末。甘蔗汁合黄连煎，点暴赤肿。杏仁同古钱埋之，化水，点目中赤脉；同腻粉，点小儿血眼；油烧烟，点胎赤眼。酸榴皮点目泪。盐面子

【木部】 海桐皮 山矾叶同姜浸热水。黄栌并洗风赤眼。桐油烙风眼。秦皮洗赤目肿，暴肿，同黄连、苦竹叶煎肿。黄檗目热赤痛，泻阴火。时行赤目，浸水蒸洗；婴儿赤目，浸人乳点。栀子目赤热痛，明目。枸杞根皮洗天行赤目。楮枝灰泡汤，洗赤目。椹皮洗飞血赤目。栾华目痛眦烂肿赤，合黄连作煎

点。**槐花**退目赤。胎赤，以枝磨铜器汁，涂之。**冬青叶**同黄连熬膏，点诸赤眼。子汁，亦可。同朴消点之。**木芙蓉叶**水和，贴太阳上，赤目痛。**丁香**百病在目，同黄连煎乳，点之。**蕤核仁**和胡粉、龙脑，点烂赤眼。**郁李仁**和龙脑，点赤目。**淡竹沥**点赤目。**荆沥**点赤目。**诃黎勒**磨蜜，点风眼。**桑叶**赤目涩疼，为末，纸卷烧烟，熏鼻中。**白棘钩**点倒睫。**青布**目痛碜涩，及病后目赤有瞖，炙热，卧时熨之。

**【水土】** **热汤**沃赤目。**白垩**赤烂眼倒睫，同铜青泡汤洗。**古砖**浸厕中，取出，生霜，点赤目。

**【金石】** **金环 铜匙**并烙风赤、风热眼。**玛瑙**（熨赤烂。）**水精 玻璃**熨热肿。**琉璃**水浸，目赤。**盐药**点风赤烂□①。**炉甘石**火煅，童尿淬研，点风湿烂眼。同朴消泡，洗风眼。**芒硝**洗风赤眼。**白矾**同铜青洗风赤眼；甘草水调，贴目胞，去丹肿。**青矾**洗赤烂眼，及倒睫，及暴赤眼。**石胆**洗风赤眼，止疼。**绿盐**同蜜，点胎赤眼。**光明盐 牙消 消石**点赤目疼。**卤碱**同青梅、古钱浸汤，点风热赤目。纸包风处，日取，点一切目疾；同石灰、醋，傅倒睫。**古钱**磨姜汁，点赤目肿痛；磨蜜，艾烟熏过，点赤目生疮。**铜青**和水涂碗中，艾烟熏干，贴烂眼泪出。**无名异**点灯，熏倒睫毛。**石燕**磨水，点倒睫。**铅丹**同乌贼骨末，蜜调，点赤目；贴太阳，止肿痛。**土朱**同石灰，贴赤目肿闭。**玄精石**目生赤脉，同甘草末服；目赤涩痛，同黄蘗点之。**井泉石**风毒赤目，同谷精草、井中苔、豆豉末服；眼睑赤肿，同大黄、栀子服。**石膏**

**【虫部】** **五倍子**□②风赤烂眼，研傅之；或烧过，入黄丹；同白垩土、铜青泡洗；蔓荆子同煎洗；其中虫，同炉甘石点之。**泥中蛆**洗晒研，贴赤目。**蝇**倒睫，嗜鼻。**人虱**倒睫拔毛，取血点之。

**【介鳞】** **穿山甲**倒睫，羊肾脂炙嗜鼻；火眼，烧烟熏之。**守宫粪**涂赤烂眼。**田螺**入盐化汁，点肝热目赤；入黄连、真珠，止目痛；入铜绿，点烂眼。**海螺**同。**蚌**赤目、目暗，入黄连，取汁点。**海螵蛸**同铜绿泡汤，洗妇人血风眼。**鲤鱼胆 青鱼**

**【禽兽】** **乌鸡胆 鸭胆 鸡子白**并点赤目。**鸡卵白皮**风烟肿痛，同枸杞白皮嗜鼻。**鸡冠血**点目泪不止。**驴乳**浸黄连，点风热赤目。**驴尿**同盐，点弩肉。**猪胆 犬胆 羊胆**蜜蒸九次。**熊胆**并点赤目。**猬胆**

**【人部】** **小儿脐带血**并点豆风眼。**人乳汁**点赤目多泪；和雀粪，点弩肉。**人尿**洗赤目。**耳塞**点一切目疾。**头垢**点赤目。

## 昏 盲

**【草部】** **人参**益气明目。酒毒目盲，苏木汤调末服；小儿惊后，瞳仁不正，同阿胶煎服。**黄精**补肝明目，同蔓荆子九蒸九晒为末，日服。**苍术**补肝明目，同熟地黄丸服；同茯苓丸服；青盲雀目，同猪肝或羊肝，粟米汤煮食；目昏涩，同木贼末服；小儿目涩不开，同猪胆煮丸服。**玄参**补肾明目。赤脉贯瞳，猪肝蘸末服。**当归**内虚目暗，同附子丸服。**青蒿子**目涩，为末日服，久则目明。**枲耳子**为末，入粥食明目。**地黄**补阴，主目𥇒𥇒无所见。补肾明目，同椒红丸服。**麦门冬**明目轻身，同地黄、车前丸服。**决明子**除肝胆风热，淫肤赤白膜，青盲。益肾明目，每旦吞一匙，百日后夜见物光；补肝明目，同蔓荆酒煮为末，日服；积年失明，青盲雀目，为末，米饮服；或加地肤子，丸服。**地肤子**补虚明目，同地黄末服。叶，洗雀目，去热暗涩疼；汁，点物伤睛陷。**车前子**明目，去肝中风热毒冲眼，赤痛障瞖，脑痛泪出。风热目暗，同黄连末服；目昏障瞖，补肝肾，同地黄、菟丝子丸服，名驻景丸。**蒺藜**三十年失明，为末日服。**菟丝子**补肝明目，浸酒丸服。**营实**目热暗，同枸杞子、地肤子，丸服。**千里及**退热明目，同甘草煮服。**地衣草**治雀目，末服。**葳蕤**眼见黑花，昏暗痛

---

① 内阁本同，江西本处空缺，张绍棠本处作"眼"字。

② 内阁本同，江西本处作"主"字，张绍棠本处空缺。

赤，每日煎服。淫羊藿病后青盲，同淡豉煎服；小儿雀目，同蚕蛾、甘草、射干水，入羊肝内煮食。天麻 芎
劳 草薢并补肝明目。白术目泪出。菊花风热，目疼欲脱，泪出，养目去翳，作枕明目。叶同。五味子补肾
明目，收瞳子散。覆盆子补肝明目。芜蔚子益精明目。瞳子散大者勿用。木鳖子痘后目盲，同胡黄连丸服。
龙脑薄荷暑月目昏，取汁点之。箬叶灰淋汁，洗一切目疾。柴胡目暗，同决明子末，人乳和傅目上，久乃
目视五色。芐地榆 菁实 艾实 牛蒡子 蓼子 款冬花 瞿麦 通草 柴胡 细辛 鳢肠 酸浆子 萱草
槌胡根 荭草根

【谷菜】　赤小豆 腐婢 白扁豆并明目。大豆肝虚目暗，牛胆盛之，夜吞三七粒。苦荞皮同黑
豆、绿豆皮、决明子、菊花作枕，至老目明。葱白归目益精，除肝中邪气。葱实煮粥食，明目。蔓荆子明目
益气，使人洞视，水煮三遍，去苦味，日干为末，水服。一用醋煮，或醋蒸三遍，末服，治青盲，十得九愈。或
加决明子，酒煮。或加黄精，九蒸九晒。花，为末服，治虚劳目暗。芥子雀目，炒末，羊肝煮食；挼入目中，去
翳。白芥子涂足心，引热归下，痘疹不入目。荠菜 蕲荿 苋实 苦苣 莴苣 翘摇 冬瓜仁 木耳

【果部】　梅核仁 胡桃并明目。石蜜明目，去目中热膜，同巨胜子丸服。枣皮灰同桑皮灰，煎汤
洗，明目。椒目眼生黑花年久者，同苍术丸服。蜀椒 秦椒

【木部】　桂 辛夷 枳实 山茱萸并明目。沉香肾虚目黑，同蜀椒丸服。桐花眼见禽虫飞走，同酸
枣、羌活、玄明粉煎服。槐子久服除热、明目、除泪，煮饮，或入牛胆中，风干吞之；或同黄连末，丸服。五
加皮明目。浸酒，治目僻牡荆茎青盲，同乌鸡丸服。黄檗目暗，每旦含洗，终身无目疾。松脂肝虚目泪，
酿酒饮。椿荚灰逐月洗头，明目。樒子皮洗头，明目。桑叶及柴灰 柘木灰并逐月按日煎水，洗目，明
目，治青盲。蔓荆子明目除昏，止睛痛。蕤核同龙脑，点一切风热昏暗黑花。梓白皮主目中疾。石南小
儿受惊，瞳仁不正，视东则见西，名通睛。同瓜丁、藜芦吹鼻。秦皮 逐折 栾荆 木槿皮 桑寄生洗。苦
竹叶及沥 天竺黄 卢会 密蒙花

【金石】　银屑 银膏 赤铜屑 玉屑 铁精 铅灰搭牙洗目。炉甘石目昏暗花，同黄丹炼蜜丸。
钟乳石 赤石脂 青石脂 长石 理石并明目。石膏去风热。雀目夜昏，同猪肝煮食；风寒入脑系，败血凝
滞，作脑寒，同川芎、甘草末服。丹砂目昏内障，神水散大，同慈石、神麴丸服。芒消逐月按日洗眼，明目。
黄土目卒无所见，浸水洗之。食盐洗目，明目止泪。戎盐 慈石 石青 白青 石硫青

【水部】　腊雪 明水 甘露 菖蒲及柏叶上露

【虫介鳞部】　萤火并明目。蜂蜜目肤赤胀。肝虚雀目，同蛤粉、猪肝煮食。蚌粉雀目夜盲，同猪
肝、米泔煮食，与夜明砂同功。蛤粉雀目，炒研，油蜡和丸，同猪肝煮食。玳瑁迎风目泪，肝肾虚热也，同羚
羊角、石燕子末服。真珠合鲤鱼胆、白蜜，点肝虚雀目。鲫鱼热病目雀作臛食；弩肉，贴之。鲤鱼脑和胆，
点青盲。青鱼睛汁

【禽兽】　乌目汁并注目，能夜见物。鸊鹈睛汁 鹰睛汁并主目，能见碧霄之物。鹤脑和天雄、
葱实服，能夜书字。雀头血点雀目。伏翼主目痒疼，夜视有精光。血及胆滴目中，夜见物。雄鸡胆目为物
伤，同羊胆、鲤鱼胆点。乌鸡肝风热目暗，作羹食。鸠补肾，益气，明目。猪肝补肾明目。雀目，同海螵
蛸、黄蜡煮食。同研石决明、苍术末，煮食。青羊肝补肝风虚热，目暗赤痛，及热病后失明，作生食，并水浸
贴之；青盲，同黄连、地黄丸服；小儿雀目，同白牵牛末煮食；又同谷精草煮食；赤目失明，同决明子、蓼子末
服；风热昏暗生翳，生捣末，黄连丸服；不能远视，同葱子末，煮粥食；目病睚比，煮热熏之。牛肝补肝明目。
兔肝风热上攻，目暗不见物，煮粥食。犬胆肝虚目暗，同萤火末点。目中脓水，上伏旦酒服。牛胆明目，酿
槐子吞；酿黑豆吞；和柏叶、夜明砂，丸服。鼠胆点青盲雀目。目，和鱼膏点，明目。屎，明目。白犬乳点

十年青盲。醍醐傅脑，明目。牛涎点损目、破目。鹿茸补虚明目。羖羊角并明目。羚羊角并明目。天灵盖治青盲。

## 翳膜

【草部】　白菊花病后生翳，同蝉花末服；癍豆生翳，同绿豆皮、谷精草末，煮干柿食。淫羊藿目昏生翳，同王瓜末服。苘实目翳瘀肉，倒睫拳毛，同猪肝丸服。谷精草去翳，同防风末服；痘后翳，同猪肝丸服。天花粉痘后目障，同蛇蜕、羊肝煮食。羊肝　覆盆子根粉，点痘后翳。白药子疳眼生翳，同甘草、猪肝煮食。黄芩肝热生翳，同淡豉末，猪肝煮食。水萍癍疮入目，以羊肝煮汁，调末服，十服见效。番木鳖癍疮入目，同脑、麝吹耳。马勃癍疮入目，同蛇皮、鱼子煅研服。贝母研末点翳；同胡椒□①止泪。同真丹点弩肉，或同丁香。麻黄根内外障翳，同当归、麝香，嗜鼻。鳢肠同蓝叶浸油摩顶，生发去翳。牛膝叶汁，点目生珠管。青箱子肝热赤障，翳肿青盲。败酱赤目翳障弩肉。白豆蔻白睛翳膜，利肺气。木贼退翳。苕根同诸药点翳。鹅不食草嗜鼻，塞耳，贴目，为去翳神药。景天花汁

【菜谷】　仙人草汁苦瓠汁并点翳。小壶卢吸翳。荠根明目去翳，卧时纳入眦内，久久自落。荠实，主目痛青盲去翳，久服视物鲜明。菥蓂子目痛泪出，益精光，去弩肉，为末，卧时点之。苋实青盲目翳黑花，肝家客热。马齿苋目中息肉淫肤，青盲白障，取子为末，蒸熨。兰香子安目中磨翳，亦煎服。黑豆皮痘后翳。绿豆皮痘后翳，同谷精、白菊花末、柿饼，粟米汁煮食，极效。

【果木】　杏仁去油，入铜绿，点翳；入腻粉，点弩肉。李胶治翳，消肿定痛。汁点热翳，去白障。龙脑香明目，去肤翳，内外障，日点数次，或加蓬砂，并嗜鼻。密蒙花青盲肤翳，赤肿眵多，脉中赤脉，及疳气攻眼，润肝燥。同黄檗丸服，去障翳。楮实肝热生翳，研末日服；同荆芥丸服，治目昏；叶末及白皮灰，入麝，点一切翳。楸叶煨，取汁熬，点小儿翳。枸杞汁点风障，赤膜昏疼。榨油点灯，明目。蕤核心腹邪热，目赤肿疼，泪出烂眦。同黄连，点风眼翳膜；同蓬砂，或同青盐、猪胰，点膜翳。没药目翳晕疼肤赤，肝血不足。乳香　琥珀磨翳。瞿井华水洗肤翳。浸目睛突出。白瓷器煅研。东壁土

【金石】　锡吝脂　珊瑚　玛瑙　宝石　玻璃　菩萨石并点翳。古文钱磨汁，点盲去翳，及目卒不见。丹砂擦翳，点息肉；同贝母，点珠管。轻粉点翳。同黄丹吹鼻，去痘后翳。粉霜痘疹入目生翳，同朱砂水调，倾耳中。炉甘石明目去翳，退赤收湿，煅赤，童尿淬七次，入龙脑，点一切目疾。或黄连水煮过，亦良。同蓬砂、海螵蛸、朱砂，点目翳昏暗烂赤。空青浆，点青盲内障翳膜。瞳人破煮，得再见物。一切目疾，同黄连、槐芽、片脑吹鼻；肤翳，同蕤仁点；黑翳，同矾石、贝子点。曾青一切风热目病，同白姜、蔓荆子、防风末，嗜鼻；癍疮入目，同丹砂、蚱蜡点。密陀僧浮翳多泪。花乳石多年翳障，同川芎、防风诸药点之。井泉石小儿热疳，雀目青盲生翳，同石决决明服。玄精石赤目失明障翳，同石决明、蕤仁、黄连、羊肝丸服。越砥磨汁点翳，去盲止痛。铅丹一切目疾，同蜜熬点；同乌贼骨，点赤目生翳；同白矾，点翳；同鲤鱼胆，点目生珠管；同轻粉吹耳，去痘疹生翳。石燕磨，点障翳拳毛倒睫。石蟹磨，点青盲淫肤丁翳。矾石点翳膜弩肉。碙砂去膜翳弩肉，或入杏仁。蓬砂点目翳弩肉瘀突，同片脑用。绿盐点翳，去赤止痛。芒消点障翳，赤肿涩痛。或入黄丹、脑、麝。消石同黄丹、片脑点翳。浮石

【虫鳞介部】　蚕蜕并去障翳。蝉蜕目昏障翳，煎水服；产后翳，为末，羊肝汤服。芜菁去顽翳，同樗鸡、斑蝥、蓬砂、蕤仁点。樗鸡蚱蜡汁滴青盲白膜。蛇蜕卒生翳膜，和面灸研服；痘后翳，同天花粉、羊肝煮食。蚺蛇胆点翳。乌蛇胆风毒气眼生翳。鲤鱼胆　青鱼胆并点翳障。或加黄连、海螵蛸。或加

---

① 内阁本同，江西半空格处补"能"张绍棠本空格处作"木"。

鲤鱼牛、羊、熊胆、麝香，合决明丸服。**海螵蛸**点一切浮翳及热泪。伤寒热毒攻目生翳，入片脑；赤翳攀睛贯瞳人，加辰砂、黄蜡丸，纳之；小儿疳眼流脓加牡蛎、猪肝煮食。**鳗鲡血** **鳝血**并点痘疹入目生翳。**鲛鱼皮**去翳，功同木贼。**鱼子**入翳障弩肉药。**石决明**明目磨翳。同甘草、菊花煎服，治羞明；海蚌、木贼水煎服，治肝虚生翳；同谷精草末，猪肝蘸食，治痘后。**真珠**点目去翳。合左缠根，治麸豆入目；地榆煮过，醋浸研末，点顽翳。**紫贝**生研，同猪肝煮食，治痘疹生翳。**白贝**烧研，点目花翳痛。**珂**点翳，或入片脑、枯矾。**螺蛳**常食，去痘后翳。**牡蛎**

【禽兽】 **抱出鸡卵壳**点翳障，及癍疹入目。**雀**入内外障翳丸药。**雀屎**点弩肉，赤脉贯瞳子者即消，又去目痛赤白膜。**五灵脂**治血贯瞳人。同海螵蛸末，猪肝蘸食，治浮翳。**夜明砂**目盲障翳，入猪肝煮食。**胡燕屎** **猪脂**并点翳。**猪胆皮灰**点翳，不过三五度。**猪血**点痘入目。**猪胰**同蕤仁点翳。**猪鼻灰**目中风翳，水服。**猪悬蹄**炒，同蝉蜕、羚羊角末服，治斑豆生□[①]；烧灰，浸汤洗。**羊胆**点青盲内障，白翳风疾病后失明。**羊睛**点翳膜赤。**白珠**磨汁点。**羊髓**点赤翳。**熊胆**明目除翳，清心平肝。水化点。**象胆**功同熊胆。睛，和人乳滴之。**獭胆**目翳黑花，飞蝇上下，视物不明，入点药。**兔屎**去浮翳，痘后翳，日干，茶服一钱，或加槟榔末。**羚羊角** **犀角**清肝明目。**麝香** **虎骨**

【人部】 **人唾津**并退翳。**爪甲**刮末点翳，及痘后生翳，或加朱砂；目生珠管，烧灰，同贝子灰、龙齿末调。**胞衣**烧，点赤目生翳。

### 诸物眯目

**地肤汁** **猪脂** **牛酥** **鲍鱼头**煮汁。**鸡肝血**并点诸物入目。**蚕砂**诸物入目，水吞十枚。**瓺带沙石**入目，水服一钱。**真珠** **珊瑚** **宝石** **貂皮**并拭尘沙入目。**乌鸡胆**点尘沙眯目。**食盐**尘物入目，洗之。**羊筋** **鹿筋** **新桑白皮**尘物入目，嚼纳粘之。**兰香子**尘物入目，纳入粘之。**墨汁**点飞丝尘物芒消入目。**蘘荷根汁** **粟米**嚼汁。**豉**浸水。**大麦**煮汁。并洗麦稻芒屑入目。**白菘汁** **蔓青汁** **马齿苋灰** **藕汁** **柘浆** **鸡巢草灰**淋汁。**人爪甲**并点飞丝入目。**菖蒲**塞鼻，去飞丝入目。**瞿麦**眯目生翳，其物不出，同干姜末日服。

### 语 译

包括赤目传变，内障昏盲，外障翳膜，物伤眯目。

### 赤 肿

【草部】 黄连，治消末赤肿，泻肝胆心火，不可久服。目赤痛痒，流泪红肿，浸入鸡蛋清中点眼；与人乳同蒸点眼；与冬青同水煎点眼；与干姜、杏仁同水煎点眼；泡水调贴足心。治烂弦风赤，和人乳、槐花、轻粉共蒸熨；风热目障，服黄连羊肝丸服。胡黄，浸入人乳中点赤眼。小儿涂足心。黄芩，能消眼肿赤瘀血。芍药，治目赤涩痛，可补肝明目。桔梗，治赤目肿痛。肝风盛，黑睛痛，同牵牛丸同服。白牵牛，治风热赤目，与葱白制丸服。龙胆赤，治肿瘀肉高起，痛不可忍，能去肝胆邪热，去目黄，佐柴胡，是眼疾的必用药。暑季目涩，与黄连同煎汁点。有脓，与当归末同服。葳蕤，治目痛眼角烂泪出。治赤目涩痛。与芍药、当归、黄连代煎洗。白芷，治赤目弩肉，头风侵目痒泪。凡治目疾，可与雄黄丸服。薄荷，去风热。眼睑赤弦，用姜汁

---

① 内阁本同、江西本，钱蔚赵本同，张绍棠本空缺处补一"目"字。

浸研，热水冲泡洗眼。荆芥，治头目一切风热疾，研末酒送服。蓝叶，目赤热痛，与车前、淡竹叶煎汤洗。山茵陈，目赤肿，与车前子末同服。王瓜子，赤目痛涩，与槐花、芍药作丸服。香附子，肝虚目痛怕光，与夏枯草末、砂糖制成水服；治头风睛痛，与川芎末，调茶服。防己，治目睛暴痛，以酒洗三次，研末服。夏枯草，补养厥阴血脉，所以治目痛神效。石菖蒲，治各种赤目，捣汁熬膏点之。与盐合，敷针眼处。地黄，治血热，睡后目赤，煮粥食；急症目赤痛，小儿胎毒目赤，可贴之。地肤子，治风热赤目，与地黄同作饼，晒干研服。苦参 细辛，能明目，益肝胆，止目受风流泪。黄芪 连翘，外洗治眼睑烂。大黄，治眼热热毒红赤。赤芍药 白芨 防风 羌活 白藓皮 柴胡 泽兰 麻黄，治风热，赤目肿痛。野狐浆草汁 积雪草汁 瞿麦汁 车前草汁，都点治赤眼。叶也可贴之。千里及汁，点治眼睑赤烂。五味子，与蔓荆子同煎，点治烂眼。艾叶，与黄连同煎水，洗赤目。附子，眼突发肿痛，削其如粟米大纳入眼角内。高良姜，吹鼻中退目赤。狗尾草，退赤眼，去恶血。石斛，同川芎末，治倒睫。木鳖子，治塞鼻，起倒睫。

【谷菜】 粟泔淀，同地黄，贴熨治目。豆腐，热贴眼。黑豆，袋盛泡热，交替熨眼数十次。烧酒，外洗治火眼。生姜，目暴赤肿痛，取汁点之。干姜，目赤已久，目冷流泪而痒，泡汤外洗之；干姜粉点尤好，又可以末贴脚心。东风菜，肝热目赤，作粥食。荠菜、枸杞菜。

【果部】 西瓜，晒干研末服。石莲子，眼赤痛，与粳米煮粥食。梨汁点弩肉，赤眼病，与粳米煮粥服、与轻粉、黄连末同用。甘蔗汁，加黄连煎，点眼暴赤肿。杏仁，与古钱埋之，化水，点目中赤脉；同轻粉，同点小儿血眼；其油烧烟，能治胎风赤眼。酸榴皮，点目止泪。盐麸子

【木部】 海桐皮 山矾叶，与姜浸热水。黄栌，洗风热赤眼。桐油，烙治风眼。秦皮，洗赤眼目肿，暴肿，同黄连、苦竹叶煎服。黄檗，治目热赤痛，泻阴火。目赤流行，浸水蒸洗目；婴儿目赤，泡人乳中点。栀子，治目赤热痛，能明目。枸杞根皮，洗治天行赤目。楮枝灰，泡汤洗赤目。榉皮，洗治飞血赤目。栾华，目痛眼角烂肿肿赤，与黄连同煎点眼。槐花，退目赤。胎赤者，以法磨铜器汁，外涂之。冬青叶，与黄连同熬膏，点各种赤眼。冬青子汁可与朴硝共点眼。木芙蓉叶，和以水，贴太阳部位，治目赤痛。丁香，多种疾病影响眼睛，与黄连煎煮点之。蕤核仁，与胡粉、冰片，共点烂赤眼。郁李仁和龙脑，共点赤目。淡竹沥，点赤目。荆沥，点赤目。诃黎勒，磨蜜，点风眼。桑叶，赤目涩疼，研末，纸卷烧烟，熏鼻中。白棘钩，点治倒睫。青布，目痛碜涩，及病后目赤有翳，炙热，睡前熨之。

【水土】 热汤，洗赤目。白垩，眼赤烂倒睫，与铜青泡水洗。古砖，浸厕中，取出，生霜，点赤目。

【金石】 金环铜匙，烙制风赤、风热眼。玛瑙，熨赤烂眼。水精 玻璃，熨眼热肿。琉璃，水浸，目赤。盐药，点风赤烂眼 炉甘石，火煅，童尿淬研末，点风湿烂眼。与朴消同泡洗风眼。芒消，洗治风赤眼。白矾，与铜青共洗风赤眼；甘草，水调，贴目睑，去赤肿。青矾，洗赤烂眼，及倒睫，及暴发赤眼。石胆，洗风赤眼，止疼。绿

盐，同蜜全，点胎毒赤眼。光明盐 牙消 消石，点眼赤疼痛。卤碱，与青梅、古钱共浸，以汤点风热赤目。以纸包放风处，时时点取，治一切目疾；同石灰、醋，外敷倒睫。古钱，磨姜汁，点赤目肿痛；磨蜜，艾烟熏过，点赤目生疮。铜青和水涂碗中，艾烟熏干，贴烂眼泪出。无名异，点灯，熏治倒睫毛。石燕，磨水，点治倒睫。铅丹，与乌贼骨末，共蜜调，点赤眼；贴太阳穴，治目肿痛。土朱，与石灰共贴，治赤目肿闭。玄精石，目生赤脉，同甘草末服；目赤涩痛，与黄檗共点眼。井泉石，风毒赤目，同谷精草、井中苔、豆豉末共服；眼睑赤肿，与大黄、栀子服。石膏

【虫部】　五倍子，治风赤烂眼，研末敷之；或烧后加黄丹；与白善土、铜青泡洗目；与蔓荆子同煎洗；其中虫，同炉甘石共同点目。泥中蛆，洗净晒干研细，贴赤目。蝇，倒睫。人虱，倒睫拔毛，以其血点。

【介鳞】　穿山甲，治倒睫，用羊肾脂炙嚸鼻；火眼，烧烟熏之。守宫粪，外涂赤烂眼。田螺，放盐化汁，点肝热目赤；加入黄连、珍珠，止目痛；加入铜绿，点烂眼。海螺同上。蚌，治赤目、目暗，加黄连，取汁点目。海螵蛸，与铜绿泡汤，洗妇人悲哭血障满眼。鲤鱼胆 青鱼

【禽兽】　乌鸡胆鸭胆 鸡子白，皆点治赤目。鸡卵白皮，治风烟肿痛，同枸杞白皮嚸鼻。鸡冠血，点眼流泪不止。驴乳，泡黄连，点风热赤目。驴尿，加盐，点胬肉。猪胆 犬胆 羊胆，蜜蒸九次点。熊胆，点赤目。猯胆

【人部】　小儿脐带血，点治小儿痘毒风眼。人乳汁，点赤目多泪；加雀粪，点胬肉。人尿，洗赤目。耳塞，点治一切目疾。头垢，点赤目。

## 8.2.2 耳

**原文**

耳鸣、耳聋，有肾虚，有气虚，有郁火，有风热。耳痛是风热。聤耳是湿热。

**补虚**

【草谷】　熟地黄 当归 肉苁蓉 菟丝子 枸杞子肾虚耳聋，诸补阳药皆可通用。黄芪 白术 人参气虚聋鸣，诸补中药皆可通用。骨碎补耳鸣，为末，猪肾煨食。百合为末，日服。社日酒

【果木】　干柿同粳米、豆豉煮粥，日食，治聋。柘白皮酿酒，主风虚耳聋。牡荆子浸酒，治聋。茯苓卒聋，黄蜡和嚼。山茱萸 黄檗

【石禽兽】　慈石养肾气，治聋。老人取汁，作猪肾羹食。鸡子作酒，止耳鸣。和蜡炒食，治聋。猪肾煮粥，治聋。羊肾补肾治聋。脊骨，同慈石、白术诸药，煎服。鹿肾 鹿茸角并补虚治聋

**解郁**

【草部】　柴胡去少阳郁火，耳鸣、耳聋。连翘耳鸣煇匕煿匕，除少阳三焦火。香附卒聋，炒研，莱菔子汤下。牵牛疳气耳聋，入猪肾煨食。栝蒌根煮汁，酿酒服，治聋。黄芩 黄连 龙胆 卢会 抚芎 芍药 木通 半夏 石菖蒲 薄荷 防风风热爵火耳鸣，诸流气解爵消风降火药，皆可用也。

【金石】　生铁甚热耳鸣，烧赤淬酒饮，仍以慈石塞耳。空青 白青

【虫禽】　蝎螬并治聋。全蝎耳聋，酒服一钱，以闻水声为效。乌鸡屎卒聋，同乌豆炒，投酒取汗为愈。

## 外治

【草木】　木香浸麻油煎，滴聋，日四五次。预知子卒聋，入石榴，酿酒滴。凌霄叶汁滴。地黄骨碎补并煨，塞聋。菖蒲同巴豆塞。附子卒聋，醋浸插耳；烧灰，同石菖蒲塞耳，止鸣。草乌头塞鸣痒聋。甘遂插耳，口含甘草。蓖麻子同大枣作挺插。土瓜根塞耳，灸聋。经霜青箬叶入椒烧吹。栝楼根猪脂煎，塞耳鸣。鸡苏生授。巴豆蜡和。细辛 狼毒 龙脑 槐胶 松脂同巴豆。并塞耳聋。椒目肾虚耳鸣，如风水钟磬者，同巴豆、菖蒲、松脂塞之，一日一易，神效。胡桃煨研热塞，食顷即通。芥子人乳和，塞聋鸣。葱茎插耳鸣；同蜜水，滴聋鸣。杏仁蒸油滴。石榴入醋煨熟，入黑李子、仙枣子，滴卒聋。生麻油日滴，取盯眝。烧酒耳中有核，痛不可动。滴入半时，即可箝。

【石虫】　慈石入少麝香，淘，鹅油和塞。同穿山甲塞耳，口含生铁。消石 芜菁同巴豆、蓖麻。斑蝥同巴豆。真珠并塞。地龙水

【鳞介】　龟尿 蟹膏 吊脂 苟印膏并滴聋。蚺蛇膏 花蛇膏 蝮蛇膏并塞聋。海螵蛸同麝香吹。穿山甲同蝎尾、麝香和蜡，塞鸣聋。鲤鱼胆、脑 鲫鱼胆、脑 乌贼鱼血

【禽兽】　白鹅膏 膘 雁肪 乌鸡肪 鹈鹕油 鹧鹕膏 鼠胆 猬脂 驴脂 猫尿 人尿并滴聋。雀脑 兔脑 熊脑 鼠脑并塞聋。蚯蚓同青盐、鼠脂塞。蚕蜕纸卷麝香，熏聋。

## 耳痛

【草木】　连翘 柴胡 黄芩 龙胆 鼠粘子 商陆塞。楝实 牛蒡根熬汁。蓖麻子并涂。木鳖子耳卒热肿，同小豆、大黄，油调涂。木香以葱黄染鹅脂，蘸末内入。菖蒲作末炒罨，甚效。郁金浸水，滴。茱萸同大黄、乌头末，贴足心，引热下行，止耳鸣耳痛。

【水石】　矾石化水。芒消水。磨刀水并滴。蚯蚓屎涂。炒盐枕。

【虫兽】　蛇蜕耳忽大痛，如虫在内走，或流血水，或干痛，烧灰吹入，痛立止。桑螵蛸灰掺。鳝血滴。穿山甲同土狗吹。鸠屎末，吹。麝香通窍。

## 聤耳

【草木】　白附子同羌活、猪羊肾煨食。附子 红蓝花同矾末。青黛同香附、黄檗末。败酱 狼牙 蒲黄 桃仁炒。杏仁炒。橘皮灰入麝。青皮灰 楠材灰 槟榔 故绵灰。麻秸灰。苦瓠灰。车脂并吹耳。胡桃同狗胆研封。柳根捣封。薄荷汁。青蒿汁。茺蔚汁。燕脂汁。虎耳草汁。麻子汁。韭汁。柑叶汁并滴耳。

【土石】　伏龙肝 蚯蚓泥 黄矾 白矾同黄丹。雄黄同雌黄、硫黄。炉甘石同矾、麝香。浮石同没药、麝香。密陀僧 轻粉并吹耳。硫黄和蜡作挺塞。

【虫兽】　五倍子 桑螵蛸 蝉蜕灰 蜘蛛 全蝎 龙骨 穿山甲 海螵蛸 鸠屎并同麝香，吹耳。羊屎同燕脂末吹。鲤鱼肠、脑 鳗鲡鱼膏 鱼酢 鼠肝并塞聤耳引虫。石首鱼枕。夜明砂并掺入耳。犬胆同矾塞。发灰同杏仁塞。人牙灰吹五般聤耳。

## 虫物入耳

半夏同麻油。百部浸油。苍耳汁 葱汁 韭汁 桃叶汁 姜汁 酱汁 蜀椒 石胆 水银 古钱煎猪

脂。人乳汁 人尿 猫尿 鸡冠血并滴耳。鳝头灰塞。石斛插耳烧熏。铁刀声并主百虫入耳。胡麻油煎饼枕之。车脂涂。绿矾 硇砂同石胆。龙脑并吹耳。羊乳 牛乳 牛酪 驴乳 猫尿并滴蚰蜒入耳。鸡肝枕。猪肪枕之。并主蜈蚣、虫、蚁入耳。穿山甲灰吹。杏仁油滴，并主蚁入耳。灯心浸油，钓小虫、蚁入耳 。血同皂角子虫，滴蝇入耳。菖蒲塞蚤、虱入耳。稻秆灰煎汁，滴虱入耳。皂矾蛆入耳，吹之。田泥马蟥入耳，枕之。生金水银入耳，枕之引出。薄荷汁水入耳中，滴之。

**语译**

耳鸣、耳聋，有肾虚，有气虚，有郁火，有风热。耳痛是风热。聤耳流脓是湿热。

**补虚**

**【草谷】** 熟地黄 当归 肉苁蓉 菟丝子 枸杞子，肾虚耳聋，各种补阳药都可通用。黄芪 白术 人参，气虚聋鸣，各种补中气药都可通用。骨碎补，耳鸣，研末，以猪肾煨食。百合，研末，每日服。社日酒

**【果木】** 干柿，同粳米、豆豉共煮粥，每日服，治耳聋。柘白皮，酿酒治风虚耳聋。牡荆子，浸酒治耳聋。茯苓，突发耳聋，以黄蜡相和口嚼。山茱萸 黄檗

**【石禽兽】** 慈石，养肾气，治聋。老人煎汁，作猪肾羹服。鸡子，作酒服，治耳鸣。和蜡共炒食，治耳聋。猪肾，煮粥，治耳聋。羊肾，补肾治聋。羊脊骨，同磁石、白术诸药，共煎服。鹿肾 鹿茸角，补虚治聋。

**解郁**

**【草部】** 柴胡，去少阳郁火，治耳鸣、耳聋。连翘，治耳鸣头杂乱不清，除少阳三焦火。香附，治突然耳聋，炒研碎，以莱菔子煎汤送下。牵牛，小儿痱证耳聋，放猪肾中煨相熟食。栝蒌根，煮汁，酿酒服，治耳聋。黄芩 黄连 龙胆 卢会 抚芎 芍药 木通 半夏 石菖蒲 薄荷 防风，治风热郁火所致耳鸣，各种行气解郁消风降火药，都可用也。

**【金石】** 生铁，热盛之耳聋，以之烧红粹酒饮，并以慈石塞耳。空青 白青

**【虫禽】** 蠮螉，皆治聋。全蝎，治耳聋，酒冲服一钱，以听见水声为效。乌鸡屎，突发耳聋，与黑豆共炒，投酒中服，取汗为愈。

**外治**

**【草木】** 木香，入麻油中煎，滴耳治聋，每日滴四五次。预知子，突发耳聋，放石榴，共酿酒滴耳。凌霄叶，取汁滴耳。地黄 骨碎补，并煨，塞耳治聋。菖蒲，与巴豆共塞耳。附子，突发耳聋，醋泡插耳中；烧灰与石菖蒲共塞耳，止耳鸣。草乌头，塞耳治耳鸣痒聋。甘遂，插耳，口含甘草。蓖麻子，与大枣同作成挺插耳。土瓜根，塞耳，或以之灸耳。经霜青箬叶，入椒烧灰吹耳。栝楼根，以猪脂煎，塞耳治鸣。鸡苏，生揉。巴豆，以蜡和。细辛 狼毒 龙脑 槐胶 松脂，同巴豆。皆塞耳治聋。椒目，治肾虚耳鸣，如风水钟击或钟声，与巴豆、菖蒲、松脂共塞耳，一日一换，效如神。胡桃，煨熟研碎塞耳，一顿饭的时间即通。芥子，人乳和，塞耳治聋鸣。葱茎，插耳治鸣；与蜜同滴耳治聋鸣。杏仁，取油滴耳。石榴，入醋中煨熟，加黑李子、仙枣子，

滴耳治突聋。生麻油，每日滴，取耵聍。烧酒，耳中有核状物，痛不可动。滴入半个时辰，即可取。

【石虫】　磁石入，水淘后加少许麝香，淘，以鹅油和塞耳。与穿山甲共研塞耳，口含生铁。消石 芜菁同巴豆、蓖麻。斑蝥同巴豆。真珠并塞。地龙水

【鳞介】　龟尿 蟹膏 吊脂 苟印膏并滴聋。蚺蛇膏 花蛇膏 蝮蛇膏，共滴耳治聋。海螵蛸与麝香同吹耳。穿山甲同蝎尾、麝香和以蜡，塞耳治鸣聋。鲤鱼胆、脑 鲫鱼胆、脑 乌贼鱼血

【禽兽】　白鹅膏 鶪雁肪 乌鸡肪 鹈鹕油 鸊鷉膏 鼠胆 猬脂 驴脂 猫尿 人尿，皆滴耳治聋。雀脑 兔脑 熊脑 鼠脑并塞聋。蚯蚓同青盐、鼠脂塞。蚕蜕纸卷麝香，熏耳治聋。

## 耳痛

【草木】　连翘 柴胡 黄芩 龙胆 鼠粘子 商陆塞。楝实 牛蒡根，熬汁。蓖麻子并涂。木鳖子，耳突发热肿，同小豆、大黄，以油调涂。木香，用葱黄染鹅脂，蘸其末塞耳。菖蒲，研末炒热盖敷耳，甚有效。郁金，浸水，滴耳。茱萸，与大黄、乌头末，共研末贴足心，引热下行，治耳鸣耳痛。

【水石】　矾石，化水用。芒消，化水。磨刀水，共滴耳。蚯蚓屎，涂耳。炒盐 枕。

【虫兽】　蛇蜕，耳突发大痛，如有虫在内走，或流血水，或干痛，烧灰吹入，痛立止。桑螵蛸，烧灰掺入。鳝血，滴耳。穿山甲，与蝼蛄吹。鸠屎，研末，吹。麝香，通窍。

## 聤 耳

【草木】　白附子，与羌活、猪羊肾煨食。附子 红蓝花，同白矾末用。青黛 同香附、黄柏末用。败酱 狼牙 蒲黄 桃仁炒。杏仁炒。橘皮灰，入麝香。青皮灰 楠材灰 槟榔 故绵灰。麻秸灰。苦瓠灰。车脂并吹耳。胡桃，同狗胆共研塞耳。柳根，捣封耳。薄荷，取汁。青蒿，取汁。芫蔚，取汁。燕脂，取汁。虎耳草汁。麻子汁。韭汁。柑叶汁，都滴耳。

【土石】　伏龙肝 蚯蚓泥 黄矾 白矾同黄丹共用。雄黄，同雌黄、硫黄用。炉甘石，同矾、麝香用。浮石，同没药、麝香用。密陀僧 轻粉，皆吹耳。硫黄和蜡作成挺塞耳。

【虫兽】　五倍子 桑螵蛸 蝉蜕灰 蜘蛛 全蝎 龙骨 穿山甲 海螵蛸鸠屎，皆可同麝香，共吹耳。羊屎，同燕脂末吹耳。鲤鱼肠、脑 鳗鲡鱼膏 鱼酢 鼠肝，皆塞聤耳引虫出。石首鱼枕 夜明砂，同掺入耳。犬胆 同矾塞耳。发灰，同杏仁塞。人牙灰，吹耳治多种聤耳。

## 虫物入耳

半夏同麻油用。百部浸于油中。苍耳汁 葱汁 韭汁 桃叶汁 姜汁 酱汁 蜀椒 石胆 水银 古钱，煎猪脂用。人乳汁 人尿 猫尿 鸡冠血，皆滴耳。鳝头灰，塞耳。石斛，插耳中火点燃熏。铁刀声，治各种虫入耳。胡麻油，煎饼枕上。车脂，外涂。绿矾 硇砂，

同石胆共用。龙脑，吹耳。羊乳 牛乳 牛酪 驴乳 猫尿，滴耳治蚰蜒入耳。鸡肝枕用。猪肪枕之。并主蜈蚣、虫、蚁入耳。穿山甲灰吹耳。杏仁油滴耳，治蚂蚁入耳。灯心，浸油中，钓出耳中小虫、蚁入耳。鳝血，同皂角子虫用，滴耳治蝇入耳。菖蒲，塞耳治蚤、虱入耳。稻秆灰煎汁，滴治虱入耳。皂矾，治蛆入耳，吹之。田泥，治蚂蟥入耳，枕之引出。生金，治水银入耳，枕之引出。薄荷汁，治水入耳中，滴耳。

# 8.3 妇儿疾病

## 8.3.1 妇人经水

**原文**

经闭：有血滞，血枯。不调：有血虚者过期；血热者先期；血气滞者作痛。

**【活血流气】** 香附血中之气药。生用，上行；熟用，下行；炒黑，则止血。童尿制，入血分补虚；盐水制，入血分润燥。酒炒行经络；醋炒，消积聚；姜炒化痰饮。得参、术，补气；得归、芪，补血；得苍术、芎䓖，解郁；栀子、黄连，降火；得厚朴、半夏，消胀；得神麯、枳实，化食；得紫苏、葱白，解表邪；得三棱、莪茂，消积磨块；得茴香、破故纸，引气归元；得艾叶，治血气，暖子宫。乃血病之总司，为女科之仙药。当归一切气，一切劳。破恶血，养新血，补诸不足。头止血；身养血；尾破血。妇女百病，同地黄，丸服；月经逆行，同红花，煎服；血气胀痛，同干漆，丸服；室女经闭，同没药末，红花酒调服。丹参破宿血，生新血，安生胎，落死胎，止血崩带下，调经脉，或前或后，或多或少，兼治冷热劳，腰脊痛，骨节烦疼，晒研，每服二钱，温酒调下。芎䓖一切气，一切血，破宿血，养新血，搜肝气，补肝血，润肝燥，女人血闭无子，血中气药也。芍药女子寒血闭胀，小腹痛，诸老血留结，月候不调。生地黄凉血生血，补真阴，通月水。兰草生血和气，养营调经。泽兰养营气，破宿血，主妇人劳瘦，女科要药也。茺蔚子调经，令人有子，活血行气，有补阴之功。庵𦽅子同桃仁浸酒，通月经。玄胡索月经不调，结块淋露，利气止痛，破血，同当归、橘红丸服。柴胡妇人热入血室，寒热，经水不调。黄芩下女子血闭淋漏。茅根月水不匀，淋沥，除恶血。𦼮蓠根通经脉，宜妇人。醍醐菜擂酒，通经。茶汤入沙糖少许，露一夜，服即通，不可轻视。铅霜室女经闭，热，生地黄汁服。木香 乳香 乌药 白芷 桑耳并主血气。荔枝核血气痛，同香附末服。荜茇血气痛，经不调，同蒲黄丸服。附子通经，同当归煎服。芥子酒服末，通月水。韭汁治经脉逆行，入童尿饮。丝瓜为末，酒服，通月经。土瓜根经水不利，同芍药、桂枝、䗪虫为末，酒服。薏苡根煎服，通经。牛膝血结，经病不调，同干漆、地黄汁丸服。牛蒡根月水不通，积块欲死，蒸三次，浸酒日饮。马鞭草通月经瘕块，熬膏服。虎杖通经，同没药、凌霄花，末服。蒺藜通经，同当归末，酒服。木麻月闭症瘕，久服令人有子。硇砂月水不通，积聚刺痛，破结血，暖子宫，同皂荚、陈橘皮，丸服。白垩土女子寒热症瘕，月闭无子，子宫冷。铜镜鼻血闭症瘕，伏肠绝孕。乌金石通月水，煎汤，服巴豆三丸。蚕沙月经久闭，炒，煮酒饮一盏即通。葛上亭长血闭症块，米炒，研服。乌鸦经闭，炙研，同水蛭等药服。獭胆通经，同硇砂等药，丸服。爪同。白狗屎月水乍多乍少，烧灰酒服。鼠屎通经，酒服一钱。童男、童女发通经，同斑蝥、麝香，末服。人乳日饮三合，通经。水蛭 地胆 樗鸡 五灵脂 鳖甲 纳鳖 穿山甲 龙胎 蛤粉 菩萨石 铜弩牙 朴消 紫荆皮 木占斯 桂心 干漆 厚朴煎酒。栝楼根 质汗 甜瓜蔓 蓬莪茂 三棱 枣木 紫葳 庵罗果 桃仁 牡丹皮 刘寄奴 紫参 姜黄 郁金 红蓝花 瞿麦 番红花 续随子 蛇莓 瓦松 石帆 赤孙施 蒲黄并破血通经。大枣妇人脏燥，悲哭如祟，同小麦、甘草，水煎服。葶苈纳阴中，通月水。

**【益气养血】** 人参血虚者益气，阳生则阴长也。术利腰脐间血，开胃消食。熟地黄伤中胞漏，经候不调，冲任伏热，久而无子，同当归、黄连，丸服。石菖蒲女人血海冷败。补骨脂 泽泻 阳起石 玄石 白玉 青玉 紫石英并主子宫虚冷，月水不调，绝孕。阿胶女人血枯，经水不调，无子，炒研，酒服。雀卵 乌贼鱼骨 鲍鱼汁并主女子血枯病，伤肝，唾血下血，通经闭。驴包衣天癸不通，煅研，入麝，新汲水下，不过三服。

## 语译

经闭：有血滞，血枯。月经不调：有血虚者则过期；血热者则先期；血气滞者则疼痛。

**【活血流气】** 香附，是血中之气药。生用，则上行；熟用，则下行；炒黑用，则止血。童尿制，入血分补虚；盐水制，入血分润燥。酒炒行经络，醋炒，消积聚；姜炒化痰饮。得参、术，补气；得归、芎，补血；得苍术、芎藭，解郁；栀子、黄连，降火；得厚朴、半夏，消胀；得神麹、枳实，化食；得紫苏、葱白，解表邪；得三棱、莪茂，消积磨块；得茴香、破故纸，引气归元；得艾叶，治血气，暖子宫。乃气病之总司，为女科之仙药。当归，行一切气，治一切劳。能破恶血，养新血，补诸不足。当归头止血；当归身养血；当归尾破血。治妇女多种病，与地黄同作丸服；治月经逆行，与红花，同煎服；治血气胀痛，同干漆，作丸服；治室女经闭，与没药同研为末，用红花酒调服。丹参，能破宿血，生新血，安生胎，落死胎，止崩漏带下，能调经脉，治经水或前或后，或多或少，兼治冷热劳，腰脊疼痛，骨节烦痛，晒干研末，每次服二钱，用温酒调下。芎藭，治一切气，一切血，能破宿血，养新血，搜肝气，补肝血，润肝燥，治女人经闭不孕，是血中之气药也。芍药，治女子寒血闭胀，小腹疼痛，诸老血留结，月经不调。生地黄，能凉血生血，补真阴，通月水。兰草，能生血和气，养营调经。泽兰，能养营气，破宿血，主妇人劳瘦，是女科之要药也。茺蔚子，能调经，治不孕，令人有子，可活血行气，有补阴之功效。庵䕡子，与桃仁同用浸酒，可通月经。玄胡索，治月经不调，结块淋露，利气止痛，破血，同当归、橘红同作丸服。柴胡，治妇人热入血室，寒热往来，月经不调。黄芩，治女子血闭淋漏。茅根，治月水不匀，淋沥，能除恶血。菩苨根，能通经脉，宜于妇人。醍醐菜，加酒研磨，能通经。茶汤，加少量砂糖，放置一夜，服过经水即通，不要轻视这个方法。铅霜，治室女经闭，身体烦热，用生地黄汁送服。木香 乳香 乌药 白芷 桑耳，都主治血气。荔枝核，治血气痛，同香附同研末服用。荜茇，治血气痛，月经不调，与蒲黄同作丸服。附子，能通经，与当归同煎服。芥子，用酒服末，通月经。韭汁，治经脉逆行，加童尿饮。丝瓜，研为末，酒服，通月经。土瓜根，治月经不畅，同芍药、桂枝、䗪虫研为末，酒服。薏苡根，煎服，能通经。牛膝，治血结，经病不调，同干漆、地黄汁作丸服。牛蒡根，治月经不通，积块欲死，蒸三次，浸酒日饮。马鞭草，通月经瘕块，熬膏服用。虎杖，通经，与没药、凌霄花同研为末服。蒺藜，通经，与当归同研末，酒送服。木麻，治经闭症瘕，久服能使人有子。硇砂，治月经不通，积聚刺痛，能破结血，暖子宫，与皂荚、陈橘皮，同作丸服。白垩土，治女子寒热症瘕，经闭无子，子宫寒冷。铜镜鼻，治血闭症瘕，伏肠绝孕。乌金石，通月水，煎汤，送服三丸巴豆。蚕沙，治月经久闭不通，炒过，煮酒饮用一盏即通。葛上亭长，治血闭癥块，用米炒，研末服。乌鸦，治经闭，炙研，与水蛭等药同服。獭胆，通经水，与碙砂等药，作丸服。獭爪同。白狗屎，治月水乍多乍少，烧为末用，以酒送服。鼠屎，通经，用酒送服一钱。童男、童女发，通经，与斑蝥、麝香，同为末服。人乳，每天饮三合，能通经。水蛭 地胆 樗鸡 五灵脂 鳖甲 纳鳖 穿山甲 龙胎 蛤粉 菩萨石 铜弩牙 朴消 紫荆皮 木占斯 桂心 干漆 厚朴煎酒。栝楼根 质汗 甜瓜蔓 蓬莪茂 三棱 枣木 紫葳 庵罗果 桃仁 牡丹皮 刘寄奴 紫参 姜黄 郁金 红蓝花 瞿麦 番红花 续随子 蛇莓 瓦松 石帆 赤孙施 蒲黄，都能破血通经。大枣，治妇人脏燥，悲哭如祟，与小麦、甘草，同用水煎服。葶苈，纳入阴中，能通经水。

**【益气养血】** 人参，血虚者应益气，阳生则阴长也。术，能利腰脐间血，开胃消食。熟地黄，治伤中胞漏，经水不调，冲任伏热，长期不孕，与当归、黄连，作丸服。石菖蒲，治女人血海冷败。补骨脂 泽泻 阳起石 玄石 白玉 青玉 紫石英，都主治子宫虚冷，月经不调，不孕。阿胶，治女人血枯，经水不调，无子，炒研，用酒服。雀卵 乌贼鱼骨 鲍鱼汁，都主治女子血枯病，伤肝，唾血下血，能通经闭。驴包衣，治天癸不通，煅研，加入麝香，用新汲水送下，不过三服即愈。

## 8.3.2 带下

原文

是湿热夹痰，有虚有实。

苍术燥湿强脾，四制丸服。艾叶白带，煮鸡子食。石菖蒲赤白带下，同破故纸末服。白芷漏下赤白，能蚀脓，白带冷痛腥秽，同蜀葵根、白芍、枯矾，丸服；石灰淹过，研末酒服。草果同乳香，末服。糯米女人白淫，同花椒烧研，醋糊丸服。莲米赤白带，同江米、胡粉，入乌骨鸡，煮食。白扁豆炒研，米饮日服。花同。荞麦炒焦，鸡子白服。韭子白带白淫，醋煮丸服。芍药同香附末，煎服；同干姜末服。沙参七情内作，或虚冷者，为末，米饮日服。狗脊室女白带，冲任虚损，关节重，同鹿茸，丸服。亦治妇人。枸杞根带下脉数，同地黄，煮酒饮。椿根白皮同滑石丸服；同干姜、芍药、黄檗，丸服。木槿皮煎酒，止带下，随赤、白用。榆荚仁和牛肉，作羹食，止带下。茯苓丸服。松香酒煮，丸服。槐花同牡蛎末，酒服。冬瓜仁炒研，汤服。牡荆子炒焦，饮服。益母草为末汤服。夏枯草为末，饮服。鸡冠花浸酒饮，或末服。马齿苋绞汁，和鸡子白服。大蓟根浸酒饮。酢浆草阴干，酒服。椒目炒研，水服。子同石菖蒲，末服。韭汁同童尿，露一夜，温服。葵叶 葵花治带下，目中溜火，和血润燥，为末，酒服，随赤、白用。蜀葵根散脓血恶汁，治带下，同白芷、芍药、枯矾，化蜡丸服。败酱治带下，破多年凝血，化脓为水。漏卢产后带下，同艾叶丸服。甑带五色带下，煮汁服。泽兰子女人三十六疾。马矢蒿 蠡实 紫葳 茜根 白敛 土瓜根 赤地利 鬼箭羽 水芹 蒲黄 景天 猪苓 李根白皮 金樱根 酸榴皮 桃毛 白果 石莲 芡实 城东腐木 橡斗 秦皮 人参 黄芪 肉苁蓉 何首乌 葳蕤 当归 芎劳 升麻升提。柴胡升提。阳起石 白石脂 五色石脂 玉泉 石胆 代赭石 石硫黄 石硫赤 碙砂并主赤白带下，无子。石灰白带、白淫，同茯苓丸服。云母粉水服方寸匕，立见效。禹余粮赤白带，同干姜，丸服。石燕月水湛浊，赤带多年，煎饮或末，日服。白矾白沃漏下，经水不利，子肠坚僻，中有干血，烧研，同杏仁丸，纳阴户内。白瓷器主白崩带。伏龙肝炒烟尽，同棕灰、梁上尘服。秋石枣肉丸服。牛角䚡烧灰，酒服。狗头骨同上。兔皮灰同上。猪肾宜多食。猪肝同金墨、百草霜，煨食。羊胰酢洗蒸食，数次愈。羊肉产后带下赤白，绝孕，豉、蒜煮食，入酥食。山羊肉主赤白带。狗阴茎女人带下十二疾。鹿角白浊，炒研酒服。鹿茸赤白下，炙末酒服。室女白带，冲任虚寒，同狗脊、白敛，丸服。白马左蹄五色带下，烧灰，酒服。驼毛 乌驴皮 牛骨及蹄甲、阴茎 麋角 鹿血 阿胶 丹雄鸡 乌骨鸡 鸡内金 雀肉 雀卵 雀屎 伏翼 五灵脂 鳗鲡鱼 鲤鱼鳞 龙骨 鼍甲 龟甲 鳖肉 鲨鱼骨 海螵蛸 牡蛎粉 马刀 海蛤 蛤粉 蚌粉 蜜蜂子 土蜂子 蚕蜕纸灰。姑棉灰。淡菜 海虫宅 全蝎 丹参 三七 地榆并主赤白带。贯众醋炙，末服，止赤白带。蛇床子同枯矾，纳阴户。古砖烧赤，安蒸饼坐之。

### 语 译

是湿热夹痰，有虚有实。

苍术，能燥湿强脾，四制为丸服。艾叶，治白带，煮鸡子食用。石菖蒲，治赤白带下，与破故纸末服。白芷，治漏下赤白，能蚀脓，治白带冷痛腥秽，同蜀葵根、白芍、枯矾，同作丸服，用石灰淹过，研末酒送服。草果，与乳香同为末服。糯米，治女人白淫，与花椒同烧研，醋糊为丸服。莲米，治赤白带下，与江米、胡椒粉一起，放入乌骨鸡，煮食。白扁豆，炒研，每日用米饮送服。白扁豆花功用相同。荞麦，炒焦，用鸡子白调服。韭子，治白带白淫，醋煮作丸服。芍药，与香附子同研为末，煎服；与干姜同研为末服。沙参，治七情内作，或虚或冷者，研为末，每日用米饮送服。狗脊，治室女白带，冲任虚损，关节沉重，与鹿茸同作丸服。亦治妇人。枸杞根，治带下脉数，与地黄同用煮酒饮。椿根白皮，与滑石同作丸服；与干姜、芍药、黄柏，同作丸服。木槿皮，煎酒服，止带下，随赤、白不同而用。榆荚仁，与牛肉，作成羹食用，能止带下。茯苓，作丸服。松香，酒煮，作丸服。槐花，与牡蛎同研为末，酒送服。冬瓜仁，炒研，汤送服。牡荆子，炒焦，饮送服。益母草，研为末，汤送服。夏枯草，研为末，饮送服。楤鸡冠花，浸酒饮用，或作末服。马齿苋，绞取汁，和入鸡子白服用。大蓟根，浸酒饮用。酢浆草，阴干，酒送服。椒目，炒研，水送服。子，同石菖蒲，研末服。韭汁，和入童尿，露一夜，温服。葵叶 葵花，治带下，目中溜火，能和血润燥，研为末，酒送服，随赤、白不同而用。蜀葵根，散脓血恶汁，治带下，与白芷、芍药、枯矾同用，化蜡作丸服。败酱，能治带下，破多年凝血，把脓化为水。漏卢，治产后带下，与艾叶同作丸服。瓴带，治五色带下，煮汁服用。泽兰子，能治女人三十六种疾患。马矢蒿 蠡实 紫葳 茜根 白敛 土瓜根 赤地利 鬼箭羽 水芹 蒲黄 景天 猪苓 李根白皮 金樱根 酸榴皮 桃毛 白果 石莲 芡实 城东腐木 橡斗 秦皮 人参 黄芪 肉苁蓉 何首乌 葳蕤 当归 芎藭 升麻，能升提。柴胡，能升提。阳起石 白石脂 五色石脂 玉泉 石胆 代赭石 石硫黄 石硫赤 碙砂，都能治赤白带下，不孕。石灰，治白带、白淫，与茯苓同作丸服。云母粉，用水送服方寸匙，立刻见效。禹余粮，治赤白带下，与干姜同作丸服。石燕，治月经湛浊，赤带多年，煎饮或作末，每日服用。白矾，治白淫漏下，经水不利，子肠坚僻，中有干血，烧研，与杏仁同作丸，纳入阴户内。白瓷器，主治白崩带下。伏龙肝，炒令烟尽，与棕灰、梁上尘同服。秋石，用枣肉丸服。牛角

鳃 烧灰，用酒送服。狗头骨，同上。兔皮灰，同上。猪肾，宜多食。猪肝，加金墨、百草霜，煨食。羊胰，用醋洗蒸食，数次即愈。羊肉，治产后带下赤白，绝孕，加豉、蒜煮食，放入酥食用。山羊肉，主治赤白带。狗阴茎，治女人带下十二疾。鹿角，治妇人白浊，炒研用酒送服。鹿茸，治赤白下，炙过研末酒送服。治室女白带，冲任虚寒，与狗脊、白敛，同作丸服。白马左蹄，治五色带下，烧灰，酒服。驼毛 乌驴皮 牛骨及蹄甲、阴茎 麋角 鹿血 阿胶 丹雄鸡 乌骨鸡 鸡内金 雀肉 雀卵 雀屎 伏翼 五灵脂 鳗鲡鱼 鲤鱼鳞 龙骨 鼍甲 龟甲 鳖肉 鲨鱼骨 海螵蛸 牡蛎粉 马刀 海蛤 蛤粉 蚌粉 蜜蜂子 土蜂子 蚕蜕纸，烧灰。姑棉，烧灰。淡菜 海虫宅 全蝎 丹参 三七 地榆，都主治赤白带。贯众，用醋炙，研末服，止赤白带。蛇床子，与枯矾同用，纳入阴户内。古砖，烧红，把蒸饼放在砖上然后坐在上面。

## 8.3.3 崩中漏下

**原 文**

月水不止，五十行经。

**【调营清热】** 当归酒下绝孕，崩中诸不足。丹参功同当归。芎䓖煎酒。生地黄崩中及经不止，捣汁，酒服。芍药崩中痛甚，同柏叶煎服；经水不止，同艾叶煎服。肉苁蓉血崩，绝阴不产。人参血脱益阳，阳生则阴长。升麻升阳明清气。柴胡升少阳清气。防风炙研，面糊煮，酒服一钱，经效。白芷主崩漏，入阳明经。香附子炒焦，酒服，治血如崩山，或五色漏带，宜常服。黄芩主淋漏下血，养阴退阳，去脾经湿热。阳乘阴，崩中下血，研末，霹雳酒服一钱；四十九岁，月水不止，条芩醋浸七次，炒研为丸，日服。青襄汁服半升，立愈。鸡冠花及子为末，酒服。大、小蓟汁煎服。或浸酒饮。菖蒲产后崩中，煎酒服。蒲黄止崩中，消瘀血，同五灵脂末炒，煎酒服。凌霄花为末，酒服。茜根止血内崩，及月经不止。五十后行经，作败论，同阿胶、柏叶、黄芩、地黄、发灰，煎服。三七酒服二钱。石苇研末，酒服。水苏煎服。柏叶月水不止，同芍药煎服；同木贼炒，末服。槐花漏血，烧研酒服；血崩不止，同黄芩，烧秤锤酒服。淡竹茹崩中，月水不止，微炒，水煎服。黄麻根水煎。甜瓜子月经太过，研末，水服。黑大豆月水不止，炒焦，冲酒。白扁豆花血崩，焙研，饮服。蒸饼烧研，饮服。玄胡索因损血崩，煮酒服。缩砂焙研，汤服。益智子同上。椒目焙研，酒服。胡椒同诸药，丸服。艾叶漏血，崩中不止，同干姜、阿胶，煎服。木莓根皮煎酒，止崩。续断 石莲子 蠡实 茅根 桃毛 小檗 冬瓜仁 松香 椿根白皮 鹿角 鹿茸 鹿血 猪肾 乌骨鸡 丹雄鸡 鸡内金 雀肉 鲨尾 蚌壳 文蛤 海蛤 鲍鱼并主漏下崩中。毛蟹壳崩中腹痛，烧研，饮服。牡蛎崩中及月水不止，煅研，艾煎醋膏，丸服。鳖甲漏下五色，醋炙研，酒服；同干姜、诃黎勒，丸服。紫矿经水不止，末服。鳔胶崩中赤白，焙研，鸡子煎饼食，酒下。阿胶月水不止，炒焦，酒服，和血滋阴。羊肉崩中垂死，煮归、芎、干姜服。

**【止涩】** 棕灰酒服。莲房经不止，烧研，酒服；血崩，同荆芥烧服；产后崩，同香附烧服。败瓢同莲房，烧服。丝瓜同棕烧服。木耳炒黑，同发灰服，取汗。桑耳烧黑，水服。槐耳烧服。乌梅烧服。梅叶同棕灰服。荷叶烧服。桃核烧服。胡桃十五个，烧研，酒服。壳亦可。甜杏仁黄皮烧服。凫茈一岁一个，烧研，酒服。漆器灰同棕灰服。故绵同发烧服。败蒲席灰酒服。木芙蓉花经血不止，同莲房灰，饮服。槐枝灰赤白崩，酒服。幞头灰水服。白纸灰酒服。蚕蜕纸灰同槐子末服。百草霜狗胆汁服。

松烟墨漏下五色，水服。乌龙尾月水不止，炒，同荆芥末服。绵花子血崩如泉，烧存性，酒服三钱。贯众煎酒。丁香煎酒。地榆月经不止，血崩，漏下赤白，煎醋服。三七酒服。地锦酒服。木贼崩中赤白，月水不断，同当归、芎藭服；漏血不止，五钱，煎水服；血崩气痛，同香附、朴消，末服。石花同细茶、漆器末，酒服。桑花煎水。翻白草擂酒。醒醐菜杵汁，煎酒。夏枯草研末，饮服。桂心煅研，饮服一钱。何首乌同甘草，煮酒服。枔杨皮同牡丹、牡蛎，煎酒，止白崩。橡斗壳 金樱根 榴皮根同。鬼箭羽 城东腐木 石胆 代赭石 白垩土 玄精石 礵砂 五色石脂 太乙余粮并主赤沃崩中，漏下不止。赤石脂月水过多，同补骨脂末，米饮服二钱。禹余粮崩中漏下五色，同赤石脂、牡蛎、乌贼骨、伏龙肝、桂心，末服。伏龙肝漏下，同阿胶、蚕砂末，酒服。五灵脂血崩不止，及经水过多，半生半炒，酒服，能行血止血；为末熬膏，入神曲，丸服；烧存性，铁锤烧淬酒服。鹊巢积年漏下，烧研，酒服。牛角烧研，酒服。羊胫骨月水不止，煅，入棕灰，酒服。狗头骨血崩，烧研，糊丸，酒服。乌驴屎血崩，及月水不止，烧研，糊丸，酒服。乌驴皮 羖羊角烧。马悬蹄煅。马鬐毛及尾烧。牛骨及蹄甲煅。孔雀屎煅。龙骨煅。鼍甲煅。海螵蛸 鲤鱼鳞并主崩中下血，漏下五色。

**语 译**

有月水不止，五十行经。

**【调营清热】** 当归，治漏下不孕，崩中诸种不足。丹参，功效与当归同。芎藭，酒煎。生地黄，治崩中经水不止，川芎，酒煎。芍药崩中痛甚，同柏叶煎服；经水不止，同艾叶煎服。肉苁蓉，治血崩，绝阴不产。人参，血脱者益阳，阳生则阴长。升麻，能升阳明清气。柴胡，能升少阳清气。防风，炙过研末，面糊酒煮，服用一钱，经试有效。白芷，主治崩漏，能入阳明经。香附子，炒焦，酒送服，治血出如山崩，或五色漏带，宜经常服之。黄芩，主治淋漏下血，能养阴退阳，去脾经湿热。阳乘阴，出现崩中下血，则研为末，用霹雳酒送服一钱；四十九岁，月经仍不止，取条芩用醋浸七次，炒过研末为丸，每日服用。青蘘，取汁服半升，立刻痊愈。鸡冠花及子，研为末，有酒送服。大、小蓟，取汁煎服。或浸酒饮用。菖蒲，治产后崩中，酒煎服。蒲黄，能止崩中，消瘀血，同五灵脂研末炒，煎酒服用。凌霄花，研为末，酒送服。茜根，能止血内崩，及月经不止。五十后出现经水，是败血在内所致，与阿胶、柏叶、黄芩、地黄、发灰，同煎服。三七，用酒送服二钱。石苇，研为末，用酒送服。水苏，煎服。柏叶，治月水不止，与芍药同煎服；与木贼同炒，研末服。槐花，治漏血，烧过研末酒送服；治血崩不止，同黄芩同用，以烧秤锤酒送服。淡竹茹，治崩中，月水不止，微炒，水煎服。黄麻根，水煎服。甜瓜子，治月经太过，研为末，水送服。黑大豆，治月水不止，炒焦，冲入酒中。白扁豆花，治血崩，焙干研末，饮送服。蒸饼，烧过研末，饮送服。玄胡索，治损伤血崩，酒煮服。缩砂，焙干研末，汤送服。益智子，功效同上。椒目，焙干研末，酒送服。胡椒，与诸药同用，作丸服。艾叶，治漏下，崩中不止，与干姜、阿胶，同煎服。木莓根皮，煎酒，止崩。续断 石莲子 蠡实 茅根 桃毛 小檗 冬瓜仁 松香 椿根白皮 鹿角 鹿茸 鹿血 猪肾 乌骨鸡 丹雄鸡 鸡内金 雀肉 鲎尾 蚌壳 文蛤 海蛤 鲍鱼，都主治漏下崩中。毛蟹壳，治崩中腹痛，烧灰研末，饮送服。牡蛎，治崩中及月水不止，煅过研末，加艾醋煎为膏，作丸服。鳖甲，治五色漏下，醋炙研末，酒送服；与干姜、诃黎勒同作丸服。紫矿，治经水不止，研为末服。

鳔胶，治崩中赤白，焙研，鸡子煎饼食，酒下。阿胶，治月水不止，炒焦，酒服，能和血滋阴。羊肉，治崩中垂死，煮归、芎、干姜都服。

**【止涩】** 棕灰，酒送服。莲房，治月经不止，烧过研末，酒送服；治血崩，与荆芥同烧服；治产后崩，与香附同烧服。败瓢，与莲房同烧服。丝瓜，与棕同烧服。木耳，炒黑，与发灰同服，取汗。桑耳，烧黑，水送服。槐耳，烧服。乌梅，烧服。梅叶，与棕灰同服。荷叶，烧服。桃核，烧服。胡桃，取十五个，烧过研末，酒送服。壳亦可用。甜杏仁黄皮，烧服。鬼齿，一岁服一个，烧过研末，酒送服。漆器灰，同棕灰服。故绵，与发同烧服。败蒲席灰，酒送服。木芙蓉花，治经血不止，与莲房同烧灰，饮送服。槐枝灰，治赤白崩，酒送服。幞头灰，水送服。白纸灰，酒送服。蚕蜕纸灰，与槐子末同服。百草霜，用狗胆汁调服。松烟墨，治五色漏下，水送服。乌龙尾，治月水不止，炒过，与荆芥同研为末服。绵花子，治像泉水一样的血崩，烧灰存性，用酒送服三钱。贯众，酒煎。丁香，酒煎。地榆，治月经不止，血崩，漏下赤白，醋煎服用。三七，酒送服。地锦，酒送服。木贼，治崩中赤白，月水不断，与当归、芎䓖同服；治漏血不止，取五钱，水煎服；治血崩气痛，与香附、朴消，同研为末服。石花，与细茶、漆器同研为末，酒送服。桑花，水煎。翻白草，加酒研磨。醍醐菜，杵取汁，酒煎服。夏枯草，研为末，饮送服。桂心，煅过研末，用饮送服二钱。何首乌，与甘草同用酒，煮服用。枎杨皮，与牡丹、牡蛎，同用酒煎服，能止白崩。橡斗壳 金樱根 榴皮根同。鬼箭羽 城东腐木 石胆 代赭石 白垩土 玄精石 硇砂 五色石脂 太乙余粮，都能主治赤沃崩中，漏下不止。赤石脂，治月水过多，与补骨脂同研为末，米饮送服二钱。禹余粮，治崩中漏下五色，与赤石脂、牡蛎、乌贼骨、伏龙肝、桂心，同研为末服。伏龙肝，治漏下，与阿胶、蚕砂同研为末，酒送服。五灵脂，治血崩不止，和经水过多，取半生半炒，用酒送服，能行血止血；研为末熬成膏，加入神麹作丸服；烧灰存性，用铁锤烧红淬酒送服。鹊巢，治积年漏下，烧过研末，酒送服。牛角䚡，烧过研末，酒送服。羊胫骨，治月水不止，煅过，加入棕灰，酒服用。狗头骨，治血崩，烧过研末，糊丸，酒送服。乌驴屎，治血崩，及月水不止，烧过研末，糊丸，酒送服。乌驴皮 羖羊角，烧。马悬蹄，煅。马鬐毛及尾，烧。牛骨及蹄甲，煅。孔雀屎，煅。龙骨，煅。鼍甲，煅。海螵蛸 鲤鱼鳞，都主治崩中下血，五色漏下。

# 8.3.4 小儿初生诸病

原文

沐浴 解毒 便闭 无皮 不啼 不乳 吐乳 目闭 血眼 肾缩 解颅 囟陷 囟肿 项软 龟背 语迟 行迟 流涎 夜啼 脐肿 脐风

**【沐浴】** 猪胆 黄连 梅叶同桃、李叶。益母草 虎骨并煎汤，浴儿，不生疮、疥诸病。轻粉浴讫，以少许摩，不畏风，又解诸气。

**【解毒】** 甘草汁。韭汁并灌少许，吐出恶水、恶血，永无诸疾。豆豉浓煎，喂三、五口，胎毒自散。胡麻生嚼，绢包与咂，其毒自下。粟米粥日嚼少许，助谷神。朱砂蜜和豆许。牛黄蜜和豆许。黄连灌一匙。并解胎毒及痘毒。脐带初生十三日，以本带烧灰乳服，可免痘患。

【便闭】　胡麻油初生大小便不通，入芒消少许，煎沸，徐灌即通。甘草同枳壳，煎水灌。葱白尿不通，煎乳灌之。轻粉先咂胸、背、手、足心并脐七处，以蜜化三分，与服即通。

【无皮】　白米粉　车辇土　密陀僧初生无皮，并扑之，三日即生。

【不啼】　冷水灌少许，外以葱鞭之。

【不乳】　水银吞米粒大，下咽即乳，咽中有物如麻子也。凌霄花百日儿忽不乳，同蓝汁、硝、黄，丸服。

【吐乳】　蓬莪茂同绿豆煎乳，调牛黄服。蘽簆同牛黄、食盐少许，煎人乳服。

【目闭】　甘草月内目闭不开，或肿涩，或出血，名慢肝风，猪胆汁炙，研末灌之。苍术上症，用二钱，入猪胆汁中，煮熟熏之；嚼汁，哺之。芎藭小儿好闭目，或赤肿，脑热也，同朴消、薄荷末，吹鼻中。熊胆蒸水频点之。内服，四物加天花粉、甘草。

【血眼】　杏仁嚼，乳汁点之。

【肾缩】　吴茱萸同大蒜、硫黄涂其腹，仍用蛇床子烧烟，熏之。

【解颅】　防风同白芨、柏子仁末，乳和。天南星醋和。漆花　椰榆皮　蟹螯灰同白芨末。鼠脑　猪颊车髓　黄狗头炙研，鸡子白和。驴头骨及悬蹄灰油和，并日涂。丹雄鸡冠血滴上，以赤芍末粉之。

【囟陷】　乌鸡骨同地黄末服。乌头同附子、雄黄末贴。半夏涂足心。

【囟肿】　黄檗水和，贴足心。

【项软】　附子同南星贴。蓖麻子病后天柱骨倒，同木鳖子仁贴之。

【龟背】　红内消龟尿调涂，久久自愈。

【语迟】　百舌鸟炙食。伯劳踏枝鞭之。

【行迟】　五加皮同木瓜末服。木占斯

【流涎】　半夏同皂荚子仁，姜汁丸服。牛噍草服。鹿角末，米饮服。白羊屎频纳口中。东行牛涎涂。桑白皮汁涂。天南星水调贴足。

### 夜啼

【内治】　当归胎寒好啼，日夜不止，焙研，乳和灌。前胡蜜丸服。刘寄奴同地龙为末服。伏龙肝丹砂、麝香丸服。灯花抹乳头，吮。胡粉水服三豆。硫黄同黄丹煅，埋过，丸服。白花蛇睛研，竹沥灌。虎睛研，竹沥灌。牛黄乳汁化豆许灌。野狼屎中骨烧灰，水服。或加豺皮灰。缚猪绳灰水服。巴豆时珍曰：小儿夜啼，多是停乳腹痛，余每以蜡匮巴豆药一二丸，服之，屡效。

【外治】　牵牛子　五倍子　牛蹄甲　马蹄　马骨并贴脐。狗毛绛袋盛，系儿臂。鸡屎浴儿，并服少许。猪窠草　鸡窠草　井口边草　白雄鸡翎　牛屎并密安席下。土拨鼠头骨　烧尸场土并安枕旁。仙人杖安身畔。树孔中草著户中。古梁板点灯照之。

【脐肿】　荆芥煎汤洗后，煨葱贴之，即消。桂心炙熨。东壁土　伏龙肝　白石脂　枯矾　车脂　龙骨　海螵蛸　猪颊车髓同杏仁捣。脐带灰同当归、麝。油发灰　当归　瓠带灰　绯帛灰　锦灰　绵灰并傅脐湿或肿。

【脐风】　独蒜安脐上，灸至口出蒜气，仍以汁嘀鼻。盐豉贴脐灸之。枣猫同诸药贴，灸。鲫鱼先以艾灸人中、承浆，烧研酒服。全蝎酒炙研，入麝服。白僵蚕二枚，炒研，蜜服。守宫以丹砂养赤，为末，薄荷汤服。猴屎烧研，蜜服。牛黄竹沥化服。白牛屎涂口中。鸡屎白口噤。面赤属心，白属肺，酒研，或水煮汁服。猪脂百日内噤风，口中有物如蜗牛、白虫也，擦之令消。驴毛入麝炒焦，乳汁和服。乌驴乳 猪乳 牛涎 牛齝草汁 大豆黄卷汁并灌之。钓藤同甘草煎服。夜合花枝煮汁，拭小儿撮口。葛蔓烧灰，点咽。天浆子同僵蚕、轻粉灌之；同蜈蚣烧服。甘草浓煎。蛇莓汁并灌之，吐痰涎。

## 语译

有沐浴 解毒 便闭 无皮 不啼 不乳 吐乳 目闭 血眼 肾缩 解颅 囟陷 囟肿 项软 龟背 语迟 行迟 流涎 夜啼 脐肿 脐风。

【沐浴】 猪胆 黄连 梅叶，与桃、李叶同用。益母草 虎骨，都可煎汤，取汤浴儿，则不生疮、疥诸病。轻粉，浴毕后，取少量摩身，则不畏风，还能解诸气。

【解毒】 甘草，取汁。韭汁，都灌取少量，吐出恶水、恶血，则永无它病。豆豉，浓煎，喂服三五口，胎毒自散。胡麻，生嚼，用绢包让小儿吸咂，胎毒自下。粟米粥，每日嚼少量，能助谷神。朱砂，用蜜调和成豆大小。牛黄，用蜜调和成豆大小。黄连，灌下一匙。都能解胎毒及痘毒。脐带，初生第三日，取本人脐带烧灰，用乳法服，可免痘患。

【便闭】 胡麻油，治初生大小便不通，加入少量芒消，煎沸，慢慢灌下二便即通。甘草，同枳壳同用水，煎灌服。葱白，治小便不通，乳煎灌之。轻粉，先咂胸、背、手、足心和脐七个地方，以蜜化三分，让小儿服过小便即通。

【无皮】 白米粉 车辇土 密陀僧，治初生儿无皮，都可扑在身上，三日后皮肤即生。

【不啼】 冷水，灌入少量，再用葱鞭打。

【不乳】 水银，吞入米粒大，下咽即可吸乳，咽中有麻子样的物也。凌霄花，治百日儿忽然不乳，与蓝汁、硝、黄，同作丸服。

【吐乳】 蓬莪术，与绿豆同用乳煎，调入牛黄服用。篷簩，与牛黄、少量食盐同用人乳煎服。

【目闭】 甘草，月内目闭不开，或两目肿涩，或出血，叫慢肝风，用猪胆汁炙，研为末灌服。苍术，治上述病症，取二钱，放在猪胆汁中，煮熟熏目；再嚼取汁，喂哺之。芎劳，小儿经常闭目，或赤肿，这是脑热的原因也，同朴消、薄荷同研为末，吹入鼻中。熊胆，蒸取水多次点敷。内服，四物汤加天花粉、甘草。

【血眼】 杏仁，嚼用乳汁调和点敷。

【肾缩】 吴茱萸，与大蒜、硫黄同涂腹部，再用蛇床子烧烟，外熏。

【解颅】 防风，与白芨、柏子仁研末，乳法调和。天南星，醋调和。漆花 椰榆皮 蟹鳌灰，与白芨同为末。鼠脑 猪颊车髓 黄狗头炙研，用鸡子白调和。驴头骨及悬蹄灰，用油调和，都可每日外涂。丹雄鸡冠血，滴在头上，再用赤芍末粉外敷。

【囟陷】 乌鸡骨，与地黄同为末服。乌头，与附子、雄黄同为末外贴。半夏，涂足心。

【囟肿】 黄檗，水调和，贴足心。

【项软】 附子，与天南星一同外贴。蓖麻子，治病后天柱骨倒陷，同木鳖子仁同用外贴。

【龟背】　红内消，用龟尿调和外涂，日久则自愈。

【语迟】　百舌鸟，炙熟食用。伯劳踏枝，鞭打。

【行迟】　五加皮，与木瓜同研为末服。木占斯

【流涎】　半夏，与皂荚子仁同用，姜汁作丸服。牛嗜草，服。鹿角，研末，米饮送服。白羊屎，频频放入口中。东行牛涎，外涂。桑白皮汁，涂抹。天南星，水调和贴足。

### 夜啼

【内治】　当归，治胎寒蹄哭，日夜不止，焙干研末，乳法调和灌服。前胡，作蜜丸服。刘寄奴，与地龙同为末服。伏龙肝，加丹砂、麝香作丸服。灯花，抹在乳头上让小儿吸吮。胡粉，水服三豆大小。硫黄，与黄丹同煅，埋过，作丸服。白花蛇睛，研，用竹沥灌服。虎睛，研，用竹沥灌下。牛黄，取豆大小用乳汁化开灌服。野狼屎中骨，烧成灰，水送服。或加入豺皮灰。缚猪绳灰，水服。巴豆

时珍曰：小儿夜啼，多是停乳腹痛，我每次都用一二丸，服之，屡效。

【外治】　牵牛子　五倍子　牛蹄甲　马蹄马骨并贴脐。狗毛绛袋盛，系儿臂。鸡屎浴儿，并服少许。猪窠草　鸡窠草　井口边草　白雄鸡翎　牛屎并密安席下。土拨鼠头骨　烧尸场土并安枕旁。仙人杖安身畔。树孔中草著户中。古榇板点灯照之。

【脐肿】　荆芥煎汤洗后，煨葱贴之，即消。桂心炙熨。东壁土　伏龙肝　白石脂　枯矾　车脂　龙骨　海螵蛸　猪颊车髓同杏仁捣。脐带灰同当归、麝。油发灰　当归　甑带灰　绯帛灰　锦灰　绵灰并傅脐湿或肿。

【脐风】　独蒜安脐上，炙至口出蒜气，仍以汁嗜鼻。盐豉贴脐炙之。枣猫同诸药贴，炙。鲫鱼先以艾炙人中、承浆，烧研酒服。全蝎酒炙研，入麝服。白僵蚕二枚，炒研，蜜服。守宫以丹砂养赤，为末，薄荷汤服。猴屎烧研，蜜服。牛黄竹沥化服。白牛屎涂口中。鸡屎白口噤。面赤属心，白属肺，酒研，或水煮汁服。猪脂百日内噤风，口中有物如蜗牛、白虫也，擦之令消。驴毛入麝炒焦，乳汁和服。乌驴乳　猪乳　牛涎　牛　草汁　大豆黄卷汁并灌之。钓藤同甘草煎服。夜合花枝煮汁，拭小儿撮口。葛蔓烧灰，点咽。天浆子同僵蚕、轻粉灌之；同蜈蚣烧服。甘草浓煎。蛇莓汁并灌之，吐痰涎。

# 9　李时珍医案医话

## 9.1　李时珍医案撷要

（1）"一士子频病目，渐觉昏暗生翳，时珍用东垣羌活胜风汤加减予服，而以磁朱丸佐之，两月遂如故"（《本草纲目·卷十·磁石》）。

此疾是火郁于内，风扰于上，故宗火郁宜发之。李时珍用东垣羌活胜风汤加减与服，并以磁朱丸佐之，其效显著。他认为人九窍通畅，有赖于胃中清阳之气上养，可谓窥造化之奥妙。故治此昏暗生翳的目疾，"仿道家黄婆媒合婴姹之理"，用李东垣羌活胜风汤加减以疏热散风，使阳气升发，阴气自降。继之用磁朱丸以滋肾宁心，导龙入海，引火归元。

（2）诊疗"一老妇年六十余，病溏泄已五年，肉食、油物、生冷犯之即作痛。服调脾、升提、止涩诸药，入腹则泄反甚。延余诊之，脉沉而滑，此乃脾胃久伤，冷积凝滞所致。王太仆所谓大寒凝内，久病溏泄，愈而复发，绵历岁年者。法当以热下之，则寒去利止。遂用蜡匮巴豆丸药五十丸与服，二日大便不通亦不利，其泄遂愈。自是每用治泻痢积滞诸病，皆不泻而病愈者近百人"（《本草纲目·卷三十五·巴豆》）。

此年老慢性便溏泄病，俗医辨证，容易误诊为脾胃虚泄，多从调脾、升提、止涩等法治疗。而时珍则依据老妇"肉食、油物、生冷犯之即作痛""脉沉而滑"的症伏，诊断为"脾胃久伤，冷积凝滞"所致。拟通因通用的反治法，用蜡匮巴豆丸治之。此溏泄系寒积为患，非斩关夺门之巴豆不可破之。他又认为巴豆峻药用则有戡乱劫病之功，微用亦有抚缓调中之妙。李氏辨证用药，"妙在配合得宜，病相对耳。"如无高超医术，怎能发千古之秘也。

李时珍对历代医学经验极为推崇和效法，但并非人云亦云，而是结合临床证情而变通化裁，从中探微索隐，撮精撷华：对诸家学说更不持一家之言，不守一隅之见。他指出："古方皆有至理，但神而明之存乎其人而已。"故在用方上有自己的独特见解，做到"执而行之，变通权宜"。

（3）一锦衣夏月饮酒达旦，病水泄，数日不止，水谷直出。服分利消导升提诸药反剧。时珍诊之，脉浮而缓，大肠下弩，复发痔血。此因肉食生冷茶水过杂，抑遏阳气在下，木盛土衰，《素问》所谓久风成飧泄也，法当升之扬之，遂以小续命汤投之，一服而愈（《本草纲目卷·十五·麻黄》）。

本病由饮食不节，致使脾胃受损，抑遏阳气于下，水湿内停泄泻不止。此为阳气遏下，并非阳虚下陷。故服分利消导升提诸药反剧，而以小续命汤投之，被遏之阳气继而上升，如是获得奇效。小续命汤出自《千金方》，治六经病证之中风，今借用其祛风升阳之义，以治飧泄。此乃李氏精医理，明药性，用方遣药的发挥。

（4）"《荆州记》：胡广久病风羸，饮菊潭水多寿"。（《本草纲目·卷十五·菊花》）。

"风者，百病之长也，然至其变化，乃为他病也"。羸者，瘦弱也，通"累"：累害、疾病缠身也。本案先于表证，风邪犯表不愈入里，化热累及脏器，病之不愈损耗气血，症见虚热、消瘦、乏力、少气。"至其所变，乃为他病"了。李时珍不用补药而重用菊花，可谓证因精审，方药契合。

菊花疏风热益肝阴，表里均宜，纲目谓："益金水二脏，以制火而平木"。其性平中和，味甘淡微苦，不损胃气，抑木气之横逆，单服之可治血中之燥气，故风羸施以菊花，匠心独具。

（5）"宗室妇人，年几六十，平生苦肠结病，旬日一行甚于生产，服养血润燥药则泥膈不快，服硝黄通利药则若罔知，如此三十余年矣……用牵牛末皂荚膏为丸与服，即便通利"。（《本草纲目·卷十八·牵牛子》）。

肠结病，即便秘病，病程30余年，10天一解苦不堪言，甚于分娩，曾先后用润燥、峻下药，无效。时至今日治便秘用润燥、峻下两法仍为常规治法。李时珍用皂荚膏、牵牛子末与服取效，确为活疗便秘另辟蹊径，开拓了治法视野。皂荚除湿、祛风痰，牵牛子通三焦气分，逐痰消饮，治风秘、气秘。二药合用畅三焦气滞、消痰逐饮，为治疗便秘病又增一法。

（6）"予年二十时，感冒咳嗽即久，且犯戒，遂病骨蒸发热……遍服柴胡、麦冬、荆沥诸药，月余益剧，……一味黄芩汤，泻肺经气分之火，片芩一两顿服，次日身热尽退。"（《本草纲目·卷十三·黄芩》）。

骨蒸热既是病证名，也是病证之症状。最早见于《诸病源侯论·虚热骨蒸侯》，形容发热自骨髓透发而出，症见潮热、五心烦热、盗汗无力等，多因阴虚内热所致。李时珍治骨蒸2例，一为她人，一为本人，证因精审，法宜清气分热，方药为寒凉药物，石膏甘草一方为《外台秘要》方，主治骨蒸劳热，"一味黄芩汤"是李东垣方，主治泄气分之火。李时珍未用清骨散、秦艽鳖甲散之类治骨蒸是鉴于"女病骨蒸、众医不瘥""予骨蒸发热遍服柴胡麦冬荆沥诸药，月余益剧"。两例均已用滋阴清虚热之剂而病不愈。审时渡势，不囿前人之说，敢于向传统观念挑战，大胆运用石膏黄芩，治愈骨蒸热，创立了辛凉清气分法治骨蒸热，丰富了骨蒸学说。

（7）"咳嗽上气用干姜、皂荚、桂心，捣筛等分，蜜和丸桐子大，每服三丸，日三五服，其效如神……凡人患嗽多进冷药，若见此方用药燥热，必不肯服。"（《本草纲目·卷二十六·干姜》）。

可见治咳嗽一病，从古至今重用寒凉药早已形成俗见，李氏见于治咳嗽"多进冷药"的现实而出此案。六气皆令人咳，咳嗽一证有寒热之分，今人一见咳嗽，动辄炎症，不分咳之新久，年之老幼，责其热者多、曰其寒少，形成一种治咳趋势。若治不验，不知其所。清润宣降之品、遇热咳有效，遇寒饮咳嗽终不能胜任。如能将寒饮咳嗽一念存于胸中，慎守辨证施治，转而用姜桂类辛温宣降之品，方能取效，去克服"用药热燥，必不肯服"的弊端。

（8）顷年予在姑孰，得腰膝痛不可忍。医以肾脏风毒攻刺诸药莫疗。因览刘禹锡《传信方》备有此验。修服一剂，便减五分。其方用海桐皮二两，牛膝、芎䓖、羌活、地骨皮、五加皮各一两，甘草半钱，薏苡仁二两，生地黄十两，并净洗焙干，剉。以绵包裹，入无灰酒二斗浸之，冬二七，夏一七，空心饮一盏，每日早、晚各一次，长令醺醺。此方不得添减，禁毒食。时珍曰：海桐皮能行经络，达病所。又入血分，及去风杀虫。（《本草纲目·卷三十五·海桐》）。

此案痛剧而遍及腰膝，当属痹痛。治疗当祛风湿、强筋骨、活络止痛。方中海桐皮、羌活、地骨皮、川芎长于祛风活络，五加皮、地黄、牛膝长于壮筋骨、强腰膝，薏苡仁、甘草长于祛湿、缓急、止痛。用酒剂则行散。

（9）王定国病风头痛，至都梁求明医杨介治之，连进三丸，即时病失。恳求其方，则用香白芷一味，洗晒为末，炼蜜丸弹子大。每嚼一丸，以茶清或荆芥汤化下。遂命名都梁丸。

白芷气味辛温，芳香上达，长于祛风止痛，用清茶以清头目，或用荆芥以祛风、清头目。

（10）外舅莫强中令丰城时得疾，凡食已辄胸满不下，百方不效。偶家人合橘红汤，因取尝之，似相宜，连日饮之。一日忽觉胸中有物坠下，大惊目瞪，自汗如雨。须臾腹痛，下数块如铁弹子，臭不可闻。自此胸次廓然，其疾顿愈，盖脾之冷积也。其方：用橘皮（去穰）一斤，甘草、盐花各四两。水五碗，慢火煮干，焙研为末，白汤点服。名二贤散，治一切痰气特验。世医徒知半夏、南星之属，何足以语此哉？

本案因脾冷凝滞不运而致胸满食不下，大便冷硬。治必温通，方中陈皮味苦、辛温，功在顺气理中，调脾快膈，去滞气，主"大肠闷塞"，甘草甘温，益气健脾，除腹冷痛，盐花与上两药同用，共凑温中理气，软坚通便。李时珍言："二贤散，丹溪变之为润下丸，用治痰气有效。唯气实人服之相宜，气不足者不宜用之也。"

# 9.2 李时珍医话撷要

## （一）不寐医案举隅

钱丕少卿夜多恶梦，通宵不寐，自虑非吉。遇邓州推官胡用之曰：昔常如此。有道士教戴辰砂如箭镞者，涉旬即验，四五年不复有梦。因解髻中一绛囊遗之。即夕无梦，神魂安静。（《本草纲目·卷九·丹砂》）。

心火炽盛，神为火扰，则恶梦不寐。丹砂甘寒质重，专入心经，定惊定怯，既能重镇安神又可清心安神，为治疗心火亢盛之要药。《神农本草经》言丹砂"养精神，安魂魄，益气明目，杀精魅邪恶鬼。"

## （二）脏躁医案举隅

脏躁是一种以精神抑郁、情志异常为主要表现的病症，常伴有烦躁不安、无故悲泣、哭笑无常、喜怒无定、呵欠频作等症状，并且这些症状大都难以自控。脏躁一词首见于《金匮要略·妇人杂病篇》，该篇并对其症状和主治都有详细的描述—"妇人脏躁，喜悲伤欲哭，像如神灵所作，数欠伸，甘麦大枣汤主之。"

《本草纲目》所选取的脏躁医案源于许叔微《本事方》和陈自明《妇人良方》，可将其分为一般脏躁和妊娠脏躁两类。一般脏躁：一妇病脏燥悲泣不止，祈祷备至。予忆古方治此证用大枣汤，遂治，与服尽剂而愈。古人识病治方，妙绝如此。妊娠脏躁：

程虎卿内人妊娠四、五个月，遇昼则惨戚悲伤，泪下数欠，如有所凭，医巫兼治皆无益。管伯周说：先人曾语此，治须大枣汤乃愈。虎卿借方用药，一投而愈。(本草纲目·卷二十九·枣）大枣汤即《金匮要略》所载甘麦大枣汤，大枣十枚，小麦一升，甘草二两，每服一两，水煎服之。

《本草纲目》引用脏躁医案时选用了一般时期的脏躁和妊娠期的脏躁，说明李时珍认为脏躁实际上可以发生在女性任何时期，但忧思忧虑和妊娠期的女性尤为常见。脾在志为思，忧思忧患之女容易损伤脾土，脾（土）传病于心（火），致心脾气血两虚，心神失养。妊娠期精血下聚于胞宫无以养心，心神浮越。两者皆可出现脏躁，当以健脾补中、养心安神、甘润缓急为法，大枣汤尤宜。《金匮要略论注》："小麦能和肝阴之客热，而养心液，且有消烦利溲止汗之功，故以为君。甘草泻心火而和胃，故以为臣。大枣调胃，而利其上壅之燥，故以为佐。盖病本于血，心为血主，肝之子也，心火泻而土气和，则胃气下达。肺脏润，肝气调，躁止而病自除也。补脾气者，火为土之母，心得所养，则火能生土也。

**（三）咳嗽医案举隅**

（1）肺火炽盛案。予年二十时，因感冒咳嗽既久，且犯戒，遂病骨蒸发热，肤如火燎，每日吐痰碗许，暑月烦渴，寝食几废，六脉浮洪。遍服柴胡、麦门冬、荆沥诸药，月余益剧，皆以为必死矣。李时珍选用片（黄）芩一两，水二钟，煎一钟，顿服。（《本草纲目·卷十三·黄芩》）。

李时珍认为该案咳嗽乃外邪传与肺经致气分之火刑于肺经所致，当以泻肺经气分之火为要，柴胡主要以发散风热、解透肝胆、膜原之邪为功，麦门冬以滋阴润肺为要，荆沥化痰而不驱热，故三者皆非所宜。李时珍偶思李东垣用一味黄芩汤治疗"发热如火燎，烦躁引饮而昼盛"的案例，遂选用片（黄）芩一两。次日患者身热尽退，痰嗽皆愈。药证相对是临床疗效之本，正如李时珍所说："药中肯綮，如鼓应桴"。

（2）肝火犯肺案。徽宗时，李防御为入内医官时，有宠妃病痰嗽，终夕不寐，面浮如盘。徽宗呼李治之，诏令供状，三日不效当诛。李忧惶技穷，与妻泣别。忽闻外叫卖：咳嗽药一文一帖，吃了即得睡。李市十帖视之，其色浅碧。恐药性犷悍，并三服自试之，无他。方用真蚌粉新瓦炒红，入青黛少许，用淡齑水滴麻油数点，调服二钱。入内授妃服之，是夕嗽止，比晓面消。内侍走报，天颜大喜，赐金帛值万缗。（《本草纲目·卷四十六·蚌》）。

《素问·咳论》言："五脏六腑皆令人咳，非独肺也。"咳嗽多属肺病，但其他脏腑病变传病于肺脏亦可出现咳嗽。肺为娇脏，不耐寒热、痰湿。本案咳嗽源于木（肝）火刑金（肺），痰热蕴肺，皆可致肺失宣肃而出现咳嗽。火热内扰，肝魂失于内藏致不寐。治疗当以清肝泻肺、化痰宁神为宜。真蚌粉清热燥湿化痰，青黛清泻肝火，故而有效。

（3）痰浊阻肺案。经年气嗽。用橘皮、神曲生姜（焙干），等分为末，蒸饼和成丸子，如梧子大。每服三、五十丸，饭后、夜卧各一服。兼旧患膀胱气皆愈也。（《本草纲目·三十卷·橘》）。

痰浊阻肺，肺失宣肃致咳。又脾土为肺金之母，土不生金，肺叶娇嫩亦可致咳，然肺仅为贮痰之器，脾才为生痰之源，故治肺不治脾，非其治也。李时珍以橘皮健脾燥湿、生姜温中化痰、神曲健脾化痰消积，标本兼顾、效若扶鼓。肺与膀胱相表里，肺主治节，肺病除则膀胱自然通利。

（四）目疾医案举隅

目珠疼痛案：一男子至夜目珠疼，连眉棱骨，及头半边肿痛。用黄连膏点之反甚，诸药不效。灸厥阴、少阳，疼随止，半日又作，月余。以夏枯草二两，香附二两，甘草四钱，为末。每服一钱半，清茶调服。下咽则疼减半，至四、五服良愈矣。（《本草纲目·卷十五·夏枯草》）。

目为肝之窍，目疾首当责厥阴肝木。夜痛，病属阴，故此案责于厥阴肝木。肝夏枯草治目疼，取其能解内热、缓肝火之功。香附疏肝降火，甘草清热解毒。李时珍认为夏枯草禀纯阳之气，补厥阴血脉，故治此如神，以阳治阴也。

（五）中风病案

唐许胤宗初仕陈为新蔡王外兵参军时，柳太后病风不能言，脉沉而口噤。胤宗曰：既不能下药，宜汤气蒸之，药入腠理，周时可瘥。乃造黄防风汤数斛，置于床下，气如烟雾，其夕便得语也。（《本草纲目·卷十二·黄芪》）。

臣有弟訐，年二十一中风，伏枕五年，百医不瘥。有道人钟针因睹此患，曰：可饵豨莶丸必愈。其草多生沃壤，高三天许，节叶相对。当夏五月以来收之，每去地五寸剪刈，以温水洗去泥土，摘叶及枝头。凡九蒸九暴，不必太燥，但以取足为度。仍熬捣为末，炼蜜丸如梧子大，空心温酒或米饮下二三十丸。服至二千丸，所患□加，不得忧虑，是药攻之力；服至四千丸，必得复；至五千丸，当复丁壮。臣依法修合，令訐服之，果如其言。服后须吃饭三五匙压之。和尚智严，年七十，忽患偏风，口眼㖞斜，时时吐涎。臣与十服，亦便得痊。今合一百剂，差职贡史元奏进。（《本草纲目·卷十一·豨莶》）。

中风不语，多由气血瘀滞所致，黄芪补气填宗、气壮血畅、能逐恶血、通脑络、血行风自灭。防风能制黄芪，黄芪得防风其功愈大，乃相畏而相使也，口噤不能下药另辟蹊径，采用汤气蒸入，从腠理而取效，如此因人制宜，实开熏蒸治疗中风之先河。

豨莶草性苦而平、走窜开泄、祛风化痰、通利机关、和调血脉、补肝肾，故对中风口眼㖞斜，语言謇涩，手足缓弱等因虚、因实、因虚实夹杂者皆可使用。但作用缓慢，宜久服用。中风，本虚标实为多。年事已高最易中风，豨莶草补肝肾、利关节、和畅血脉，既能补虚又能通瘀泻实，故治中风有较好效果。

（六）狂证

越民高氏妻，病恍惚谵语，亡夫之鬼凭之。其家烧苍术烟，鬼遽求去。（《本草纲目·卷十二·术》）。

齐州有人病狂，云梦中见红裳女子引入宫殿中，小姑令歌，每日遂歌云：五灵楼阁晓玲珑，天府由来是此中。惆怅闷怀言不尽，一丸萝卜火吾宫。有一道士云：此犯大麦毒也。少女心神，小姑脾神。《医经》言萝卜制面毒，故曰"火吾宫"。火者，毁也。遂以药并萝卜治之果愈。（《本草纲目·卷二十六·莱菔》）。

范纯佑女丧夫发狂，闭之室中，夜断窗棂，登桃树上食桃花几尽。及旦，家人接下，自是遂愈也。（《本草纲目·卷二十六·莱菔》）。

苍术，性苦而温、气味雄厚，燥湿而宣化痰饮，统治三焦之痰湿。以其辛升，苦降，疏通气机，故又解郁。谵语因痰湿恶郁而成，苍术最宜，烧苍术烟者，气味由外入内，故亦有效。狂多由痰热扰乱神明所致，宿食化热上扰神明亦可致狂，萝卜下气化痰驱邪，复加清心、镇静安神之品，效果尤佳。李珍按言此亦惊怒伤肝，痰夹败血，遂致发狂。偶得桃花利痰饮、散滞血之功，与张仲景治积热发狂用承气汤、畜血发狂用桃仁承气汤之意相同。

### （七）不孕症

能嗣本名田儿，生而阉弱，年五十八，无妻子，常慕道术，随师在山。一日醉卧山野，忽见有藤二株，相去三尺余，苗蔓相交，久而方解，解了又交。田儿惊讶其异，至旦遂掘其根归。问诸人，无识者。后有山老忽来。示之。答曰：子既无嗣，其藤乃异，此恐是神仙之药，何不服？遂杵为末，空心酒服一钱。七日而思人道，数月似强健，因此常服，又加至二钱。经年旧疾皆痊，发乌容少。十年之内，即生数男，乃改名能嗣。嘉靖初，邵应节真人，以七宝美髯丹方上进。世宗肃皇帝服饵有效，连生皇嗣。于是何首乌之方，天下大行矣。（《本草纲目·卷十八·何首乌》）。

先天禀赋不足以致阉弱，首乌功能补肝肾、益精血、乌须发、坚阳道，且无腻滞之弊，为滋补良药，故能延年不老、促其生育。七宝美髯丹具有补益肝肾、乌发壮骨之功效，方中何首乌补肝肾、益精血，用量独重，为主药；菟丝子、枸杞子滋肾益精，助何首乌以壮水；当归养血和血，配何首乌增强补血之功；牛膝补肝肾、强筋骨；补骨脂助命门之火而暖丹田，共为辅药；茯苓益心气、交心肾、下行而渗脾湿，为佐药。

### （八）反胃

常熟一富人病反胃，往京口甘露寺设水陆，泊舟岸下。梦一僧持汤一杯与之，饮罢，便觉胸快。次早入寺，供汤者乃梦中所见僧，常以此汤待宾，故易名曰甘露汤。予在临汀疗一小吏旋愈，切勿忽之。（《本草纲目·卷二十五·糟》）。

有人三世死于反胃病，至孙得一方：用干柿饼同干饭日日食之，绝不用水饮，如法食之，其病遂愈。（《本草纲目·卷三十·柿》）。

幼年患反胃，每食羹粥诸物，须臾吐出。贞观中，许奉御兄弟及柴、蒋诸名医奉敕调治，竟不能疗。渐疲困，候绝旦夕。忽一卫士云：服驴小便极验。遂服二合，后食止吐一半。晡时再服二合，食粥便定。（《本草纲目·卷五十·驴》）。

反胃，指脘腹胀满，朝食暮吐或暮食朝吐，或一、二复吐。多由脾胃虚寒，命门火衰所致。干糟，气味甘温，能暖脾胃、化饮食，益气缓中，生姜性温，温中止呕，炙甘草益气健脾，盐能引药入肾，以温命火。柿饼，气味甘、涩、寒。《嘉祐本草》言其"厚肠胃，涩中，健脾胃，消宿血"，用治反胃就在于此。《黄帝内经》言："诸呕吐酸，皆属于热。"驴鸟，寒能降火，辛能通滞，行气化瘀，善能推陈致新，故治反胃。

### （九）黄疸

病后身面俱黄，吐血成盆，诸药不效。用螺十个，水漂去泥，捣烂露一夜，五更取清服。二三次，血止即愈。一人病此，用之经验。（《本草纲目·卷四十五·蜗螺》）。

唐天宝中，颍川郡杨正进方，名医皆用有效。其方云：丽春草疗因时患伤热，变成黄，遍身壮热，小便黄赤，眼如金色，面又青黑，心头气痛，绕心如刺，头旋欲倒，兼胁下有痃气，及黄疸等，经用有验。（《本草纲目·卷十五·丽春草》）。

黄疸吐血多由湿热郁瘀而成，螺狮性味甘寒，功效解热毒，利水，宜用于湿热所致的黄疸吐血。丽春草，功效清热、凉血、解毒、利胆，故适用于此。

# 10 本草精粹

## 10.1 水部

李时珍曰：水者，坎<sup>[1]</sup>之象也。其文横则为☰，纵则为☶。其体纯阴，其用纯阳。上则为雨露霜雪，下则为海河泉井。流止寒温，气之所钟既异；甘淡咸苦，味之所入不同。是以昔人分别九州水土，以辨人之美恶寿夭。盖水为万化之源，土为万物之母。饮资于水，食资于土。饮食者，人之命脉也，而营卫<sup>[2]</sup>赖之。故曰：水去则营竭，谷去则卫亡。然则水之性味，尤慎疾卫生者之所当潜心也。今集水之关于药食者，凡四十三种，分为二类：曰天，曰地。旧本水类共三十二种，散见玉石部。

### 10.1.1 井泉水 宋《嘉祐》

**【释名】** ［时珍曰］井字象井形，泉字象水流穴中之形。

**【集解】** ［颖曰］井水新汲，疗病利人。平旦第一汲，为井华水，其功极广，又与诸水不同。凡井水有远从地脉来者为上；有从近处江湖渗来者次之；其城市近沟渠污水杂入者成碱，用须煎滚，停一时，候碱澄乃用之，否则气味俱恶，不甚入药食茶酒也。雨后水浑，须擂入桃、杏仁澄之。［时珍曰］凡井以黑铅为底，能清水散结，人饮之无疾。入丹砂镇之，令人多寿。按麻知几水解云：九畴昔访灵台太史，见铜壶之漏水焉。太史召司水者曰：此水已三周环，水滑则漏迅，漏迅则刻差，当易新水。子因悟曰：天下之水，用之灭火则同，濡槁则同，至于性从地变，质与物迁，未尝同也。故蜀江濯锦则鲜，济源烹楮则晶。南阳之潭渐于菊，其人多寿；辽东之涧通于荐，其人多发。晋之山产矾石，泉可愈疽；戎之麓伏硫黄，汤可浴疠。扬子宜荠，淮菜宜醵；沧卤能盐，阿井能胶。澡垢以污，茂田以苦。瘿消于藻带之波，痰破于半夏之洳。冰水咽而霍乱息，流水饮而癃闭通。雪水洗目而赤退，咸水濯肌而疮干。菜之为菹，铁之为浆，麹之为酒，蘖之为醋，千派万种，言不可尽。至于井之水一也，尚数名焉，况其他者乎？反酌而倾曰倒流，出甃未放曰无根，无时初出曰新汲，将旦首汲曰井华。夫一井之水，而功用不同，岂可烹煮之间，将行药势，独不择夫水哉？昔人患小溲閟者，众不能瘥。张子和易之以长川之急流，煎前药，一饮立溲。此正与灵枢经治不瞑半夏汤，用千里流水同意呼？后之用水者，当以子和之法为制。予于是作水解。

### 10.1.2 温汤《拾遗》

**【释名】** 温泉 纲目 沸泉 ［藏器曰］下有硫黄，即令水热，犹有硫黄臭。硫黄主诸疮，故水亦宜然。当其热处，可煠猪羊、熟鸡子也。［时珍曰］温泉有处甚多。按胡仔渔隐丛话云：汤泉多作硫黄气，浴之则袭人肌肤。唯新安黄山是朱砂泉，春时水即微红色，可煮茗。长安骊山是砗石泉，不甚作气也。朱砂泉虽红而不热，当是雄黄尔。有砒石处亦有汤泉，浴之有毒。

**【气味】** 辛，热，微毒。

**【主治】** 诸风筋骨挛缩，及肌皮顽痹，手足不遂，无眉发，疥癣诸疾，在皮肤骨节者，入浴。浴讫，当大虚惫，可随病与药，及饮食补养。非有病患，不宜轻入。藏器

**【发明】** [颖曰] 庐山有温泉，方士往往教患疥癣、风癞、杨梅疮者，饱食入池，久浴得汗出乃止，旬日自愈也。

**注 释**

[1] 坎：八卦之一，象征水。

[2] 营卫：指营气与卫气。营、卫二气均为水谷之气所化生，其轻清柔和者为营气，属阴，有运行血脉、滋养脏腑的作用；剽悍滑利者为卫气，有温养分肉、护卫肌表的作用。

# 10.2 火部

李时珍曰：水火所以养民，而民赖以生者也。本草医方，皆知辨水而不知辨火，诚缺文哉。火者，南方之行，其文横则为☲卦，直则为火字，炎上之象也。其气行于天，藏于地，

而用于人。太古上观下察，钻木取火，教民熟食，使无腹疾。《周官》[2]司烜氏以燧[3]取明火于日，鉴取明水于月，以供祭祀。司爟氏掌火之政令，四时变国火以救时疾。《曲礼》[4]云：圣王用水火金木，饮食必时。则古先圣王之于火政，天人之间，用心亦切矣，而后世慢之何哉？今撰火之切于日用灸焫[5]者凡一十一种，为火部云。

**注 释**

[1] 燧人氏：相传古代钻木取火的发明人。

[2]《周官》：即《周礼》，儒家经典之一。

[3] 燧：suì，古代的取火器，分为木燧和阳燧。木燧可以用来钻木取火，阳燧是青铜凹面镜，可向日取火。

[4]《曲礼》：《礼记》的片名，记载春秋前后贵族的饮食起居等各种礼制。

[5] 灸焫：指古代用艾火、灯火温灸或烧灼的疗法。焫，ruò，又读 rè。

## 10.2.1 炭火 《纲目》

**【集解】** [时珍曰] 烧木为炭。木久则腐，而炭入土不腐者，木有生性，炭无生性也。葬家用炭，能使虫蚁不入，竹木之根自回，亦缘其无生性耳。古者冬至、夏至前二日，垂土炭于衡两端，轻重令匀，阴气至则土重，阳气至则炭重也。

**【主治】** 栎炭火，宜锻炼一切金石药。㮚炭火，宜烹煎焙炙百药丸散时珍。

## 10.2.2 艾火 《纲目》

**【主治】** 灸百病。若灸诸风冷疾，入硫黄末少许，尤良时珍。

**【发明】** [时珍曰] 凡灸艾火者，宜用汤燧、火珠承日，取太阳真火。其次则钻槐取火，为良。若急卒

难备，即用真麻油灯，或蜡烛火，以艾茎烧点于炷，滋润灸疮，至愈不痛也。其戛金、击石、钻燧入木之火，皆不可用。邵子云：火无体，因物以为体，金石之火，烈于草木之火，是矣。八木者，松火难瘥；柏火伤神多汗；桑火伤肌肉；柘火伤气脉；枣火伤内吐血；橘火伤营卫经络；榆火，伤骨失志；竹火伤筋损目也。南齐书载武帝时，有沙门从北齐赍赤火来，其火赤于常火而小，云以疗疾，贵贱争取之，灸至七炷，多得其验。吴兴杨道庆虚疾二十年，灸之即瘥。咸称为圣火，诏禁之不止。不知此火，何物之火也。

# 10.3　土部

李时珍曰：土者，五行之主，坤[1]之体也。具五色而以黄为正色，具五味而以甘为正味。是以《禹贡》[2]辨九州之土色，《周官》辨十有二壤之土性。盖其为德，至柔而刚，至静有常，兼五行生万物而不与其能，坤之德其至矣哉。在人则脾胃应之，故诸土入药，皆取其裨助戊己[3]之功。今集土属六十一种为土部。旧本三十九种，散见玉石部。

**注　释**

[1] 坤：八卦之一，象征地。

[2]《禹贡》：《尚书》的一篇，约成书于战国，作者不详，该书将当时的全国分为九个州，并记载了各地的山川、土壤、物产等。

[3] 戊己：指十天干中的两干。在五行分配上，戊己属于土，所以医药书里经常用戊己或土来代称脾胃。

## 伏龙肝 《别录》下品

### 一、纲目原文

【释名】　灶心土 [弘景曰] 此灶中对釜月下黄土也。以灶有神，故号为伏龙肝，并以迁隐其名尔。今人又用广州盐城屑，以疗漏血瘀血，亦是近月之土，盖得火烧之义也。[敩曰] 凡使勿误用灶下土。其伏龙肝，是十年以来，灶额内火气积久自结，如赤色石，中黄，其形貌八棱，取得研细，以水飞过用。[时珍曰] 按广济历作灶忌日云：伏龙在不可移作。则伏龙者，乃灶神也。后汉书言：阴子方腊日晨炊而灶神见形。注云：宜市买猪肝泥灶，令妇孝。则伏龙肝之名义，又取此也。临安陈舆言：砌灶时，纳猪肝一具于土，俟其日久，与土为一，乃用之，始与名符。盖本于此。独孤滔丹书言：伏龙肝取经十年灶下，掘深一尺，有色如紫瓷者是真，可缩贺，伏丹砂。盖亦不知猪肝之义，而用灶下土以为之者也。

【气味】　辛，微温，无毒。[权曰] 咸。[大明曰] 热，微毒。

【主治】　妇人崩中吐血，止咳逆血。醋调，涂痈肿毒气别录。止鼻洪，肠风带下，尿血泄精，催生下胞，及小儿夜啼大明。治心痛狂颠，风邪蛊毒，妊娠护胎，小儿脐疮重舌，风噤反胃，中恶卒魇，诸疮时珍。

【附方】　旧十六，新十七。

卒中恶气伏龙肝末，一鸡子大，水服取吐千金方。魇寐暴绝灶心对锅底土，研末，水服二钱，更吹入鼻千金方。中风口噤不语，心烦恍惚，手足不随，或腹中痛满，或时绝而复苏。伏龙肝末五升。水八升搅，澄清灌之千金方。狂颠谬乱不识人。伏龙肝末，水服方寸匕，日三服千金方。小儿夜啼伏龙肝末二钱，朱砂一钱，麝香少许。为末，蜜丸绿豆大。每服五丸，桃符汤下普济方。小儿重舌釜下土，和苦酒涂之千金方。

重舌肿木伏龙肝末，牛蒡汁调涂之圣惠方。冷热心痛伏龙肝末，方寸匕，热以水温，冷以酒服外台秘要。反胃吐食灶中土年久者，为末，米饮服三钱，经验百一选方。卒然咳嗽釜月土一分，豉七分，捣丸梧桐子大。每饮下四十丸肘后方。吐血衄血伏龙肝末半升。新汲水一升，淘汁，和蜜服广利方。吐血泻血心腹痛。伏龙肝、地炉土、多年烟壁土，等分，每服五钱，水二碗，煎一碗，澄清，空心服，白粥补之普济方。妇人血漏伏龙肝半两，阿胶、蚕沙炒各一两。为末。每空肚酒服二、三钱，以知为度寇氏衍义。赤白带下日久黄瘁，六脉微涩。伏龙肝炒令烟尽，棕榈灰、屋梁上尘炒烟尽等分。为末，入龙脑、麝香各少许，每服三钱，温酒或淡醋汤下。一年者，半月可安大全方。产后血气攻心痛，恶物不下。用灶中心土研末，酒服二钱，泻出恶物，立效救急方。妊娠热病伏龙肝末一鸡子许，水调服之，仍以水和涂脐方寸，干又上伤寒类要。子死腹中母气欲绝。伏龙肝末三钱，水调下十全博救方。横生逆产灶心对锅底土，细研。每服一钱，酒调，仍搽母脐中救急方。胞衣不下灶下土一寸，醋调，纳脐中，续服甘草汤三、四合产宝。中诸蛊毒伏龙肝末一鸡子大，水服取吐千金方。六畜肉毒方同上。阴冷发闷，冷气入腹，肿满杀人。釜月下土，和鸡子白傅之千金方。男阴卒肿方同上。诸腋狐臭伏龙肝末，频傅之千金方。聤耳出汁绵裹伏龙肝末塞之，日三易圣济录。小儿脐疮伏龙肝末傅之圣惠方。小儿丹毒多年灶下黄土末，和屋漏水傅之，新汲水亦可，鸡子白或油亦可，干即易肘后方。小儿热疖釜下土、生椒末等分。醋和涂之千金翼。臁疮久烂灶内黄土年久者，研细，入黄檗、黄丹、赤石脂、轻粉末，等分。清油调入，油绢中贴之。勿动，数日愈。纵痒，忍之良济急方。发背欲死伏龙肝末，酒调，厚傅之。干即易，平乃止千金。一切痈肿伏龙肝，以蒜和作泥，贴之，干再易。或鸡子黄和亦可外台秘要。杖疮肿痛釜月下土为末，油和涂之，卧羊皮上，频涂千金方。灸疮肿痛灶中黄土末，煮汁淋之千金方。

## 二、性味归经

辛，温；无毒。归脾、胃经。

## 三、功能主治

温经止血，温中止呕，温脾涩肠止泻。用于脾气虚寒、摄血无力所致吐血、便血、崩漏下血，中焦虚寒呕吐，妊娠呕吐，脾虚久泻等症。

## 四、用法用量

内服：煎汤，15～30 g；布包煎汤，澄清代水用，60～120 g；或入散剂。外用：适量研末调敷。

## 五、现代临床

### (一) 治疗缺血性中风恢复期

李永清选取缺血性脑中风患者 96 例，对照组口服脑安胶囊。治疗组在对照组治疗的基础上加服黄土汤（甘草 5 g，地黄 5 g，白术 5 g，附子 5 g，阿胶 5 g，黄芩 5 g，灶心土 12 g）治疗，结果治疗组与对照组在临床疗效和中医证候疗效方面比较，治疗组优于对照组。

### (二) 治疗黑便不止

伏新顺曾治一 79 岁的黑便患者，胃镜检查提示胃溃疡合并出血，每天黑便 1～3次，采用奥美拉唑、立止血、凝血酶等多种西药治疗半月无效，采用黄土汤治疗，取得满意的效果。

### （三）治疗溃疡性结肠炎

王学文利用中医中药辨证治疗本病例，炮姜 20 g、大黄 10 g、黄芩 10 g、黄连 110 g、地榆 20 g、白及 20 g、白芍 20 g、炙甘草 20 g，取灶心土 1 000 g，打碎，取水 1 500 g 泡一小时，取上清夜煎上药。治疗结果 21 例总有效率 85.7%。

### （四）防治胃肠肿瘤术后辅助化疗消化道反应

党彩风将 60 例患者随机分为两组，一组采用 5－羟色胺受体抑制剂防治消化道反应（西药组），另一组采用重用灶心土的中药方剂防治消化道反应（中药组）。结果中药组防止化疗急性呕吐的疗效与西药相当，对化疗引起的延迟性呕吐优于西药，在防治化疗引起的厌食、腹泻方面也优于西药。

# 10.4　金石部

李时珍曰：石者，气之核，土之骨也。大则为岩巉，细则为砂尘。其精为金为玉，其毒为礜为砒。气之凝也，则结而为丹青[1]；气之化也，则液而为矾汞。其变也：或自柔而刚，乳卤成石是也；或自动而静，草木成石是也；飞走含灵[2]之为石，自有情而之无情也；雷震星陨之为石，自无形而成有形也。大块资生，鸿钧炉鞴[3]，金石虽若顽物，而造化无穷焉。身家攸赖，财剂卫养，金石虽曰死瑶，而利用无穷焉。是以禹贡、周官列其土产，农经、轩典[4]详其性功，亦良相、良医之所当注意者也。乃集其可以济国却病者一百六十种为金石部，分为四类：曰金，曰玉，曰石，曰卤。旧本玉石部三品，共二百五十三种。今并入二十八种，移三十二种入水部，三十九种入土部，三种入服器部，一种入介部，一种入人部。

**注　释**

[1] 丹青：即丹青、青腰，分别可用作红色、绿色颜料。

[2] 含灵：指人类。

[3] 鞴：bèi，鼓风吹火器。

[4] 农经、轩典：分别指《神农本草经》和《黄帝内经》。

## 铁落 《本经》中品

### 一、纲目原文

【释名】　铁液别录铁屑拾遗铁蛾 [弘景曰] 铁落，是染皂铁浆也。[恭曰] 是锻家烧铁赤沸，砧上锻之，皮甲落者。若以浆为铁落，则钢浸之汁，复谓何等？落是铁皮，滋液黑于余铁，故又名铁液。[时珍曰] 生铁打铸，皆有花出，如兰如蛾，故俗谓之铁蛾，今烟火家用之。铁末浸醋书字于纸，背后涂墨，必碑字也。

【气味】　辛，平，无毒。[别录曰] 甘。

【主治】　风热恶疮，疡疽疮痂，疥气在皮肤中本经。除胸膈中热气，食不下，止烦，去黑子，可以染皂别录。治惊邪癫痫，小儿客忤，消食及冷气，并煎汁服之大明。主鬼打鬼疰邪气，水渍沫出，澄清，暖饮一二杯藏器。炒热投酒中饮，疗贼风痉。又裹以熨腋下，疗胡臭，有验苏恭。平肝去怯，治善怒发狂时珍。

**【发明】** ［时珍曰］按素问病态论云，帝曰：有病怒狂者，此病安生？岐伯曰：生于阳也。阳气者，暴折而不决，故善怒，病名阳厥。曰：何以知之？曰：阳明者常动，巨阳、少阳不动而动大疾，此其候也。治之当夺其食即已。夫食入于阴，长气于阳，故夺其食即已。以生铁落为饮。夫生铁落者，下气疾也。此素问本文也，愚尝释之云：阳气怫郁而不得疏越，少阳胆木，挟三焦少阳相火，巨阳阴火上行，故使人易怒如狂，其巨阳、少阳之动脉，可诊之也。夺其食，不使胃火复助其邪也。饮以生铁落，金以制木也。木平则火降，故曰下气疾速，气即火也。又李一南永类方云：肿药用铁蛾及人砂入丸子者，一生须断盐。盖盐性濡润，肿若再作，不可为矣。制法：用上等醋煮半日，去铁人，取醋和蒸饼为丸。每姜汤服三、四十丸，以效为度，亦只借铁气尔，故曰华子云煎汁服之。不留滞于脏腑，借铁虎之气以制肝木，使不能克脾土，土不受邪，则水自消矣。铁精、铁粉、铁华粉、针砂、铁浆入药，皆同此意。

**【附方】** 新一。

小儿丹毒煅铁屎研末，猪脂和傅之。千金方。

# 10.5 草部

李时珍曰：天造地化而草木生焉。刚交于柔而成根荄，柔交于刚而成枝干。叶萼属阳，华实属阴。由是草中有木，木中有草。得气之粹者为良，得气之戾者为毒。故有五形焉（金、木、水、火、土），五气焉（香、臭、臊、腥、膻），五色焉（青、赤、黄、白、黑），五味焉（酸、苦、甘、辛、咸），五性焉（寒、热、温、凉、平），五用焉（升、降、浮、沉、中）。炎农尝而辨之，轩岐述而著之，汉、魏、唐、宋明贤良医代有增益。但三品[1]虽存，淄渑[2]交混，诸条重出，泾渭不分。苟不察其精微，审其善恶，其何以权七方、衡十剂[3]而寄死生耶？于是剪繁去复，绳缪补遗，析族区类，振纲分目。除谷、菜外，凡得草属之可供医药者六百一十种，分为十类：曰山，曰芳，曰隰，曰毒，曰蔓，曰水，曰石，曰苔，曰杂，曰有名未用。旧本草部上、中、下三品，共四百四十七种。今并入三十一种，移二十三种入菜部，三种入谷部，四种入果部，二种入木部。自木部移并一十四种，蔓草二十九种，菜部移并一十三种，果部移并四种，外类有名未用共二百四十七种。

注　释

［1］三品：《神农本草经》中将药物分为上、中、下三品。属上品的药物养命，无毒；属中品的药养性，无毒或有毒；属下品的药治病，多毒。

［2］淄、渑：zī shéng，分别指山东境内的河流名。下文泾、渭则为陕西的两条河流。

［3］七方、十剂：均为古代方剂的分类方法。七方，指大方、小方、缓方、急方、奇方、偶方和复方；十剂，指宣剂、通剂、补剂、泻剂、轻剂、重剂、滑剂、涩剂、燥剂、湿剂。

## 10.5.1 甘草《本经》上品

### 一、纲目原文

**【释名】** 蜜甘别录蜜草别录美草别录蕗草别录灵通记事珠国老别录 ［弘景曰］此草最为众药之

主，经方少有不用者，犹如香中有沉香也。国老即帝师之称，虽非君而为君所宗，是以能安和草石而解诸毒也。[甄权曰]诸药中甘草为君，治七十二种乳石毒，解一千二百般草木毒，调和众药有功，故有国老之号。

**【集解】**　[别录曰]甘草生河西川谷积沙山及上郡。二月、八月除日采根，暴干，十日成。[陶弘景曰]河西上郡，今不复通市。今出蜀汉中，悉从汶山诸夷中来。赤皮断理，看之坚实者，是抱罕草，最佳。抱罕乃西羌地名。亦有火炙干者，理多虚疏。又有如鲤鱼肠者，被刀破，不复好。青州间有而不如。又有紫甘草，细而实，乏时亦可用。[苏颂曰]今陕西、河东州郡皆有之。春生青苗，高一、二尺，叶如槐叶，七月开紫花似奈冬，结实作角子如毕豆。根长者，三、四尺，粗细不定，皮赤色，上有横梁，梁下皆细根也。采得去芦头及赤皮，阴干用。今甘草有数种，以坚实断理者为佳。其轻虚纵理及细韧者，不堪，惟货汤家用之。谨按尔雅云：蘦，大苦。郭璞：蘦，似地黄。又诗唐风云：采苓采苓，首阳之巅，是也。蘦，与苓通用。首阳之山在河东蒲坂县，乃今甘草所生处相近，而先儒所说苗叶与今全别，岂种类有不同者乎？[李时珍曰]按沈括笔谈云：本草注，引尔雅蘦大苦之注为甘草者，非矣。郭璞之注，乃黄药也，其味极苦，故谓之大苦，非甘草也。甘草枝叶悉如槐，高五、六尺，但叶端微尖而糙涩，似有白毛，结角如相思角，作一本生，至熟时角拆，子扁如小豆，极坚，齿啮不破，今出河东西界。寇氏衍义亦取此说，而不言大苦非甘草也。以理度之，郭说形状殊不相类，沈说近之。今人惟以大径寸而结紧断纹者为佳，谓之粉草；其轻虚细小者，皆不及之。镏绩霏雪录，言安南甘草大者如柱，土人以架屋，不识果然否也？

### 根

**【修治】**　[雷敩曰]凡使须去头尾尖处，其头尾吐人。每用切长三寸，擘作六七片，入瓷器中盛，用酒浸蒸，从巳至午，取出暴干，剉细用。一法：每斤用酥七两涂炙，酥尽为度。又法：先炮令内外赤黄用。[时珍曰]方书炙甘草皆用长流水蘸湿炙之，至熟刮去赤皮，或用浆水炙熟，未有酥炙、酒蒸者。大底补中宜炙用；泻火宜生用。

**【气味】**　甘，平，无毒。[寇宗奭曰]生则微凉，味不佳；炙则温。[王好古曰]气薄味厚，升而浮，阳也。入足太阴、厥阴经。[时珍曰]通入手足十二经。[徐之才曰]木、苦参、干漆为之使，恶远志，反大戟、芫花、甘遂、海藻。[权曰]忌猪肉。[时珍曰]甘草与藻、戟、遂、芫四物相反，而胡洽居士治痰癖，以十枣汤加甘草、大黄，乃是痰在膈上，欲令通泄，以拔去病根也。东垣李杲治项下结核，消肿溃坚汤加海藻。丹溪朱震亨治劳瘵，莲心饮用芫花。二方俱有甘草，皆本胡居士之意也。故陶弘景言古方亦有相恶相反，并乃不为害。非妙达精微者，不知此理。

**【主治】**　五脏六腑寒热邪气，坚筋骨，长肌肉，倍气力，金疮𤹀，解毒。久服轻身延年本经。𤹀，音时勇切，肿也。温中下气，烦满短气，伤脏咳嗽，止渴，通经脉，利血气，解百药毒，为九土之精，安和七十二种石，一千二百种草别录。主腹中冷痛，治惊痫，除腹胀满，补益五脏，肾气内伤，令人阴不痿，主妇人血沥腰痛，凡虚而多热者，加用之甄权。安魂定魄，补五劳七伤，一切虚损，惊悸烦闷健忘，通九窍，利百脉，益精养气，壮筋骨大明。生用泻火热；熟用散表寒，去咽痛，除邪热，缓正气，养阴血，补脾胃，润肺李杲。吐肺痿之脓血，消五发之疮疽好古。解小儿胎毒惊痫，降火止痛时珍。

### 稍

**【主治】**　生用治胸中积热，去茎中痛，加酒煮玄胡索、苦楝子尤妙元素。

### 头

**【主治】**　生用能行足厥阴、阳明二经污浊之血，消肿导毒震亨。主痈肿，宜入吐药时珍。

**【发明】** ［震亨曰］甘草味甘，大缓诸火，黄中通理，厚德载物之君子也。欲达下焦，须用梢子。［杲曰］甘草气薄味厚，可升可降，阴中阳也。阳不足者，补之以甘。甘温能除大热，故生用则气平，补脾胃不足而大泻心火；炙之则气温，补三焦元气而散表寒，除邪热，去咽痛，缓正气，养阴血。凡心火乘脾，腹中急痛，腹皮急缩者，宜倍用之。其性能缓急，而又协和诸药，使之不争。故热药得之缓其热；寒药得之缓其寒；寒热相杂者用之得其平。［好古曰］五味之用，苦泄辛散，酸收咸软，甘上行而发，而本草言甘草下气何也？盖甘味主中，有升降浮沉，可上可下，可外可内，有和有缓，有补有泄，居中之道尽矣。张仲景附子理中汤用甘草，恐其僭上也；调胃承气汤用甘草，恐其速下也，皆缓之之意。小柴胡汤有柴胡、黄芩之寒，人参、半夏之温，而用甘草者，则有调和之意。建中汤用甘草，以补中而缓脾急也；凤髓丹用甘草，以缓肾急而生元气也，乃甘补之意。又曰：甘者令人中满；中满者勿食甘，甘缓而壅气，非中满所宜也。凡不满而用炙甘草为之补；若中满而用生甘草为之泻，能引诸药直至满所，甘味入脾，归其所喜，此升降、浮沉之理也。经云：以甘补之，以甘泻之，以甘缓之，是矣。［时珍曰］甘草外赤中黄，色兼坤离；味浓气薄，资全土德。协和群品，有元老之功；普治百邪，得王道之化。赞帝力而人不知，敛神功而己不与，可谓药中之良相也。然中满、呕吐、酒客之病，不喜其甘；而大戟、芫花、甘遂、海藻，与之相反。是亦迂缓不可以救昏昧，而君子尝见嫉于宵人之意与？［颂曰］按孙思邈千金方论云：甘草解百药毒，如汤沃雪。有中乌头、巴豆毒，甘草入腹即定，验如反掌。方称大豆汁解百药毒，予每试之不效，加入甘草为甘豆汤，其验乃奇也。又葛洪肘后急方云：席辩刺史尝言：岭南俚人解蛊毒药，并是常用之物，畏人得其法，乃言三百头牛药，或言三百两银药。久与亲狎，乃得其详。凡饮食时，先取炙熟甘草一寸，嚼之咽汁，若中毒随即吐出。仍以炙甘草三两，生姜四两，水六升，煮二升，日三服。或用都淋藤、黄藤二物，酒煎温常服，则毒随大小溲出。又常带甘草数寸，随身备急。若经含甘草而食物不吐者，非毒物也。三百头牛药，即土常山也；三百两银药，即马兜铃藤也，详见各条。

**【附方】** 旧十五，新二十。

**伤寒心悸**脉结代者。甘草二两，水三升，煮一半，服七合，日一服。伤寒类要。**伤寒咽痛**少阴证，甘草汤主之。用甘草二两蜜水炙，水二升，煮一升半，服五合，日二服。张仲景伤寒论。**肺热喉痛**有痰热者。甘草炒二两，桔梗米泔浸一夜一两。每服五钱，水一钟半，入阿胶半片，煎服。钱乙直诀。**肺痿多涎**肺痿吐涎沫，头眩，小便数而不咳者，肺中冷也，甘草干姜汤温之。甘草炙四两，干姜炮二两。水三升，煮一升五合，分服。张仲景金匮要略。**肺痿久嗽**涕唾多，骨节烦闷，寒热。以甘草三两炙，捣为末。每日取小便三合，调甘草末一钱，服之。广利方。**小儿热嗽**甘草二两，猪胆汁浸五宿，炙，研末，蜜丸绿豆大。食后薄荷汤下十丸。名凉膈丸。圣惠方。**初生解毒**小儿初生，未可便与朱砂蜜。只以甘草一指节长，炙碎，以水二合，煮取一合，以绵染点儿口中，可为一蚬壳，当吐出胸中恶汁。此后待儿饥渴，更与之。令儿智慧，无病，出痘稀少王璆选方。**初生便闭**甘草、枳壳煨各一钱。水半盏，煎服。全幼心鉴。**小儿撮口**发噤。用生甘草二钱半，水一盏，煎六分，温服。令吐痰涎，后以乳汁点儿口中。金匮玉函。**婴儿目涩**月内目闭不开，或肿羞明，或出血者，名慢肝风。用甘草一截，以猪胆汁炙，为末。每用米泔调少许，灌之。幼幼新书。**小儿遗尿**大甘草头，煎汤，夜夜服之。危氏得效方。**小儿尿血**甘草一两二钱，水六合，煎二合，一岁儿一日服尽。姚和众至宝方。**小儿羸瘦**甘草三两，炙焦为末，蜜丸绿豆大。每温水下五丸，日二服。金匮玉函。**大人羸瘦**甘草三两炙。每旦以小便煮三、四沸，顿服之，良。外台秘要。**赤白痢下**崔宣州衍所传方：用甘草一尺，炙劈破，以淡浆水蘸水一升半，煎取八合，服之立效。梅师方：用甘草一两炙，肉豆蔻七个煨剉。以水三升，煎一升，分服。**舌肿塞口**不治杀人。甘草，煎厚汤，热漱频吐。圣济总录。**太阴口疮**甘草二寸，白矾一粟大，同嚼，咽汁。保命集。**发背痈疽**崔元亮海上集验方云：李北海言，此方乃神授，极奇秘。用甘草三大两生捣筛末，大麦面九两，和匀，取好酥少许入内，下沸水搜如饼状，方圆大于疮一分，热傅肿上，以纸片及故纸隔，令通风，冷则换之。已成者脓水自出；未成者肿便内消，仍当吃黄芪粥为妙。又一法：甘草一大两，水炙，捣碎，水一大升浸之，器上横一小刀子，露一宿，平明以物搅，令沫出，去沫服之。但是疮肿发背，皆甚效。苏颂图经。**诸般痈疽**甘草三两，微炙，切，以酒一斗，同浸瓶中，用黑铅一片溶成汁，投酒中取出，如此九度。令病者饮酒至醉，寝后即愈也。经验方。

一切痈疽诸发，预期服之，能消肿逐毒，使毒不内攻，功效不可具述。用大横文粉草二斤捶碎，河水浸一宿，揉取浓汁，再以密绢过，银石器内慢火熬成膏，以瓷罐收之。每服一、二匙，无灰酒或白汤下。曾服丹药者，亦解之，或微利无妨，名国老膏。外科精要。**痈疽秘塞**生甘草二钱半，井水煎服，能疏导下恶物。直指方。**乳痈初起**炙甘草二钱，新水煎服，仍令人咂之直指方。**些小痈疖**发热时，即用粉草节，晒干为末，热酒服一、二钱，连进数服，痛热皆止。外科精要方。**痘疮烦渴**粉甘草炙、栝楼根等分，水煎服之。甘草能通血脉，发疮痘也。直指方。**阴下悬痈**生于谷道前后，初发如松子大，渐如莲子，数十日后，赤肿如桃李，成脓即破，破则难愈也。用横文甘草一两，四寸截断，以溪涧长流水一碗，河水、井水不用，以文武火慢匕醮水炙之，自早至午，令水尽为度，劈开视之，中心水润乃止。细到，用无灰好酒二小碗，煎至一碗，温服，次日再服，便可保无虞。此药不能急消，过二十日，方得消尽。兴化守康朝病以破，众医拱手，服此两剂即合口，乃韶州刘从周方也。李迅痈疽方。**阴头生疮**蜜煎甘草末，频匕涂之，神效。千金方。**阴下湿痒**甘草，煎汤，日洗三、五度。古今录验。**代指肿痛**甘草，煎汤渍之。千金方。**冻疮发裂**甘草，煎汤洗之。次以黄连、黄檗、黄芩末，入轻粉、麻油调。傅谈野翁方。**汤火疮灼**甘草煎蜜涂。李楼奇方。**蛊毒药毒**甘草节，以真麻油浸之，年久愈妙。每用嚼咽，或水煎服，神妙。直指方。**小儿中蛊**欲死者。甘草半两，水一盏，煎五分服，当吐出。金匮玉函。**牛马肉毒**甘草，煮浓汁，饮一、二升，或煎酒服，取吐或下。如渴，不可饮水，饮之即死。千金方。**饮馔中毒**未审何物，卒急无药。只煎甘草荠苨汤，入口便活。金匮玉函方。**水莨菪毒**菜中有水莨菪，叶圆而光，有毒，误食令人狂乱，状若中风，或作吐。以甘草煮汁服之，即解。金匮玉函妙方。

## 二、性味归经

甘，平。归心、肺、脾、胃经。

## 三、功能主治

补脾益气，清热解毒，祛痰止咳，缓急止痛，调和诸药。用于脾胃虚弱，倦怠乏力，心悸气短，咳嗽痰多，脘腹、四肢挛急疼痛，痈肿疮毒，缓解药物毒性、烈性。

## 四、用法用量

内服：煎汤 2～10 g。不宜与甘遂、大戟、芫花、海藻同用。久服大剂量甘草，可引起浮肿。对于有性功能减退、高血压及浮肿患者，不宜使用。

## 五、名医发挥

（1）《药品化义》云："甘草，生用凉而泻火，主散表邪，消痈肿，利咽痛，解百药毒，除胃积热，去尿管痛，此甘凉除热之力也。炙用温而补中，主脾虚滑泻，胃虚口渴，寒热咳嗽，气短困倦，劳役虚损，此甘温助脾之功也。但味厚而太甜，补药中不宜多用，恐恋膈不思食也。"

（2）《医学衷中参西录·药物·甘草》中记载一奇事："甘草反鲢鱼之质疑：近阅遁园医案（长沙萧琢如著）载鲢鱼反甘草之事。谓当逊清末叶，医士颜××笃实人也，一日告余，曾在某邑为人治病，见一奇案，令人不解。有一农家人口颇众，冬月塘涸取鱼，煮食以供午餐，丁壮食鱼且尽，即散而赴工。妇女童稚数人复取鱼烹治佐食。及晚，有一妇初觉饱闷不适，卧床歇息，众未介意。次日呼之不起，审视则已僵矣。举家惊讶，莫明其故。再四考查，自进午餐后并未更进他种食物，亦无纤芥事故，乃取前日烹鱼之釜细察视之，除鱼汁骨肉外，惟存甘草一条约四五寸许。究问所来，据其家妇女云，小孩啼哭每以甘草与食，釜中所存必系小儿所遗落者。又检所烹之鱼，皆系鲢鱼，并非毒物。且甘草亦并无反鲢鱼之说，矧（shěn 况且）同食者若干人，何独一人偏受其灾。顷刻邻里咸集。又久之，其母家亦至。家人据实以告众，一少年大言于众曰'甘草、鲢鱼同食毙命，千古无此奇事，岂得以谎言搪塞？果尔，则再用此二物同煮，与我食之。'言已，即促同来者照办，并亲自手擎二物置釜中。烹熟，取盘箸陈列席间，旁人疑阻者辄怒斥之，即席大噉，并笑旁观者愚暗胆怯。届晚间固无甚痛苦，亦无若何表示，至次晨则僵卧不起矣。由斯其母家嫌疑解释。按鲢鱼为常食之物，甘草又为药中常用之品，苟此二物相反，疏方用甘草时即当戒其勿食鲢鱼。"

这里张锡纯就主张用甘草时要戒食鲢鱼。本草书籍还记载不可与鲤鱼同食，同食会中毒。

（3）颜正华含甘草处方常用于治疗咳嗽、胃痛、感冒等病证，高频次药物包括甘草、陈皮、赤芍、茯苓、丹参等，高频次药物组合包括"甘草、赤芍""甘草、连翘""甘草、陈皮""甘草、金银花"等，含甘草处方广泛用于多种病证，处方所用药物多具清热解毒、祛痰止咳等功效。

（4）史锁芳临床使用甘草常用来治疗气喘。认为甘草与其在结构和药理作用有相似性，故应用大剂量甘草配伍其他中药治疗支气管哮喘，不仅可以干预本病的发作，还减少了运用激素的不良反应。

（5）许彭龄重用甘草治疗复发性口腔溃疡、阵发性房颤伴晕厥、白塞氏病。

## 六、现代临床

### （一）治疗支气管哮喘

胡伟林将 80 例急性发作期支气管哮喘（风痰阻肺型）患者在定喘汤基础上加入大剂量甘草组方，每次 100 mL，每日 2 次。总有效率为 90.00%，不良反应发生率为 2.50%。

### （二）治疗外伤性肿痛

付开琼选择 224 例外伤性肿痛患者，采用自拟归草三味散（当归 30 g，甘草 15 g，生地 20 g）。其中疗效优 152 例（67.86%），良 38 例（16.96%），可 34 例（15.18%），治疗总有效率达 100%。

### （三）治疗寒症咳嗽

覃著平将 30 例伤寒咳嗽者采用甘草干姜汤化裁方治疗，治疗 1 周后判定疗效。显效 14 例，好转 15 例，无效 1 例，总有效率为 96.70%，安全无毒副作用。

### （四）治疗慢性萎缩性胃炎

苏修辉将 120 例患者随机分为治疗组（62 例）和对照组（58 例），治疗组服用甘草泻心汤治疗，30 d 为 1 个疗程，3 个疗程后观察疗效。治疗组症状、体征方面有效率为 87.1%，治疗组在改善慢性炎症、腺体萎缩、肠化生、不典型增生（四者总积分）上总有效率为 90.32%。

### （五）治疗肾、输尿管结石

钟汝华将 96 例患者随机分 2 组，48 例对照组服用西药治疗，治疗组在对照组治疗的基础上加服有相反药海藻、甘草的排石汤，总有效率为 97.9%。

### （六）治疗重症脑出血病人多器官功能不全综合征

王旭生将 64 例病人随机分为两组，对照组 33 例，采用常规治疗；治疗组 31 例，在入院后 2h 内经胃管注入大黄粉 5～10 g 及甘草粉 2～5 g，每日 3 次。治疗组应激性溃疡发生率为 3.2%、MODS 的发生率为 41.9%，均低于对照组的 21.2%、69.7%。

### （七）治疗类风湿关节炎

李涯松将 120 例确诊 RA 患者随机分为两组，治疗组在单用或在原治疗方法基础上加甘草雷公藤复方煎剂治疗，对照组在单用或原治疗方法基础上加等效剂量雷公藤多苷片治疗，治疗组关节肿胀指数下降、双手平均握力升高优于对照组；治疗组的不良反应总发生率明显低于对照组。

### （八）治疗难治性紫癜

瞿文随机选择 23 例患者，皆使用过肾上腺皮质激素并已出现副作用，在不能加量情况下给予单味甘草 30 g/d，水煎服 2 次/d。23 例患者均有效，出血好转并消失。

### （九）治疗白血病发热

冯建庄对 45 例白血病及伴有发热患者在常规治疗同时，酌情服用大黄、甘草。观察发现，大黄、甘草应用后有较好的退热作用，与对照组比较，在发热人次、热势程度及持续时间上均有明显的差异

### （十）防治汽油中毒

张玉萍应用单味甘草汤剂防治汽油中毒 20 例。其中 6 例有汽油中毒史及 8 例对汽油气味敏感者，于接触汽油前预防性用用甘草汤剂，结果仅 2 例（14.29%）出现轻微中毒症状；另 6 例预先未服药者，接触汽油后均出现明显中毒症状。该 8 例经服用甘草汤剂治疗，除 1 例未预服药者 4 天后痊愈外，余 7 例均于服药 1～2 天内痊愈。

## 10.5.2 人参 《本经》上品

### 一、纲目原文

【释名】 人薓 音参。或省作薓。黄参 吴普 血参 别录 人衔 本经 鬼盖 本经 神草 别录 土精 别录 地精 广雅 海腴 皱面还丹 广雅 [时珍曰] 人薓年深，浸渐长成者，根如人形，有神，故谓之人薓、神草。薓字，从薓，亦浸渐之义。薓，即浸字，后世因字文繁，遂以参星之字代之，从简便尔。然承误日久，亦不能变矣，惟张仲景伤寒论尚作薓字。别录一名人微，微乃薓字之讹也。其成有阶级，故曰人衔。其草背阳向阴，故曰鬼盖。其在五参，色黄属土，而补脾胃，生阴血，故有黄参、血参之名。得地之精灵，故有土精、地精之名。广五行记云：隋文帝时，上党有人宅后每夜闻人呼声，求之不得。去宅一里许，见人参枝叶异常，掘之入地五尺，得人薓，一如人体，四肢毕备，呼声遂绝。观此，则土精之名，尤可证也。礼斗威仪云：下有人参，上有紫气。春秋运斗枢云：摇光星散而为人参。人君废山渎之利，则摇光不明，人参不生。观此，则神草之名，又可证矣。

【集解】 [别录曰] 人参生上党山谷及辽东，二月、四月、八月上旬采根，竹刀刮，暴干，无令见风。根如人形者，有神。[普曰] 或生邯郸，三月生叶小锐，枝黑茎有毛。三月、九月采根。根有手足、面目如人者神。[弘景曰] 上党在冀州西南，今来者形长而黄，状如防风，多润实而甘。俗乃重百济者，形细而坚白，气味薄于上党者。次用高丽者，高丽即是辽东，形大而虚软，不及百济，并不及上党者。其草一茎直上，四、五相对生，花紫色。高丽人作人参赞云：三桠五叶，背阳向阴。欲来求我，椵树相寻。椵，音贾，树似桐，甚大，附广则多生，采作甚有法。今近山亦有，但作之不好。[恭曰] 人参见用多是高丽、百济者，潞州太行紫团山所出者，谓之紫团参。[保升曰] 今心州、辽州、泽州、箕州、平州、易州、檀州、幽州、妫州、并州并出人参，盖其山皆与太

行连亘相接故也。[珣曰]新罗国所贡者，有手足，状如人形，长尺余，以杉木夹定，红丝缠饰之。又沙州参，短小，不堪用。[颂曰]今河东诸州及泰山皆有之，又有河北榷场及闽中来者，名新罗人参，俱不及上党者佳。春生苗，多于深山背阴，近椴漆下湿润处。初生小者三、四寸许，一桠五叶；四、五年后生两桠五叶，未有花茎；至十年后生三桠；年深者生四桠，各五叶。中心生一茎，俗名百尺杵。三月、四月有花，细小如粟，蕊如丝，紫白色。秋后结子，或七、八枚，如大豆，生青熟红，自落。根如人形者，神。泰山出者，叶干青，根白，殊别。江淮间出一种土人参，苗长一、二尺，叶如匙而小，与桔梗相似，相对生，生五、七节。根亦如桔梗而柔，味极甘美。秋生紫花，又带青色。春秋采根，土人或用之。相传欲试上党参，但使二人同走，一含人参，一空口，度走三、五里许，其不含人参者，必大喘；含者气息自如，其人乃为真也。[宗奭曰]上党者，根颇纤长，根下垂，有及一尺余者，或十歧者，其价与银等，稍为难得。土人得一窠，则置板上，以新綵绒饰之。嘉谟曰：紫团参，紫大稍扁；百济参，白坚且圆，名白条参，俗名羊角参；辽东参，黄润纤长有须，俗名黄参，独胜；高丽参，近紫体虚；新罗参，亚黄味薄。肖人形者神；其类鸡腿者，力洪。[时珍曰]上党，今潞州也。民以人参为地方害，不复采取。今所用者皆是辽参。其高丽、百济、新罗三国，今皆属于朝鲜矣。其参犹来中国互市。亦可收子，于十月下种，如种菜法。秋冬采者，坚实；春夏采者，虚软，非地产有虚实也。辽参，连皮者，黄润色如防风；去皮者，坚白如粉；伪者，皆以沙参、荠苨、桔梗采根造作乱也。沙参，体虚无心而味淡；荠苨，体虚无心；桔梗，体坚有心而味苦；人参，体实有心而味甘，微带苦，自有余味，俗名金井玉阑也。其似人形者，谓之孩儿参，尤多赝伪。宋苏颂图经本草所绘潞州者，三桠五叶，真人参也；其滁州者，乃沙参之苗叶；沁州、兖州者，皆荠苨之苗叶。其所云江淮土人参者，亦荠苨也。并失之详审。今路州者尚不可得，则他处者尤不足信矣。近又有薄夫以人参完浸取汁自啜，乃晒干复售，谓之汤参，全不任用，不可不察。考月池翁讳言闻，字子郁，衔太医吏目。尝著人参传上、下卷甚详，不能备录，亦略节要语于下条云耳。

**【修治】**　　[弘景曰]人参易蛀蚛，唯纳新器中密封，可经年不坏。[炳曰]人参频见风日则易蛀，惟用盛过麻油瓦罐，泡净焙干。入华阴细辛与参相间收之，密封，可留经年。一法：用淋过灶灰晒干罐收亦可。[李言闻曰]人参生时背阳，故不喜见风日。凡生用宜　咀；熟用，宜隔纸焙之，或醇酒润透咀、焙热用，并忌铁器。

### 根

**【气味】**　　甘，微寒，无毒。[别录曰]微温。[普曰]神农：小寒；桐君、雷公：苦；黄帝、岐伯：甘，无毒。[元素曰]性温，味甘、微苦，气味俱薄，浮而升，阳中之阳也。又曰：阳中微阴。[之才曰]茯苓、马蔺为之使，恶溲疏、卤鹹，反藜芦。一云：畏五灵脂，恶皂荚、黑豆，动紫石英。[元素曰]人参得升麻引用，补上焦之元气，泻肺中之火；得茯苓引用，补下焦之元气，泻肾中之火。得麦门冬则生脉；得干姜，则补气。[杲曰]得黄耆、甘草，乃甘温除大热，泻阴火，补元气，又为疮家圣药。[震亨曰]人参入手太阴。与藜芦相反，服参一两，入藜芦一钱，其功尽废也。[言闻曰]东垣李氏理脾胃，泻阴火，交泰丸内用人参、皂荚，是恶而不恶也。古方疗月闭四物汤加人参、五灵脂，是畏而不畏也。又疗痰在胸膈，以人参、藜芦同用而取涌越，是激其怒性也。此皆精微妙奥，非市权衡者不能知。

**【主治】**　　补五脏，安精神，定魂魄，止惊悸，除邪气，明目开心益智。久服轻身延年本经。疗肠胃中冷，心腹鼓痛，胸胁逆满，霍乱吐逆，调中，止消渴，通血脉，补坚积，令人不忘别录。主五劳七伤，虚损痰弱，止呕哕，补五脏六腑，保中守神。消胸中痰，治肺痿及痫疾，冷气逆上，伤寒不下食，凡虚而多梦纷纭者加之甄权。止烦躁，变酸水李珣。消食开胃，调中治气，杀金石药毒大明。治肺胃阳气不足，肺气虚促，短气少气，补中缓中，泻心、肺、脾、胃中火邪，止渴生津液元素。治男妇一切虚证，发热自汗，眩运头痛，反胃吐食，疟疾，滑泻久痢，小便频数淋沥，劳倦内伤，中风中暑，痿痹，吐血、嗽血、下血，血淋、血崩，胎前、产后诸病时珍。

**【发明】**　　[弘景曰]人参为药切要，与甘草同功。[杲曰]人参甘温，能补肺中元气，肺气旺则四脏之气皆旺，精自生而形自盛，肺主诸气故也。张仲景云：病人汗后身热、亡血、脉沉迟者，下痢身凉、脉微、血虚者，并加人参。古人血脱者益气，盖血不自生，须得生阳气之药乃生，阳生则阴长，血乃旺也。若单用补血药，血无由而生矣。素问言：无阳则阴无以生，无阴则阳无以化。故补气须用人参，血虚者亦须用之。本草十剂云：补可去弱，人参、羊肉之属是也。盖人参补气，羊肉补形，形气者，有无之象也。［好古曰］洁古老人言：以沙参代人参，取其味甘也。然人参补五脏之阳，沙参补五脏之阴，安得无异？虽云补五脏，亦须各用本脏药相佐使引之。［言闻曰］人参生用气凉，熟用气温；味甘补阳，微苦补阴。气主生物，本乎天；味主成物，本乎地。气味生成，阴阳之造化也。凉者，高秋清肃之气，天之阴也，其性降；温者，阳春生发之气，天之阴也，其性升。存者，湿土化成之味，地之阳也，其性浮；微苦者，火土相生之味，地之阴也，其性沉。人参气味俱薄。气之薄者，生降熟升；味之薄者，生升熟降。如土虚火旺之病，则宜生参，凉薄之气，以泻火而补土，是纯用其气也；脾虚肺怯之病，则宜熟参，甘温之味，以补土而生金，是纯用其味也。东垣以相火乘脾，身热而烦，气高而喘，头痛而渴，脉洪而大者，用黄檗佐人参。孙真人治夏月热伤元气，人汗大泄，欲成痿厥，用生脉散，以泻热火而救金水。君以人参之甘寒，泻火而补元气；臣以麦门冬之苦甘寒，清金而滋水源，佐以五味子之酸温，生肾精而收耗气。此皆补天元之真气，非补热火也。白飞霞云：人参炼膏服，回元气于无何有之乡。凡病后气虚及肺虚嗽者，并宜之。若气虚有火者，合天门冬膏对服之。

**【正误】** ［敩曰］夏月少使人参，发心痃之患。［好古曰］人参甘温，补肺之阳，泄肺之阴。肺受寒邪，宜此补之；肺受火邪，则反伤肺，宜以沙参代之。［王纶曰］凡酒色过度，损伤肺肾真阴，阴虚火动，劳嗽吐血、咳血等证，勿用之。盖人参入手太阴能补火，故肺受火邪者忌之。若误服参、耆甘温之剂，则病日增；服之过多，则死不可治。盖甘温助气，气属阳，阳旺则阴愈消；惟宜苦甘寒之药，生血降火。世人不识，往往服参、耆为补，而死者多矣。［言闻曰］孙真人云：夏月服生脉散、肾沥汤三剂，则百病不生。李东垣亦言生脉散、清暑益气汤，乃三伏泻火益金之圣药，而雷敩反谓发心痃久患非矣。痃乃脐旁积气，非心病也。人参能养正破坚积，岂有发痃之理？观张仲景治腹中寒气上冲，有头足，上下痛不可触近，呕不能食者，用大建中汤，可知矣。又海藏王好古言人参补阳泄阴，肺寒宜用，肺热不宜用。节斋王纶因而和之，谓参、耆能补肺火，阴虚火动失血诸病，多服必死。二家之说皆偏矣。夫人参能补元阳，生阴血，而泻阴火，东垣李氏之说也明矣。仲景张氏言：亡血血虚者，并加人参；又言：肺寒者，去人参，加干姜，无令气壅。丹溪朱氏亦言虚火可补，参、耆之属；实火可泻，芩、连之属。二家不察三氏之精微，而谓人参补火，谬哉。夫火与元气不两立，元气胜则邪火退。人参既补元气而又补邪火，是反复之小人矣，何以与甘草、芩、术之四君子耶？虽然，三家之言不可尽废也。惟其语有滞，故守之者，泥而执一，遂视人参加蛇蝎，则不可也。凡人面白、面黄、面青黧悴者，皆脾、肺、肾气不足，可用也；面赤、面黑者，气壮神强，不可用也。脉之浮而芤、濡、虚、大、迟缓无力，沉而迟、涩、弱、细、结、代无力者，皆虚而不足，可用也；若弦长紧实、滑数有力者，皆火郁内实，不可用也。洁古谓喘嗽勿用者，痰实气壅之喘也；若肾虚气短喘促者，必用也。仲景谓肺寒而咳勿用者，寒束热邪壅郁在肺之咳也；若自汗恶寒而咳者，必用也。东垣谓久病郁热在肺勿用者，乃火郁于内宜发不宜补也；若肺虚火旺，气短自汗者，必用也。丹溪言诸痛不可骤用者，乃邪气方锐，宜散不宜补也；若里虚吐利及久病胃弱虚痛喜按者，必用也。节斋谓阴虚火旺勿用者，乃血虚火亢能食，脉弦而数，凉之则伤胃，温之则伤肺，不受补者也。若自汗气短，肢寒脉虚者，必用也。如此详审，则人参之可用不可用，思过半矣。［机曰］节斋王纶之说，本于海藏王好古，但纶又过于矫激。丹溪言虚火可补，须用参、芪。又云阴虚潮热，喘嗽吐血，盗汗等证，四物加人参、黄檗、知母。又云好色之人，肺肾受伤，咳嗽不愈，琼玉膏主之。又云肺肾虚极者，独参膏主之。是知阴虚劳瘵之证，未尝不用人参也。节斋，私淑丹溪者也，而乃相反如此。斯言一出，印定后人眼目。凡遇前证，不问病之宜用不宜，辄举以籍口。致使良工掣肘，惟求免夫病家之怨。病家亦以此说横之胸中，甘受苦寒，虽至上呕下泄，去死不远，亦不悟也。古今治劳莫过于葛可久，其独参汤、保真汤，何尝废人参而不用耶？节斋之说，诚未之深思也。［杨起曰］人参功载本草，人所共知。近因病者吝财薄医，医复算本惜费，不肯用参疗病，以致轻者至重，重者至危。然有肺寒、肺热、中满、血虚四证，只宜散寒、消热、消胀、补营，不用人参，其说近是；殊不知各加人参在内，护持元气，力助群药，其功更捷。若曰气无补法，则谬矣。古方治肺寒以温肺汤，肺热以清肺汤，中满以分消汤，血虚以养营汤，皆有人参在焉。所谓邪之所辏，其气必虚。又曰养正邪自除，阳旺则生阴血，贵在配合得宜尔。庸医每谓人参不可轻用，诚哉庸也。好生君子，不可轻命薄医，医亦不可计利不用。书此奉勉，幸勿曰迂。

**【附方】** 旧九，新六十八。

**人参膏**用人参十两细切，以活水二十盏浸透，入银石器内，桑柴火缓缓煎取十盏，滤汁，再以水十盏，煎取五盏，与前汁合煎成膏，瓶收，随病作汤使。丹溪云：多欲之人，肾气衰急，咳嗽不止，用生姜、橘皮煎汤，化膏服之。浦江郑兄，五月患痢，又犯房室，忽发昏运，不知人事，手撒目暗，自汗如雨，喉中痰鸣如拽锯声，小便遗失，脉大无伦，此阴亏阳绝之证也。予令急煎大料人参膏，仍与炎气海十八壮，右手能动，再三壮，唇口微动，遂与膏服一盏，半夜后服三盏，眼能动，尽三斤，方能言而索粥，尽五斤而痢止，至十斤而全安，若作风治则误矣。一人背疽，服内托十宣药已多，脓出作呕，发热，六脉沉数有力，此溃疡所忌也。遂与大料人参膏，入竹沥饮之，参尽一十六斤，竹伐百余竿，而安。后经旬余，值大风拔木，疮起有脓，中有红线一道，过肩胛，抵右胁。予曰：急作参膏，以芎、归、橘皮作汤，入竹沥、姜汁饮之。尽三斤而疮溃，调理乃安。若痈疽溃后，气血俱虚，呕逆不食，变证不一者，以参、耆、归、术等分，煎膏服之，最妙。**治中汤**［颂曰］张仲景治胸痹，心中痞坚，留气结胸，胸满，胁下逆气抢心，治中汤主之。即理中汤，人参、术、干姜、甘草各三两。四味以水八升，煮三升，每服一升，日三服，随证加减。此方自晋宋以后至唐名医，治心腹病者，无不用之，或作汤，或蜜丸，或为散，皆有奇效。胡洽居士治霍乱，谓之温中汤。陶隐居百一方云：霍乱余药乃或难求，而治中方、四顺汤、厚朴汤不可暂缺，常须预合自随也。唐石泉公王方庆云：数方不惟霍乱可医，诸病皆疗也。四顺汤，用人参、甘草、干姜、附子（炮）各二两，水六升，煎二升半，分四服。**四君子汤**治脾胃气虚，不思饮食，诸病气虚者，以此为主。人参一钱，白术二钱，白茯苓一钱，炙甘草五分，姜三片，枣一枚。水二钟，煎一钟，食前温服。随证加减。和剂局方。**开胃化痰**不思饮食，不拘大人小儿。人参焙二两，半夏姜汁浸焙五钱，为末，飞罗面作糊，丸绿豆大。食后姜汤下三、五十丸，日三服。圣惠方：加陈橘皮五钱。经验方：**胃寒气满**不能传化，易饥不能食。人参末二钱，生附子末半钱，生姜二钱。水七合，煎二合，鸡子清一枚，打转空心服之。圣济总录。**脾胃虚弱**不思饮食。生姜半斤取汁，白蜜十两，人参末四两。银锅煎成膏。每米饮调服一匙。普济方。**胃虚恶心**呕吐有痰。人参一两，水二盏，煎一盏，入竹沥一杯，姜汁三匙，食远温服，以知为度，老人尤宜。简便方。**胃寒呕恶**不能腐熟水谷，食即吐出。人参、丁香、藿香各二钱半，橘皮五钱，生姜三片，水二盏，煎一盏，温服。拔萃方。**反胃呕吐**饮食入口即吐，困弱无力，垂死者。上党人参三大两拍破。水一大升，煮取四合，热服，日再。兼以人参汁，入粟米、鸡子白、薤白，煮粥与啖。李直方司勋，于汉南患此，两月余，诸方不瘥。遂与此方，当时便定。后十余日，遂上京师。绛每与名医论此药，难可为俦也。李绛兵部手集。**食入即吐**人参半夏汤：用人参一两，半夏一年五钱，生姜十片。水一斗，以杓扬二百四十遍，取三升，入白蜜三合，煮一升半，分服。张仲景金匮方。**霍乱呕恶**人参二两，水一盏半，煎汁一盏，入鸡子白一枚，再煎温服。一加丁香。卫生家宝方。**霍乱烦闷**人参五钱，桂心半钱。水二钱，煎服。圣惠方。**霍乱吐泻**烦躁不止。人参二两，橘皮三两，生姜一两。水六升，煮三升，分三服。圣济总录。**妊娠吐水**酸心腹痛，不能饮食。人参、干姜炮等分，为末，以生地黄汁和丸梧子大。每服五十丸，米汤下。和剂局方。**阳虚气喘**自汗盗汗，气短头运。人参五钱，熟附子一两。分作四帖，每帖以生姜十片，流水二盏，煎一盏，食远温服。济生方。**喘急欲绝**上气鸣息者。人参末，汤服方寸匕，日五、六服效。肘后方。**产后发喘**乃血入肺窍，危症也。人参（末）一两，苏木二两。水二碗，煮汁一碗，调参末服，神效。圣惠方。**产后血运**人参一两，紫苏半两，以童尿、酒、水三合，煎服。医方摘要。**产后不语**人参、石菖蒲、石莲肉等分，每服五钱，水煎服。妇人良方。**产后诸虚**发热自汗。人参、当归等分。为末，用猪腰子一个，去膜，切小片，以水三升，糯米半合，葱白二茎，煮米熟，取汁一盏，入药煎至八分，食前温服。永类方。**产后秘塞**出血多。以人参、麻子仁、枳壳麸炒。为末，炼蜜丸梧子大。每服五十丸，米饮下。济生方。**横生倒产**人参末、乳香末各一钱，丹砂末五分。研匀，鸡子白一枚，入生姜自然汁三匙，搅匀，冷服，即母子俱安，神效，此施汉卿方也。妇人良方。**开心益智**人参末一两，炼成獖猪肥肪十两。以淳酒和匀。每服一杯，日再服。服至百日，耳目聪明，骨髓充盈，肌肤润泽，日记千言，兼去风热痰病。千金方。**闻雷即昏**一小儿七岁，闻雷即昏倒，不知人事，此气怯也。以人参、当归、麦门冬各二两，五味子五钱。水一斗，煎汁五升；再以分五升，煎淬取汁二升，合煎成膏。每服三匙，白汤化下。服尽一斤，自后闻雷自若矣。杨起简便方。**忽喘闷绝**方见大黄下。**离魂异疾**有人卧则觉身外有身，一样无别，但不语。盖人卧则魂归于肝，此由肝虚邪袭，魂不归舍，病名曰离魂。用人参、龙齿、赤茯苓各一钱。水一盏，煎半盏，调飞过朱砂末一钱，睡时服。一夜一服，三夜后，真者气爽，假者即化矣。夏子益怪证奇疾方。**怔忡自汗**心气不足也。人参半两，当归半两，用猪腰子二个，以水二碗，煮至一碗半，取细子细切，人参、归同煎至八分，空心吃腰子，以汁送下。其滓焙干为末，以山药末作糊丸绿豆大。每服五十丸，食远枣汤下，不过两服即愈。此昆山神济大师方也，一加乳香二钱。王璆百一选方。**心下结气**凡心下硬，按之则无，常觉膨满，多食则吐，气引前后，噫呃不除，由思虑过多，气不以时而行则结滞，谓之结气。人参一两，橘皮去白四两，为末，炼蜜丸梧子大，每米饮下五六十丸。圣惠方。**房后困倦**人参七钱，陈皮一钱，水一盏半，煎八分，食前温服，日再服，千金不传。赵永庵方。**虚劳发热**愚鲁汤：用上党人参、银州柴胡各三钱，大枣一枚，生姜三两。水一钟半，煎七分，食远温服，日再服，以愈为度。奇效良方。**肺热声哑**人参二两，诃子一两，为末噙咽。丹溪摘玄。**肺虚久咳**人参末二两，鹿角胶炙，研一两。每服三钱，用薄荷、豉汤一盏，葱少许，入铫子煎一二沸，倾入盏内。遇咳时，温呷三五口，甚加。食疗本草。**止嗽化痰**人参末一两，明矾二两。以醋醋二升，熬矾成膏，入参末、炼蜜和收。每以豌豆大一丸，放舌下，其嗽即止，痰自消。简便方。**小儿喘咳**发热自汗吐红，脉虚无力者。人参、天花粉等分。每服半钱，蜜水调下，以瘥为度。经济方。**喘咳嗽血**咳喘上气，喘急，嗽血吐血，脉无力者。人参末每服三钱，鸡子清调之，五更初服便睡，去枕仰卧，只一服愈。年深者，再服。咯血者，服尽一两甚好。一方以乌鸡子水磨千遍，自然化作水，调药尤妙。忌醋咸腥酱，面酢醉饱，将息乃佳。沈存中灵苑方。**咳嗽吐血**人参、黄耆、飞罗面各一两，百合五钱。为末，水丸梧子大。每服五十丸，食前茅根汤下。朱氏集验方：用人参、乳香、辰砂等分。为末，乌梅肉和丸弹子大。每白汤化下一丸，日一服。**虚劳吐血**甚者，先以十灰散止之，其人必因倦，法当补阳生阴，独参汤主之。好人参一两，肥枣五枚。水二钟，煎一钟服，熟睡一觉，即减五、六，继服调理药。葛可久十药神书。**吐血下血**因七情所感，酒色内伤，气血妄行，口鼻俱出，心肺脉破，血如涌泉，须臾不救。用人参焙、侧柏叶蒸焙、荆芥穗烧存性各五钱。为末。用二钱，入飞罗面二钱，以新汲水调如稀糊服，少倾再啜，一服立止。华陀中藏经。**衄血不止**人参、柳枝寒食者采等分，为末。每服一钱，东流水服，日三服。无柳枝，用莲子心。圣济总录。**齿缝出血**人参、赤茯苓、麦门冬各二钱。水一钟，煎七分，食前温服，日再。苏东坡得此，自谓神奇。后生小子多患此病，予累试之，累如所言。谈野翁试验方。**阴虚尿血**人参焙、黄耆盐水炙等。为末。用红皮大萝卜一枚，切作四片，以蜜二两，将萝卜逐片蘸炙，令干再炙，勿令焦，以蜜尽为度。每用一片，蘸药食之，仍以盐汤送下，以瘥为度。三因方。**沙淋石淋**方同上。**消渴引饮**人参为末，鸡子清调服一钱，日三、四服。集验：用人参、栝楼根等分。生研为末，炼蜜丸梧子大。每服百丸，食前麦门冬汤下，日二服，以愈为度。名玉壶丸。忌酒面炙煿。郑氏家传消渴方：人参一两，粉草二两。以雄猪胆汁浸炙，脑子半钱。为末，蜜丸芡子大。每嚼一丸，冷水下。圣济总录：用人参一两，葛粉二两。为末。发时以焐猪汤一升，入药三钱，蜜二两，慢火熬至三合，状如黑饧，以瓶收之，每夜以一匙含咽，不过三服，取效也。**虚疟寒热**人参二钱二分，雄黄五钱。为末，端午日用粽尖捣丸梧子大。发日侵晨，井华水吞下七丸，发前再服。忌诸般热物，立效。一方：加神麴等分。丹溪纂要。**冷痢厥逆**六脉沉细。人参、大附子各一两半。每服半两，生姜十片，丁香十五粒，粳米一撮。水二盏，煎七分，空心温服。经验方。**下痢禁口**人参、莲肉各三钱。以井华水二盏，煎一盏，细细呷之。或加姜汁炒黄连三钱。经验良选方。**老人虚痢**不止，不能饮食。上党人参一两，鹿角去皮炒研五钱，为末。每服方寸匕，米汤调下，日三服。十便良方。**伤寒坏证**凡伤寒时疫，不问阴阳，老幼妊妇，误服药饵，困重垂死，脉沉伏，不省人事，七日以后，皆可服之，百不失一。此名夺命散，又名复脉汤。人参一两，水二钟，紧火煎一钟，以井水浸冷服之，少顷鼻梁有汗出，脉复立瘥。苏韬光侍郎云：用此救数十人。予作清流宰，县倅申屠行辅之子因患时疫三十余日，已成坏病，令服此药而安。王璆百一选方。**伤寒厥逆**身有微热，烦燥，六脉沉细微弱，此阴极发躁也。无忧散：用人参半两。水一钟，煎七分，调牛胆南星末二钱，热服，立苏。三因方。**夹阴伤寒**先因欲事，后感寒邪，阳衰阴盛，六脉沉伏，小腹绞痛，四肢逆冷，呕吐清水，不假此药，无以回阳。人参、干姜炮各一两，生附子一枚，破作八片。水四升半，煎一升，顿服。脉出身温，即愈。吴绶伤寒蕴要。**筋骨风痛**人参四两酒浸三日，晒干，土茯苓一斤，山慈姑一两。为末，炼蜜丸梧子大。每服一百丸，食前米汤下。经验方。**小儿风痫**瘛疭。用人参、蛤粉、辰砂等分。为末，以猳猪心和血丸绿豆大。每服五十丸，金银汤下，一日二服，大有神效。卫生宝鉴。**脾虚慢惊**黄蓍汤，见黄蓍发明下。**痘疹险证**保元汤，见黄蓍发明下。**惊后瞳斜**小儿惊后瞳人不正者。人参、阿胶糯米炒成珠，各一钱。水一盏，煎七分，温服，日再服，愈乃止。效直指方。**小儿脾风**多因。人参、冬瓜仁各半两，南星一两。浆水煮过，为末。每用一钱，水半钱钱三分，温服。本事方。**酒毒目盲**一人形实，好饮热酒，忽病目盲而脉涩，此热酒所伤，胃气污浊，血死其中而然。以苏木煎汤，调人参末一钱服。次日鼻及两掌皆紫黑，此滞血行矣。再以四物汤，加苏木、桃仁、红花、陈皮，调人参末服，数日而愈。丹溪纂要。**酒毒生疽**一妇嗜酒，胸生一疽，脉紧而涩。用酒炒人参、酒炒大黄，等分为末，姜汤服一钱，得唾汗出而愈。效丹溪医案。**狗咬风伤**肿痛。人参置桑柴炭上烧存性，以碗覆定，少顷为末，掺之，立瘥。经验方。**蜈蚣咬伤**嚼人参涂之。医学集成。**蜂虿螫伤**人参末傅之。证治要诀。**胁破肠出**急以油抹入，煎人参、枸杞汁淋之，内吃羊肾粥，十日愈。危氏得效方。**气奔怀疾**方见虎杖。

## 二、性味归经

人参：甘、微苦，微温。归脾、肺、心经。

红参：甘、微苦，温。归脾、肺、心、肾经。

## 三、功能主治

人参：大补元气，复脉固脱，补脾益肺，生津养血，安神益智。用于体虚欲脱，肢冷脉微，脾虚食少，肺虚喘咳，津伤口渴，内热消渴，气血亏虚，久病虚羸，惊悸失眠，阳痿宫冷。

红参：大补元气，复脉固脱，益气摄血。用于体虚欲脱，肢冷脉微，气不摄血，崩漏下血。

## 四、用法用量

内服：3～9 g，另煎兑入汤剂服；野山参若研粉吞服，一次 2 g，一日 2 次。

## 五、名医发挥

（1）奚肇庆治疗慢性肺病时，重视补益脾肾之气，善用参类。生晒参、党参、太子参、西洋参等皆可补益肺、脾、肾之气，效有相似，临床使用之时需加以辨别，取最适宜者以达良效。

（2）《程茂先医案》收录医案 94 则，其中用人参医案共 60 余则，涉及内、外、妇、儿各科。每遇危重证候，程氏多用人参救逆。

（3）王世彪临床善用人参配五灵脂，人参畏五灵脂，但临床应用发现，人参与五灵脂相配，一补一通，益气活血，启脾进食，化瘀定痛，化积消癥，功效显著。

# 10.5.3 三七 《纲目》

## 一、纲目原文

【释名】 山漆纲目金不换 ［时珍曰］彼人言其叶左三右四，故名三七，盖恐不然。或云本名山漆，谓其能合金疮，如漆粘物也，此说近之。金不换，贵重之称也。

**【集解】**　［时珍曰］生广西南丹诸州番峒深山中，采根暴干，黄黑色。团结者，状略似白及；长者，如老干地黄，有节。味微甘而苦，颇似人参之味。或云：试法，以末掺猪血中，血化为水者乃真。近传一种草，春生苗，夏高三、四尺。叶似菊艾而劲厚，有歧尖。茎有赤棱。夏秋开黄花，蕊如金丝，盘纽可爱，而气不香。花干则□絮如苦荬絮。根叶味甘。治金疮折伤出血，及上下血病甚效。云是三七，而根大如牛蒡根，与南中来者不类，恐是刘寄奴之属，其易繁衍。

**根**

**【气味】**　甘、微苦，温，无毒。

**【主治】**　止血散血定痛，金刃箭伤跌扑杖疮血出不止者，嚼烂涂，或为末掺之，其血即止。亦主吐血衄血，下血血痢，崩中经水不止，产后恶血不下，血运血痛，赤目痈肿，虎咬蛇伤诸病<sub>时珍</sub>。

**【发明】**　［时珍曰］此药近时始出，南人军中用为金疮要药，云有奇功。又云：凡杖扑伤损，瘀血淋漓者，随即嚼烂，罨之即止；青肿者即消散。若受杖时，先服一、二钱，则血不冲心；杖后，尤宜服之。产后服，亦良。大抵此药气温、味甘微苦，乃阳明、厥阴血分之药，故能治一切血病，与骐驎竭、紫矿相同。

**【附方】**　新八。

吐血衄血<sub>山漆一钱，自嚼，米汤送下。或以五分，加入八核汤。濒湖集简方</sub>。赤痢血痢<sub>三七三钱，研末，米泔水调服。即愈。同上</sub>。大肠下血<sub>三七研末，同淡白酒调一二钱服，三服可愈。加五分入四物汤，亦可。同上</sub>。妇人血崩<sub>方同上</sub>。产后血多<sub>山漆研末，米汤服一钱。同上</sub>。男妇赤眼<sub>十分重者。以山漆根磨汁，涂四围。甚妙。同上</sub>。无名痈肿<sub>疼痛不止。山漆磨米醋调涂即散。已破者，研末干涂</sub>。虎咬蛇伤<sub>山漆研末，米饮服三钱，仍嚼涂之。并同上</sub>。

**叶**

**【主治】**　折伤跌扑出血，傅之即止；青肿经夜即散，余功同根<sub>时珍</sub>。

## 二、性味归经

甘、微苦，温。归肝、胃经。

## 三、功能主治

化瘀止血，活血定痛。用于出血证，用于跌打损伤，瘀血肿痛。此外，本品尚能补虚强壮，民间常用治虚损劳伤。

## 四、用法用量

内服：3～9 g，煎服；一次 1～3 g，研粉吞服；亦入丸散。外用适量，研末外掺或调敷。孕妇慎用。

## 五、名医发挥

（1）《本草求真》："三七，世人仅知功能止血住痛，殊不知痛因血瘀则痛作，血因敷散则血止。三七气味苦温，能于血分化其血瘀。故凡金刃刀剪所伤，及跌扑杖疮血出不止，嚼烂涂之，或为末掺，其血即止。且以吐血、衄血、下血、血痢、崩漏、经水不止、产后恶露不下，俱宜自嚼，或为末，米饮送下即愈。"

（2）《本草纲目拾遗》云："学味甘苦同人参，去瘀损，止吐衄，补而不峻。""三七颇类人参，人参补气第一，三七补血第一，味同而功亦等，故人并称曰人参，三七为药品中之最珍贵者。"

（3）周晓波常用药对三七配白及止血生肌。

（4）何世东认为系统性红斑狼疮为"久病入络"：孕育困难，补肾化瘀，调经助孕，当归、川芎、丹参、益母草、三七、绞股蓝活血化瘀生新，使冲任气血调和而易受孕。

（5）郭兆安认为慢性肾衰竭期临床多数病患舌质黯或有瘀点瘀斑，三七具有活血不留瘀、瘀不伤正的特点，巧用三七化瘀止血之效。

（6）施今墨认为慢性肾功能衰竭可大黄配伍三七。

（7）陈普德认为热、痰、虚、瘀乃喉源性咳嗽主要致病因素：提出"清热化痰、利咽止咳、养阴散结"，自拟喉咳汤药，痰中带血加三七粉。

（8）岑鹤龄治疗慢性肝炎认为日久木盛侮脾，脾气必弱，久病入络，血瘀自成，因此扶脾与活络也是主要的辅助治疗方法，自拟扶赢散瘀汤：熟酸枣仁、金樱子、女贞子、何首乌、鳖甲、北芪、白术、当归、白芍、赤芍、三七末（冲服）以养阴扶脾活络。

（9）岭南罗氏妇科擅长运用中医药治疗反复性自然流产，治疗上强调活血而不破血，祛瘀而不伤正，药物可选用丹参、三七、鸡血藤、蒲黄、五灵脂等活血祛瘀止血之药，从小剂量开始，严密观察，中病即止。

（10）何立人治疗眩晕病的高频药物为玉米须、仙鹤草、川芎、黑豆衣、白术、天麻、景天三七、虎杖、桑叶、葛根等：常用药对为旱莲草配女贞子、防风配防己、赤芍配白芍、灵芝草配景天三七、蝉衣配僵蚕等。

（11）陆家龙治疗高血压病常用前 20 味中药依次是：制首乌、三七根须、黄芪、当归、白芍、川芎、夜交藤、炒杜仲、钩藤、秫米、桑寄生、茯苓、浮小麦、粉葛、炒黄柏、黑芝麻、炒白术、竹茹、柏子仁、炒枣仁，应用频率最多的前 10 味常用配伍药对依次是："当归、川芎、白芍"，"黄芪、三七根须"等。

（12）张艳治疗胸痹自拟冠心方：黄芪 25 g，丹参 30 g，葛根 25 g，益母草 20 g，茯苓 25 g，瓜蒌 20 g，白芍 20 g，三七 15 g，延胡索 20 g。

（13）赵法新擅长使用对药治疗各种疑难杂症：柴胡、枳壳；白术、茯苓；陈皮、半夏；藿香梗、紫苏梗；三棱、莪术；香附、良姜；三七、白及；蒲公英、马齿苋；吴茱萸、黄连；砂仁、白蔻仁 10 组对药在临床运用。

（14）何永恒治疗溃疡性结肠炎强调重除湿热，兼调气血，顾护脾胃，并巧用经方，合方化裁，灵活多变，且精于配伍，妙用药对，善用三七，收效颇佳。

（15）徐荣谦对于慢性湿疹表现为皮肤粗糙肥厚，有抓痕、血痂、颜色暗或色素沉着者，辨证为脾虚血燥、肌肤失养，治以健脾燥湿、养血润肤为主。常用荆翘饮加石斛三七及健脾祛湿之品治之，每获良效。

## 10.5.4 黄连 《本经》上品

### 一、纲目原文

【释名】　王连《本经》支连药性。[时珍曰] 其根连珠而色黄，故名。

**【集解】** ［别录曰］黄连，生巫阳川谷及蜀郡太山之阳。二月、八月采根。［弘景曰］巫阳在建平。今西间者色浅而虚，不及东阳、新安诸县最胜。临海诸县者不佳。用之当布拭去毛，令如连珠。［保昇曰］苗似茶，丛生，一茎生三叶，高尺许，凌冬不凋，花黄色。江左者，节高若连珠；蜀都者，节下不连珠。今秦地及杭州、柳州者佳。［颂曰］今江、湖、荆、夔州郡亦有，而以宣城九节坚重相擎有声者为胜，施、黔者次之，东阳、歙州、处州者又次之。苗高一尺以来，叶似甘菊，四月开花黄色，六月结实似芹子，色亦黄。江左者，根黄连珠，其苗经冬不凋，叶如小雉尾草，正月开花作细穗，淡白微黄色。六、七月根紧，始堪采。［恭曰］蜀道者粗大，味极浓苦，疗渴为最。江东者节如连珠，疗痢大善。澧州者更胜。［时珍曰］黄连，汉末李当之本草，惟取蜀郡黄肥而坚者为善。唐时以澧州者为胜。今虽吴、蜀皆有，惟以雅州、眉州为良。药物之兴废不同如此。大抵有二种：一种根粗无毛有珠，如鹰、鸡爪形而坚实，色深黄；一种无珠多毛而中虚，黄色稍淡。各有所宜。

**根**

**【修治】** ［敩曰］凡使以布拭去肉毛，用浆水浸二伏时，漉出，于柳木火上焙干用。［时珍曰］五脏六腑皆有火，平则治，动则病，故有君火、相火之说，其实一气而已。黄连入手少阴心经，为治火之主药：治本脏之火，则生用之；治肝胆之实火，则以猪胆汁浸炒；治肝胆之虚火，则以醋浸炒；治上焦之火，则以酒炒；治中焦之火，则以姜汁炒；治下焦之火，则以盐水或朴硝炒；治气分湿热之火，则以茱萸汤浸炒；治血分块中伏火，则以干漆水炒；治食积之火，则以黄土炒。诸法不独为之引导，盖辛热能制其苦寒，咸寒能制其燥性，在用者详酌之。

**【气味】** 苦，寒，无毒。［别录曰］微寒。［普曰］神农、岐伯、黄帝、雷公：苦，无毒；李当之：小寒。［之才曰］黄芩、龙骨、理石为之使，恶菊花、玄参、白鲜皮、芫花、白僵蚕，畏款冬、牛膝，胜乌头，解巴豆毒。［权曰］忌猪肉，恶冷水。［敩曰］服此药至十两，不得食猪肉；若服至三年，一生不得食也。［时珍曰］道书言服黄连犯猪肉令人泄泻，而方家有猪肚黄连丸、猪脏黄连丸，岂只忌肉而不忌脏腑乎？

**【主治】** 热气，目痛眦伤泣出，明目，肠澼腹痛下痢，妇人阴中肿痛。久服令人不忘本经。主五脏冷热，久下泄澼脓血，止消渴大惊，除水利骨，调胃厚肠益胆，疗口疮别录。治五劳七伤，益气，止心腹痛，惊悸烦躁，润心肺，长肉止血，天行热疾，止盗汗并疮疥。猪肚蒸为丸，治小儿疳气，杀虫大明。羸瘦气急藏器。治郁热在中，烦躁恶心，兀兀欲吐，心下痞满元素。主心病逆而盛，心积伏梁好古。去心窍恶血，解服药过剂烦闷及巴豆、轻粉毒时珍。

**【发明】** ［元素曰］黄连性寒味苦，气味俱厚，可升可降，阴中阳也，入手少阴经。其用有六：泻心脏火，一也；去中焦湿热，二也；诸疮必用，三也；去风湿，四也；赤眼暴发，五也；止中部见血，六也。张仲景治九种心下痞，五等泻心汤，皆用之。［成无己曰］苦入心，寒胜热，黄连、大黄之苦寒，以导心下之虚热。蛔得甘则动，得苦则安，黄连、黄蘖之苦，以安蛔也。［好古曰］黄连苦燥，苦入心，火就燥。泻心者，其实泻脾也，实则泻其子也。［震亨曰］黄连，去中焦湿热而泻心火。若脾胃气虚，不能转运者，则以茯苓、黄芩代之。以猪胆汁拌炒，佐以龙胆草，则大泻肝胆之火。下痢噤口热禁口者，用黄连、人参煎汤，终日呷之，如吐再强饮，但得一呷下咽便好。［刘完素曰］古方以黄连为治痢之最。盖治痢惟宜辛苦寒药，辛能发散开通郁结，苦能燥湿，寒能胜热，使气宣平而已。诸苦寒药多泄，惟黄连、黄蘖性冷而燥，能降火去湿而止泻痢，故治痢以之为君。［宗奭曰］今人多用黄连治痢，盖执以苦燥之义。下俚但见肠虚渗泄，微似有血，便即用之，又不顾寒热多少，惟欲尽剂，由是多致危困。若气实初病，热多血痢，服之便止，不必尽剂。虚而冷者，慎勿轻用。［杲曰］诸痛痒疮疡，皆属心火。凡诸疮宜以黄连、当归为君，甘草、黄芩为佐。凡眼暴发赤肿，痛不可忍者，宜黄连、当归以酒浸煎之。宿食不消，心下痞满者，须用黄连、枳实。［颂曰］黄连治目方多，而羊肝丸尤奇异。今医家洗眼，以黄连、当归、芍药等分，用雪水或甜水煎汤热洗之，冷即再温，甚益眼目。但是风毒赤目花翳，用之无不神效。盖眼目之病，皆是血脉凝滞使然，故以行血药合黄连治之。血得热则行，故乘热洗也。［韩懋曰］火分之病，黄连为主，不但泻心火，而与芩、蘖诸苦药列称者比也。比目疾人以人乳浸蒸，或点或服之。生用为君，佐以官桂少许，煎百沸，入蜜空心服之，能使心肾交于顷刻。入五苓、滑石，大治梦遗。以黄土、姜汁、酒、蜜四炒为君，以使君子为臣，白芍药酒煮为佐，广木香为使，治小儿五疳。以茱萸炒者，加木香等分，生大黄倍之，水丸，治五痢。此皆得制方之法也。[时珍曰] 黄连，治目及痢为要药。古方治痢：香连丸，用黄连、木香；姜连散，用干姜、黄连；变通丸，用黄连、茱萸；姜黄散，用黄连、生姜。治消渴，用酒蒸黄连；治伏暑，用酒煮黄连；治下血，用黄连、大蒜；治肝火，用黄连、茱萸；治口疮，用黄连、细辛。皆是一冷一热，一阴一阳，寒因热用，热因寒用，君臣相佐，阴阳相济，最得制方之妙，所以有成功而无偏胜之害也。[弘景曰] 俗方多用黄连治痢及渴，道方服食长生。[慎微曰] 刘宋王微黄连赞云：黄连味苦，左右相因。断凉涤暑，阐命轻身。缙云昔御，飞跸上旻。不行而至，吾闻其人。又梁江淹黄连颂云：黄连上草，丹砂之次。御孽辟妖，长灵久视。骖龙行天，驯马匝地。鸿飞以仪，顺道则利。[时珍曰] 本经、别录并无黄连久服长生之说，惟陶弘景言道方久服长生。神仙传载封君达、黑穴公，并服黄连五十年得仙。窃谓黄连大苦大寒之药，用之降火燥湿，中病即当止。岂可久服，使肃杀之令常行，而伐其生发冲和之气乎？素问载岐伯言：五味入胃，各归所喜攻。久而增气，物化之常也。气增而久，夭之由也。王冰注云：酸入肝为温，苦入心为热，辛入肺为清，咸入肾为寒，甘入脾为至阴而四气兼之，皆增其味而益其气，故各从本脏之气为用。所以久服黄连、苦参反热，从火化也，余味皆然。久则脏气偏胜，即有偏绝，则有暴夭之道。是以绝粒饵饵之人不暴亡者，无五味偏助也。又观王与乔希圣论黄连书云：闻公以眼疾饵黄连，至十数两犹不已，殆不可也。医经有久服黄连、苦参反热之说。此虽大寒，其味至苦，入胃则先归于心，久而不已，心火偏胜则热，乃其理也。况眼疾本于肝热，肝与心为子母。心火也，肝亦火也，肾孤脏也，人患一水不胜二火。岂可久服苦药，使心有所偏胜，是以火救火，其可乎？秦公此书，盖因王公之说而推详之也。我明荆端王素多火病，医令服金花丸，乃芩、连、栀、檗四味，饵至数年，其火愈炽，遂至内障丧明。观此，则寒苦之药，不但使人不能长生，久则气增偏胜，速夭之由矣。当以素问之言为法，陶氏道书之说，皆谬谈也。杨士瀛云：黄连能去心窍恶血。

**【附方】** 旧二十二，新四十。

**心经实热**泻心汤：用黄连七钱。水一盏半，煎一盏，食远温服。小儿减之。和剂局方。**卒热心痛**黄连八钱。咬咀，水煎热服。外台秘要。肝火为痛黄连姜汁炒，为末，粥糊丸梧子大。每服三十丸，白汤下。左金丸：用黄连六两，茱萸一两。同炒为末，神曲糊丸梧子大。每服三、四十丸，白汤下。丹溪方。**伏暑发热**作渴呕恶，及赤白痢，消渴，肠风酒毒，泄泻诸病，并宜酒煮黄龙丸主之。川黄连一斤切，以好酒二升半，煮干焙研，糊丸梧子大。每服五十丸，熟水下，日三服。和剂局方。**阳毒发狂**奔走不定。宜黄连、寒水石等分，为末。每服三钱，浓煎甘草汤下。易简方。**骨节积热**渐渐黄瘦。黄连四分切。以童子小便五大合，浸经宿，微煎三、四沸，去滓，分作二服。广利方。**小儿疳热**流注，遍身疮蚀，或潮热，肚胀作渴。猪肚黄连丸：用猪肚一个洗净，宜黄连五两。切碎，水和，纳入肚中缝定，放在五升粳米土，蒸烂，石臼捣千杵，或入少饭同杵，丸绿豆大。每服二十丸，米饮下。仍须调血清心之药佐之。盖小儿之病，不出于疳，则出于热，常须识此。直指方。**三消骨蒸**黄连末，以冬瓜自然汁浸一夜，晒干又浸，如此七次，为末，以冬瓜汁和丸梧子大。每服三、四十丸，大麦汤下。寻常渴，只一服见效。易简方。**消渴尿多**肘后方：用黄连末，蜜丸梧子大。每服三十丸，白汤下。宝鉴：用黄连半斤，酒一升浸，重汤内煮一伏时，取晒为末，水丸梧子大。每服五十丸，温水下。崔氏：治消渴，小便滑数如油。黄连五两，栝楼根五两，为末，生地黄汁丸梧子大。每牛乳下五十丸，日二服。忌冷水、猪肉。总录：用黄连末，入猪肚肉蒸烂，捣丸梧子大，饭饮下。**湿热水病**黄连末，蜜丸梧子大，每服二丸至四五丸，饮下，日三四服。范汪方。**破伤风病**黄连五钱，酒二盏，煎七分，入黄蜡三钱，溶化热服之。高文虎蓼花洲闲录。**小便白淫**因心肾气不足，思想无穷所致。黄连、白茯苓等分，为末，酒糊丸梧子大。每服三十丸，煎补骨脂汤下，日三服。普济方。**热毒血痢**宜黄连一两。水二升，煮取半升，露一宿，空腹热服，少卧将息，一二日即止。千金方。**赤痢久下**累治不瘥。黄连一两。鸡子白和为饼，炙紫为末，以浆水三升，慢火煎成膏。每服半合，温米饮下。一方：只以鸡子白和丸服。胜金方。**热毒赤痢**黄连二两切，瓦焙令焦，当归一两焙，为末，入麝香少许。每服二钱，陈米饮下。佛智和尚在闽，以此济人。本事方。**赤白久痢**并无寒热，只日久不止。用黄连四十九个，盐梅七个。入新瓶内，烧烟尽，热研。每服二钱，盐米汤下。杨子建护命方。**赤白暴痢**如鹅鸭肝者，痛不可忍。用黄连、黄芩各一两，水二升，煎一升，分三次热服。经验方。**冷热诸痢**胡洽九盏汤：治下痢，不问冷热赤白，谷滞休息久下，悉主之。黄连长三寸三十枚，重一两半，龙骨如棋子大四枚，重一两，大附子一枚，干姜一两半，胶一两半。细切。以水五合着铜器中，去火三寸煎沸，便取下，坐土上，沸止，又上水五合，如此九上九下。纳诸药入水内，再煎沸，辄取下，沸止又上，九上九下，度可得一升，顿服即止。图经本草。**下痢腹痛**赤白痢下，令人下部疼重，故名重下，日夜数十行，脐腹绞痛。以黄连一斤。酒五升，煮取一升半，分再服，当止绞痛也。肘后方。**治痢香连丸**李绛兵部手集：治赤白诸痢，里急后重，腹痛。用宣黄连、青木香等分；捣筛，白蜜丸梧子大。每服二、三十丸，空腹饮下，日再服，其效如神。久冷者，以煨蒜捣和丸之。不拘大人婴孺皆效。易简：黄连茱萸炒过四两，木香面煨一两，粟米饭丸。钱仲阳香连丸：治小儿冷热痢，加煨熟诃子肉。又治小儿泻痢，加煨熟肉豆蔻。又治小儿气虚泻痢腹痛，加白附子尖。刘河间治久痢，加龙骨。朱丹溪治禁口痢，加石莲肉。王氏治痢渴，加乌梅肉，以阿胶化和为丸。**五疳八痢**四治黄连丸：用连珠黄连一斤分作四分：一分用酒浸炒，一分用自然姜汁炒，一分用吴茱萸汤浸炒，一分用益智仁同炒，去益智，研末，白芍药酒煮，切焙四两，使君子仁焙四两，广木香二两，为末，蒸饼和丸绿豆大。每服三十丸，米饮食前下，日三服。忌猪肉冷水。韩氏医通。**伤寒下痢**不能食者。黄连一斤，乌梅二十枚去核，炙燥为末，蜡一棋子大，蜜一升。合煎，和丸梧子大。一服二十丸，日三服。又方：黄连二两，熟艾如鸭子大一团。水三升，煮取一升，顿服立止。并肘后方。**气痢后重**里急或下泄。杜壬方：姜连散：用宣连一两，干姜半两。各为末，收。每用连一钱，姜半钱，和匀，空心温酒下，或米饮下。神妙。济生方：秘传香连丸：用黄连四两，木香二两，生姜四两。以姜铺砂锅底，次铺连，上铺香，新汲水三碗，煮焙研，醋调苍米糊为丸。如常，日服五次。**小儿下痢**赤白多时，体弱不堪。以宣连用水浓煎，和蜜，日服五、六次。子母秘录。**诸痢脾泄**脏毒下血。雅州黄连半斤，去毛切，装肥猪大肠内，紮定，入砂锅中，以水酒煮烂，取连焙，研末，捣阳和丸梧子大。每服百丸，米汤下，极效。直指方。**湿痢肠风**百一选方变通丸：治赤白下痢，日夜无度，及肠风下血。用川黄连去毛、吴茱萸汤泡过各二两，同炒香，拣出各为末，以粟米饭和丸梧子大，各收。每服三十丸，赤痢，甘草汤下黄连丸；白痢，姜汤下茱萸丸；赤白痢，各用十五丸，米汤下。此乃浙西河山纯老方，救人甚效。局方戊己丸：治脾胃受湿，下痢腹痛，米谷不化。用二味加白芍药，同炒研，蒸饼和丸服。**积热下血**聚金丸：治肠胃积热，或因酒毒下血，腹痛作渴，脉弦数。黄连四两，分作四分：一分生用，一分切炒，一分炮切，一分水浸，晒研末。条黄芩一两，防风一两，为末，面糊丸如梧子大。每服五十丸，米泔浸枳壳水，食前送下。冬月，加酒蒸大黄一两。杨氏家藏方。**脏毒下血**黄连为末，独头蒜煨研，和丸梧子大，每空心陈米饮下四十丸。济生方。**酒痔下血**黄连酒浸，煮熟为末，酒糊丸梧子大。每服三、四十丸，白汤下。一方：用自然姜汁浸焙炒。医学集成。鸡冠痔疾黄连末傅之。加赤小豆末尤良。斗门方。**痔病秘结**用此宽肠。黄连、枳壳等分，为末，糊丸梧子大。每服五十丸，空心米饮下。医方大成。**痢痔脱肛**冷水调黄连末涂之，良。经验良方。**脾积食泄**川黄连二两。为末。大蒜捣和丸梧子大。每服五十丸，白汤下。活人心统。**水泄脾泄**神圣香黄散：宣连一两，生姜四两。同以文火炒至姜脆，各自拣出为末。水泄，用姜末；脾泄，用连末，每服二钱，空心白汤下。甚者不过二服。亦治痢疾。博济方。**吐血不止**黄连一两捣散。每服一盏，水七分，入豉二十粒，煎至五分，去滓温服。大人、小儿皆治。简要济众方。**眼目诸病**胜金黄连丸：用宣连不限多少，捶碎，以新汲水一大碗，浸六十日，绵滤取汁，入原碗内，重汤上熬之，不住搅之，候干。即穿地坑子可深一尺，以瓦铺底，将熟艾四两坐在瓦上，以火然之。以药碗覆上，四畔泥封，开孔出烟尽，取刮下，丸小豆大，每甜竹叶汤下十丸。刘禹锡传信方羊肝丸：治男女肝经不足，风热上攻，头目昏暗羞明，及障翳青盲。用黄连末一两，羊子肝一具，去膜，擂烂和丸梧子大。每食后暖浆水吞十四丸，连作五剂，瘥。昔崔承元活一死囚，因后病死。一旦崔病内障，逾年半夜独坐，闻阶除悉窣之声，问之。答曰：是昔蒙活之囚，今故报恩。遂告以此方而没。崔服之，不数月，眼复明因传于世。**暴赤眼痛**宣黄连剉，以鸡子清浸，置地下一夜，次早滤之，鸡羽蘸滴目内。又方：苦竹两头留节，一头开小孔，入黄连片在内，油纸封，浸井中一夜。次早服竹节内水，加片脑少许，外洗之。海上方：用黄连、冬青叶煎汤洗之。选奇方：用黄连、干姜、杏仁等分，为末，绵包浸汤，闭目乘热淋洗之。**小儿赤眼**水调黄连末，贴足心，甚妙。全幼心鉴。**烂弦风眼**黄连十文，槐花、轻粉少许，为末。男儿乳汁和之，饭上蒸过，帛裹，熨眼上。三四次即效，屡试有验。仁存方。**目卒痒痛**乳汁浸黄连，频点眦中。抱朴子云：治目中百病。外台秘要。**泪出不止**黄连浸浓汁，渍拭之。肘后方。**牙痛恶热**黄连末掺之，立止。李楼奇方。**口舌生疮**肘后：用黄连煎酒，时含呷之。赴筵散：用黄连、干姜等分，为末掺之。**小儿口疳**黄连、芦荟等分，为末，每蜜汤服五分。走马疳，入蟾灰等分，青黛减半，麝香少许。简便方。**小儿鼻**鼻下两道赤色，有疮。以米泔洗净，用黄连末傅之，日三、四次。张杰子母秘录。**小儿月蚀**生于耳后。黄连末傅之。同上。**小儿食土**取好黄土，煎黄连汁搜之，晒干与食。姚和众童子秘诀。**预解胎毒**小儿初生，以黄连煎汤浴之，不生疮及丹毒。又方：未出声时，以黄连煎汁灌一匙，令终身不出斑；已出声者灌之，斑虽发亦轻，此祖方也。王海藏汤液本草。**腹中鬼哭**黄连煎浓汁，毋常呷之。熊氏补遗。**因惊胎动**出血。取黄连末。酒服方寸匕，日三服。子母秘录。**妊娠子烦**口干不得卧。黄连末。每服一钱，粥饮下。或酒蒸黄连丸，亦妙。妇人良方。**痈疽肿毒**已溃、未溃皆可用。黄连、槟榔等分，为末。以鸡子清调搽之。王氏简易方。**中巴豆毒**下利不止。黄连、干姜等分。为末。水服方寸匕。肘后方。

## 二、性味归经

苦，寒。归心、脾、胃、肝、胆、大肠经。

## 三、功能主治

清热燥湿，泻火解毒。用于湿热痞满，呕吐吞酸，泻痢，黄疸，高热神昏，心火亢盛，心烦不寐，血热吐衄，目赤，牙痛，消渴，痈肿疔疮；外治湿疹，湿疮，耳道流脓。

酒黄连　善清上焦火热，用于目赤，口疮。

姜黄连　清胃和胃止呕，用于寒热互结，湿热中阻，痞满呕吐。

萸黄连　舒肝和胃止呕，用于肝胃不和，呕吐吞酸。

## 四、用法用量

内服：煎汤，3～10 g。

## 五、现代临床

### （一）治疗输液所致静脉炎

余蓉采用三黄药粉、药油治疗，每 4 h 涂抹 1 次；总有效率为 100％。

### （二）治疗青光眼睫状体炎综合征

舒智宇采取噻吗洛尔滴眼液联合黄连温胆汤治疗，总有效率为 100％。

### （三）治疗 2 型糖尿病

王晓男运用黄连颗粒剂与二甲双胍联合治疗 2 型糖尿病，对于改善患者胰岛素抵抗和恢复胰岛功能有较好的临床效果，并且明显改善了患者的血脂异常。

### （四）治疗带状疱疹

黄凌峰给予阿昔洛韦片口服治疗 10d 合并生大黄、黄连、人工牛黄（少量）磨成粉混合加入适量的凉开水或红醋后调匀，外涂患处，总有效率为 98％。

### （五）治疗尿路感染

赵红学运用黄连、黄芩、鱼腥草、穿心莲、金银花 5 种中药配制成洗液，观察对导管相关尿路感染常见细菌的体外抗菌效果。发现 5 种中药洗液对大肠埃希菌、金黄色葡萄球菌、表皮葡萄球菌、粪链球菌、铜绿假单胞菌均有不同程度的抗菌作用，其中黄连和黄芩的抗菌效果较好。

**（六）治疗慢性湿疹**

郭军外用黄连治疗 36 例患者，治疗 2 周后有效率为 83.33％。

**（七）治疗口周皮炎**

唐毅将 35 例患者口服加味沙参麦冬汤并予黄连蒸水外涂患处，治疗 2 疗程，总有效率 91.4％。

## 六、名医发挥

（1）《本草衍义》云：黄连，今人多用治痢，盖执以苦燥之义。亦有但见肠虚渗泄，微似有血，便即用之，更不知止，又不顾寒热多少，但以尽剂为度，由是多致危困。若气实初病热多，血痢，服之便止，仍不必尽剂也。若虚而冷者，则不须服。

（2）李梴总结：黄连，酒浸炒，则上行头目口舌；姜汁炒，辛散冲热有功。一切湿热形瘦气急，一切时行热毒暑毒、诸般恶毒秽毒，诸疮疡毒，俱以姜和其寒，而少变其性。

（3）王晞星善用黄连加减治疗各种杂病，疗效显著。黄连配吴茱萸用于反流性食管炎、胃食管反流病以嘈杂、反酸为主症的病例。黄连配干姜用于功能性消化不良。黄连配炮姜用于胃肠道出血疾病且热象、实象明显者。黄连配生姜两药配伍治疗顽固性神经性呕吐、急性胃肠炎。黄连配肉桂二药合用，对心肾不交的失眠有良好的治疗作用。黄连配黄芩用于治一切热病的高热、烦躁及热盛所致目赤肿痛、牙龈肿胀、疼痛、口舌生疮。黄连配桂枝用于上热下寒，苔黄厚，四肢畏寒伴手脚麻木不仁。黄连配升麻二药相配，临床治疗属胃火血热，出现牙痛、牙龈出血、口疮。

（4）颜德馨取黄连苦能燥湿，寒可清热，在诸多疾病中加以配伍使用，既清瘀热，又化痰湿，尚可健脾胃，临床可用以泻心火而直折上炎之肝火，清心平肝降血压；对于消渴，颜老提出"脾胰同源"之说，倡导消渴病从脾论治，药用黄连可泻热运脾止消渴；而心率失常，颜老认为总责之阳微阴弦，用药宜温中有通、温中有清，以桂枝伍黄连，可有清心化痰复脉律之效；治疗失眠，黄连堪当大任，与它药配伍，显得灵活与实用。

（5）王跃认为薛生白"连苏饮"辛开苦降，治肺胃不和之湿热证，药味少，药量轻，与孟河医派清润平稳，用药轻、巧、灵特点不谋而合；辛以开郁，苦以降上逆之火，黄连苦寒，清热燥湿、泻火解毒；紫苏叶行气宽中，二药相和，中焦痰湿得化，郁结得开，热邪得清。呕吐伴胸脘部痞满、咽干、口苦、烦躁不安、夜寐不宁、舌红、苔黄、脉沉而数，夹湿浊，当伴头沉身困重等，苔黄腻，脉沉数而濡，均为胃中郁热、湿热中阻，皆可以连苏饮主之；内伤致湿热、湿毒蕴结中焦而呕吐；妊娠胎热上攻，胃气上逆致妊娠呕吐；外感致肺胃郁热而呕吐；若不吐，胸闷脘满、嗳气泛酸，烦躁不安，夜寐不宁等，亦属胃中郁热、湿热中阻、肺胃不和，亦均可用。

（6）汪逢春用左金丸时灵活变化，表现在剂量、剂型、炮制等三个方面，在不同病症中的化裁皆得所宜，对暑湿泄泻、呃逆、便血、崩带、妊娠恶阻、虫积等多种疾病均有治疗作用。《泊庐医案》中有 21 个案例用到左金丸的剂量化裁应用，与左金丸原方的药物剂量配伍不同，汪老在左金丸原方的思想基础上，以左金丸顾护中焦思想为指导，改变吴茱萸、黄连配伍的剂量。《泊庐医案》中左金丸的炮制方法变化灵活：茱萸、黄连多同炒；所用的黄连多为炒用。汪老在运用左金丸时，根据病情的需要随时调整剂型。

（7）仝小林以黄连系列方剂为基础，灵活化裁配伍治疗脾瘅、失眠、腹泻、呕吐、心系疾病、皮肤病等疾病，并根据病证、病势，给予不同的剂量和配比。

（8）王行宽根据历代医贤对胃脘痛病机的认识和治则，综合脏腑间五行生克制化理论，认为胃脘痛病在胃，多咎之于肝，失司于肺，"木疏土而脾滞以行"、"肝得金之敛降，木无疏散之虑"之说，拟经验方—柴百连苏饮治疗慢性胃炎、消化性溃疡等属肝胃不和证者。柴百连苏饮方由柴胡 10 g，黄连 4 g，吴茱萸 4 g，百合15 g，紫苏叶 5 g，白豆蔻 6 g 等组成。方中柴胡疏肝解郁，达肝气为君；黄连、吴茱萸相配取左金之意。

（9）王明福临证中擅用黄连，广泛应用治疗多种疾病：胃脘痛，失眠，心悸，口腔溃疡，消渴病等。他认为应用黄连的指征为：一是舌尖红赤，有心急，心烦，失眠表现者；二是有湿热表现者；三是疮疡舌红者；四是消渴病伴有舌红心烦者。

## 10.5.5 艾 《别录》中品

### 一、纲目原文

**【释名】** 冰台尔雅医草别录黄草碑雅艾蒿 [时珍曰] 王安石字说云：艾可乂疾，久而弥善，故字从乂。陆佃埤雅云：博物志言削冰令圆，举而向日，以艾承其影则得火。则艾名冰台，其以此乎？医家用灸百病，故曰灸草。一灼谓之一壮，以壮人为法也。

**【集解】** [别录曰] 艾叶生田野，三月三日采，暴干。[颂曰] 处处有之，以复道及四明者为佳，云此种灸百病尤胜。初春布地生苗，茎类蒿，叶背白，以苗短者为良。三月三日，五月五日，采叶暴干。陈久方可用。[时珍曰] 艾叶本草不著土产，但云生田野。宋时以汤阴复道者为佳，四明者图形。近代惟汤阴者谓之北艾；四明者谓之海艾。自成化以来，则以蕲州者为胜，用充方物，天下重之，谓之蕲艾。相传他处艾灸酒坛不能透，蕲艾一灸则直透彻，为异也。此草多生山原。二月宿根生苗成丛，其茎直生，白色，高四五尺。其叶四布，状如蒿，分为五尖，桠上复有小尖，面青背白，有茸而柔厚。七八月，叶间出穗如车前穗，细花，结实累累盈枝，中有细子，霜后始枯。皆以五月五日连茎刈取，暴干收叶。先君月池子讳言闻，尝著蕲艾传一卷。有赞云：产于山阳，采以端午。治病灸疾，功非小补。又宗懔荆楚岁时记云：五月五日鸡未鸣时，采艾似人形者揽而取之，收以灸病，甚验。是日采艾为人，悬于户上，可禳毒气。其茎干之，染麻油引火点灸炷，滋润灸疮，至愈不疼。亦可代蓍策，及作烛心。

**叶**

**【修治】** [宗奭曰] 艾叶干捣，去青滓，取白，入石硫黄末少许，谓之硫黄艾，灸家用。得米粉少许，可捣为末，入服食药用。[时珍曰] 凡用艾叶，须用陈久者，治令细软，谓之熟艾。若生艾灸火，则伤人肌脉。故孟子云：七年之病，求三年之艾。拣取净叶，扬去尘屑，入石臼内木杵捣熟，罗去渣滓，取白者再捣，至柔烂如绵为度。用时焙燥，则灸火得力。入妇人丸散，须以熟艾，用醋煮干，捣成饼子，烘干再捣为末用。或以糯糊和作饼，及酒炒者，皆不佳。洪氏容斋随笔云：艾难著力，若入白茯苓三、五片同碾，即时可作细末，亦一异也。

**【气味】** 苦，微温，无毒。[恭曰]生寒；熟热。[元素曰]苦温，阴中之阳。[时珍曰]苦而辛，生温熟热，可升可降，阳也。入足太阴、厥阴、少阴之经。苦酒、香附为之使。

**【主治】** 灸百病。可作煎，止吐血下痢，下部䘌疮，妇人漏血，利阴气，生肌肉，辟风寒，使人有子。作煎勿令见风别录。捣汁服，止伤血，杀蛔虫弘景。主衄血、下血，脓血痢，水煮及丸散任用苏恭。止崩血、肠痔血，搨金疮，止腹痛，安胎。苦酒作煎，治癣甚良。捣汁饮，治心腹一切冷气、鬼气甄权。治带下，止霍乱转筋，痢后寒热大明。治带脉为病，腹胀满，腰溶溶如坐水中好古。温中、逐冷、除湿时珍。

**【发明】** [诜曰]春月采嫩艾作菜食，或和面作馄饨如弹子，吞三、五枚，以饭压之，治一切鬼恶气，长服止冷痢。又以嫩艾作干饼子，用生姜煎服，止泻痢及产后泻血，甚妙。[颂曰]近世有单服艾者，或用蒸木瓜和丸，或作汤空腹饮，甚补虚羸。然亦有毒发则热气冲上，狂躁不能禁，至攻眼有疮出血者，诚不可妄服也。[震亨曰]妇人无子，多由血少不能摄精，俗医谓子宫虚冷，投以辛热，或服艾叶。不知艾性至热，入火灸则气下行；入药服，则气上行。本草止言其温，不言其热。世人喜温，率多服之，久久毒发，何尝归咎于艾哉！予考苏颂图经而因默有感焉。[时珍曰]艾叶生则微苦太辛，熟则微辛大苦，生温熟热，纯阳也。可以取太阳真火，可以回垂绝元阳。服之则走三阴，而逐一切寒湿，转肃杀之气为融和。灸之则透诸经，而治百种病邪，起沉疴之人为康泰，其功亦大矣。苏恭言其生寒，苏颂言其有毒。一则见其能止诸血，一则见其热气上冲，遂谓其性寒有毒，误矣。盖不知血随气而行，气行则血散，热因久服致火上冲之故尔。夫药以治病，中病则止。若素有虚寒痼冷，妇人湿郁带漏之人，以艾和归、附诸药治其病，夫何不可？而乃妄意求嗣，服艾不辍，助以辛热，药性久偏，致使火躁，是谁之咎欤，于艾何尤？艾附丸治心腹、少腹诸痛，调女人诸病，颇有深功。胶艾汤治虚痢，及妊娠产后下血，尤著奇效。老人丹田气弱，脐腹畏冷者，以熟艾入布袋兜其脐腹，妙不可言。寒食脚气，亦宜以此夹入袜内。

**【附方】** 旧二十四，新二十七。

**伤寒时气**瘟疫头痛，壮热脉盛。以干艾叶三升。水一斗，煮一升，顿服取汗。肘后方。**妊娠伤寒**壮热，赤斑变为黑斑，溺血。用艾叶如鸡子大，酒三升，煮二升半，分为二服。伤寒类要。**妊娠风寒**卒中，不省人事，状如中风。用熟艾三两，米醋炒极热，以绢包熨脐下，良久即苏。妇人良方。**中风口㖞**以苇筒长五寸，一头刺入耳内，四面以面密封，不透风，一头以艾灸之七壮。患右灸左，患左灸右。胜金方。**中风口噤**熟艾灸承浆一穴，颊车二穴，各五壮。千金方。**中风掣痛**不仁不随。并以干艾斛许，揉团纳瓦甑中，并下塞诸孔，独留一目，以痛处着甑目，而烧艾熏之，一时即知矣。肘后方。**舌缩口噤**以生艾捣傅之。干艾浸湿亦可。圣济录。**咽喉肿痛**医方大成：同嫩艾捣汁，细咽之。经验方：用青艾和茎叶一握，同醋捣烂，傅于喉上。冬月取干艾亦得。李臣所传方也。**癫痫诸风**熟艾于阴囊下谷道正门当中间，随年岁灸之。斗门方。**鬼击中恶**卒然着人，如刀刺状，胸胁腹内䘌刺切痛不可按，或即吐血、鼻中出血、下血，一名鬼排。以熟艾如鸡子大三枚，水五升，煎二升，顿服。肘后方。**小儿脐风**撮口。艾叶烧灰填脐中，以帛缚定效。或隔蒜灸之，候口中有艾气立愈。简便方。**狐惑虫**病患齿无色，舌上白，或喜睡不知痛痒处，或下痢，宜急治下部。不晓此者，但攻其上，而下部生虫，食其肛，烂见五脏，便死也。烧艾于管中，熏下部令烟入，或少加雄黄更妙。罂中烧烟亦可。肘后方。**头风久痛**蕲艾揉为丸，时时嗅之，以黄水出为度。青囊杂纂。**头风面疮**痒出黄水。艾二两，醋一斤，砂锅煎取汁，每薄纸上贴之。一日二三上。御药院方。**心腹恶气**艾叶捣汁饮之。药性论。**脾胃冷痛**白艾末，沸汤服二钱。卫生易简方。**蛔虫心痛**如刺，口吐清水。白熟艾一升。水三升，煮一升服，吐虫出。或取生艾捣汁，五更食香脯一片，乃饮一升，当下虫出。肘后方。**口吐清水**干蕲艾煎汤啜之。怪证奇方。**霍乱吐下**不止。以艾一把。水三升，煮一升，顿服。外台秘要。**老小白痢**艾姜丸：用陈北艾四两，干姜炮三钱，为末，醋煮仓米糊丸梧子大。每服七十丸，空心米饮下，甚有奇效。永类方。**诸痢久下**艾叶、陈皮等分，煎汤服之。亦可为末，酒煮烂饭和丸，每盐汤下二三十丸。圣济总录。**暴泄不止**陈艾一把，生姜一块，水煎热服。生生编。粪后下血艾叶、生姜煎浓汁，服三合。千金方。**野鸡痔病**先以槐柳汤洗过，以艾灸上七壮，取效。即中王及乘骡入西川，数日病痔大作，如胡瓜贯于肠头，其热如火，忽至僵仆，无计。有主邮者云：须灸即瘥。乃用上法灸三五壮，忽觉一道热气入肠中，因大转泻，血秽并出，泻后遂失胡瓜所在矣。经验良方。**妊娠下血**［张仲景曰］妇人有漏下者，有半产后下血不绝者，有妊娠下血者，并宜胶艾汤主之。阿胶二两，艾叶三两，芎䓖、甘草各二两，当归、地黄各三两，芍药四两，水五升，清酒五升，煮取三升，乃纳胶令消尽，每温酒一升，日三服。金匮要略。**妊娠胎动**或腰痛，或抢心，或下血不止，或倒产子死腹中艾叶一鸡子大，酒四升，煮二升，分二服。肘后方。**胎动迫心**作痛。艾叶鸡子大。以头醋四升，煎二升，分温服。子母秘录。**妇人崩中**连日不止。熟艾鸡子大，阿胶炒为末半两，干姜一钱。水五盏，先煮艾姜至二盏半，倾出，入胶烊化，分三服，一日服尽。初虞世古今录验。**产后泻血**不止。干艾叶半两，炙熟老生姜半两，浓煎汤，一服立妙。孟诜食疗本草。**产后腹痛**欲死，因感寒起者。陈蕲艾二斤。焙干，捣铺脐上，以绢覆住，熨斗熨之，待口中艾气出，则痛自止矣。杨诚经验方。**忽然吐血**一二口，或心衄，或内崩。熟艾三团，水五升，煮二升服。一方：烧灰水服二钱。千金方。**鼻血不止**艾灰吹之。亦可以艾叶煎服。圣惠方。**盗汗不止**熟艾二钱，白茯神三钱，乌梅三个，水一钟，煎八分，临卧温服。通妙真人方。**火眼肿痛**以艾烧烟起，用碗覆之，候烟尽，碗上刮煤下，以温水调化洗眼，即瘥。更入黄连尤佳。斗门方。**面上皯䵟**艾灰、桑灰各三升，以水淋汁，再淋至三遍，以五色布纳于中，同煎，令可丸时，每以少许傅之，自烂脱，甚妙。外台秘要。**妇人面疮**名粉花疮。以定粉五钱，菜子油调泥碗内，用艾一、二团，烧烟熏之，候烟尽，覆地上一夜，取出调搽，永无瘢痕，亦易生肉。谈野翁试验方。**身面疣目**艾火灸三壮即除。圣惠方。**鹅掌风病**蕲艾真者四、五两，水四五碗，煮五、六滚，入大口瓶内盛之，用麻布二层缚之，将手心放瓶上熏之，如冷再热，如神。陆氏积德堂方。**疮疥熏法**熟蕲艾一两，木鳖子三钱，雄黄二钱，硫黄一钱。为末，揉入艾中，分作四条。每以一条安阴阳瓦中，置被里烘熏，后服通圣散。医方摘要。**小儿疳疮**艾叶一两，水一升，煮取四合服。备急方。**小儿烂疮**艾叶烧灰，傅之，良。子母秘录。**臁疮口冷**不合。熟艾烧烟熏之。经验方。**白癞风疮**干艾随多少，以浸麹酿酒如常法，日饮之，觉痹即瘥。肘后方。**疔疮肿毒**艾蒿一担烧灰，于竹筒中淋取汁，以一二合，和石灰如糊。先以针刺疮至痛，乃点药三遍，其根自拔。玉山韩光以此治人神验。贞观初，衢州徐使君访得此方。予用治三十余人，得效。孙真人千金方。**发背初起**未成，及诸热肿。以湿纸搨上，先干处是头，着艾灸之。不论壮数，痛者灸至不痛；不痛者灸至痛乃止。其毒即散，不散亦免内攻，神方也。李绛兵部手集。**痛疽不合**疮口冷滞。以北艾煎汤洗后，白胶熏之。直指方。**咽喉骨哽**用生艾蒿数升，水、酒共一斗，煮四升，细细饮之，当下。外台秘要。**误吞铜钱**艾蒿一把，水五升，煎一升，顿服便下。钱相公箧中方。**诸虫蛇伤**艾灸数壮甚良。集简方。**风虫牙痛**化蜡少许，摊纸上，铺艾，以箸卷成筒，烧烟，随左右熏鼻，吸烟令满口呵气，即疼止肿消。靳季谦病此月余，一试即愈。普济方。

## 实

**【气味】** 苦、辛，暖，无毒。

**【主治】** 明目，疗一切鬼气甄权。壮阳，助水脏腰膝，及暖子宫大明。

**【发明】** ［诜曰］艾子和干姜等分，为末，蜜丸梧子大。空心每服三丸，以饭三、五匙压之，日再服。治百恶气，其鬼神速走出。田野之人，与此甚相宜也。

**【附录】** 夏台。［别录有名未用曰］味甘，主百疾，济绝气。［弘景曰］此药神奇乃尔，不复识用，可恨也。［时珍曰］艾名冰台，此名夏台，艾灸百病能回绝气，此主百病济绝气，恐是一物重出也，故附于艾后。

## 二、性味归经

辛、苦，温；有小毒。归肝、脾、肾经。

### 三、功能主治

温经止血，散寒止痛；外用祛湿止痒。用于吐血，衄血，崩漏，月经过多，胎漏下血，少腹冷痛，经寒不调，宫冷不孕；外治皮肤瘙痒。

醋艾炭温经止血，用于虚寒性出血。

### 四、用法用量

内服：煎服，3～10 g。外用适量，供灸治或熏洗用。温经止血宜炒炭用，余生用。气虚津亏者及孕妇当慎用。

### 五、名医发挥

（1）《本草汇言》中说："艾叶，暖血温经，行气开郁之药也。开关窍，醒一切沉涸伏匿内闭诸疾。若气血、痰饮、积聚为病，哮喘逆气，骨蒸痞结，瘫痪痛疝，瘰疬结核等疾，灸之立起沉疴。若入服食丸散汤饮中，温中除湿，调经脉，壮子宫，故妇人方中多加用之。"

（2）《本草正言》："艾叶，能通十二经，而尤为肝脾肾之药，善于温中、逐冷、除湿，行血中之气，气中之滞。凡妇人血气寒滞者，最宜用之……或生用捣汁，或熟用煎汤，或用灸百病，或炒热敷熨可通经络，或袋盛包裹可温脐膝，表里生熟，俱有所宜。"说明艾具有广泛的治疗作用。

（3）《本草正义》中言："古人灸法，本无一症不可治，艾之大用，惟此最多。故《别录》以冠主治之前，其作煎以下，则汤液之治疗也。止吐血者宜生用，取其辛开以疏经络之壅，然温升之性，必与上溢之症不合，古人有四生丸之制，以柏叶、荷叶、生地之清肃下降者为主，而反佐以艾叶之辛温，欲其同气相求，易于桴应，非艾之一味可以止上升之吐衄也。其止下利，则以里寒泄泻而言，辛温升举，固其所宜。"

（4）江泳提出崩漏的共性病机为肝气虚，自拟乌梅加艾叶为主的补益肝气方，结合分型论治，根据不同证型随证治之，病证结合辨治崩漏，具有创新的治疗思路

（5）丁象宸以从肝论治、调理气机为治疗带下病的治疗原则，临床采用辨证施治的方法：肝郁脾虚证方选完带汤加减，若寒凝腹痛者加温经暖宫之药，如香附、艾叶。

（6）许铣治疗银屑病使用高频的外用中药有：土茯苓、土大黄、白鲜皮、马齿苋、生艾叶。

（7）驱寒是王小云治疗妇科痛证的常用方法，常用的驱寒药物有：肉桂、姜炭、小茴香、吴茱萸、干姜、艾叶。其中艾叶可以温经止血，常于经期量多疼痛时使用。

## 10.5.6 附子 《本经》下品

### 一、纲目原文

【释名】　其母名曰乌头。时珍曰：初种为乌头，象乌之头也。附乌头而生者为附子，如子附母也。乌头如芋魁，附子如芋子，盖一物也。别有草乌头、白附子，故俗呼此为黑附子、川乌头以别之。诸家不分乌头有川、草两种，皆混杂注解，今悉正之。

【集解】　《别录》曰：附子生犍为山谷及广汉。冬月采为附子，春月采为乌头。弘景曰：乌头与附子同

根。附子八月采，八角者良。乌头四月采。春时茎初生有脑头，如乌鸟之头，故谓之乌头。有两岐，其蒂状如牛角者，名乌喙。取汁煎为射罔。天雄似附子，细而长，乃至三四寸。侧子即附子边角之大者。并是同根，而《本经》附子出犍为，天雄出少室，乌头出朗陵，分生三处，当各有所宜也，今则无别矣。恭曰：天雄、附子、乌头，并以蜀道绵州、龙州者佳，俱以八月采造。余处虽有造得者，力弱，都不相似。江南来者，全不堪用。大明曰：天雄大而长，少角刺而实；附子大而短，有角平稳而实。乌喙似天雄，乌头次于附子，侧子小于乌头，连聚生者名为虎掌，并是天雄一裔，子母之类，气力乃有殊等，即宿根与嫩者尔。敩曰：乌头少有茎苗，身长而乌黑，少有旁尖。乌喙皮上苍色，有尖头，大者孕八九个，周围底陷，黑如乌铁。天雄身全矮，无尖，周匝四面有附子，孕十一个，皮苍色。侧子只是附子旁，有小颗如枣核者。木鳖子是喙、附、乌、雄、侧中毗患者，不入药用。保昇曰：正者为乌头，两岐者为乌喙；细长三四寸者为天雄；根旁如芋散生者，为附子；旁连生者为侧子，五物同出而异名。苗高二天许，叶似石龙芮及艾。宗奭曰：五者皆一物，但依大小长短以象而名之尔。颂曰：五者今并出蜀土，都是一种所产，其种出于龙州。冬至前，先将陆田耕五七遍，以猪粪粪之，然后布种，逐月耘籽，至次年八月后方成。其苗高三四尺，茎作四棱，叶如艾，其花紫碧色作穗，其实细小如桑椹状，黑色。本只种附子一物，至成熟后乃有四物。以长二三寸者为天雄；割削附子旁尖角为侧子，附子之绝小者亦名侧子；元种者为乌头；其余大小者，皆为附子，以八角者为上。绵州彰明县多种之，惟赤水一乡者最佳。然收采时月与本草不同。谨按：本草冬采为附子，春采为乌头。《博物志》言：附子、乌头、天雄一物也，春秋冬夏采之各异。而《广志》云：奚毒，附子也。一岁为侧子，二年为乌喙，三年为附子，四年为乌头，五年为天雄。今一年种之，便有此五物。岂今人种莳之法，用力倍至，故尔繁盛乎？时珍曰：乌头有两种：出彰明者即附子之母，今人谓之川乌头是也。春末生子，故曰春采为乌头。冬则生子已成，故曰冬采为附子。其天雄、乌喙、侧子，皆是生子多者，因象命名；若生子少而独头者，即无此数物也。其产江左、山南等处者，乃《本经》所列乌头，今人谓之草乌头者是也。故曰其汁煎为射罔。陶弘景不知乌头有二，以附子之乌头、注射罔之乌头，遂致诸家疑贰，而雷敩之说尤不近理。宋人杨天惠著《附子记》甚悉，今撮其要，读之可不辩而明矣。其说云：绵州乃故广汉地，领县八，惟彰明出附子。彰明领乡二十，惟赤水、廉水、昌明、会昌四乡产附子，而赤水为多。每岁以上田熟耕作垄。取种于龙安、龙州、齐归、木门、青堆、小坪诸处。十一月播种，春月生苗。其茎类野艾而泽，其叶类地麻而厚。其花紫辨黄蕤，长苞而圆。七月采者，谓之早水，拳缩而小，盖未长成也。九月采者乃佳。其品凡七，本同而末异。其初种之化者为乌头；附乌头而旁生者为附子；又左右附而偶生者为鬲子；附而长者为天雄；附而尖者为天锥；附而上出者为侧子；附而散生者，为漏蓝子，皆脉络连贯，如子附母，而附子以贵，故专附名也。凡种一而子六七以上，则皆小；种一而子二三，则稍大；种一而子特生，则特大。附子之形，以蹲坐正节角少者为上，有节多鼠乳者次之，形不正而伤缺风皱者为下。本草言附子八角者良，其角为侧子之说，甚谬矣。附子之色，以花白者为上，铁色者次之，青绿者为下。天雄、乌头、天锥，皆以丰实盈握者为胜。漏蓝、侧子，则园人以乞役夫，不足数也。谨按：此记所载漏篮，即雷敩所谓木鳖子，大明所谓虎掌者也。其鬲子，即乌喙也。天锥，即天雄之类，医方亦无此名，功用当相同尔。

**【附方】** 旧二十六，新八十七。

少阴伤寒：初得二三日，脉微细，但欲寐，小便色白者，麻黄附子甘草汤微发其汗：麻黄（去节）二两，甘草（炙）二两，附子（炮去皮）一枚，水七升，先煮麻黄去沫，纳二味，煮取三升，分作三服，取微汗。张仲景《伤寒论》。少阴发热：少阴病始得，反发热脉沉者，麻黄附子细辛汤发其汗：麻黄（去节）二两，附子（炮去皮）一枚，细辛二两，水一斗，先煮麻黄去沫，乃纳二味，同煮三升，分三服。同上。少阴下利：少阴病，下利清谷，里寒外热，手足厥逆，脉微欲绝，身反不恶寒，其人面赤色：或腹痛，或干呕，或咽痛，或利止脉不出者：通脉四逆汤：用大附子一个（去皮生破八片），甘草（炙）二两，干姜三两，水三升，煮一升，分温再服，其脉即出者愈。面赤，加葱九茎；腹痛，加芍药二两；呕，加生姜二两；咽痛，加桔梗一两；利止脉不出，加人参二两。同上。阴病恶寒：伤寒已发汗不解，反恶寒者，虚也，芍药甘草附子汤补之：芍药三两，甘草（炙）三两，附子（炮去皮）一枚，水五升，煮取一升五合，分服。同上。伤寒发躁：伤寒下后，又发其汗，昼日烦躁不得眠，夜而安静，不呕不渴，无表证，脉沉微，身无大热者，干姜附子汤温之：干姜一两，生附子一枚。去皮破作八片，水三升，煮取一升，顿服。伤寒论。阴盛格阳：伤寒阴盛格阳，其人必燥热而不饮水，脉沉手足厥逆者，是此证也；霹雳散：用大附子一枚。烧存性，为末。蜜水调服。逼散寒气，然后热气上行而汗出，乃愈。孙兆《口诀》。**热病吐下**：及下利，身冷脉微，发躁不止者：附子（炮）一枚（去皮脐，分作八片）。入盐一钱，水一升，煎半升，温服，立效。经验良方。**阴毒伤寒**：孙兆《口诀》云：房后受寒，少腹疼痛，头疼腰重，手足厥逆，脉息沉细，或作呃逆，并宜退阴散：用川乌头、干姜等分，切炒，放冷为散。每服一钱，水一盏，盐一撮，煎取半盏，温服，得汗解。《本事方》玉女散：治阴毒心腹痛厥逆恶候。川乌头去皮脐，冷水浸七日，切晒，纸裹收之。遇有患者，取为末一钱，入盐八分，水一盏，煎八分服，压下阴毒，如猪血相似，再进一服。《济生》回阳散：治阴毒伤寒，面青，四肢厥逆，腹痛身冷，一切冷气。大附子三枚，炮裂去皮脐为末。每服三钱，姜汁半盏，冷酒半盏，调服。良久，脐下如火暖为度。《续传信方》：治阴毒伤寒，烦躁迷闷，急者。用半两重附子一个（生破作四片），生姜一大块（作三片），糯米一撮，以水一升，煎六合，温服。暖卧，或汗出，或不出。候心定，则以水解散之类解之，不得与冷水。如渴，更煎渖服。屡用多效。**中风痰厥**：昏不知人，口眼喎斜，并体虚之人患疟疾寒多者：三生饮：用生川乌头、生附子（并去皮脐）各半两，生南星一两，生木香二钱五分。每服五钱，生姜十片，水二盏，煎一盏，温服。和剂局方。**中风气厥**：痰壅，昏不知人，六脉沉伏：生附子（去皮）、生南星（去皮）、生木香半两。每服四钱，姜九片，水二盏，煎七分，温服之。济生方。**中风偏废**：羌活汤：用生附子一个（去皮脐），羌活、乌药各一两。每服四钱，生姜三片，水一盏，煎七分服王氏《简易方》。**半身不遂**：遂令癖痓：用附子一两，以无灰酒一升，浸之七日，隔日饮一合。延年秘录。

## 二、性味归经

辛、甘，大热；有毒。归心、肾、脾经。

## 三、功能主治

回阳救逆，补火助阳，散寒止痛。用于亡阳证、阳虚证，痹痛等。

## 四、用法用量

内服：煎汤，3～15 g，先煎，久煎。孕妇慎用。不宜与半夏、瓜蒌、川贝母、白及、白蔹同用。

## 五、名医发挥

（1）祝味菊认为虚人而躁甚者，气怯于内，阳浮于上也。其为兴奋，乃虚性之兴奋也。甘凉之剂可令小安，缓和之效也。因其小效而频服之，则气愈怯而阳愈浮矣。此非亢阳之有余，乃阳衰不能自秘也。大凡神经衰弱者，易于疲劳，又易于兴奋，滋阴清火之法，虽有缓解兴奋之效，然其滋柔阴腻之性，足以戕贼元阳，非至善之道也。宜与温潜之药。温以壮其怯，潜以平其逆，不可因其外形之兴奋而滥与清滋之药也。常用附子配磁石，其门人陈苏生先生为之注解："附子兴奋，磁石镇静，兴奋伍镇静，失其兴奋镇静而为强壮。"

（2）《中药十大"主帅"》一文，将附子列为主帅之首。他用附子剂量很大，用量最大者，为一虚寒胃痛患者，一剂药中竟用附子 450 g（其中白附片 300 g、生盐附子 150 g），而一仅 10 天的婴儿患目赤肿痛，一剂药中附子也竟用 10 g。他认为附子之应用贵在煮透，不在制透，必须煮至不麻口为度。凡有附子之方剂，必先用较大之煮药器，加多量开水，以猛火将附子煮熟，剂量五钱至二两者，煮沸二至三小时，如加量，则应增加煮沸时间，若久煮水已减少，可酌加开水，煮熟后，由他人先试尝药液少许；总以不麻口为度，可免服后中毒，试尝后半小时内，如已不麻口，再加入余药继续煮十至二十分钟，即可服用。并嘱服药后三至四小时内，须忌食生冷水果，并避风雨。

（3）徐小圃称噤口痢虽涕泪俱无，口渴引饮，亦毋需专事养阴而以附子建功；走马牙疳腐烂出血，口气秽恶，并兼小便清长，乃胃火炽盛而肾阳不足，寒药中加一味附子一剂即效。

（4）恽铁樵认为："附子为最有用亦最难用的药物，要能洞彻病理，辨证真确，才能取其疗效而祛其弊害。"

（5）李可认为伤寒论原方每剂所用附子相当于现代制附子 40～60 g，而历代用伤寒方，剂量过轻，附子仅用 10 g 左右。虽然附子有大毒，但是附子是强心要药，其毒性正是其起死回生药效之所在。当心衰垂危，病人全身功能衰竭，五脏六腑表里三焦，已被重重阴寒所困，生死存亡，系于一发之际，阳回则生，阳去则死。非破格重用附子纯阳之品的大辛大热之性，不以雷霆万钧之力，不能斩关夺门，破阴回阳，而挽垂绝之生命。

## 10.5.7 半夏《本经》下品

### 一、纲目原文

【释名】 守田本经、水玉本经。地文别录、和姑本经。[时珍曰] 礼记·月令：五月半夏生。盖当夏之半也，故名。守田会意，水玉因形。

【集解】 《别录》曰：半夏生槐里川谷。五月、八月采根，暴干。普曰：生微丘或生野中，二月有始生叶，三三相偶。白花圆上。弘景曰：槐里属扶风。今第一出青州，吴中亦有，以肉白者为佳，不厌陈久。恭曰：所在皆有。生平泽中者，名羊眼半夏，圆白为胜。然江南者大乃径寸，南人特重之。顷来互用，功状殊别。其苗似是由跋，误以为半夏也。颂曰：在处有之，以齐州者为佳。二月生苗一茎，茎端三叶，浅绿色，颇似竹叶，而生江南者似芍药叶。根下相重，上大下小，皮黄肉白。五月、八月采根，以灰裹二日，汤洗暴干。《蜀图经》云：五月采则虚小，八月采乃实大。其平泽生者甚小，名羊眼半夏。由跋绝类半夏，而苗不同。敩曰：白傍蔢子真似半夏，只是咬着微酸，不入药用。

【修治】 弘景曰：凡用，以汤洗十许过，令滑尽。不尔，有毒戟人咽喉。方中有半夏必须用生姜者，以制其毒故也。敩曰：修事半夏四两，用白芥子末二两，酽醋二两，搅浊，将半夏投中，洗三遍用之。若洗涎不尽，令人气逆，肝气怒满。时珍曰：今治半夏，惟洗去皮垢，以汤泡浸七日，逐日换汤，日晒干切片，姜汁拌焙入药。或研为末，以姜汁入汤浸澄三日，沥去涎水，晒干用，谓之半夏粉。或研末以姜汁和做饼子，日干用，谓之半夏饼。或研末以姜汁、白矾汤和作饼，楮叶包置篮中，待生黄衣，日干用，谓之半夏麴。白飞霞《医通》云：痰分之病，半夏为主，造而为麴尤佳。治湿痰以姜汁、白矾汤和之；治风痰以姜汁及皂荚煮汁和之；治火痰以姜汁、竹沥或荆沥和之；治寒痰，以姜汁、矾汤，入白芥子末和之，此皆造麴妙法也。

**根**

【气味】 辛，平，有毒。汤洗尽滑用。元素曰：味辛、苦，性温，气味俱薄，沉而降，阴中阳也。好古曰：辛厚苦轻，阳中阴也。入手阳明、太阴、少阴三经。之才曰：射干为之使。恶皂荚。畏雄黄、生姜、干姜、秦皮、龟甲。反乌头。权曰：柴胡为之使。忌羊血、海藻、饴糖。元素曰：热痰佐以黄芩；风痰佐以南星；寒痰佐以干姜；痰痞佐以陈皮、白术。多用则泻脾胃。诸血证及口渴者禁用，为其燥津液也。孕妇忌之，用生姜则无害。

【主治】 伤寒寒热，心下坚，胸胀咳逆，头眩，咽喉肿痛，肠鸣，下气止汗本经。消心腹胸膈痰热满结，咳嗽上气，心下急痛坚痞，时气呕逆，消痈肿，疗萎黄，悦泽面目，堕胎别录。消痰，下肺气，开胃健脾，止呕吐，去胸中痰满。生者：摩痈肿，除瘤瘿气甄权。治吐食反胃，霍乱转筋，肠腹冷，痰疟大明。治寒痰，及形寒饮冷伤肺而咳，消胸中痞，膈上痰，除胸寒，和胃气，燥脾湿，治痰厥头痛，消肿散结元素。治眉棱骨痛震亨。补肝风虚好古，除腹胀，目不得瞑，白浊梦遗带下时珍。

**【发明】** 权曰：半夏使也。虚而有痰气，宜加用之。颂曰：胃冷呕哕，方药之最要。成无己曰：辛者散也，润也。半夏之辛，以散逆气结气，除烦呕，发音声，行水气，而润肾燥。好古曰：《经》云：肾主五液，化为五湿。自入为唾，入肝为泣，入心为汗，入脾为痰，入肺为涕。有痰曰嗽，无痰曰咳。痰者，因咳而动脾之湿也。半夏能泄痰之标，不能泄痰之本。泄本者，泄肾也。咳无形，痰有形；无形则润，有形则燥，所以为流湿润燥也。俗以半夏为肺药，非也。止呕吐为足阳明，除痰为足太阴。柴胡为之使，故小柴胡汤中用之，虽为止呕，亦助柴胡、黄芩主往来寒热，是又为足少阳、阳明也。宗奭曰：今人惟知半夏去痰，不言益脾，盖能分水故也。脾恶湿，湿则濡困，困则不能治水。《经》云：水胜则泻。一男子夜数如厕，或教以生姜一两，半夏、大枣各三十枚，水一升，瓷瓶中慢火烧为熟水，时呷之，便已也。赵继宗曰：丹溪言：二陈汤治一身之痰，世医执之，凡有痰者皆用。夫二陈内有半夏，其性燥烈，若风痰、寒痰、湿痰、食痰则相宜；至于劳痰、失血诸症，用之反能燥血液而加病，不可不知。机曰：俗以半夏性燥有毒，多以贝母代之。贝母乃太阴肺经之药，半夏乃太阴脾经、阳明胃经之药，何可代也？夫咳嗽吐痰，虚劳吐血，或痰中见血，诸郁，咽痛喉痹，肺痈肺痿，痈疽，妇人乳难，此皆贝母为向导，半夏乃禁用之药。若涎者脾之液，美味膏粱炙煿，皆能生脾胃湿热，故涎化为痰，久则痰火上攻，令人昏愦口噤，偏废僵仆，蹇涩不语，生死旦夕，自非半夏、南星，曷可治乎？若以贝母代之，则翘首待毙矣。时珍曰：脾无留湿不生痰，故脾为生痰之源，肺为贮痰之器。半夏能主痰饮及腹胀者，为其体滑而味辛性温也。涎滑能润，辛温能散亦能润，故行湿而通大便，利窍而泄小便。所谓辛走气，能化液，辛以润之是矣。洁古张氏云：半夏、南星治其痰，而咳嗽自愈。丹溪朱氏云：二陈汤能使大便润而小便长。聊摄成氏云：半夏辛而散，行水气而润肾燥。又《和剂局方》，用半硫丸治老人虚秘，皆取其滑润也。世俗皆以南星、半夏为性燥，误矣。湿去则土燥，痰涎不生，非二物之性燥也。古方治咽痛喉痹，吐血下血，多用二物，非禁剂也。二物亦能散血，故破伤打扑皆主之。惟阴虚劳损，则非湿热之邪，而用利窍行湿之药，是乃重竭其津液，医之罪也，岂药之咎哉？《甲乙经》用治夜不眠，是果性燥者乎？岐伯云：卫气行于阳，阳气满，不得入于阴，阴气虚，故目不得瞑。治法：饮以半夏汤一剂，阴阳既通，其卧立至。方用流水千里者八升，扬之万遍，取清五升，煮之，炊以苇薪，大沸，入秫米一升，半夏五合，煮一升半，饮汁一杯，日三，以知为度。病新发者，覆杯则卧，汗出则已。久者，三饮而已。

## 二、性味归经

辛、温；有毒。归脾、胃经。

## 三、功能主治

燥湿化痰，降逆止呕，消痞散结。用于痰多咳喘，痰饮眩悸，内痰眩晕，呕吐反胃，胸脘痞闷，梅核气症；生用外治痈肿痰核。姜半夏多用于降逆止呕。

## 四、用量用法

3～9 g。

## 五、名医发挥

（1）黄煌关于半夏的应用范围较广，既能治咽喉异物感，也能治疗全身的感觉异常。治疗许多精神神经系统疾病。在半夏厚朴汤证应用变化性很大，它与很多方证交叉，反映了"痰气"病机的复杂性和多变性。

（2）全小林运用半夏治疗糖尿病呕吐，积累了丰富的经验，其用药特点是以传统理论为基础，参考现代疾病及药理的认识。运用合理配伍使得半夏能大剂量使用，临床上能达到满意的疗效。

（3）闫咏梅运用半夏白术天麻汤加减治疗脑血管常见疾病如头痛、眩晕、中风等，疗效满意。

（4）朱曾柏运用半夏治疗痰饮，按温化痰饮为治，累试不爽。背部凉冷一症，临床上有两种情况：一是痰湿内伏，遏阻阳气不能展布，以致背部凉冷或作胀；一是寒邪客于经脉，阳气被郁而凉冷。且治疗结胸剧痛疗效甚佳。

（5）邱辛凡运用半夏治疗痰火扰乱、心神不宁、思虑过伤、火炽痰郁而致不眠。

## 10.5.8 曼陀罗花《纲目》

### 一、纲目原文

【释名】　风茄儿纲目、山茄子。[时珍曰]法华经言：佛说法时，天雨曼陀罗花。又道家北斗有陀罗星使者，手执此花。故后人因以名花。曼陀罗，梵言杂色也。茄乃因叶形尔。姚伯声花品呼为恶客。

【集解】　[时珍曰]曼陀罗生北土，人家亦栽之。春生夏长，独茎直上，高四五尺，生不旁引，绿茎碧叶，叶如茄叶。八月开白花，凡六瓣，壮如牵牛花而大。攒花中折，骈叶外包，而朝开夜合。结实圆而有丁拐，中有小子。八月采花，九月采实。

**花、子**

【气味】　辛，温，有毒。

【主治】　诸风及寒湿脚气，煎汤洗之。又主惊痫及脱肛，并入麻药时珍。

【发明】　[时珍曰]相传此花笑采酿酒饮，令人笑；舞采酿酒饮，令人舞。予尝试之，饮须半酣，更令一人或笑或舞引之，乃验也。八月采此花，七月采火麻子花，阴干，等分为末。热酒调服三钱，少顷昏昏如醉。割疮灸火，宜先服此，则不觉苦也。

【附方】　新三。

面上生疮：曼陀罗花，晒干研末。少许贴之。卫生易简方。小儿慢惊：曼陀罗花七朵（重一字），天麻二钱半，全蝎（炒）十枚，天南星（炮）、丹砂、乳香各二钱半，为末。每服半钱，薄荷汤调下御药院方。大肠脱肛：曼陀罗子（连壳）一对，橡斗十六个，同捣，水煎三五沸，入朴硝少许，洗之。儒门事亲。

### 二、性味归经

辛，温；有毒。归肺、肝经。

### 三、功能主治

镇咳平喘，麻醉止痛，解痉止搐。用于哮喘咳嗽，心腹疼痛，风湿痹痛，跌打损伤，癫痫，小儿慢惊风；另可用于麻醉。

### 四、用量用法

内服：煎汤，0.2～0.6 g，宜入丸、散剂；作卷烟吸，一日量不超过 1.5 g。外用：适量，煎汤洗或研末外敷。

### 五、名医发挥

（1）诸方受用洋金花伤膏治疗急性闭合性软组织损伤临床疗效佳，见效快，无副作用。

（2）匡海学用洋金花全粉胶囊可有效改善帕金森病患者的临床症状。

（3）刘康平运用洋金花常用于治疗慢性气管炎，见效较快，尤其对于咳嗽痰多者作用更显著。

## 10.5.9 番木鳖 《纲目》

### 一、纲目原文

【释名】　马钱子纲目、苦实把豆纲目、火失刻把都。[时珍曰]状似马之连钱，故名马钱。

【集解】　[时珍曰]番木鳖生回回国，今西土邛州诸处皆有之。蔓生，夏开黄花。七八月结实如栝楼，生青熟赤，亦如木鳖。其核小于木鳖而色白。彼人言治一百二十种病，每证各有汤引。或云以豆腐制过用之良。或云能毒狗至死。

仁

【气味】　苦，寒，无毒。

【主治】　伤寒热病，咽喉痹痛，消痞块。并含之咽汁，或磨水噙咽时珍。

【附方】　新四。

喉痹作痛：番木鳖、青木香、山豆根等分，为末次之。杨拱医方摘要。缠喉风肿：番木鳖仁一个，木香三分，同磨水，调熊胆三分，胆矾五分。以鸡毛扫患处取效。唐瑶经验方。瘑疮入目：苦实把豆儿（即马钱子）半个，轻粉、水花、银朱各五分，片脑、麝香、枯矾少许为末。左目吹右耳，右目吹左耳，日二次田日华飞鸿集。病欲去胎：苦实把豆儿研膏，纳入牝户三四寸。集简方。

### 二、性味归经

苦，温；有大毒。归肝、脾经。

### 三、功能主治

散结消肿止痛，攻毒止痛，祛风湿，通经络。用于跌打损伤，骨折肿痛，痈疽疮毒，咽喉肿痛，风湿顽痹，麻木瘫痪。

### 四、用法用量

内服：炮制后入丸散剂，0.3～0.6 g。外用：适量。不宜多服、久服及生用；有毒成分能经皮肤吸收，外用不宜大面积、大剂量涂敷；运动员慎用；孕妇禁用。

### 五、名医发挥

（1）《得配本草》："散乳痈，治喉痹。涂丹毒。"

（2）《医学衷中参西录》："开通经络，透达关节，远胜于它药也。"

（3）吴坚认为有毒中药是双刃剑，用之得当，起效迅速，用之不当，无效有害。在临床治疗风湿病，他常使用的几味有毒中药有麻黄、细辛、生川草乌、制川草乌、附子、马钱子、全蝎、蜈蚣、金钱白花蛇、透骨草等。

（4）刘大同教授认为，再生障碍性贫血的病因为热毒，其病机系因毒致虚，治疗应以解毒为其第一要务，解毒生血应贯穿再生障碍性贫血治疗的始终。临床常用的解毒药有制马钱子、漏芦、半边莲、半枝莲、鱼腥草、紫草等。

（5）国家级非物质文化遗产《镇氏风湿病马钱子疗法》是镇氏五代人经过百余年的不懈求索，在继承祖传秘方的同时，结合临床经验及现代医学手段，将"马钱子散"灵机化裁，研制出"风湿马钱子散"、"马钱子风湿丸"、"马钱子鳖甲丸"、"马钱子木瓜丸"等马钱子系列中成药。适用于类风湿关节炎、强直性脊柱炎、骨性关节炎、痛风、腰椎间盘突出症、颈椎病等数十种风湿类疾病急性期、缓解期、稳定期的治疗，疗效显著。

## 10.5.10 石斛 《本经》上品

### 一、纲目原文

**【释名】** 石蓫别录、金钗纲目、禁生本经、林兰同、杜兰别录。［时珍曰］石斛名义未详。其茎状如金钗之股，故古有金钗石斛之称。今蜀人栽之，呼为金钗花。盛弘之荆州记云：末阳龙石山多石斛，精好如金钗，是矣。林兰、杜兰，与木部木兰同名，恐误。

**【集解】** 《别录》曰：石斛生六安山谷水旁石上。七月、八月采茎，阴干。弘景曰：今用石斛，出始兴。生石上，细实，以桑灰沃之，色如金，形如蚱蜢髀者佳。近道亦有，次于宣城者。其生栎木上者，名木斛。其茎至虚，长大而色浅。不入丸散，惟可为酒渍煮之用。俗方最以补虚，疗脚膝。恭曰：今荆襄及汉中、江左又有二种：一种似大麦，累累相连，头如一叶，而性冷，名麦斛；一种茎大如雀髀，叶在茎头，名雀髀斛。其他斛如竹，而节间生叶也。作干石斛法：以酒洗蒸暴成，不用灰汤。或言生者渍酒，胜于干者。颂曰：今荆州、光州、寿州、庐州、江州、温州、台州亦有之，以广南者为佳。多在山谷中。五月生苗，茎似小竹节，节间出碎叶。七月开花，十月结实。其根细长，黄色。惟生石上者为胜。宗奭曰：石斛细若小草，长三四寸，柔韧，折之如肉而实。今人多以木斛混之，亦不能明。木斛中虚如木，长尺余，但色深黄光泽耳。时珍曰：石斛丛生石上。其根纠结甚繁，干则白软。其茎叶生皆青色，干则黄色。开红花。节上自生根须。人亦折下，以砂石栽之，或以物盛挂屋下，频浇以水，经年不死，俗称为千年润。石斛短而中实，木斛长而中虚，甚易分别。处处有之，以蜀中者为胜。

### 二、性味归经

甘，微寒。归胃、肾经。

### 三、功能主治

益胃生津，滋阴清热。用于阴伤津亏，口干烦渴，食少干呕，病后虚热，目暗不明。

### 四、用法用量

内服：煎汤，6～12 g，鲜品 15～30 g。入复方宜先煎，单用可久煎。

### 五、名医发挥

（1）陈士铎："石斛，味甘、微苦，性微寒，无毒。却惊定志，益精强阴，尤能健脚膝之力，善起痿病，降阴虚之火，大有殊功。"

（2）陈嘉谟："石斛，味甘，气平，无毒。恶凝水石、巴豆，畏白僵蚕、雷丸。以酒浸蒸，方宜入剂，却惊定志，益精强阴。壮筋骨，补虚羸，健脚膝，驱冷痹。皮外邪热堪逐，胃中虚火能除。浓肠胃轻身，长肌肉下气。"

（3）国医大师徐经世诊治痤疮常用前 10 味中药频次由多到少为：白芍、甘草、酸枣仁、合欢皮、石斛、茺蔚子、野菊花、连翘、黄连、竹茹，常见 4 组中药配伍为白芍——竹茹——甘草——野菊花——石斛——合欢皮——酸枣仁；连翘——茺蔚子——野菊花；绿梅花——枳壳；女贞子——远志。

（4）萧龙友临证时会根据季节和不同证候特点，使用鲜生姜、生荸荠、鲜荷叶、鲜荷梗、鲜莲子、鲜石斛、鲜茅根 7 味药物。

（5）吕美农胃癌辨治常用药对百合—石斛。

# 10.6 谷部

李时珍曰：太古民无粒食，茹毛饮血。神农氏出，始尝草别谷，以教民耕蓻[1]；又尝草别药，以救民疾夭。轩辕氏出，教以烹饪，制为方剂，而后民始得遂养生之道。《周官》有五谷、六谷、九谷之名，诗人有八谷、百谷之咏，谷之类可谓繁矣。《素问》云：五谷为养。麻、麦、稷、黍、豆，以配肝、心、脾、肺、肾。职方氏[2]辨九州之谷，地官辨土宜种稑[3]之种，以教稼穑树蓻，皆所以重民天也。五方之气，九州之产，百谷各异其性，岂可终日食之而不知其气味损益乎？于是集草宝之可粒食者为谷部，凡七十三种，分为四类：曰麻麦稻，曰稷粟，曰菽豆，曰造酿。旧本米谷部三品共五十九种。今并入九种，移一种入菜部，自草部移入一种。

**注 释**

[1] 蓻：同"艺"，种植的意思。

[2] 职方氏：官名。《周礼·夏官》记载，职上氏掌管山川、物产、畜种和谷类等。

[3] 稑稑：tóng lù，先种后熟的谷类叫"稑"，后种先熟的谷类叫"稑"。

## 10.6.1 荞麦 《嘉祐》

### 一、纲目原文

【释名】 荍麦音翘、乌麦吴瑞、花荞。[时珍曰]荞麦之茎弱而翘然，易长易收，磨面如麦，故曰荞曰荍，而与麦同名也。俗亦呼为甜荞，以别苦荞。杨慎丹铅录，指乌麦为燕麦，盖未读日用本草也。

【集解】 炳曰：荞麦做饭，须蒸使气馏，烈日暴令开口，春取米仁作之。时珍曰：荞麦南北皆有。立秋前后下种，八九月收刈，性最畏霜。苗高一二尺，赤茎绿叶，如乌桕树叶。开小白花，繁密粲粲然。结实累比如羊蹄，实有三棱，老则乌黑色。王祯《农书》云：北方多种。磨而为面，作煎饼，配蒜食。或做汤饼，谓之河漏，以供常食，滑细如粉，亚于麦面。南方一种，但作粉饵食，乃农家居冬谷也。

【气味】 甘，平，寒，无毒。思邈曰：酸，微寒。食之难消。久食动风，令人头眩。作面和猪、羊肉热食，不过八九顿，即患热风，须眉脱落，还生亦希。泾、邠以北，多此疾。又不可合黄鱼食。

【主治】 实肠胃，益气力，续精神，能炼五脏滓秽。孟诜作饭食，压丹石毒，甚良。萧炳以醋调粉，涂小儿丹毒赤肿热疮。吴瑞降气宽肠，磨积滞，消热肿风痛，除白浊白带，脾积泄泻。以砂糖水调炒面二钱服，治痢疾。炒焦，热水冲服，治绞肠沙痛。时珍。

【发明】 颖曰：本草言荞麦能炼五脏滓秽。俗言一年沉积在肠胃者，食之亦消去也。时珍：荞麦最降气宽肠，故能炼肠胃滓滞，而治浊带泻痢腹痛上气之疾，气盛有湿热者宜之。若脾胃虚寒人食之，则大脱元气而落须眉，非所宜矣。孟诜云：益气力者，殆未然也。按：杨起《简便方》云：肚腹微微作痛，出即泻，亦不多，日夜数行者。用荞麦面一味做饭，连食三四次即愈。予壮年患此两月，瘦怯尤甚。用消食化气药俱不效，一僧授此而愈，转用皆效，此可征其炼积滞之功矣。《普济》治小儿天吊及历节风方中亦用之。

【附方】 新十六。

咳嗽上气：荞麦粉四两，茶末二钱，生蜜二两，水一碗，顺手搅千下。饮之，良久下气不止，即愈。儒门亲事。十水肿喘：生大戟一钱，荞麦面二钱，水和作饼，炙熟为末。空心茶服，以大小便利为度。圣惠。男子白浊：魏元君济生丹：用荞麦炒焦为末，鸡子白和，丸梧子大。每服五十丸，盐汤下，日三服。赤白带下：方同上。禁口痢疾：荞麦面每服二钱，沙糖水调下。坦仙方。痈疽发背：一切肿毒。荞麦面、硫黄各二两，为末，井花水和作饼，晒收。每用一饼，磨水傅之。痛则令不痛，不痛则令痛，即愈。直指。疮头黑凹：荞麦面煮食之，即发起。直指。痘疮溃烂：用荞麦粉频匕傅之。痘疹方。汤火伤灼：用荞麦面，炒黄研末，水和傅之，如神。奇效方。蛇盘瘰疬：围接项上，用荞麦（炒去壳）、海藻、白疆蚕（炒去丝）等分，为末。白梅浸汤，取肉减半，和丸绿豆大。每服六七十丸，食后、临卧米饮下，日五服。其毒当从大便泄去。若与淡菜连服尤好。淡菜生于海藻上，亦治次也。忌豆腐、鸡、羊、酒、面。阮氏方。积聚败血：通仙散：治男子败积，女人败血，不动真气。用荞麦面三钱，大黄二钱半，为末。卧时酒调服之。多能鄙事。头风畏冷：一人头风，首裹重绵，三十年不愈。予以荞麦粉二升，水调作二饼，更互合头上，微汗即愈。怪证奇方。头风风眼：荞麦作钱大饼，贴眼四角，以米大艾炷灸之，即效如神。染发令黑：荞麦、针砂各二钱，醋和，先以浆水洗净涂之，荷叶包至一更，洗去。再以无去即黑。普济。绞肠沙痛：荞麦面一撮，炒黄，水烹服。简便方。小肠疝气：荞麦仁（炒去尖）、胡卢巴（酒浸、晒干）各四两，小茴香（炒）一两。为末，酒糊丸梧子大。每空心盐酒下五十丸。两月大便出白脓，去根。孙天仁集效方。

## 二、性味归经

甘、微酸，寒。归脾、胃、大肠经。

## 三、功能主治

开胃宽肠，下气消积。用于绞肠痧，胃肠积滞，慢性泄泻，噤口痢疾，赤游丹毒，痈疽发背，瘰病，汤火灼伤。

## 四、用法用量

9～15g。外用适量，尽量避免与黄鱼同食。

# 10.6.2 大豆 《本经》中品

## 一、纲目原文

【校正】 ［禹锡曰］原附大豆黄卷下，今分出。

【释名】 尗俗作菽。［时珍曰］豆、尗皆荚谷之总称也。篆文尗，象荚生附茎下垂之形。豆象子在荚中之形。广雅云：大豆，菽也。小豆，荅也。角曰荚，叶曰藿，茎曰萁。

【集解】 ［别录曰］大豆生太山平泽，九月采之。［颂曰］今处处种之。有黑、白二种，入药用黑者。紧小者为雄，用之尤佳。［宗奭曰］大豆有绿、褐、黑三种。有大、小两类：大者出江、浙、湖南、湖北；小者生他处，入药力更佳。又可硙为腐食。［时珍曰］大豆有黑、白、黄、褐、青、斑数色：黑者名乌豆，可入药及充食，作豉；黄者可作腐，榨油，造酱；余但可作腐及炒食而已。皆以夏至前后下种，苗高三、四尺，叶有尖，秋开小白花成丛，结荚长寸余，经霜乃枯。按：吕氏春秋云：得时之豆，长茎短足，其荚二七为族，多枝数节，大菽则圆，小菽则团。先时者，必长以蔓，浮叶疏节，小荚不实。后时者，必短茎疏节、本虚不实。又氾胜之种植书云：夏至种豆，不用深耕。豆花憎见日，见日则黄烂而根焦矣。知岁所宜，以囊盛豆子，平量埋阴地，冬至后十五日发取量之，最多者种焉。盖大豆保岁易得，可以备凶年，小豆不保岁而难得也。

## 黑大豆

**【气味】** 甘，平，无毒。久服，令人身重。[岐伯曰]生温，熟寒。[藏器曰]大豆生平，炒食极热，煮食甚寒，作豉极冷，造酱及生黄卷则平。牛食之温，马食之冷。一体之中，用之数变。[之才曰]恶五参、龙胆，得前胡、乌喙、杏仁、牡蛎、诸胆汁良。[诜曰]大豆黄屑忌猪肉。小儿以炒豆、猪肉同食，必壅气致死，十有八九。十岁已上不畏也。

[时珍曰]服草麻子者，忌炒豆，犯之胀满致死。服厚朴者亦忌之，动气也。

**【主治】** 生研，涂痈肿。煮汁饮，杀鬼毒，止痛本经。逐水胀，除胃中热痹，伤中淋露，下瘀血，散五脏结积内寒，杀乌头毒。炒为屑，主胃中热，除痹去肿，止腹胀消谷别录。煮食，治温毒水肿唐本。调中下气，通关脉，制金石药毒、治牛马温毒日华。煮汁，解矾石、砒石、甘遂、天雄、附子、射罔、巴豆、芫青、斑蝥、百药之毒及蛊毒。入药，治下痢脐痛。冲酒，治风痉及阴毒腹痛。牛胆贮之，止消渴时珍。炒黑，热投酒中饮之，治风痹瘫缓口噤，产后头风。食罢生吞半两，去心胸烦热，热风恍惚，明目镇心，温补。久服，好颜色，变白不老。煮食性寒，下热气肿，压丹石烦热，汁消肿藏器。主中风脚弱，产后诸疾。同甘草煮汤饮，去一切热毒气，治风毒脚气。煮食，治心痛筋挛膝痛胀满。同桑柴灰汁煮食，下水鼓腹胀。和饭捣，涂一切毒肿。疗男女阴肿，以绵裹纳之孟诜。治肾病，利水下气，制诸风热，活血，解诸毒时珍。

**【发明】** [颂曰]仙方修治末服之，可以辟谷度饥。然多食令人体重，久则如故也。[诜曰]每食后磨拭吞三十粒，令人长生。初服时似身重，一年以后，便觉身轻，又益阳道也。

[颖曰]陶华以黑豆入盐煮，常时食之，云能补肾。盖豆乃肾之谷，其形类肾，而又黑色通肾，引之以盐，所以妙也。[时珍曰]按：养老书云：李守愚每晨水吞黑豆二七枚，谓之五脏谷，到老不衰。夫豆有五色，各治五脏。惟黑豆属水性寒，为肾之谷，入肾功多，故能治水消胀下气，制风热而活血解毒，所谓同气相求也。又按：古方称大豆解百药毒，予每试之大不然；又加甘草，其验乃奇。如此之事，不可不知。

**【附方】** 旧三十一，新三十六。

**服食大豆**令人长肌肤，益颜色，填骨髓，加气力，补虚能食，不过两剂。大豆五升，如作酱法，取黄捣末，以猪肪炼膏和丸梧子大。每服五十丸至百丸，温酒下。神验秘方也。肥人不可服。延年秘录。**救荒济饥**博物志云：左慈荒年法：用大豆粒细调匀者，生熟按令光，暖彻豆内。先日不食，以冷水顿服讫。一切鱼肉菜果，不得复经口。渴即饮冷水。初小困，十数日后，体力壮健，不复思食也。黄山谷救荒法：黑豆、贯众各一升，煮熟去众，晒干。每日空心啖五、七粒。食百木枝叶皆有味，可饱也。王氏农书云：辟谷之方，见于石刻。水旱虫荒，国有代有，甚则怀金立鹄，易子炊骸，为民父母者，不可不知此法也。昔晋惠帝永宁二年，黄门侍郎刘景先表奏：臣遇太白山隐氏，传济饥辟谷仙方。臣家大小七十余口，更不食别物。若不如斯，臣一家甘受刑戮。其方：用大豆五斗淘净，蒸三遍去皮。用大麻子三斗浸一宿，亦蒸三遍，令口开取仁。各捣为末，和捣作团如拳大。入甑内蒸，从戌至子时止，寅时出甑，午时晒干为末。干服之，以饱为度。不得食一切物。第一顿得七日不饥，第二顿得四十九日不饥，第三顿得三百日不饥，第四顿得二千四百日不饥，更不必服，永不饥也。不问老少，但依法服食，令人强壮，容貌红白，永不憔悴。口渴，即研大麻子汤饮之，转更滋润脏腑。若要重吃物，用葵子三合研末，煎汤冷服，取下药如金色，任吃诸物，并无所损。前知随州朱颂教民用之有验，序其首尾，勒石于汉阳大别山太平兴国寺。又方：用黑豆五斗淘净，蒸三蒸，晒干，去皮为末。秋麻子三升，浸去皮，晒研。糯米三斗作粥，和捣为剂如拳大，入甑中蒸一宿，取晒为末。用红小枣五斗，煮去皮核，和为剂如拳大，再蒸一夜。服之，至饱为度。如渴，饮麻子水，便滋润脏腑也。脂麻亦可。但不得食一切之物。**炒豆紫汤**［颂曰］古方有紫汤，破血去风，除气防热，产后两日尤宜服之。用乌豆五升，清酒一斗，炒豆令烟绝，投酒中，待酒紫赤色，去豆。量性服之，可日夜三盏，神验。中风口噤，加鸡屎白二升，和炒，投之。**豆淋酒法**［宗奭曰］治产后百病，或血热，觉有余血水气，或中风困笃，或背强口噤，或但烦热瘈疭口渴，或身头皆肿，或身痒呕逆直视，或手足顽痹，头旋眼眩，此皆虚热中风也。用大豆三升熬熟，至微烟出，入瓶中，以酒五升沃日，经一日以上。服酒一升，温覆令少汗出，身润即愈。口噤者，加独活半斤，微微捶破，同沃之。产后宜常服，以防风气，又消结血。**中风口喎**：即上方，日服一升。千金。**头风头痛**即上方，密封七日，温服。千金。**破伤中风**：口噤。千金方：用大豆一升，熬去腥气，勿使太熟，杵末，蒸令气遍，取下甑，以酒一升淋之。温服一升，取汗。傅膏疮上，即愈。经验方：用黑豆四十枚，朱砂二十文，同研末。以酒半盏，调服之。**颈项强硬**：不得顾视，大豆一升，蒸变色，囊裹枕之。千金。**暴得风疾**：四肢挛缩不能行。取大豆三升，淘净湿蒸，以醋二升，倾入瓶中，铺于地上，设席豆上，令病人卧之。仍重盖五六层衣，豆冷渐渐衣。仍令一人于被内引挽挛急处。更蒸豆再作，并饮荆沥汤。如此三日三夜即休。崔氏纂要。**风入脏中**：治新久肿，风入脏中。以大豆一斗，水五斗，煮取一斗二升，去滓。入美酒斗半，煎取九升。旦服三升取汗，神验。千金翼。**风毒攻心**：烦躁恍惚。大豆半升淘净，以水二升，煮取七合，食后服之。心镜。**卒风不语**大豆煮汁，煎稠如饴，含之，并饮汁。肘后方。**喉痹不语**同上法。千金。**卒然失音**［诜曰］用生大豆一升，青竹算子四十九枚（长四寸，阔一分），水煮熟，日夜二服瘥。**热毒攻眼**赤痛睑浮。用黑豆一升，分作十袋，沸汤中蒸过，更互熨之，三遍则愈。普济方。**卒然中恶**大豆二七枚，鸡子黄一个，酒半升，和匀顿服。千金。**阴毒伤寒**危笃者。用黑豆炒干，投酒，热饮或灌之。吐则复饮，汗出为度。居家必用。**肠痛如打**：大豆半升熬焦，入酒一升煮沸，饮取醉。肘后。**腰胁卒痛**大豆（炒）二升，酒三升，煮二升，顿服。肘后。**卒然腰痛**大豆六升，水拌湿，炒热，布裹熨之，冷即易。乃张文仲所处方也。延年秘录。**脚气冲心**烦闷不识人。以大豆一升，水三升，浓煮汁服半升。未定，再服。广利方。**身面浮肿**千金：用乌豆一升，水五升，煮汁三升，入酒五升，更煮三升，分温三服。不瘥再合。王璆百一选方：用乌豆煮至皮干，为末。每服二钱，米饮下。建炎初，吴内翰女孙忽发肿凸，吴检外台得此方，服之立效。**新久水肿**大豆一斗，清水一斗，煮取八升，去豆，入薄酒八升，再煎取八升服之。再三服，水当从小便中。出范汪方。**腹中痞硬**夏秋之交，露坐夜久，腹中痞，如群石在腹。用大豆半升，生姜八分，水三升，煎一升已来，顿服瘥。经验方。**霍乱胀痛**大豆生研，水服方寸匕。普济。**水痢不止**大豆一升，炒白术半两，为末。每服三钱，米饮下。指南方。**赤痢脐痛**黑豆、茱萸子二件，搓摩，吞咽之，良。经验。**赤白下痢**方见猪胆。**男子便血**黑豆一升，炒焦研末，热酒淋之，去豆饮酒，神效。活人心统。**一切下血**雄黑豆紧小者，以皂角汤微浸，炒熟去皮为末，炼猪脂和，丸梧子大。每服三十丸，陈米饮下。华佗中藏经。**小儿沙淋**黑豆一百二十个，生甘草一寸，新水煮热，入滑石末，乘热饮之，良。全幼心鉴。**肾虚消渴**难治者。黑大豆（炒）、天花粉等分，为末，面糊丸梧子大。每黑豆汤下七十丸，日二。名救活丸。普济妙方。**消渴饮水**乌豆置牛胆中，阴干百日，吞尽即瘥。肘后方。**昼夜不眠**以新布火炙熨目，并蒸大豆，更番囊盛枕之，冷即易，终夜常枕之，即愈。肘后方。**疫疠发肿**大黑豆二合（炒熟），炙甘草一钱，水一盏煎汁，时时饮之。夷坚志云：靖康二年春，京师大疫。有异人书此方于壁间，用之立验也。**乳石发热**乌豆二升，水九升，铜器煮五升汁，熬稠一升，饮之。外台秘要。**解矾砒毒**大豆煮汁饮之，良。肘后。**酒食诸毒**大豆一升，煮汁服，得吐即愈。广记。**解诸鱼毒**大豆，煮汁饮之。卫生方。**解巴豆毒**下利不止。大豆，煮汁一升，饮之。肘后方。**恶刺疮痛**大豆，浓煮汁渍之，取瘥。千金。**汤火灼疮**大豆，煮汁饮之，易愈，无斑毒秘录。**打头青肿**豆黄末水和傅之。千金方。**折伤堕坠**瘀血在腹，气短，大豆五升，水一斗，煮汁二升，顿服。剧者不过三作。千金方。**踠疮烦躁**大豆，煮汁饮之，佳。子母秘录。痘疮湿烂黑大豆，研末，傅之。小儿头疮黑豆炒存性研，水调傅之。普济方。身面疣目七月七日，以大豆拭疣上三过。使本人种豆于南向屋东头第二溜中。豆生叶，以热汤沃杀，即愈。外台秘要。染发令乌醋煮黑大豆，去豆煎稠，染之。千金。牙齿不生不拘大人、小儿，年多者。用黑豆三十粒，牛粪火内烧令烟尽，研入麝香少许。先以针挑破血出，以少许揩之。不得见风，忌酸咸物。经验方。牙齿疼痛黑豆煮酒，频频漱之，良。周密浩然斋视听抄。月经不断用前紫汤服之，佳。妊娠腰痛大豆一升。酒三升，煮七合，空心饮之。心镜。子死腹中月数未足，母欲闷绝者。用大豆三升，以醋煮浓汁，顿服，立出产乳。胞衣不下大豆半升，醇酒三升，煮一升半，分三服。产书。辟禳时气以新布盛大豆一斗，纳井中一宿取出。每服七粒，佳。领要。菜中蛇蛊蛇毒入菜果中，食之令人得病，名蛇蛊。大豆为末，酒渍绞汁，服半升。身如虫行大豆水渍绞浆，旦旦洗之，或加少面，沐发亦良。千金方。小儿丹毒浓煮大豆汁，涂之甚良。千金。风疽疮疥凡脚腨及曲脷中痒，搔则黄汁出者，是也。以青竹筒三尺，着大豆一升在内，以马屎、糠火烧熏，以器两头取汁，搽之。先以泔清和盐洗之。不过三度，极效。千金。肝虚目暗迎风下泪。用腊月牯牛胆，盛黑豆悬风处。取出，每夜吞三七粒，久久自明。龙木论。小儿胎热黑豆二钱，甘草一钱，入灯心七寸，淡竹叶一片，水煎。全幼心鉴。天蛇头指痛臭甚者。黑豆生研末，入茧内，笼之。济急方。

**大豆皮**

**【主治】** 生用，疗痘疮目翳。嚼烂，傅小儿尿灰疮时珍。

**豆叶**

**【主治】** 捣傅蛇咬，频易取瘥时珍。出广利方。

**【发明】** ［时珍曰］按：抱朴子·内篇云：相国张文蔚庄内有鼠狼穴，养四子为蛇所吞。鼠狼雌雄情切，乃于穴外坋土壅穴。俟蛇出头，度其回转不便，当腰咬断而劈腹，衔出四子，尚有气。置于穴外，衔豆叶嚼而傅之，皆活。后人以豆叶治蛇咬，盖本于此。

**【附方】** 新二。

止渴急方大豆苗（嫩者）三五十茎，涂酥炙黄为末。每服二钱，人参汤下。圣济总录。小便血淋大豆叶一把，水四升，煮二升，器服。圣惠方。

**花**

**【主治】** 主目盲，翳膜时珍。

## 二、性味归经

甘，平。归脾、大肠经。

## 三、功能主治

健脾宽中，润燥消水。用于疳积泻痢，疮痈肿毒，外伤出血。

## 四、用法用量

内服：煎汤，50～150 g；或研末。外用：捣敷或炒焦研末调敷。

## 五、名医发挥

（1）黄宫绣："黄大豆，按书既言味甘，服多塑气，生痰动嗽。又曰宽中下气，利大肠，消水胀肿毒，其理似属两歧。讵知书言甘壅而滞，是即炒熟而气不泄之意也；书言宽中下气利肠，是即生冷未炒之意也。"

（2）张璐："误食毒物，黄大豆生捣研水灌吐之；诸菌毒不得吐者，浓煎汁饮之。又试内痈及臭毒腹痛，并与生黄豆嚼，甜而不恶心者，为上部有痈脓，及臭毒发痧之真候。"

## 六、现代临床

### （一）治疗单纯性消化不良

黄豆 500 g，血藤 5 kg。将血藤煮取汁，浓缩前把磨好的豆浆倒进血藤汁中煮沸二十分钟，过滤去渣，浓液烘干研粉备用。小儿每次 0.5～1.0 g，日服四次。

### （二）治疗中风病

杨关林将患者 240 例分成 3 组：基础组 60 例，中风病常规中西医结合治疗；胞二磷胆碱组 60 例，基础组药物加胞二磷胆碱和 ATP 治疗；大豆磷脂组 120 例，基础组药物加大豆磷脂治疗，疗程 28 天。疗程结束时大豆磷脂组患者半身不遂，口舌歪斜、舌强语謇、偏身麻木的改善程度显著好于其它 2 组，以死亡、恶化、无效、进步、显著进步，基本痊愈为序，3 组综合疗效 Ridit 分析，大豆磷脂组的疗效显著优于其它 2 组。

### （三）治疗脑梗塞

周景春将发病 48 小时内、神经功能缺损积分在 20～30 分的患者 421 例分成 3 组：基础组 60 例，脑梗塞常规治疗；胞二磷胆碱组 120 例，基础组药物加胞二磷胆碱再加 ATP 治疗；大豆磷脂组 241 例，基础组药物加大豆磷脂 10 g 治疗。疗程结束时，基础组、胞二磷胆碱组、大豆磷脂组的脑梗塞体积分别为（70±28）$cm^3$、（64±32）$cm^3$、（52±28）$cm^3$。

### （四）治疗女性更年期高脂血症

常风云选择更年期女性 126 例，所有患者血脂一项或两项高于正常标准。所有患者均口服大豆异黄酮胶囊 500mg，49 岁以下者每天 1 次，49 岁以上者每天 2 次，连续服用 3 个月，在此期间停用降血脂药物及活血化瘀药物；结果患者血脂均有不同程度降低。

### （五）治疗黄褐斑

金道山选择 60 例 35～50 岁的女性黄褐斑患者，每天服一粒大豆异黄酮软胶囊，连续服 30 天，观察服药前、后黄褐斑的色度和面积；大豆异黄酮软胶囊能显著降低黄褐斑的色度和面积。

### （六）对更年期妇女症状及性激素的影响

戴雨观察围绝经期妇女、绝经期妇女服用大豆异黄酮 6 周后，血中 FSH、LH、P、T、PRL、$E_2$ 的影响，对绝经期潮热面红、自汗盗汗、心烦不宁、失眠多梦、头晕耳鸣症状的改善程度。结果 35～45 岁，46～55 岁，56～65 岁年龄组血中的 FSH 激素、LH 降低，PRL、$E_2$ 升高；4 6～55 岁，56～65 岁年龄组妇女症状均有改善。

## 10.6.3 烧酒 <sub>《纲目》</sub>

### 一、纲目原文

【释名】　火酒<sub>纲目</sub>、阿剌吉酒<sub>饮膳正要</sub>。

【集解】　[时珍曰]烧酒非古法也。自元时始创其法，用浓酒和糟入甑，蒸令气上，用器承取滴漏。凡酸坏之酒，皆可蒸烧。近时惟以糯米或粳米或黍或秫或大麦蒸熟，和麴酿瓮中七日，以甑蒸取。其清如水，味极浓烈，盖酒露也。[颖曰]暹逻酒以烧酒复烧二次，入珍宝异香。其坛每个以檀香十数斤烧烟熏令如漆，然后入酒蜡封，埋土中二三年，绝去烧气，取出用之。曾有人携至舶，能饮三四杯即醉，价直数倍也。有积病，若饮一二杯即愈，且杀蛊。予亲见二人饮此，打下活虫长二寸许，谓之鱼蛊云。

【气味】　辛、甘，大热，有大毒。[时珍曰]过饮败胃伤胆，丧心损寿，甚则黑肠腐胃而死。与姜、蒜同食，令人生痔。盐、冷水、绿豆粉解其毒。

【主治】　消冷积寒气，燥湿痰，开郁结，止水泄，治霍乱疟疾噎膈，心腹冷痛，阴毒欲死，杀虫辟瘴，利小便，坚大便，洗赤目肿痛，有效<sub>时珍</sub>。

【发明】　[时珍曰]烧酒，纯阳毒物也。面有细花者为真。与火同性，得火即燃，同乎焰硝。北人四时饮之，南人止暑月饮之。其味辛甘，升扬发散；其气燥热，胜湿祛寒。故能开怫郁而消沉积，通膈噎而散痰饮，治泄疟而止冷痛也。辛先入肺，和水饮之，则抑使下行，通调水道，而小便长白。热能燥金耗血，大肠受刑，故令大便燥结，与姜、蒜同饮即生痔也。若夫暑月饮之，汗出而膈快身凉；赤目洗之，泪出而肿消赤散，此乃从治之方焉。过饮不节，杀人顷刻。近之市沽，又加以砒石、草乌、辣灰、香药，助而引之，是假盗以方矣。善摄生者宜戒之。按：刘克用病机赋云：有人病赤目，以烧酒入盐饮之，而痛止肿消。盖烧酒性走，引盐通行经络，使郁结开而邪热散，此亦反治劫剂也。

【附方】　新七。

冷气心痛<sub>烧酒入飞盐饮，即止。</sub>阴毒腹痛<sub>烧酒温饮，汗出即止。</sub>呕逆不止<sub>真火酒一杯，新汲井水一</sub>杯，和服甚妙。频湖。寒湿泄泻<sub>小便清者。以头烧酒饮之，即止。</sub>耳中有核<sub>如枣核大，痛不可动者。以火酒</sub>滴入，仰之半时，即可箝出。李楼奇方。风虫牙痛<sub>烧酒浸花椒，频频漱之。</sub>寒痰咳嗽<sub>烧酒四两，猪脂、蜜、</sub>香油、茶末各四两，同浸酒内，煮成一处。每日挑食，以茶下之，取效。

### 二、性味归经

辛，甘，大热；有大毒。归心、肝、肺、胃经。

### 三、功能主治

消冷积寒气，燥湿痰，开郁结，止水泄。用于霍乱疟疾噎膈，心腹死，杀虫辟瘴，利小便，坚大便，洗赤目肿痛。

### 四、用法用量

内服：温饮。

### 五、名医发挥

清代名医魏之琇在《续名医类案》云："先以药七厘，烧酒冲服，复用药以烧酒调敷伤处，疮口大则干糁之，定痛止血，立时见效。"

## 六、现代临床

### （一）治疗牙痛

烧酒1杯，食盐1钱。水内顿滚，热含1口，即浸痛处；待温漱口，又含1口，浸漱如前。酒尽愈。

### （二）治疗黄蜂叮咬

白烧酒外涂，能治疗黄蜂螯刺所引起的皮肤炎症。

### （三）治疗鼻炎

高浓度烧酒浸泡紫草治疗慢性鼻炎。

# 10.7 菜部

李时珍曰：凡草木之可茹者谓之菜。韭、薤、葵、葱、藿，五菜也。《素问》云：五谷为养，五菜为充。所以辅佐谷气，疏通壅滞也。古者三农[1]生九谷，场圃蓺草木，以备饥馑，菜固不止于五而已。我国初周宪王图草木之可济生者四百余种，为《救荒本草》，厥有旨哉。夫阴之所生，本在五味；阴之五宫，伤在五味。谨和五味，脏腑以通，气血以流，骨正筋柔，腠理[2]以密，可以长久。是以《内则》[3]有训，食医有方，菜之于人，补非小也。但五气之良毒各不同，五味之所入有偏胜，民生日用而不知。乃搜可茹之草，凡一百五种为菜部。分为五类：曰薰辛，曰柔滑，曰蓏[4]，曰水，曰芝栭。旧本菜部三品，共六十五种。今并入五种，移十三种入草部，六种入果部。自草部移入及并入二十三种，自谷部移入一种，果部移入一种，外类有名未用移入三种。

**注　释**

[1] 三农：指居住在平地、山区和水泽的三类地区的农民。

[2] 腠理：皮肤和肌肉的纹理。

[3]《内则》：《礼记》的篇名。记载家庭中晚辈侍奉长辈的各种礼节。

[4] 蓏：luǒ，草本植物的果实，多为瓜类，无果核。

## 10.7.1 葱 《别录》中品

### 一、纲目原文

【释名】　芤纲目、菜伯同、和事草同、鹿胎。[时珍曰]葱从忩。外直中空，有忩通之象也。芤者，草中有孔也，故字从孔，芤脉象之。葱初生曰葱针，叶曰葱青，衣曰葱袍，茎曰葱白，叶中涕曰葱苒。诸物皆宜，故云菜伯、和事。

【集解】　[恭曰]葱有数种，山葱曰茖葱，疗病似胡葱。其人间食葱有二种：一种冻葱，经冬不死，分茎栽莳而无子；一种汉葱，冬即叶枯。食用入药，冻葱最善，气味亦佳也。[保昇曰]葱凡四种：冬葱即冻葱也，夏衰冬盛，茎叶俱软美，山南、江左有之；汉葱茎实硬而味薄，冬即叶枯；胡葱茎叶粗硬，根若金灯；茖葱生于山谷，不入药用。[颂曰]入药用山葱、胡葱，食品用冬葱、汉葱。又有一种楼葱，亦葱类，江南人呼为龙角葱，淮楚间多种之，其皮赤，每茎上出歧如八角，故云。[瑞曰]龙角即龙爪葱，又名羊角葱。茎上生根，移下莳之。[时珍曰]冬葱即慈葱，或名太官葱。谓其茎柔细而香，可以经冬，太官上供宜之，故有数名。汉葱一名木葱，其茎粗硬，故有木名。冬葱无子。汉葱春末开花成丛，青白色。其子味辛色黑，有皱纹，作三瓣状。收取阴干，勿令浥郁，可种可栽。

### 葱茎白

【气味】 辛，平。叶：温。根须：平。并无毒。[弘景曰]葱有寒热，白冷青热，伤寒汤中不得用青也。[宗奭曰]葱主发散，多食昏人神。[诜曰]葱宜冬月食。不可过多，损须发，发人虚气上冲，五脏闭绝，为其开骨节出汗之故也。[思邈曰]正月食生葱，令人面上起游风。生葱同蜜食，作下利。烧葱同蜜食，壅气杀人。[张仲景曰]生葱合枣食，令人病；合犬、雉肉食，多令人病血。[时珍曰]服地黄、常山人，忌食葱。

【主治】 作汤，治伤寒寒热，中风面目浮肿，能出汗本经。伤寒骨肉碎痛，喉痹不通，安胎，归目益目睛，除肝中邪气，安中利五脏，杀百药毒。根：治伤寒头痛别录。主天行时疾，头痛热狂，霍乱转筋，及奔豚气、脚气，心腹痛，目眩，止心迷闷大明。通关节，止衄血，利大小便孟诜。治阳明下痢、下血李杲。达表和里，止血宁原。除风湿，身痛麻痹，虫积心痛，止大人阳脱，阴毒腹痛，小儿盘肠内钓，妇人妊娠溺血，通乳汁，散乳痈，利耳鸣，涂猘犬伤，制蚯蚓毒时珍。杀一切鱼、肉毒士良。

【发明】 [元素曰]葱茎白，味辛而甘平，气浓味薄，升也，阳也。入手太阴、足阳明经，专主发散，以通上下阳气。故活人书治伤寒头痛如破，用连须葱白汤主之。张仲景治少阴病，下利清谷，里寒外热，厥逆脉微者，白通汤主之，内用葱白。若面色赤者，四逆汤加葱白。腹中痛者，去葱白。成无己解之云：肾恶燥，急食辛以润之。葱白辛温以通阳气也。[时珍曰]葱乃释家五荤之一。生辛散，熟甘温，外实中空，肺之菜也，肺病宜食之。肺主气，外应皮毛，其合阳明。故所治之症多属太阴、阳明，皆取其发散通气之功，通气故能解毒及理血病。气者血之帅也，气通则血活矣。金疮磕损，折伤血出，疼痛不止者，王璆百一选方用葱白、沙糖等分研封之。云痛立止，更无痕瘢也。葱叶亦可用。又葱管吹盐入玉茎内，治小便不通及转脬危急者，极有捷效。余常用治数人得验。

【附方】 旧十二，新卅十二。

感冒风寒初起。即用葱白一握，淡豆豉半合，泡汤服之，取汗。濒湖集简方。伤寒头痛如破者。连须葱白半斤，生姜二两，水煮温服。活人书。时疾头痛发热者。以连根葱白二十根，和米煮粥，入醋少许，热食取汗即解。济生秘览。数种伤寒初起一二日，不能分别者。用上法取汗。伤寒劳复因交接者，腹痛卵肿。用葱白捣烂，苦酒一盏，和服之。千金方。风湿身痛生葱擂烂，入香油数点，水煎，调川芎劳、郁金末一钱服，取吐。丹溪心法。妊娠伤寒赤斑变为黑斑，尿血者。以葱白一把，水三升，煮热服汁，食葱令尽，取汗。伤寒类要。六月孕动困笃难救者。葱白一大握，水三升，煎一升，去滓顿服。杨氏产乳。胎动下血腰痛抢心。用葱白煮浓汁饮之。未死即安，已死即出。未效再服。一方：加川芎。一方：用银器同米煮粥及羹食。采师方。卒中恶死或先病，或平居寝卧，奄忽而死，皆是中恶。急取葱心黄刺入鼻孔中，男左女右，入七八寸，鼻、目血出即苏。又法：用葱刺入耳中五寸，以鼻中血出即活也。如无血出，即不可治矣。相传此扁鹊秘方也。崔氏纂要。小儿卒死无故者。取葱白纳入下部，及两鼻孔中，气通或嚏即活。陈氏经验方。小儿盘肠内钓腹痛。用葱汤洗儿腹，仍以炒葱捣贴脐上。良久，尿出痛止。汤氏婴孩宝书。阴毒腹痛厥逆唇青卵缩，六脉欲绝者。用葱一束，去根及青，留白二寸，烘热安脐上，以熨斗火熨之，葱坏则汤。良久热气透入，手足温有汗即瘥，乃服四逆汤。若熨而手足不温，不可治。朱肱南阳活人书。脱阳危症凡人大吐大泄之后，四肢厥冷，不省人事，或与女子交后，小腹肾痛，外肾搐缩，冷汗出厥逆，须臾不救。先以葱白炒热熨脐，后以葱白三七茎擂烂，用酒煮灌之，阳气即回。此华佗救卒病方也。卒心急痛牙关紧闭欲绝。以老葱白五茎去皮须，捣膏，以匙送入咽中，灌以麻油四两，但得下咽即苏。少顷，虫积皆化黄水而下，永不再发。累得救人。瑞竹堂方。霍乱烦躁坐卧不安。葱白二十茎，大枣二十枚，水三升，煎二升，分服。采师方。蛔虫心痛用葱茎白二寸，铅粉二钱，捣丸服之，即止。葱能通气，粉能杀虫也。杨氏经验方。**腹皮麻痹**不仁者。多煮葱白食之，即自愈。危氏方。**小便闭胀**：不治杀人。葱白三斤，剉炒帕盛，二个更互熨小腹，气透即通也。许学士本事方。**大小便闭**捣葱白和酢，封小腹上。仍灸七壮。外台秘要。**大肠虚闭**匀气散：用连须葱一根、姜一块、盐一捻、淡豉三七粒，捣作饼，烘掩脐中，紮定。良久，气即通。不通再作。杨氏直指方。**小儿虚闭**葱白三根煎汤，调生蜜、阿胶末服。仍以葱头染蜜，插入肛门，少顷即通。全幼心鉴。**急淋阴肿**泥葱半斤，煨热杵烂，贴脐上。外台。**小便淋涩**或有血者。以赤根楼葱近根截一寸许，安脐中，以艾灸七壮。经验方。**小儿不尿**乃胎热也。用大葱白切四片，用乳汁半盏，同煎片时，分作四服即通。不饮乳者，服之即饮乳。若脐四旁有青黑色及口撮者，不可救也。全幼心鉴。**肿毒尿闭**因肿毒未溃，小便不通。用葱切，入麻油煎至黑色，去葱取油，时涂肿处，即通。普济。**水癥病肿**葱根白皮煮汁，服一盏，当下水出。病已困者，取根捣烂，坐之取气，水自下。圣济录。**阴囊肿痛**葱白、乳香捣涂，即时痛止肿消。又方：用煨葱入盐，杵如泥，涂之。**小便溺血**葱白一握，郁金一两，水一升，煎二合，温服。一日三次。普济方。**肠痔有血**葱白三斤，煮汤熏洗立效。外台。**赤白下痢**葱白一握细切，和米煮粥，日日食之。食医心镜。**便毒初起**葱白炒热，布包熨数次，乃用傅药，即消。永类方：用葱根和蜜捣傅，以纸密护之。外服通气药，即愈。**痈疽肿硬**乌金散：治痈疽肿硬无头，不变色者。米粉四两，葱白一两，同炒黑，研末，醋调，贴一伏时又换，以消为度又。外科精义。**一切肿毒**葱汁渍之，日四、五度。**乳痈初起**葱汁一升，顿服即散。并千金。**疔疮恶肿**刺破，以老葱、生蜜杵贴。两时疔出，以醋汤洗之，神效。圣济录。**小儿秃疮**冷泔洗净，以羊角葱捣泥，入蜜和涂之，神效。杨氏。**刺疮金疮**百治不效。葱煎浓汁渍之，甚良。**金疮瘀血**在腹者。大葱白二十枚，麻子三升，杵碎，水九升，煮一升半，顿服。当吐出脓血而愈。未尽再服。并千金方。**血壅怪病**人遍身忽然肉出如锥，既痒且痛，不能饮食，名血壅。不速治，必溃脓血。以赤皮葱烧灰淋洗，饮豉汤数盏自安。夏子益怪病奇方。**解金银毒**葱白煮汁饮之。外台秘要。**脑破骨折**蜜和葱白捣匀，厚封立效。肘后方。**自缢垂死**葱心刺耳，鼻中有血出，即苏。

## 叶

**【主治】** 煨研，傅金疮水入轧肿。盐研，傅蛇、虫伤及中射工、溪毒日华。主水病足肿苏颂。利五脏，益目精，发黄疸思邈。

**【发明】** ［颂曰］煨葱治打扑损，见刘禹锡传信方，云得于崔给事。取葱新折者，火煨热剥皮，其间有涕，便将罨损处。仍多煨，续续易热者。崔云：顷在泽潞，与李抱真作判官。李相方以球杖按球子。其军将以杖相格，因伤李相拇指并爪甲劈裂。遽索金创药裹之，强索酒饮，而面色愈青，忍痛不止。有军吏言此方，遂用之。三易面色却赤，斯须云已不痛。凡十数度，用热葱并涕缠裹其指，遂毕席笑语。［时珍曰］按：张氏经验方云：金创折伤血出，用葱白连叶煨热，或锅烙炒热，捣烂傅之，冷即再易。石城尉戴尧臣，试马损大指，血出淋漓。余用此方，再易而痛止。翌日洗面，不见痕迹。宋推官、鲍县尹皆得此方，每有杀伤气未绝者，亟令用此，活人甚众。又凡人头目闷疼痛，时珍每用葱叶插入鼻内二三寸并耳内，气通即便清爽也。

**【附方】** 旧三，新二。

**水病足肿**葱茎叶煮汤渍之，日三、五次妙。韦宙独行方。**小便不通**葱白连叶捣烂，入蜜，合外肾上，即通。永类钤方。**疮伤风水**肿痛。取葱青叶和干姜、黄檗等分，煮汤浸洗，立愈。食疗。**蜘蛛咬疮**遍身生疮。青葱叶一茎去尖，入蚯蚓一条在内，待化成水，取点咬处即愈。李绛兵部手集。**代指毒痛**取姜黄葱叶煮汁，热渍之。千金方。

## 汁

**【气味】** 辛，温，滑，无毒

**【主治】** 溺血，饮之。解藜芦及桂毒别录。散瘀血，止衄止痛，治头痛耳聋，消痔漏，解众药毒时珍。能消玉为水，化五石，仙方所用弘景。

**【发明】**　[时珍曰]葱汁即葱涕，功同葱白。古方多用葱涎丸药，亦取其通散上焦风气也。胜金方：取汁入酒少许滴鼻中，治衄血不止，云即觉血从脑散下也。又唐瑶经验方以葱汁和蜜少许服之，亦佳。云邻媪用此甚效，老仆试之亦验。二物同食害人，何以能治此疾？恐人脾胃不同，非甚急不可轻试也。[慎微曰]三洞要录云：葱者，菜之伯也，能消金、锡、玉、石。神仙消金玉浆法：于冬至日，以壶卢盛葱汁及根，埋庭中。次年夏至发出，尽化为水。以法渍金、玉、银青石各三分，自消矣。曝干如饴，食之可休粮，亦曰金浆也。

**【附方】**　旧四，新一。

衄血不止方见上。金疮出血不止。取葱炙热，揉汁涂之即止。梅师方。火焰丹毒从头起者。生葱汁涂之。痔瘘作痛：葱涎、白蜜和涂之，先以木鳖子煎汤熏洗，其冷如水即效。一人苦此，早间用之，午刻即安也。唐仲举方。解钩吻毒面青口噤欲死。以葱涕唻之，即解。千金。

## 须

**【主治】**　通气孟诜。疗饱食房劳，血渗入大肠，便血肠澼成痔，日干，研末，每服二钱，温酒下时珍。

**【附方】**　旧一。

喉中肿塞气不通者。葱须阴干为末，每用二钱，入蒲州胆矾末一钱，和匀。每用一字，吹之。杜壬方。

## 花

**【主治】**　心脾痛如锥刀刺，腹胀。用一升，同吴茱萸一升，水八合，煎七合，去滓，分三服，立效颂，出崔元亮方。

## 实

**【气味】**　辛，大温，无毒。

**【主治】**　明目，补中气不足本经。温中益精日叶。宜肺，归头思邈。

**【附方】**　旧一。

眼暗补中葱子半斤、为末，每取一匙，煎汤一升半，去滓，入米煮粥食之。亦可为末，蜜丸梧子大，食后米汤服一二十丸，日三服。食医心镜。

## 二、性味归经

辛，温。归肺、胃、肝经。

## 三、功能主治

发汗解表，散寒通阳，解毒散结。

## 四、用法用量

内服：煎汤，9～15 g。外用：适量，捣烂敷脐部或患处。表虚多汗、病已得汗者忌服。

## 五、名医发挥

《医林改错》一书，立通窍活血汤方，药用赤芍一钱、川芎一钱、桃仁研泥三钱、红花三钱、老葱切碎三根、鲜姜三钱、红枣去核七个、麝香绢包五厘，治疗头面、四肢周身血管血瘀之症。

### 六、现代临床

#### （一）治疗小儿风寒感冒

于飞莺将香豉（又名豆豉）3g研末、葱白头3根捣烂如泥，两药混合加入滚开水少许调和备用。敷贴于双侧劳宫穴上，外以纱布包扎固定，每天换药1次，效果明显。

唐满香将60例感冒患儿随机分成观察组和对照组各30例，分别给予紫苏葱豉汤加感冒清热颗粒和利巴韦林、双黄连口服液口服治疗，两组患儿体温高于38.5℃时均给予退热药。结果观察组总有效率为93.3％，对照组总有效率为80.0％。

#### （二）治疗腹痛、腹泻

麻油葱油汁主治腹痛，配方：葱白10根，生麻油或菜油适量。将葱白洗切，捣绞出汁，调入生麻油或菜油1匙，空腹服食，每天2次，连服3天。

#### （三）治疗瘀阻脑络型偏头痛

黎胜驹选择80例患者给予升降散合通窍活血汤（僵蚕、蝉蜕、姜黄、生大黄、川芎、柴胡、赤芍、川芎、白芷、桃仁、红枣、红花、老葱、鲜姜）加减，1天1剂，分早晚2次温服。愈显率为85.0％。

## 10.7.2 蒜 《别录》下品

### 一、纲目原文

【释名】　小蒜别录、茆蒜音卯、荤菜。[时珍曰] 蒜字从祘（音蒜），谐声也。又象蒜根之形。中国初惟有此，后因汉人得胡蒜于西域，遂呼此为小蒜以别之。故伏候古今注云：蒜，茆蒜也，俗谓之小蒜。胡国有蒜，十子一株，名曰胡蒜，俗谓之大蒜是矣。蒜乃五荤之一，故许氏说文谓之荤菜。五荤即五辛，谓其辛臭昏神伐性也。练形家以小蒜、大蒜、韭、芸薹、胡荽为五荤，道家以韭、薤、蒜、芸薹、胡荽为五荤，佛家以大蒜、小蒜、兴渠、慈葱、茖葱为五荤。兴渠，即阿魏也。虽各不同，然皆辛熏之物，生食增恚，熟食发淫，有损性灵，故绝之也。

【集解】　[别录曰] 蒜，小蒜也。五月五日采之。[弘景曰] 小蒜生叶时，可煮和食。至五月叶枯，取根名蒇子，正尔啖之，亦甚熏臭。[保昇曰] 小蒜野生，处处有之。小者一名蒇（音乱），一名䕠（音力）。苗、叶、根、子皆似葫，而细数倍也。尔雅云：䕠，山蒜也。说文云：蒜，荤菜也。菜之美者，云梦之荤。生山中者，名䕠。[颂曰] 本草谓大蒜为葫，小蒜为蒜，而说文所谓荤菜者，乃大蒜也，䕠即小蒜也。书传载物之别名不同如此，用药不可不审。[宗奭曰] 小蒜即䕠也。苗如葱针，根白，大者如乌芋子。兼根煮食，谓之宅蒜。[时珍曰] 家蒜有二种：根茎俱小而瓣少，辣甚者，蒜也，小蒜也；根茎俱大而瓣多，辛而带甘者，葫也，大蒜也。按：孙炎尔雅正义云：帝登蒇山，遭蔬芋毒，将死，得蒜啮食乃解，遂收植之，能杀腥膻虫鱼之毒。又孙愐唐韵云：张骞使西域，始得大蒜种归。据此则小蒜之种，自䕠移栽，从古已有。故尔雅以䕠为山蒜，所以别家蒜。大蒜之种，自胡地移来，至汉始有。故别录以葫为大蒜，所以见中国之蒜小也。又王祯农书云：一种泽蒜，最易滋蔓，随嶰随合。熟时采之，漫散种之。吴人调鼎多用此根作苗，更胜葱、韭也。按：此正别录所谓小蒜是也。其始自野泽移来，故有泽名，而寇氏误作宅字矣。诸家皆以野生山蒜、泽蒜解家莳之小蒜，皆失于详考。小蒜虽出于䕠，既经人力栽培，则性气不能不移。故不得不辨。

**蒜小蒜根也**

【气味】　辛，温，有小毒。[弘景曰] 味辛性热。损人，不可长食。[思邈曰] 无毒。三月勿久食，伤人志性。黄帝书云：同生鱼食，令人夺气，阴核疼。[瑞曰] 脚气风病患，及时病后，忌食之。

【主治】　归脾肾，主霍乱，腹中不安，消谷，理胃温中，除邪痹毒气别录。主溪毒弘景。下气，治蛊毒，傅蛇、虫、沙虱疮日华。[恭曰] 此蒜与胡葱相得。主恶毒、山溪中沙虱、水毒，大效。山人、俚獠时用之。涂丁肿甚良孟诜。

### 叶

【主治】　心烦痛，解诸毒，小儿丹疹思邈。

【发明】　[颂曰] 古方多用小蒜治中冷霍乱，煮汁饮之。南齐褚澄治李道念鸡瘕，便瘥。[宗奭曰] 华佗用蒜齑，即此蒜也。[时珍曰] 按：李延寿南史云：李道念病已五年。丞相褚澄诊之。曰：非冷非热，当是食白瀹鸡子过多也。取蒜一升煮食，吐出一物涎裹，视之乃鸡雏，翅足俱全。澄曰：未尽也。更吐之，凡十二枚而愈。或以"蒜"字作"苏"字者，误矣。范晔后汉书云：华佗见一人病噎，食不得下，令取饼店家蒜齑大醋二升饮之，立吐一蛇。病者悬蛇于车，造陀家，见壁北悬蛇数十，乃知其奇。又夏子益奇疾方云：人头面上有光，他人手近之如火炽者，此中蛊也。用蒜汁半两，和酒服之，当吐出如蛇状。观三书所载，则蒜乃吐蛊要药，而后人鲜有知者。

【附方】　旧七，新七。

时气温病初得头痛，壮热脉大。即以小蒜一升，杵汁三合，顿服。不过再作便愈。肘后方。霍乱胀满不得吐下，名干霍乱。小蒜一升，水三升，煮一升，顿服。肘后方。霍乱转筋入腹杀人。以小蒜、盐各一两，捣傅脐中，灸七壮，立止。圣济录。积年心痛不可忍，不拘十年、五年者，随手见效。浓醋煮小蒜食饱，勿着盐。曾用之有效，再不发也。兵部手集。水毒中人一名中溪，一名中湿，一名水病，似射工而无物。初得恶寒，头目微疼，且醒暮剧，手足逆冷。三日则生虫，食人，不痒不痛。过六七日虫食五脏，注下不禁。以小蒜三升，煮微热（大热即无力）以浴身。若身发赤斑文者，毋以他病治之也。肘后方。射工中人成疮者。取蒜切片，贴疮上，灸七壮。千金。止截疟疾小蒜不拘多少，研泥，入黄丹少许，丸如芡子大。每服一丸，面东新汲水下，至妙。唐慎微。阴肿如刺汗出者。小蒜一升，韭根一升，杨柳根二斤，酒三升，煎沸乘热熏之。永类方。恶核肿结小蒜、吴茱萸等分，捣傅即散。肘后。五色丹毒无常，及发足踝者。杵蒜厚傅，频易。葛氏。小儿白秃头上团团白色。以蒜（切）口揩之。子母秘录。蛇蝎螫人小蒜捣汁服，以滓傅之。肘后。蜈蚣咬疮嚼小蒜涂之，良。肘后方。蚰蜒入耳小蒜洗净，捣汁滴之。未出再滴。李绛兵部手集。

## 10.7.3 生姜《别录》中品

### 一、纲目原文

【校正】　原附干姜下，今分出。今自草部移入此。

【释名】　[时珍曰] 按：许慎说文：姜作薑，云御湿之菜也。王安石字说云：姜能彊御百邪，故谓之姜。初生嫩者，其尖微紫，名紫姜，或作子姜；宿根谓之母姜也。

【集解】　[别录曰] 生姜，干姜生犍为川谷及荆州、扬州。九月采之。[颂曰] 处处有之，以汉、温、池州者为良。苗高二三尺。叶似箭竹叶而长，两两相对。苗青根黄。无花实。秋时采根。[时珍曰] 姜宜原隰沙地。四月取母姜种之。五月生苗如初生嫩芦，而叶稍阔似竹叶，对生，叶亦辛香。秋社前后新芽顿长，如列指状，采食无筋，谓之子姜。秋分后者次之，霜后则老矣。性恶湿洳而畏日，故秋热则无姜。吕氏春秋云：和之美者，有杨朴之姜。杨朴地名，在西蜀。春秋运斗枢云：璇星散而为姜。

【气味】　辛，微温，无毒。[藏器曰] 生姜温，要热则去皮，要冷则留皮。[元素曰] 辛而甘温，气味俱厚，浮而升，扬也。[之才曰] 秦椒为之使。杀半夏、莨菪毒。恶黄芩、黄连、天鼠粪。[弘景曰] 久服少志少智，伤心气。今人啖辛辣物，惟此最常。故论语云：每食不撤姜。言可常食，但不可多尔。有病者是所宜矣。[恭曰] 本经言姜久服通神明，主痰气，即可常啖。陶氏谬为此说，检无所据。[思邈曰] 八九月多食姜，至春多患眼，损寿减筋力。孕妇食之，令儿盈指。[杲曰] 古人言：秋不食姜，令人泻气。盖夏月火旺，宜汗散之，故食姜不禁。辛走气泻肺，故秋月则禁之。晦庵语录亦有秋姜夭人天年之语。［时珍曰］食姜久，积热患目，珍屡试有准。凡病痔人多食兼酒，立发甚速。痈疮人多食，则生恶肉。此皆昔人所未言者也。相感志云：糟姜瓶内入蝉蜕，虽老姜无筋，亦物性有所伏耶？

**【主治】** 久服去臭气，通神明本经。归五脏，除风邪寒热，伤寒头痛鼻塞，咳逆上气，止呕吐，去痰下气别录。去水气满，疗咳嗽时疾。和半夏，主心下急痛。和杏仁作煎，下急痛气实，心胸拥隔冷热气，神效。捣汁和蜜服，治中热呕逆不能下食甄权。散烦闷，开胃气。汁作煎服，下一切结实，冲胸膈恶气，神验孟诜。破血调中，去冷气。汁，解药毒藏器。除壮热，治痰喘胀满，冷痢腹痛，转筋心满，去胸中臭气、狐臭，杀腹内长虫张鼎。益脾胃，散风寒元素。解菌蕈诸物毒吴瑞。生用发散，熟用和中。解食野禽中毒成喉痹。浸汁，点赤眼。捣汁和黄明胶熬，贴风湿痛甚妙时珍。

## 干生姜

**【主治】** 治嗽温中，治胀满，霍乱不止，腹痛，冷痢，血闭。病患虚而冷，宜加之甄权。姜屑，和酒服，治偏风孟诜。肺经气分之药，能益肺好古。

**【发明】** ［成无己曰］姜、枣味辛、甘，专行脾之津液而和营卫。药中用之，不独于发散也。［杲曰］生姜之用有四：制半夏、厚朴之毒，一也；发散风寒，二也；与枣同用，辛愠益脾胃元气，温中去湿，三也；与芍药同用，温经散寒，四也。孙真人云：姜为呕家圣药，盖辛以散之。呕乃气逆不散，此药行阳而散气也。或问：生姜辛温入肺，何以云入胃口？曰：俗以心下为胃口者，非矣。咽门之下，受有形之物，乃胃之系，便是胃口，与肺系同行，故能入肺而开胃口也。曰：人云夜间勿食生姜，令人闭气，何也？曰：生姜辛温主开发。夜则气本收敛，反开发之，则违天道矣。若有病人，则不然也。生姜屑，比之干姜则不热，比之生姜则不湿。以干生姜代干姜者，以其不僭故也。俗言上床萝卜下床姜。姜能开胃，萝卜消食也。［时珍曰］姜，辛而不荤，去邪辟恶，生啖熟食，醋、酱、糟、盐、蜜煎调和，无不宜之。可蔬可和，可果可药，其利博矣。凡早行山行，宜含一块，不犯雾露清湿之气，及山岚不正之邪。案：方广心法附余云：凡中风、中暑、中气、中毒、中恶、干霍乱、一切卒暴之病，用姜汁与童尿服，立可解散。盖姜能开痰下气，童尿降火也。［颂曰］崔元亮集验方载：敕赐姜茶治痢方：以生姜切细，和好茶一两碗，任意呷之，便瘥。若是热痢，留姜皮；冷痢，去皮，大妙。［杨士瀛曰］姜能助阳，茶能助阴，二物皆消散恶气，调和阴阳，且解湿热及酒食暑气之毒，不问赤、白通宜之。苏东坡治文潞公有效。

**【附方】** 旧二十，新三十。

痰澼卒风生姜二两，附子一两，水五升，煮取二升，分再服。忌猪肉、冷水。千金。胃虚风热不能食。用姜汁半杯，生地黄汁少许，蜜一匙，水三合，和服之。食疗本草。疟疾寒热脾胃聚痰，发为寒热。生姜四两，捣自然汁一酒杯，露一夜。于发日五更面北立，饮即止。未止再服。易简。寒热痰嗽初起者。烧姜一块，含咽之。本草衍义。咳嗽不止：生姜五两，饧半升。火煎熟，食尽愈。段侍御用之有效。初虞世必效方。久患咳噫生姜汁半合，蜜一匙，煎温呷之，三服愈。外台秘要。小儿咳嗽生姜四两，煎汤浴之。千金方。暴逆气上嚼姜两、三片，屡效。寇氏衍义。干呕厥逆频嚼生姜，呕家圣药也。呕吐不止生姜一两，醋浆二合。银器中煎取四合，连滓呷之。又杀腹内长虫。食医心镜。心痞呕哕心下痞坚。生姜八两（水三升，煮一升）。半夏五合洗（水五升，煮一升）。取汁同煮一升半，分再服。千金。反胃羸弱兵部手集：用母姜二斤。捣汁作粥食。传信适用方：用生姜切片，麻油煎过为末，软柿蘸末嚼咽。霍乱欲死生姜五两，牛儿屎一升。水四升，煎二升，分再服，即止。梅师方。霍乱转筋入腹欲死。生姜三两捣，酒一升，煮三两沸服。仍以姜捣贴痛处。外台秘要。霍乱腹胀不得吐下。用生姜一斤，水七升，煮二升，分三服。肘后方。腹中胀满绵裹煨姜，内下部。冷即易之。梅师。胸胁满痛凡心胸胁下有邪气结实，硬痛胀满者。生姜一斤，捣渣留汁，慢炒待润，以绢包于患处，款款熨之。冷再以汁炒再熨，良久豁然宽快也。陶华伤寒槌法。**大便不通**生姜，削如小脂，长二寸，涂盐纳下部，立通。外台。**冷痢不止**生姜煨研为末，共干姜末等分，以醋和面作馄饨，先以水煮，又以清饮煮过，停冷，吞二七枚，以粥送下，日一度。食疗。**消渴饮水**：干生姜末一两，以鲫鱼胆汁和，丸梧子大。每服七丸，米饮下。圣惠。**湿热发黄**生姜，时时周身擦之，其黄自退也。一方：加茵陈蒿，尤妙。伤寒槌法。**暴赤眼肿**〔宗奭曰〕用古铜钱刮姜取汁，于钱唇点之，泪出。今日点，明日愈，勿疑。一治暴风客热，目赤睛痛肿者。腊月取生姜捣绞汁，阴干取粉，入铜青末等分。每以少许沸汤泡，澄清温洗，泪出妙。**舌上生胎**诸病舌胎，以布染井水抹，后用姜片时时擦之，自去。陶华方。**满口烂疮**生姜自然汁，频频漱吐。亦可为末擦之，甚效。**牙齿疼痛**老生姜瓦焙，入枯矾末同擦之。有人日夜呻吟，用之即愈。普济方。**喉痹毒气**生姜二斤捣汁，蜜五合，煎匀。每服一合，日五服。千金。**食鸩中毒、食竹鸡毒、食鹧鸪毒**方并见禽部本条。**中莨菪毒、中诸药毒、猘犬伤人**并饮生姜汁即解。小品。**虎伤人疮**内服生姜汁。外以汁洗之，用白矾末傅上。秘览。**蝮蛇螫人**姜末傅之，干即易。千金。**蜘蛛咬人**炮姜切片贴之，良。千金。**刀斧金疮**生姜嚼傅，勿动。次日即生肉，甚妙。扶寿方。**闪拗手足**生姜、葱白捣烂，和面炒热，裹之。**跌扑伤损**姜汁和酒，调生面贴之。**百虫入耳**姜汁少许滴之。**腋下狐臭**姜汁频涂，绝根。经验方。**赤白癜风**生姜频擦之，良。并易简。**两耳冻疮**生姜自然汁，熬膏涂。暇日记。**发背初起**生姜一块，炭火炙一层，刮一层，为末，以猪胆汁调涂。海上方。**疔疮肿毒**方见白芷下。**诸疮痔漏**久不结痂。用生姜连皮切大片，涂白矾末，炙焦研细，贴之勿动，良。普济。**产后血滞**冲心不下。生姜五两，水八升，煮服。**产后肉线**一妇产后用力，垂出肉线长三四尺，触之痛引心肺欲绝。一道人令买老姜连皮三斤捣烂，入麻油二斤拌匀炒干。先以熟绢五尺，折作方结。令人轻轻盛起肉线，使之屈曲作三团，纳入产户。乃以绢袋盛姜，就近熏之，冷则更换。熏一日夜缩入大半，二日尽入也。云此乃魏夫人秘传怪病方也。但不可使线断，断则不可治之矣。**脉溢怪症**有人毛窍节次血出不止，皮胀如鼓，须臾目、鼻、口被气胀合，此名脉溢。生姜自然汁和水各半盏服，即安。并夏子益奇疾方。

### 姜皮

**【气味】** 辛，凉，无毒。

**【主治】** 消浮肿腹胀痞满，和脾胃，去翳时珍。

**【附方】** 旧一。

**拔白换黑**刮老生姜皮一大升，于久用油腻锅内，不须洗刷，固济勿令通气。令精细人守之，文武火煎之，不得火急，自旦至夕即成矣，研为末。拔白后，先以小物点麻子大人孔中。或先点须下，然后拔之，以指捻入。三日后当生黑者，神效。季卿用之有验。苏颂图经本草。

### 叶

**【气味】** 辛，温，无毒。

**【主治】** 食鲙成癥，捣汁饮，即消张机。

**【附方】** 新一。

**打伤瘀血**姜叶一升，当归三两，为末。温酒服方寸匕，日三范汪东阳方。

## 二、性味归经

辛，温。归肺、脾、胃经。

## 三、功能主治

解表散寒，温中止呕，温肺止咳。用于外感风寒证，脾胃寒证，胃寒呕吐证，肺寒咳嗽。

### 四、用法用量

内服：煎汤，3～9 g；或捣汁服。本品性温，易助火伤阴，热盛或阴虚内热者忌服。

### 五、现代临床

（1）叶天士治疗月经病最常见 3 组药物，分别为：桂枝、大枣、甘草、生姜、白芍、炙甘草；小茴香、香附、当归、茯苓；生地、阿胶、煅牡蛎、人参、茯神。

（2）朱丹溪临床治疗内科杂病核心单味药主要为生姜、炙甘草、甘草、茯苓、陈皮、人参、当归、白术等。

（3）危亦林治疗脾胃病用药关联药物较高的有大枣、甘草＋生姜。

（4）杨秀惠辨治妊娠期外感咳嗽的方药出现频率前 5 位的为陈皮、旱莲草、紫苏叶、金银花、生姜。

（5）刘爱华临证注重调畅人体气机，用药平稳协调，常用桑白皮、大腹皮、茯苓皮、陈皮、生姜皮治疗脾虚气滞水肿证。

（6）邹澍提出呕、吐常常并称，实有区别，呕吐与哕则有质气之异，同时选择仲景常用治疗呕吐药物生姜、半夏、附子、人参、橘皮。

### 六、现代临床

#### （一）治疗小儿不完全性肠梗阻

黄小丽将 60 例患儿按随机数字表法分为治疗组与对照组各 30 例，两组均采用禁食、胃肠减压、灌肠、静脉营养支持等常规治疗；治疗组加用吴茱萸粉生姜汁调，温敷神阙，联合艾灸治疗。结果治疗组总有效率为 93.33％，高于对照组的 66.67％。

#### （二）治疗风寒束表感冒

朱科榜使用随机平行对照方法将 72 例患者随机分为两组。对照组 36 例柴胡饮冲剂；治疗组 36 例葛根汤加味（葛根 12 g，桂枝 6 g，麻黄 9 g，炙甘草 6 g，白芍 5 g，生姜、大枣各 9 g 等），水煎 300 mL 早晚分服，1 剂/d。结果治疗组总有效率 94.44％，对照组总有效率 77.78％。

#### （三）治疗斑秃

王明明将 60 例患者采用毫针针刺"头项十针"为主的腧穴结合梅花针叩刺脱发区域和生姜涂擦脱发区域治疗，针刺每天 1 次，梅花针叩刺、生姜涂擦 2 天 1 次，10 天为一疗程，治疗结束后评定疗效，总有效率为 98.3％。

#### （四）治疗胆汁反流性胃炎

尚赵君观察 79 例患者随机分为两组，治疗组 41 例予橘皮、竹茹、黄连、吴茱萸、党参、生姜等药物，对照组 38 例予枸橼酸莫沙比利＋铝碳酸镁片口服。结果治疗组临床总有效率为 94.29％，对照组总有效率 73.33％；治疗组胃镜下总有效率为 77.14％，对照组总有效率 60％。

## 10.7.4 胡萝卜 《纲目》

### 一、纲目原文

【释名】 ［时珍曰］元时始自胡地来，气味微似萝卜，故名。

【集解】 ［时珍曰］胡萝卜今北土、山东多莳之，淮、楚亦有种者。八月下种，生苗如邪蒿，肥茎有白毛，辛臭如蒿，不可食。冬月掘根，生、熟皆可啖，兼果、蔬之用。根有黄、赤二种，微带蒿气，长五六寸，大者盈握，状似鲜掘地黄及羊蹄根。三四月茎高二三尺，开碎白花，攒簇如伞状，似蛇床花。子亦如蛇床子，稍长而有毛，褐色，又如莳萝子，亦可调和食料。按：周宪王救荒本草云：野胡萝卜苗、叶、花、实，皆同家胡萝卜，但根细小，味甘，生食、蒸食皆宜。花、子皆大于蛇床。又金幼孜北征录云：交河北有沙萝卜，根长二尺许，大者径寸，下支生小者如筯。其色黄白，气味辛而微苦，亦似萝卜气。此皆胡萝卜之类也。

**根**

【气味】 甘、辛，微温，无毒。

【主治】 下气补中，利胸膈肠胃，安五脏，令人健食，有益无损时珍。

**子**

【主治】 久痢时珍。

### 二、性味归经

甘、辛，微温。归肺、脾经。

### 三、功能主治

下气补中，利胸膈，安五脏。

### 四、用法用量

内服：煎汤，30～120 g；或生吃；或捣汁；或煮食。外用：适量，煮熟捣敷；或切片烧热敷。

### 五、名医发挥

汪绂："胡萝卜，甘补辛润，故壮阳暖下，功用似蛇床子。""润肾命，壮元阳，暖下部，除寒湿。"

## 10.7.5 木耳 《本经》中品

### 一、纲目原文

【校正】 自桑根白皮条分出。

【释名】 木檽（而、软二音）。木菌（窘、卷二音）。木㙡（音纵）。树鸡（韩文）、木蛾。［时珍曰］木耳生于朽木之上，无枝叶，乃湿热馀气所生。曰耳曰蛾，象形也。曰檽，以软湿者佳也。曰鸡曰㙡，因味似也。南楚人谓鸡为㙡。曰菌，犹蜠也，亦象形也。蜠乃贝子之名。或曰：地生为菌，木生为蛾。北人曰蛾，南人曰蕈。

【集解】 ［别录曰］五木耳生犍为山谷。六月多雨时采，即暴干。［弘景曰］此云五木耳，而不显言是何木。惟老桑树生桑耳，有青、黄、赤、白者。软湿者人采以作菹，无复药用。［恭曰］桑、槐、楮、榆、柳，此为五木耳。软者并堪啖。楮耳人常食，槐耳疗痔。煮浆粥安诸木上，以草覆之，即生蕈尔。［时珍曰］木耳各木皆生，其良毒亦必随木性，不可不审。然今货者，亦多杂木，惟桑、柳、楮、榆之耳为多云。

**【气味】** 甘，平，有小毒。[权曰]蕈耳，古槐、桑树上者良，柘木者次之。其余树上，多动风气，发痼疾，令人肋下急，损经络背膊，闷人。[藏器曰]木耳，恶蛇、虫从下过者，有毒。枫木上生者，令人笑不止。采归色变者有毒，夜视有光者，欲烂不生虫者并有毒，并生捣冬瓜蔓汁解之。[时珍曰]按：张仲景云：木耳赤色及仰生者，并不可食。

**【主治】** 益气不饥，轻身强志本经。断谷治痔时珍。

**【发明】** [颖曰]一人患痔，诸药不效，用木耳煮羹食之而愈，极验。[时珍曰]按：生生编云：柳蛾补胃，木耳衰精。言老柳之蛾能补胃理气。木耳乃朽木所生，得一阴之气，故有衰精冷肾之害也。

**【附方】** 新六。

眼流冷泪木耳一两（烧存性），木贼一两，为末。每服二钱，以清米泔煎服惠济方。血注脚疮桑耳、楮耳、牛屎菰各五钱，胎发灰（男用女，女用男）三钱，研末，油和涂之，或干涂之。奇效良方。崩中漏下木耳半斤，炒见烟，为末，每服二钱一分，头发灰三分，共二钱四分，以应二十四气。好酒调服，出汗。孙氏集效方。新久泄痢干木耳一两（炒），鹿角胶二钱半（炒），为末。每服三钱，温酒调下，日二。御药院方。血痢下血木耳（炒研）五钱，酒服即可。亦用井花水服。或以水煮盐、醋食之，以汁送下。普济方。一切牙痛木耳、荆芥等分，煎汤频漱。普济方。

## 桑耳

**【释名】** 桑檽唐本、桑蛾宋本、桑鸡纲目、桑黄药性、桑臣药性、桑上寄生。[弘景曰]断谷方：桑檽又呼为桑上寄生。名同物异也。[时珍曰]桑檽以下皆软耳之名，桑黄以下皆硬菰之名，其功性则一也。

**【气味】** 甘，平，有毒。[诜曰]寒，无毒。[大明曰]温，微毒。[权曰]桑、槐耳：甘、辛，平，无毒。

**【主治】** 黑者，主女子漏下赤白汁，血病癥瘕积聚，阴痛，阴阳寒热，无子本经。疗月水不调。其黄熟陈白者，止久泄，益气不饥。其金色者，治癖饮积聚，腹痛金疮别录。治女子崩中带下，月闭血凝，产后血凝，男子痃癖甄权。止血衄，肠风泻血，妇人心腹痛大明。利五脏，宣肠胃气，排毒气。压丹石人发热，和葱、豉作羹食孟诜。

**【附方】** 旧四，新十。

少小鼻衄小劳辄出。桑耳熬焦捣末，每发时，以杏仁大塞鼻中，数度即可断。肘后方。五痔下血桑耳作羹，空心饱食，三日一作。待孔卒痛如鸟啄状，取大、小豆各一升合捣，作两囊蒸之，及热，更互坐之，即瘥。圣惠方。脱肛泻血不止。用桑黄一两，熟附子一两，为末，炼蜜丸梧子大，每米饮下二十丸。圣惠。血淋疼痛桑黄、槲白皮各二钱，水煎服，日一次。圣惠方。月水不断肉色黄瘦，血竭暂止，数日复发，小劳辄剧，久疾失治者，皆可服之。桑黄焙研，每服二钱，食前热酒下，日二服。普济方。崩中漏下桑耳炒黑为末，酒服方寸匕，日三服取效。千金方。赤白带下桑耳切碎，酒煎服。苏颂图经。遗尿且涩桑耳为末，每酒下方寸匕，日三服。圣济总录。留饮宿食桑耳二两，巴豆一两（去皮），五升米下蒸过，和枣膏捣丸麻子大。每服一二丸，取利止。范汪方。心下急痛桑耳烧存性，热酒服二钱。集简方。瘰疬溃烂桑黄菰五钱，水红豆一两，百草霜三钱，青黛二钱，片脑一分，为末，鸡子白调傅，以车前、艾叶、桑皮煎汤洗之。纂奇方。咽喉痹痛五月五日，收桑上木耳，白如鱼鳞者，临时捣碎，绵包弹子大，蜜汤浸，含之立效。便民方。面上黑斑桑耳焙研，每食后热汤服一钱，一月愈。摘玄方。足趾肉刺先以汤浸，刮去一层，用黑木耳贴之，自消烂不痛。近效方。

## 槐耳

**【释名】** 槐檽唐本、槐菌唐本、槐鸡蜀本、赤鸡纲目、槐蛾。〔恭曰〕此槐树上菌也。当取坚如桑耳者。〔权曰〕煮浆粥安槐木上，草覆之，即生蕈耳。

**【气味】** 苦、辛，平，无毒。

**【主治】** 五痔脱肛，下血心痛，妇人阴中疮痛苏恭。治风破血，益力甄权。

**【附方】** 旧二，新四。

肠痔下血槐树上木耳，为末。饮服方寸匕，日三服。肘后方。崩中不血不问年月远近，用槐耳烧存性，为末。每服方寸匕，温酒下。产宝方。产后血疼欲死者。槐鸡半两为末，酒浓煎饮服，立愈。妇人良方。蛔虫心痛槐木耳烧存性，为末，水服枣许。若不止，饮热水一升，蛔虫立出。张文中备急方。月水不断劳损黄瘦，暂止复发，小劳辄剧者。槐蛾（炒黄）、赤石脂各一两，为末，食前热酒服二钱。桑黄亦可。圣惠方。脏毒下血槐耳（烧）二两，干漆（烧）一两，为末。每服一钱，温酒下。圣济总录。

## 榆耳 八月采之

**【主治】** 令人不饥时珍。

**【附方】** 新一。

服食方淮南万毕术云：八月榆，以美酒渍曝，同青粱米、紫苋实蒸熟为末。每服三指撮，酒下，令人辟谷不饥。

## 柳耳

**【主治】** 补胃理气时珍。

**【附方】** 新一。

反胃吐痰柳树蕈五、七个，煎汤服即愈。活人心统。

## 柘耳

**【释名】** 柘黄。

**【主治】** 肺痈咳唾脓血腥臭，不问脓成未成。用一两研末，同百齿霜二钱，糊丸梧子大。米饮下三十丸，效甚捷时珍。

杨栌耳 〔藏器曰〕出南山。

**【气味】** 平，无毒。

**【主治】** 老血结块，破血止血，煮服之藏器。

## 二、性味归经

甘、平。归肺、脾、大肠、肝经。

## 三、功能主治

补益气血，润肺止咳，止血。用于虚劳，咳血，血痢，痔疮出血，妇女崩漏，跌打伤痛。

## 四、用量用法

内服：煎汤，3～10 g；或炖汤；或炒炭存性研末。外用：研末调敷。虚寒溏泄者慎服。

## 五、名医发挥

安老汤系《妇青主女科》中傅山先生为治疗年老忽然经水复行而设的一首方剂。由人参、黄芪、熟地、白术、当归、山萸、阿胶、黑芥穗、香附、木耳炭、甘草 11 味组成。

## 六、现代临床

现代临床中很少应用木耳治疗疾病，多为日常饮食，偶见其治疗带状疱疹后遗神经痛，如邓晓鹏将 56 例带状疱疹后遗神经痛患者分为对照组与治疗组，每组 28 例。对照组采用电针夹脊穴疗法，治疗组在对照组治疗方案基础上加用门氏芍药钩藤木耳汤，结果对照组治疗后总有效率为 89.29％，治疗组治疗后总有效率 92.86％，对照组治疗后治愈率为 42.86％，治疗组治疗后治愈率为 69.29％。

# 10.8　果部

李时珍曰：木实曰果，草实曰蓏。熟则可食，干则可脯。丰俭可以济时，疾苦可以备药。辅助粒食，以养民生。故《素问》云：五果为助。五果者，以五味、五色应五脏，李、杏、桃、栗、枣是矣。占书欲知五谷之收否，但看五果之盛衰（李主小豆，杏主大麦，桃主小麦，栗主稻，枣主禾）。《礼记·内则》列果品菱、棋、榛、瓜之类。周官职方氏辨五地之物，山林宜皂物（柞、栗之属），川泽宜膏物（菱、芡之属）。丘陵宜核物（梅、李之属）。甸师[1]掌野果蓏。场人[2]树果蓏珍异之物，以时藏之。观此，则果之土产常异，性味良毒，岂可纵嗜欲而不知物理乎？于是集草木之实号为果蓏者为果部，凡一百二十七种。分为六类：曰五果，曰山，曰夷，曰味，曰蓏，曰水。

旧本果部三品共五十三种。今移一种入菜部，四种入草部。自木部移入并附三十一种，草部移入四种，菜部移入一种，外类移入四种。

**注 释**

［1］甸师：官名。掌管郊外田野之事。

［2］场人：官名。掌管国家的场圃，栽种果树等珍异之物，并按时收藏。

## 10.8.1 枣 《本经》上品

### 一、纲目原文

【释名】　［时珍曰］按陆佃埤雅云：大曰枣，小曰棘。棘，酸枣也。枣性高，故重束；棘性低，故并束。束音茦。枣、棘皆有刺针，会意也。

【集解】　［别录曰］枣生河东平泽。［弘景曰］世传河东猗氏县枣特异。今青州出者形大而核细，多膏甚甜。郁州玄市者亦好，小不及耳。江东临沂、金城枣形大而虚，少脂，好者亦可用之。南枣大恶，不堪啖。［颂曰］近北州郡皆出枣，惟青州之种特佳。晋州、绛州者虽大，而不及青州肉厚也。江南出者，坚燥少脂。今园圃种莳者，其种甚多。美者有水菱枣、御枣之类，皆不堪入药，盖肌肉轻虚故也。南郡人煮而曝干，皮薄而皱，味更甘于他枣，谓之天蒸枣，亦不入药。按郭璞注尔雅云：壶枣大而锐，壶犹瓠也。边，腰枣也，细腰，今谓之辘轳枣。檕，白枣也，子白乃熟。洗，大枣也，出河东猗氏县，大如鸡卵。遵，羊枣也，实小紫黑，俗名羊矢枣。栻，酸枣也，木小而实酢。还味，稔枣也，其味短。蹶泄，苦枣也，其味苦。皙，无实枣也。[宗奭曰]大枣先青州，次晋州，皆可晒曝入药，益脾胃。余者止可充食用耳。青州人以枣去皮核，焙干为枣圈，以为奇果。有御枣，甘美轻脆，后众枣熟而易生虫，今人所谓扑落酥者是也。又有牙枣，先众枣熟，亦甘美，微酸而尖长。二枣皆可啖，不堪收曝。[时珍曰]枣木赤心有刺。四月生小叶，尖觥光泽。五月开小花，白色微青。南北皆有，惟青、晋所出者肥大甘美，入药为良。其类甚繁，尔雅所载之外，郭义恭广志有狗牙、鸡心、牛头、羊矢、猕猴、细腰、赤心、三星、骈白之名，又有木枣、氏枣、桂枣、夕枣、灌枣、墟枣、蒸枣、白枣、丹枣、棠枣，及安邑、信都诸枣。谷城紫枣长二寸，羊角枣长三寸。密云所出小枣，脆润核细，味亦甘美，皆可充果食，不堪入药。入药须用青州及晋地晒干大枣为良。按贾思勰齐民要术云：凡枣全赤时，日日撼而收曝，则红皱。若半赤收者，肉未充满，干即色黄。赤收者，味亦不佳。食经作干枣法：须治净地，铺菰箔之类承实，日晒夜露，择去胖烂，曝干收之。切而晒干者为枣脯。煮熟榨出者为枣膏，亦曰枣瓤。蒸熟者为胶枣，加以糖、蜜拌蒸则更甜；以麻油叶同蒸，则色更润泽。捣胶枣晒干者为枣油，其法取红软干枣入釜，以水仅淹平，煮沸漉出，砂盆研细，生布绞取汁，涂盘上晒干，其形如油，以手摩刮为末收之。每以一匙，投汤碗中，酸甜味足，即成美浆，用和米炒，最止饥渴、益脾胃也。卢谌祭法云：春祀用枣油。即此。

### 生枣

**【气味】** 甘、辛，热，无毒。多食令人寒热。儿羸瘦者不可食。[思邈曰]多食令人热渴膨胀，动脏腑，损脾元，助湿热。

### 大枣

**【释名】** 干枣别录、美枣别录、良枣。[别录曰]八月采，曝干。[瑞曰]此即晒干大枣也。味最良美，故宜入药。今人亦有用胶枣之肥大者。

**【气味】** 甘，平，无毒。[思邈曰]甘、辛，热，滑，无毒。[杲曰]温。[大明曰]有齿病、疳病、虫蠤人不宜啖枣，小儿尤不宜食。又忌与葱同食，令人五脏不和；与鱼同食，令人腹痛。[时珍曰]今人蒸枣多用糖、蜜拌过，久食最损脾、助湿热也。啖枣多，令人齿黄生蠤。故嵇康养生论云：齿处晋而黄，虱处头而黑。

**【主治】** 心腹邪气，安中，养脾气，平胃气，通九窍，助十二经、补少气、少津液、身中不足，大惊四肢重，和百药。久服轻身延年。本经。[宗奭曰]煮取肉，和脾胃药甚佳。补中益气，坚志强力，除烦闷，疗心下悬，除肠澼。久服不饥神仙。别录。润心肺，止嗽，补五脏，治虚损，除肠胃癖气。和光粉烧，治疳痢。大明。小儿患秋痢，与蛀枣食之良。孟诜。杀乌头、附子、天雄毒之才。和阴阳，调营卫，生津液。李杲。

**【发明】** [弘景曰]道家方药，以枣为佳饵。其皮利，肉补虚，所以合汤皆擘之也。[杲曰]大枣气味俱厚，阳也。温以补不足，甘以缓阴血。[成无己曰]邪在营卫者，辛甘以解之。故用姜、枣以和营卫，生发脾胃升腾之气。张仲景治奔豚，用大枣滋脾土以平肾气也。治水饮胁痛有十枣汤，益土而胜水也。[震亨曰]枣属土而有火，味甘性缓。甘先入脾，补脾者未尝用甘。故今人食甘多者，脾必受病也。[时珍曰]素问言：枣为脾之果，脾病宜食之。谓治病和药，枣为脾经血分药也。若无故频食，则生虫损齿，贻害多矣。按王好古云：中满者勿食甘，甘令人满。故张仲景建中汤心下痞者，减饧、枣，与甘草同例，此得用枣之方矣。又按许叔微本事方云：一妇病脏燥悲泣不止，祈祷备至。予忆古方治此证用大枣汤，遂治与服，尽剂而愈。古人识病治方，妙绝如此。又陈自明妇人良方云：程虎卿内人妊娠四、五个月，遇昼则惨戚悲伤，泪下数欠，如有所凭，医巫兼治皆无益。管伯周说：先人曾语此，治须大枣汤乃愈。虎卿借方治药，一投而愈。方见下条。又摘玄方治此证，用红枣烧存性，酒服三钱，亦大枣汤变法也。

**【附方】** 旧七，新十二。

调和胃气以干枣去核，缓火逼燥为末。量多少入少生姜末，白汤点服。调和胃气甚良。衍义。反胃吐食大枣一枚去核，用斑蝥一枚去头翅，入在内，煨熟去螫，空心食之，白汤下良。**小肠气痛**大枣一枚去核，用斑蝥一枚去头、翅，入枣内，纸包煨熟，去螫食枣，以桂心、荜澄茄汤下。直指。**伤寒热病**后，口干咽痛，喜唾。大枣二十枚，乌梅十枚，捣入蜜丸。含一杏仁，咽汁甚效。千金方。**妇人脏燥**悲伤欲哭，象若神灵，数欠者，大枣汤主之。大枣十枚，小麦一升，甘草二两，每服一两，水煎服之。亦补脾气。**妊娠腹痛**大红枣十四枚，烧焦为末，以小便服之。梅师。**大便燥塞**大枣一枚去核，入轻粉半钱缚定，煨熟食之，仍以枣汤送下。直指。**咒枣治疟**执枣一枚，咒曰：吾有枣一枚，一心归大道。优他或优降，或劈火烧之。念七遍，吹枣上，与病患食之，即愈。岣嵝神书。**烦闷不眠**大枣十四枚，葱白七茎，水三升，煮一升，顿服。千金。**上气咳嗽**治伤中筋脉急，上气咳嗽者。用枣二十枚去核，以酥四两微火煎，入枣肉中泣尽酥，取收之。常含一枚，微微咽之取瘥。圣惠。**肺疽吐血**因啖辛辣，热物致伤者。用红枣连核烧存性，百药煎煅过等分为末。每服二钱，米饮下。三因。**耳聋鼻塞**不闻音声、香臭者。取大枣十五枚去皮核，萆麻子三百枚去皮，和捣。绵裹塞耳、鼻，日一度。三十余日，闻声及香臭也。先治耳，后治鼻，不可并塞。孟诜食疗。**久服香身**用大枣肉和桂心、白瓜仁、松树皮为丸，久服之。食疗本草。**走马牙疳**新枣肉一枚，同黄蘗烧焦为末。油和傅之。若加砒少许更妙。王氏博济。**诸疮久坏**不愈者。枣膏三升，煎水频洗，取愈。千金。**痔疮疼痛**大肥枣一枚剥去皮，取水银掌中，以唾研令极熟，傅枣瓢上，纳入下部。外台。**下部虫痒**蒸大枣取膏，以水银和捻，长三寸，以绵裹，夜纳下部中，明日虫皆出也。肘后。**卒急心疼**海上方诀云：一个乌梅二个枣，七枚杏仁一处捣。男酒女醋送下之，不害心疼直到老。**食椒闭气**京枣食之即解也。百一选方。

### 三岁陈枣核中仁

**【气味】** 燔之，苦，平，无毒。

**【主治】** 腹痛邪气。别录。恶气卒疰忤。孟诜。核烧研，掺胫疮良。时珍。

**【发明】** ［时珍曰］按刘根别传云：道士陈孜如痴人，江夏袁仲阳敬事之。孜曰：今春当有疾，可服枣核中仁二十七枚。后果大病，服之而愈。又云：常服枣仁，百邪不复干也。仲阳服之有效，则枣果有治邪之说矣。又道书云：常含枣核治气，令口行津液，咽之佳。谢承后汉书亦云：孟节能含枣核，不食可至十年也。此皆藉枣以生津受气，而咽之又能达黄宫，以交离坎之义耳。

### 叶

**【气味】** 甘，温，微毒。［别录曰］散服使人瘦，久则呕吐。

**【主治】** 覆麻黄，能令出汗。本经。和葛粉，揩热痱疮，良。别录。治小儿壮热，煎汤浴之。大明。

**【附方】** 新二。

**小儿伤寒**五日已后热不退。用枣叶半握，麻黄半两，葱白、豆豉各一合，童子小便二钟，煎一钟，分二服，取汗。总录。**反胃呕哕**干枣叶一两，藿香半两，丁香二钱半，每服二钱，姜三片，水一盏煎服。圣惠方。

### 木 心

**【气味】** 甘，涩，温，有小毒。

**【主治】** 中蛊腹痛，面目青黄，淋露骨立。剉取一斛，水淹三寸，煮至二斗澄清，煎五升。旦服五合，取吐即愈。又煎红水服之，能通经脉。时珍出小品方。

### 根

**【主治】** 小儿赤丹从脚跌起，煎汤频浴之。时珍出千金。

令发易长取东行枣根三尺，横安甑上蒸之，两头汗出，收取傅发，即易长。圣惠方。

### 皮

【主治】 同老桑树皮，并取北向者，等分，烧研。每用一合，井水煎，澄取清，洗目。一月三洗，昏者复明。忌荤、酒、房事。时珍。

### 二、性味归经

甘、温。归心、脾、胃经。

### 三、功能主治

补中益气，养血安神，缓和药性。用于脾胃虚弱，中气不足，体倦乏力，食少便溏，血虚失养。减少峻烈药的毒副作用。

### 四、用法用量

内服：煎汤，9～10 g。凡湿盛、痰凝、虫积及齿病者，慎服或禁服。

### 五、名医发挥

（1）孟诜："主补津液，洗心腹邪气，和百药毒，通九窍，补不足气，煮食补肠胃，肥中益气第一，小儿患秋痢，与虫枣食，良。"

（2）戴裕光常将大枣作为一味重要的补血药，用于补血方中。当证候恰当时，其用量可以用到 20g，以治疗常见的各种血虚之证。如果与仙鹤草 30 g 同用，以治疗放化疗后贫血更有特殊疗效。

## 10.8.2 梨 《别录》下品

### 一、纲目原文

【释名】 快果、果宗、玉乳、蜜父。[震亨曰] 梨者，利也。其性下行流利也。[弘景曰] 梨种殊多，并皆冷利，多食损人，故俗人谓之快果，不入药用。

【集解】 [颂曰] 梨处处皆有，而种类殊别。医方相承，用乳梨、鹅梨。乳梨出宣城，皮厚而肉实，其味极长；鹅梨，河之南北州郡皆有之，皮薄而浆多，味差短，其香则过之。其余水梨、消梨、紫糜梨、赤梨、青梨、茅梨、甘棠梨、御儿梨之类甚多，俱不入药也。一种桑梨，惟堪蜜煮食之，止口干，生食不益人，冷中。又有紫花梨，疗心热。唐武宗有此疾，百药不效。青城山邢道人以此梨绞汁进之，帝疾遂愈。复求之，不可得。常山郡忽有一株，因缄封以进。帝多食之，解烦燥殊效。久久木枯，不复有种，今人不得而用之矣。[时珍曰] 梨树高二三丈，尖叶光腻有细齿，二月开白花如雪六出。上巳无风则结实必佳。故古语云：上巳有风梨有蠹，中秋无月蚌无胎。贾思勰言梨核每颗有十余子，种之惟一二子生梨，余皆生杜，此亦一异也。杜，即棠梨也。梨品甚多，必须棠梨、桑树接过者，则结子早而佳。梨有青、黄、红、紫四色。乳梨，即雪梨；鹅梨，即绵梨；消梨，即香水梨也。俱为上品，可以治病。御儿梨，即玉乳梨之讹。或云御儿一作语儿，地名也，在苏州嘉兴县，见汉书注。其他青皮、早谷、半斤、沙糜诸梨，皆粗涩不堪，只可蒸煮及切烘为脯尔。一种醋梨，易水煮熟，则甜美不损人也。昔人言梨，皆以常山真定、山阳钜野、梁国睢阳、齐国临淄、钜鹿、弘农、京兆、邺都、洛阳为称。盖好梨多产于北土，南方惟宣城者为胜。故司马迁史记云：淮北、荥南、河济之间，千株梨其人与千户侯等也。又魏文帝诏云：真定御梨大如拳，甘如蜜，脆如菱，可以解烦释悁。辛氏三秦记云：含消梨大如五升器，坠地则破，须以囊承取之。汉武帝尝种于上苑。此又梨之奇品也。物类相感志言：梨与萝卜相间收藏，或削梨蒂种于萝卜上藏之，皆可经年不烂。今北人每于树上包裹，过冬乃摘，亦妙。

## 实

【气味】　甘、微酸，寒，无毒。多食令人寒中萎困。金疮、乳妇、血虚者，尤不可食。［志曰］别本云：梨，甘寒，多食成冷痢。桑梨：生食冷中，不益人。

【主治】　热嗽，止渴。切片贴烫火伤，止痛不烂。苏恭。治客热，中风不语，治伤寒热发，解丹石热气、惊邪，利大小便。开宝。除贼风，止心烦气喘热狂。作浆，吐风痰。大明。卒暗风不语者，生捣汁频服。胸中痞塞热结者，宜多食之。孟诜。润肺凉心，消痰降火，解疮毒、酒毒。时珍。

【发明】　［宗奭曰］梨，多食动脾，少则不及病，用梨者当斟酌之。惟病酒烦渴人食之甚佳，终不能却疾。［慎微曰］孙光宪北梦琐言云：有一朝士奉御梁新诊之，曰：风疾已深，请速归去。复见郴州马医赵鄂诊之，言与梁同，但请多吃消梨，咀龁不及，绞汁而饮。到家旬日，唯吃消梨顿爽也。［时珍曰］别录著梨，止言其害，不著其功。陶隐居言梨不入药。盖古人论病多主风寒，用药皆是桂、附，故不知梨有治风热、润肺凉心、消痰降火、解毒之功也。今人痰病、火病，十居六七。梨之有益，盖不为少，但不宜过食尔。按类编云：一士人状若有疾，厌厌无聊，往谒杨吉老诊之。杨曰：君热症已极，气血消铄，此去三年，当以疽死。士人不乐而去。闻茅山有道士医术通神，而不欲自鸣。乃衣仆衣，诣山拜之，愿执薪水之役。道士留置弟子中。久之以实白道士。道士诊之，笑曰：汝便下山，但日日吃好梨一颗。如生梨已尽，则取干者泡汤，食滓饮汁，疾自当平。士人如其戒，经一岁复见吉老。见其颜貌腴泽，脉息和平，惊曰：君必遇异人，不然岂有瘅理？士人备告吉老。吉老具衣冠望茅山设拜，自咎其学之未至。此与琐言之说仿佛。观夫二条，则梨之功岂小补哉？然惟乳梨、鹅梨、消梨可食，余梨则亦不能去病也。

【附方】　旧六，新三。

消渴饮水用香水梨、或鹅梨、或江南雪梨皆可，取汁以蜜汤熬成瓶收。无时以热水或冷水调服，愈乃止。普济方。卒得咳嗽［颂曰］崔元亮海上方：用好梨去核，捣汁一碗，入椒四十粒，煎一沸去滓，纳黑饧一大两，消讫，细细含咽立定。［诜曰］用梨一颗，刺五十孔，每孔纳椒一粒，面裹灰火煨熟，停冷去椒食之。又方：去核纳酥、蜜，面裹烧熟，冷食。又方：切片，酥煎食之。又方捣汁一升，入酥、蜜各一两，地黄汁一升，煎成含咽。凡治嗽，须喘急定时冷食之。若热食反伤肺，令嗽更剧，不可救也。若反，可作羊肉汤饼饱食之，即佳。痰喘气急梨剜空，纳小黑豆令满，留盖合住扎定，糠火煨熟，捣作饼。每日食之，至效。摘玄。暗风失音生梨，捣汁一盏饮之，日再服。食疗本草。小儿风热昏懵躁闷，不能食。用消梨三枚切破，以水二升，煮取汁一升，入粳米一合，煮粥食之。圣惠方。赤目胬肉日夜痛者。取好梨一颗捣绞汁，以绵裹黄连片一钱浸汁。仰卧点之。图经。赤眼肿痛鹅梨一枚捣汁，黄连末半两，腻粉一字，和匀绵裹浸梨汁中，日日点之。圣惠。反胃转食药物不下。用大雪梨一个，以丁香十五粒刺入梨内，湿纸包四、五重，煨熟食之。总录。

## 花

【主治】　去面黑粉滓。时珍。方见李花下。

## 叶

【主治】　霍乱吐利不止，煮汁服。作煎，治风。苏恭。治小儿寒疝。苏颂。捣汁服，解中菌毒。吴瑞。

【附方】　旧三，新一。

小儿寒疝腹痛，大汗出。用梨叶，浓煎七合，分作数服，饮之大良。此徐玉经验方也。图经本草。中水毒病初起，头痛恶寒，拘急心烦。用梨叶一把捣烂，以酒一盏搅饮，箧中有。蚯蚓尿疮出黄水。用梨叶一涂之，干即易。篑中方。食梨过伤梨叶煎汁，解之。黄记。

### 木皮

【主治】 解伤寒时气。时珍。

【附方】 新四。

伤寒温疫已发未发。用梨木皮、大甘草各一两，黄秫谷一合，为末，锅底煤一钱。每服三钱，白汤下，日二服，取愈。此蔡医博方也。黎居士简易方。霍乱吐利梨枝，煮汁饮。圣惠。气积郁冒人有气从脐左右起上冲，胸满气促，郁冒厥者。用梨木灰、伏出鸡卵壳中白皮、紫菀、麻黄去节，等分为末，糊丸梧子大。每服十丸，酒下。亦可为末服方寸匕，或煮汤服。总录。结气咳逆三十年者，服之亦瘥。方同上。

## 二、性味归经

甘、微酸，凉。归肺、胃经。

## 三、功能主治

润燥，生津，清热，化痰。用于肺燥咳嗽，热病津伤烦渴，消渴，热咳，痰热惊狂，噎膈，便秘。

## 四、用法用量

内服：煎汤，15～30 g；或生食，1～2枚；或捣汁；或蒸服；或熬膏。外用：适量，捣敷或捣汁点眼。脾虚便溏、肺寒咳嗽及产妇慎服。

## 五、名医发挥

（1）《重庆堂随笔》："梨，不论形色，总以心小肉细，嚼之无渣，而味纯甘者为佳。凡烟火、煤火、酒毒，一切热药为患者，啖之立解。温热燥病，及阴虚火炽，津液燔涸者，捣汁饮之立效。"

（2）《本草经疏》："梨，能润肺消痰，降火除热，故苏恭主热嗽止渴，贴汤火伤；大明主贼风心烦，气喘热狂；孟诜主胸中痞塞热结等，诚不可阙者也。本经》言多食令人寒中者，以其过于冷利也；乳妇金疮不可食者，以血得寒则凝而成瘀为病也。凡人有痛处，脉数无力，或发渴，此痈疽将成之候，惟昼夜食梨，可转重为轻。膏粱之家，厚味酽酒，纵恣无节，必多痰火卒中痈疽之病，数食梨，可变危为安，功难尽述。"

（3）《本草通玄》："生者清六腑之热，熟者滋五脏之阴。"

# 10.8.3 木瓜 《别录》中品

## 一、纲目原文

【释名】 楙音茂。[时珍曰] 按尔雅云：楙，木瓜。郭璞注云：木实如小瓜，酢而可食。则木瓜之名取此义也。或云：木瓜味酸，得木之正气故名。亦通。从林、矛，谐声也。

【集解】 [弘景曰] 木瓜，山阴兰亭尤多，彼人以为良果。又有榠楂，大而黄。有樝子，小而涩。礼云：楂、梨钻之。古亦以樝为果，今则不也。[保昇曰] 其树枝状如柰，花作房生子，形似栝楼，火干甚香。樝子似梨而酢，江外常为果食。[颂曰] 木瓜，处处有之，而宣城者为佳。木状如柰，春末开花，深红色。其实大者如瓜，小者如拳，上黄似着粉。宣人种莳尤谨，遍满山谷。始实成则镟纸花粘于上，夜露日烘，渐变红花色，其文如生。本州以充土贡，故有宣城花木瓜之称。榠楂酷类木瓜，但看蒂间别有重蒂如乳者为木瓜，无者为榠楂也。〔学曰〕真木瓜皮薄，色赤黄，香而甘酸不涩，其向里子头尖，一面方，食之益人。有和圆子，色微黄，蒂粗，其子小圆，味涩微酸，能伤人气。有蔓子，颗小，味绝涩，不堪用。有土伏子，味绝苦涩不堪，子如大样油麻，饵之令人目色、多赤筋痛也。〔宗奭曰〕西洛大木瓜，其味和美，至熟止青白色，入药绝有功，胜宣州者，味淡。〔时珍曰〕木瓜可种可接，可以枝压。其叶光而厚，其实如小瓜而有鼻，津润味不木者为木瓜；圆小于木瓜，味木而酢涩者为木桃；似木瓜而无鼻，大于木桃，味涩者为木李，亦曰木梨，即榠楂及和圆子也。鼻乃花脱处，非脐蒂也。木瓜性脆，可蜜渍之为果。去子蒸烂，捣泥入蜜与姜煎，冬月饮尤佳。木桃、木李性坚，可蜜煎及作糕食之。木瓜烧灰散池中，可以毒鱼，说出淮南万毕术。又广志云：木瓜枝，一尺有百二十节，可为数号。

## 实

**【修治】** 〔敩曰〕凡使木瓜，勿犯铁器，以铜刀削去硬皮并子，切片晒干，以黄牛乳汁拌蒸，从巳至未，待如膏煎，乃晒用也。〔时珍曰〕今人但切片晒干入药尔。按大明会典：宣川岁贡乌烂虫蛀木瓜入御医局。亦取其陈久无木气，如栗子去木气之义尔。

**【气味】** 酸，温，无毒。〔思邈曰〕酸、咸，温，涩。〔诜曰〕不可多食，损齿及骨。

**【主治】** 湿痹脚气，霍乱大吐下，转筋不止。别录。治脚气冲心，取嫩者一颗，去子，煎服佳。强筋骨，下冷气，止呕逆，心膈痰唾，消食，止水利后渴不止，作饮服之。藏器。止吐泻奔豚，及水肿冷热痢，心腹痛。大明。调营卫，助谷气。雷学。去湿和胃，滋脾益肺，治腹胀善噫，心下烦痞。好古。

**【发明】** 〔杲曰〕木瓜，入手、足太阴血分，气脱能收，气滞能和。〔弘景曰〕木瓜最疗转筋。如转筋时，但呼其名及书土作木瓜字，皆愈。此理亦不可解。俗人拄木瓜杖，云利筋脉也。〔宗奭曰〕木瓜得木之正，酸能入肝，故益筋与血。病腰肾脚膝无力，皆不可缺也。人以铅霜或胡粉涂之，则失酢味，且无渣，盖受金之制也。〔时珍曰〕木瓜所主霍乱、吐利、转筋、脚气，皆脾胃病，非肝病也。肝虽主筋，而转筋则由湿热、寒湿之邪袭伤脾胃所至，故筋转必起于足腓。腓及宗筋皆属阳明。木瓜治转筋，非益筋也，理脾而伐肝也。土病则金衰而木盛，故用酸温以收脾肺之耗散，而借其走筋以平肝邪，乃土中泻木以助金也。木平则土得令而金受荫矣。素问云：酸走筋，筋病无多食酸。〔孟诜云〕多食木瓜，损齿及骨。皆伐肝之明验，而木瓜入手、足太阴，为脾、肺药，非肝药，益可征矣。又针经云：多食酸，令人癃。酸入于胃，其气涩以收，上之两焦弗出入，流入胃中，下注膀胱，胞薄以软，得酸则缩卷，约而不通，故水道不利而癃涩也。罗天益宝鉴云：太保刘仲海日食蜜煎木瓜三五枚，同伴数人皆病淋疾，以问天益。天益曰：此食酸所致也，但夺食则已。阴之所生，本在五味；阴之所营，伤在五味。五味太过，皆能伤人，不独酸也。又陆佃埤雅云：俗言梨百损一益，楂百益一损。故《诗》云：投我以木瓜。取其有益也。

**【附方】** 旧二，新十。
**项强筋急**不可转侧，肝、肾二脏受风也。用宣川木瓜二个，取盖去瓤，没药二两，乳香二钱半。二味入木瓜内缚定，饭上蒸三四次，烂研成膏。每用三钱，入生地黄汁半盏，无灰酒二盏，暖化温服。许叔微云：有人患此，自午后发，黄昏时定。予谓此必先从足起。足少阴之筋自足至项。筋者肝之合。今日中至黄昏，阳中之阴，肺也。自离至兑，阴旺阳弱之时。故灵宝毕法云：离至乾，肾气绝而肝气弱。肝、肾二脏受邪，故发于此时。予授此及都梁丸，服之而愈。本事。**脚气肿急**用木瓜切片，囊盛踏之。广德顾安中，患脚气筋急腿肿。因附舟以足阁一袋上，渐觉不痛。乃问舟子：袋中何物？曰：宣州木瓜也。及归，制木瓜袋用之，顿愈。名医录。**脚筋挛痛**用木瓜数枚，以酒、水各半，煮烂捣膏，乘热贴于痛处，以帛裹之。冷即换，日三五度。食疗本草。**脐下绞痛**木瓜三片，桑叶七片，大枣三枚。水三升，煮半升，顿服即愈。食疗。**小儿洞痢**木瓜捣汁，服之。千金方。**霍乱转筋**木瓜一两，酒一升，煎服。不饮酒者，煎汤服。仍煎汤，浸青布裹其足。圣惠。**霍乱腹痛**木瓜五钱，桑叶三片，枣肉一枚。水煎服。圣惠方。**四蒸木瓜圆**治肝、肾、脾三经气虚，为风寒暑湿相搏，流注经络。凡遇六化更变，七情不和，必至发动，或肿满，或顽痹，憎寒壮热，呕吐自汗，霍乱吐利。用宣州大木瓜四个，切盖剜空听用。一个入黄芪、续断末各半两于内；一个入苍术、橘皮末各半两于内；一个入乌药、黄松节末各半两于内（黄松节即茯神中心木也）；一个入威灵仙、苦葶苈末各半两于内。以原盖簪定，用酒浸透，入甑内蒸熟晒，三浸、三蒸、三晒，捣末，以榆皮末、水和糊，丸如梧桐子大。每服五十丸，温酒、盐汤任下。御药院方。**肾脏虚冷**气攻腹胁，胀满疼痛。用大木瓜三十枚，去皮、核，剜空，以甘菊花末、青盐末各一斤填满，置笼内蒸熟，捣成膏，入新艾茸二斤搜和，丸如梧桐子大。每米饮下三十丸，日二。圣济总录。**发稿不泽**木瓜浸油，梳头。圣惠方。**反花痔疮**木瓜为末，以鳝鱼身上涎调，贴之，以纸护住。衣林集要。**辟除壁虱**以木瓜切片，铺于席下。臞仙神隐。

### 木瓜核

【主治】 霍乱烦躁气急，每嚼七粒，温水咽之。时珍出圣惠。

### 枝、叶、皮、根

【气味】 并酸、涩，温，无毒。

【主治】 煮汁饮，并止霍乱吐下转筋，疗脚气。别录。枝作杖，利筋脉。根、叶，煮汤淋足，可以已蹶。木材作桶濯足，甚益人。苏颂。枝、叶煮汁饮，治热痢。时珍出千金。

### 花

【主治】 面黑粉滓。方见李化。

## 二、性味归经

酸，温。归肝、脾经。

## 三、功能主治

去湿除痹，干肝和胃。用于风湿痹证，脚气，水肿，吐泻转筋，痢疾。

## 四、用法用量

内服：煎汤，6～9 g。

## 五、名医发挥

（1）《本草思辨录》："考古方用木瓜之证，如脚气、脚痿、腹胁胀满，多与辛温药为伍，不外驱寒湿之邪，辑浮散之气，虽功在降抑，而终不离乎敛，故其治筋病于转戾为宜，拘挛则非其所长。独许叔微以木瓜治项强筋急，谓少阴之筋从足至项，为肝肾受邪所致。是病虽在上而因仍在下。其以乳香、没药为佐使，则其以伸筋任乳、没，不以责木瓜，亦可见矣。"

（2）陈兴亮用白芍木瓜仙灵汤治疗神经根型颈椎病的临床治疗效果显著高于采用口服根痛平冲剂治疗方法的临床治疗效果。

# 10.8.4 荔枝 《开宝》

## 一、纲目原文

【释名】 离枝纲目、丹荔。［颂曰］按朱应《扶南记》云：此木结实时，枝弱而蒂牢，不可摘取，必以刀斧劙取其枝，故以为名。劙（音利）与刕同。[时珍曰] 司马相如《上林赋》作离支。按：白居易云：若离本枝，一日色变，三日味变。则离支之名，又或取此义也。

**【集解】** [颂曰] 荔枝生岭南及巴中。今闽之泉、福、漳州、兴化军，蜀之嘉、蜀、渝、涪州，及二广州郡皆有之。其品以闽中为第一，蜀川次之，岭南为下。其木高二三丈，自径尺至于合抱，类桂木、冬青之属。绿叶蓬蓬然，四时荣茂不凋。其木性至坚劲，土人取其根，作阮咸槽及弹棋局。其花青白，状若冠之蕤绥。其子喜双实，状如初生松球。壳有皱纹如罗，初青渐红。肉色淡白如肪玉，味甘而多汁。夏至将中，则子翕然俱赤，乃可食也。大树下子至白斛，五、六月盛熟时，彼人皆燕会其下以赏之，极量取啖，虽多亦不伤人，稍过则饮蜜浆便解。荔枝始传于汉世，初惟出岭南，后出蜀中。故左思蜀都赋云：旁挺龙目，侧生荔枝。唐白居易图序论之详矣。今闽中四郡所出特奇，蔡襄谱其种类至三十余品，肌肉甚厚，甘香莹白，非广、蜀之比也。福唐岁贡白曝荔枝、蜜煎荔枝肉，俱为上方珍果。白曝须嘉实乃堪，其市货者，多用杂色荔枝入盐、梅曝成，皮色深红，味亦少酸，殊失本真。经曝则可经岁，商贩流布，遍及华夏，味犹不歇，百果之盛，皆不及此。又有焦核荔枝，核如鸡舌香，味更甜美。或云是木生背阳，结实不完就者。又有绿色、蜡色，皆其品之奇者，本土亦自难得。其蜀、岭荔枝，初生小酢，肉薄核大，不堪白曝。花及根皆入药。[藏器曰] 顾微广州记云：荔枝冬夏常青，其实大如鸡卵，壳朱内白，核黄黑色，似半熟莲子，精者核如鸡舌香，甘美多汁，极益人也。[时珍曰] 荔枝炎方之果，性最畏寒，易种而根浮。其木甚耐久，有经数百年犹结实者。其实生时肉白，干时肉红。日晒火烘，卤浸蜜煎，皆可致远。成朵晒干者谓之荔锦。按白居易荔枝图序云：荔枝生巴、峡间。树形团团如帷盖，叶如冬青。花如橘而春荣，实如丹而夏熟。朵如葡萄，核如枇杷。壳如红缯，膜如紫绡。瓤肉洁白如冰雪，浆液甘酸如醴酪。大略如彼，其实过之。若离本枝，一日而色变，二日而香变，三日而味变，四五日外，色香味尽去矣。又蔡襄荔枝谱云：广、蜀所出，早熟而肉薄，味甘酸，不及闽中下等者。闽中惟四郡有之，福州最多，兴化最奇，泉、漳次之。福州延亘原野，一家甚至万株。兴化上品，大径寸余，香气清远，色紫壳薄，瓤浓膜红，核如丁香母。剥之如水精，食之如绛雪。荔枝以甘为味，虽百千树莫有同者，过甘而淡，皆失于中。若夫厚皮尖斜，肌理黄色，附核而赤，食之有渣，食已而涩，虽无酢味，亦自下等矣。最忌麝香触之，花、实尽落也。又洪迈夷坚志云：莆田荔枝名品，皆出天成，虽以其核种之，亦失本体，形状百出，不可以理求也。沈括笔谈谓焦核荔枝，乃土人去其大根，燔焦种成者，大不然也。[珣曰] 荔枝树似青木香。熟时人未采，则百虫不敢近。人才采之，乌鸟、蝙蝠之类，无不伤残之也。故采荔枝者，必日中而众采之。一日色变，二日味变，三日色味俱变。故古诗云：色味不逾三日变也。

**【气味】** 甘，平，无毒。[珣曰] 甘、酸，热。多食令人发虚热。[李廷飞曰] 生荔枝多食，发热烦渴，口干衄血。[颂曰] 多食不伤人。如少过度，饮蜜浆一杯便解也。[时珍曰] 荔枝气味纯阳，其性畏热。鲜者食多，即龈肿口痛，或衄血也。病齿 及火病人尤忌之。开宝本草言其性平，苏氏谓多食无伤，皆谬说也。按物类相感志云：食荔枝多则醉，以壳浸水饮之即解。此即食物不消，还以本物消之之意。

**【主治】** 止渴，益人颜色开宝。食之止烦渴，头重心躁，背膊劳闷李珣。通神，益智，健气孟诜。治瘰疬瘤赘，赤肿疔肿，发小儿痘疮时珍。

**【发明】** [震亨曰] 荔枝属阳，主散无形质之滞气，故消瘤赘赤肿者用之。苟不明此，虽用之无应。

**【附方】** 新六。

痘疮不发荔枝肉，浸酒饮，并食之。忌生冷。闻人规痘疹论。疔疮恶肿普济方：用荔枝五个或三个，不用双数，以狗粪中米淘净为末，与糯米粥同研成膏，摊纸上贴之。留一孔出毒气。济生秘览：用荔枝肉、白梅各三个。捣作饼子。贴于疮上，根即出也。风牙疼痛普济：用荔枝连壳烧存性，研末，擦牙即止。乃治诸药不效仙方也。孙氏集效方：用大荔枝一个，剔开填盐满壳，煅研，搽之即愈。呃逆不止荔枝七个，连皮核烧存性，为末。白汤调下，立止。杨拱医方摘要。

核

**【气味】** 甘，温，涩，无毒。

【主治】　心痛、小肠气痛，以一枚煨存性，研末，新酒调服<sub>宗奭</sub>。治癞疝气痛，妇人血气刺痛<sub>时珍</sub>。

【发明】　[时珍曰] 荔枝核入厥阴，行散滞气，其实双结而核肖睾丸，故其治癞疝卵肿，有述类象形之义。

【附方】　新六。

脾痛不止荔枝核为末，醋服二钱。数服即愈。卫生易简方。妇人血气刺痛。用荔枝核烧存性半两，香附子炒一两，为末。每服二钱，盐汤、米饮任下。名蠲痛散。妇人良方。疝气癞肿孙氏：用荔枝核（炒黑色）、大茴香（炒）等分，为末。每服一钱，温酒下。皆效方；玉环来笑丹：用荔枝核四十九个，陈皮连白九钱，硫磺四钱，为末，盐水打面糊丸绿豆大。遇痛时，空心酒服九丸，良久再服。不过三服，其效如神。亦治诸气痛。阴肾肿痛荔枝核烧研，酒服二钱。肾肿如斗荔枝核、青橘皮、茴香等分，各炒研。酒服二钱，日三。

### 壳

【主治】　痘疮出发不爽快，煎汤饮之。又解荔枝热，浸水饮<sub>时珍</sub>。

【附方】　新一。

赤白痢荔枝壳、橡斗壳（炒）、石榴皮（炒）、甘草（炙）各等分。每以半两，水一盏半，煎七分，温服，日二服。普济方。

### 花及皮根

【主治】　喉痹肿痛，用水煮汁，细细含咽，取瘥止<sub>苏颂○出崔元亮《海上方》</sub>。

## 二、性味归经

甘、酸，温。归脾、肝经。

## 三、功能主治

养血健脾，行气消肿，散寒止痛，治疗病后体虚，津伤口渴，脾虚泄泻，疝气痛，睾丸肿痛，胃脘疼痛、痛经、产后腹痛等。

## 四、用法用量

4.5～9 g，内服。或入丸散剂。或烧存性研末或浸酒，或研末外用。阴虚火旺者慎用。

## 五、名医发挥

（1）《玉揪药解》：荔枝，甘温滋润，最益脾肝精血，阳败血寒，最宜此味。功与龙眼相同，但血热宜龙眼，血寒宜荔枝。干者味减，不如鲜者，而气质和平，补益无损，不至助火生热，则大胜鲜者。

（2）肖柳英用荔枝核颗粒治疗乳腺增生，效果显著。

# 10.8.5 猕猴桃 《开宝》

## 一、纲目原文

【释名】　猕猴梨<sub>开宝</sub>、藤梨<sub>同上</sub>、阳桃<sub>日用</sub>、木子。[时珍曰] 其形如梨，其色如桃，而猕猴喜食，故有诸名。闽人呼为阳桃。

【集解】　[志曰] 生山谷中。藤着树生，叶圆有毛。其实形似鸡卵大，其皮褐色，经霜始甘美可食。皮堪作纸。[宗奭曰] 今陕西永兴军南山甚多。枝条柔弱，高二三丈，多附木而生。其子十月烂熟，色淡绿，生则极酸。子繁细，其色如芥子。浅山傍道则有存者，深山则多为猴所食矣。

### 实

【气味】　酸、甘，寒，无毒。[藏器曰] 咸、酸，无毒。多食冷脾胃，动泄澼。[宗奭曰] 有实热者宜食之。太过，则令人脏寒作泄。

【主治】　止暴渴，解烦热，压丹石，下淋石热壅开宝。○[诜曰] 并宜取瓤和蜜作煎食。调中下气，主骨节风，瘫缓不随，长年白发，野鸡内痔病藏器。

### 藤中汁

【气味】　甘，滑，寒，无毒。

【主治】　反胃，和生姜汁服之。又下石淋藏器。

### 枝、叶

【主治】　杀虫。煮汁饲狗，疗瘑疥开宝。

### 二、性味归经

甘、酸，寒。归肾、胃、胆、脾经。

### 三、功能主治

调中理气，解热除烦，通淋。用于消化不良，食欲不振，呕吐，热盛津伤口渴，消渴，石淋。

### 四、用法用量

内服：生食或榨汁服。脾胃虚寒者慎服。

### 五、名医发挥

《本草拾遗》："主骨节风，瘫缓不随，长年变白，痔病，调中下气。"

## 10.8.6 莲藕 《本经》上品

### 一、纲目原文

【释名】　其根藕尔雅、其实莲同上、其茎叶荷。[韩保昇曰] 藕生水中，其叶名荷。按尔雅云：荷，芙蕖。其茎茄，其叶蕸，其本蔤，其华菡萏，其实莲，其根藕，其中菂，菂中薏。邢昺注云：芙蕖，总名也，别名芙蓉，江东人呼为荷。菡萏，莲花也。菂，莲实也。薏，菂中青心也。郭璞注云：蔤，乃茎下白在泥中者。莲，乃房也；菂，乃子也；薏，乃中心苦薏也。江东人呼荷花为芙蓉，北人以藕为荷，亦以莲为荷，蜀人以藕为茄，此皆习俗传误也。陆机诗疏云：其茎为荷。其花未发为菡萏，已发为芙蕖。其实莲，匕之皮青里白。其子菂，匕之壳青肉白。菂内青心二三分，为苦薏也。[时珍曰] 尔雅以荷为根名，韩氏以荷为叶名，陆机以荷为茎名。按茎乃负叶者也，有负荷之义，当从陆说。蔤乃嫩蕸，如竹之行鞭者。节生二茎，一为叶，一为花，尽处乃生藕，为花、叶、根、实之本。显仁藏用，功成不居，可谓退藏于蔤矣，故谓之蔤。花叶常偶生，不偶不生，故根曰藕。或云藕善耕泥，故字从耦，耦者耕也。茄音加，匕于蔤上也。蕸音遐，远于蔤也。菡萏，函合未发之意。芙蓉，敷布容艳之意。莲者连也，花实相连而出也。菂者的也，子在房中点匕如的也。的乃凡物点注之名。薏，犹意也，含苦在内也。古诗云：食子心无弃，苦心生意存。是矣。

**【集解】** ［别录曰］藕实茎生汝南池泽。八月采。［当之曰］所在池泽皆有，豫章、汝南者良。苗高五六尺，叶团青大如扇，其花赤，子黑如羊矢。［时珍曰］莲藕，荆、扬、豫、益诸处湖泽陂池皆有之。以莲子种者生迟，藕芽种者最易发。其芽穿泥成白蒻，即蔤也。长者至丈余，五六月嫩时，没水取之，可作蔬茹，俗呼藕丝菜。节生二茎：一为藕荷，其叶贴水，其下旁行生藕也；一为芰荷，其叶出水，其旁茎生花也。其叶清明后生。六七月开花，花有红、白、粉红三色。花心有黄须，蕊长寸余，须内即莲也。花褪连房成菂，菂在房如蜂子在窠之状。六七月采嫩者，生食脆美。至秋房枯子黑，其坚如石，谓之石莲子。八九月收之，斫去黑壳，货之四方，谓之莲肉。冬月至春掘藕食之，藕白有孔有丝，大者如肱臂，长六七尺，凡五六节。大抵野生及红花者，莲多藕劣；种植及白花者，莲少藕佳也。其花白者香，红者艳，千叶者不结实。别有合欢（并头者），有夜舒荷（夜布昼卷）、睡莲（花夜入水）、金莲（花黄）、碧莲（花碧）、绣莲（花如绣），皆是异种，故不述。相感志云：荷梗塞穴鼠自去，煎汤洗镴垢自新。物性然也。

### 莲实

**【释名】** 藕实*本经*、菂*尔雅*、薂*音吸，同上*、石莲子*别录*、水芝*本经*、泽芝*古今注*

**【修治】** ［弘景曰］藕实即莲子，八九月采黑坚如石者，干捣破之。［颂曰］其菂至秋黑而沉水，为石莲子，可磨为饭食。［时珍曰］石莲剁去黑壳，谓之莲肉。以水浸去赤皮、青心，生食甚佳。入药须蒸熟去心，或晒或焙干用。亦有每一斤，用獯猪肚一个盛贮，煮熟捣焙用者。今药肆一种石莲子，状如土石而味苦，不知何物也？

**【气味】** 甘，平，涩，无毒。［别录曰］寒。［大明曰］莲子、石莲性温。［时珍曰］嫩菂性平，石莲性温。得茯苓、山药、白术、枸杞子良。［诜曰］生食过多，微动冷气胀人。蒸食甚良。大便燥涩者，不可食。

**【主治】** 补中养神，益气力，除百疾。久服，轻身耐老，不饥延年*本经*。主五脏不足，伤中气绝，益十二经脉血气*孟诜*。止渴去热，安心止痢，治腰痛及泄精。多食令人欢喜*大明*。交心肾，厚肠胃，固精气，强筋骨，补虚损，利耳目，除寒湿，止脾泄久痢，赤白浊，女人带下崩中诸血病*时珍*。捣碎和米作粥饭食，轻身益气，令人强健*苏颂出诗疏*。安婧上下君相火邪*嘉谟*。

**【发明】** ［时珍曰］莲产于淤泥而不为泥染；居于水中而不为水没。根茎花实，凡品难同；清净济用，群美兼得。自蒻密而节匕生茎，生叶，生花，生藕；由菡苕而生蕊，生莲，生菂，生薏。其莲菂则始而黄，匕而青，匕而绿，匕而黑，中含白肉，内隐青心。石莲坚刚，可历永久。薏藏生意，藕彳犬萌芽，展转生匕，造化不息。故释氏用为引譬，妙理具存；医家取为服食，百病可却。盖莲之味甘气温而性啬，禀清芳之气，得稼穑之味，乃脾之果也。脾者，黄宫，所以交媾水、火，会合木、金者也。土为元气之母，母气既和，津液相成，神乃自生，久视耐老，此其权舆也。昔人治心肾不交，劳伤白浊，有清心莲子饮；补心肾，益精血，有瑞莲丸，皆得此理。［藏器］经秋正黑，名石莲子，入水必沉，惟煎盐卤能浮之。此物居山海间，经百年不坏，人得食之，令发黑不老。［诜曰］诸鸟、猿猴取得不食，藏之石室内，人得三百年者，食之永不老也。又雁食之，粪于田野山岩之中，不逢阴雨，经久不坏。人得之，每旦空腹食十枚，身轻能登高涉远也。

**【附方】** 旧四，新十。

服食不饥 ［诜曰］石莲肉蒸熟去心，为末，炼蜜丸梧子大。日服三十丸。此仙家方也。清心宁神 ［宗奭曰］用莲蓬中干石莲子肉，于砂盆中擦去赤皮，留心，同为末，入龙脑，点汤服之。补中强志*益耳目聪明*。用莲实半两去皮心，研末，水煮熟，以粳米三合作粥，入末搅匀食。圣惠方。补虚益损*水芝丹*：用莲实半升。酒浸二宿，以牙猪肚一个洗净，入莲在内，缝定煮熟，取出晒干为末，酒煮米糊丸梧子大。每服五十丸，食前温酒送下。医学发明。小便频数*下焦真气虚弱者*：用上方，醋糊丸，服。白精遗精 石莲肉、龙骨、益智仁等分。为末。每服二钱，空心米饮下。○普济：用莲肉、白茯苓等分，为末。白汤调服。心虚赤浊 莲子六一汤：用石莲肉六两，炙甘草一两，为末。每服一钱，灯心汤下。直指方。久痢禁口 石莲肉炒为末。每服二钱，陈仓米汤调下，便觉思食，甚妙。加入香连丸，尤妙。丹溪心法。**脾泄肠滑**方同上。**哕逆不止**石莲肉六枚，炒赤黄色，研末。冷熟水半盏和服，便止。苏颂图经。**产后咳逆**呕吐，心忡目运。用石莲子两半，白茯苓一两，丁香五钱。为末。每米饮服二钱。良方补遗。**眼赤作痛**莲实去皮研末一盏，粳米半升，以水煮粥，常食。普济方。**小儿热渴**莲实二十枚炒，浮萍二钱半，生姜少许，水煎，分三服。圣济总录。**反胃吐食**石莲肉为末，入少肉豆蔻末，米汤调服之。直指方。

### 藕

**【气味】** 甘，平，无毒。[大明曰]温。[时珍曰]相感志云：藕以盐水供食，则不损口；同油炸面米果食，则无渣。煮忌铁器。

**【主治】** 热渴，散留血，生肌。久服令人心欢别录。止怒止泄，消食解酒毒，及病后干渴藏器。捣汁服，止闷除烦开胃，治霍乱，破产后血闷，捣膏，罨金疮并伤折，止暴痛。蒸煮食之，大能开胃大明。生食，治霍乱后虚渴。蒸食，甚补五脏，实下焦。同蜜食，令人腹脏肥，不生诸虫，亦可休粮孟诜。汁：解射罔毒、蟹毒徐之才。捣浸澄粉服食，轻身益年瞿仙。

**【发明】** [弘景曰]根入神仙家。宋时太官作血𦜋，庖人削藕皮误落血中，遂散涣不凝。故医家用以破血多效也。𦜋者，血羹也。[诜曰]产后忌生冷物，独藕不同生冷者，为能破血也。[时珍曰]白花藕大而孔扁者，生食味甘，煮食不美；红花及野藕，生食味涩，煮蒸则佳。夫藕生于卑污，而洁白自若。质柔而穿坚，居下而有节。孔窍玲珑，丝纶内隐。生于嫩蒻，而发为茎、叶、花、实，又复生芽，以续生匕之脉。四时可食，令人心欢，可谓灵根矣。故其所主者，皆心脾血分之疾，与莲之功稍不同云。

**【附方】** 旧四，新六。

**时气烦渴**生藕汁一盏，生蜜一合，和匀，细服。圣惠。**伤寒口干**生藕汁、生地黄汁、童子小便各半盏，煎温，服之。庞安时伤寒论。**霍乱烦渴**藕汁一钟，姜汁半钟。和匀饮。圣济总录。**霍乱吐利**生藕捣汁服。圣惠。**上焦痰热**藕汁、梨汁各半盏。和服。简便。**产后闷乱**血气上冲，口干腹痛。梅师方：用生藕汁三升，饮之。○庞安时：用藕汁、生地黄汁、童子小便等分，煎服。**小便热淋**生藕汁、生地黄汁、葡萄汁各等分。每服一盏，入蜜温服。**坠马血瘀**积在胸腹，唾血无数者。干藕根为末。酒服方寸匕，日二次。千金方。**食蟹中毒**生藕汁饮之。圣惠。**冻脚裂坼**蒸熟藕，捣烂涂之。**尘芒入目**大藕洗捣，绵裹，滴汁入目中，即出也。普济方。

### 藕蔤

**【释名】** 藕丝菜五六月嫩时，采为蔬茹，老则为藕梢，味不堪矣。

**【气味】** 甘，平，无毒。

**【主治】** 生食，主霍乱后虚渴烦闷不能食，解酒食毒苏颂。功与藕同时珍。解烦毒，下瘀血汪颖。

### 藕节

**【气味】** 涩，平，无毒。[大明曰]冷。伏硫黄。

**【主治】** 捣汁饮，主吐血不止，及口鼻出血甄权。消瘀血，解热毒。产后血闷，和地黄研汁，入热酒、小便饮大明。能止咳血唾血，血淋溺血，下血血痢血崩时珍。

**【发明】** [时珍曰]一男子病血淋，痛胀祈死。予以藕汁调发灰，每服二钱，服三日而血止痛除。按赵潘养痾漫笔云：宋孝宗患痢，众医不效。高宗偶见一小药肆，召而问之。其人问得病之由，乃食湖蟹所致。遂诊脉，曰：此冷痢也。乃用新采藕节捣烂，热酒调下，数服即愈。高宗大喜，就以捣药金杵臼赐之，人遂称为金杵白严防御家，可谓不世之遇也。大抵藕能消瘀血，解热开胃，而又解蟹毒故也。

【附方】　新五。

鼻衄不止藕节捣汁饮，并滴鼻中。卒暴吐血双荷散：用藕节、荷蒂各七个，以蜜少许揸烂，用水二钟，煎八分，去滓，温服。或为末丸服亦可。圣惠。大便下血藕节晒干研末，人参、白蜜煎汤，调服二钱，日二服。全幼心鉴。遗精白浊心虚不宁。金锁玉关丸：用藕节、莲花须、莲子肉、芡实肉、山药、白茯苓、白茯神各二两，为末。用金樱子二斤捶碎，以水一斗，熬八分，去滓，再熬成膏，入少面和药，丸梧子大。每服七十丸，米饮下。鼻渊脑泻藕节、芎䓖焙研，为末。每服二钱，米饮下。普济。

### 莲薏即莲子中青心也

【释名】　苦薏。

【气味】　苦，寒，无毒。[藏器曰] 食莲子不去心，令人作吐。

【主治】　血渴，产后渴，生研末，米饮服二钱，立愈士良。止霍乱大明。清心去热时珍出统旨。

【附方】　新二。

劳心吐血莲子心七个，糯米二十一粒，为末，酒服。此临安张上舍方也。是斋百一方。小便遗精莲子心一撮。为末，入辰砂一分。每服一钱，白汤下，日二。医林集要。

### 莲蕊须

【释名】　佛座须花开时采取，阴干，亦可充果食。

【气味】　甘，涩，温，无毒。[大明曰] 忌地黄、葱、蒜。

【主治】　清心通肾，固精气，乌须发，悦颜色，益血，止血崩、吐血时珍。

【发明】　[时珍曰] 莲须本草不收，而三因诸方、固真丸、巨胜子丸各补益方中，往匕用之。其功大抵与莲子同也。

【附方】　新一。

久近痔漏三十年者，三服除根。用莲花蕊、黑牵牛头末各一两半，当归五钱，为末。每空心酒服二钱。忌热物。五日见效。孙氏集效方。

### 莲花

【释名】　芙蓉古今注、芙蕖同上、水华。

【气味】　苦、甘，温，无毒。忌地黄、葱、蒜。

【主治】　镇心益色。驻颜轻身大明。[弘景曰] 花入神仙家用，入香尤妙。

【附方】　旧二，新二。

服食驻颜七月七日采莲花七分，八月八日采根八分，九月九日采实九分，阴干捣筛。每服方寸匕，温酒调服。太清草木方。天泡湿疮荷花贴之。简便方。难产催生莲花一叶，书人字，吞之，即易产。肘后方。坠损呕血坠跌积血心胃，呕血不止。用干荷花为末，每酒服方寸匕，其效如神。杨拱医方摘要。

### 莲房

【释名】　莲蓬壳陈久者良。

**【气味】** 苦，涩，温，无毒。

**【主治】** 破血孟诜。治血胀腹痛，及产后胎衣不下，酒煮服之。水煮服之，解野菌毒藏器。止血崩、下血、溺血时珍。

**【发明】** ［时珍曰］莲房入厥阴血分，消瘀散血，与荷叶同功，亦急则治标之意也。

**【附方】** 新六。

经血不止瑞莲散：用陈莲蓬壳烧存性，研末。每服二钱，热酒下。妇人经验方。血崩不止不拘冷热。用莲蓬壳、荆芥穗各烧有性，等分为末。每服二钱，米饮下。圣惠方。产后血崩莲蓬壳五个，香附二两，各烧存性，为末。每服二钱，米饮下，日二。妇人良方。漏胎下血莲房烧研，面糊丸梧子大。每服百丸，汤、酒任下，日二。朱氏集验方。小便血淋莲房烧存性，为末，入麝香少许。每服二钱半，米饮调下，日二。经验方。天泡湿疮莲蓬壳烧存性，研末，井泥调涂，神效。海上方。

## 荷 叶

**【释名】** 嫩者荷钱象形。贴水者藕荷生藕者。出水者芰荷生花者。蒂名荷鼻。

**【修治】** ［大明曰］入药并多用。

**【气味】** 苦，平，无毒。［时珍曰］畏桐油。伏白银，伏硫黄。

**【主治】** 止渴，落胞破血，治产后口干，心肺躁烦大明。治血胀腹痛，产后胎衣不下，酒煮服之。荷鼻：安胎，去恶血，留好血，止血痢，杀菌蕈毒，并煮水服藏器。生发元气，裨助脾胃，涩精滑，散瘀血，消水肿痈肿，发痘疮，治吐血咯血衄血，下血溺血血淋，崩中，产后恶血，损伤败血时珍。

**【发明】** ［杲曰］洁古张先生口授枳术丸方，用荷叶烧饭为丸。当时未悟其理，老年味之始得。夫震者动也，人感之生足少阳甲胆，是属风木，为生化万物之根蒂。人之饮食入胃，营气上行，即少阳甲胆之气，与手少阳三焦元气，同为生发之气。素问云：履端于始，序则不愆。荷叶生于水土之下，污秽之中，挺然独立。其色青，其形仰，其中空，象震卦之体。食药感此气之化，胃气何由不升乎？用此为引，可谓远识合道矣。更以烧饭和药，与白术协力滋养，补令胃厚，不致内伤，其利广大矣。世之用巴豆、牵牛者，岂足语此？［时珍曰］烧饭见谷部饭下。按东垣试效方云：雷头风证，头面疙瘩肿痛，憎寒发热，状如伤寒，病在三阳，不可过用寒药重剂，诛伐无过。一人病此，诸药不效，余处清震汤治之而愈。用荷叶一枚，升麻五钱，苍术五钱，水煎温服。盖震为雷，而荷叶之形象震体，其色又青，乃涉类象形之义也。又案闻人规痘疹八十一论云：痘疮已出，复为风寒外袭，则窍闭血凝，其点不长，或变黑色，此为倒黶，必身痛，四肢微厥。但温肌散邪，则热气复行，而斑自出也。宜紫背荷叶散治之。盖荷叶能升发阳气，散瘀血，留好血，僵蚕能解结滞之气故也。此药易得，而活人甚多，胜于人牙、龙脑也。又戴原礼证治要诀云：荷叶服之，令人瘦劣，故单服可以消阳水浮肿之气。

**【附方】** 旧四，新二十二。

阳水浮肿败荷叶烧存性，研末。每服二钱，米饮调下，日三服。证治要诀。脚膝浮肿荷叶心、藁本等分，煎汤，淋洗之。永类方。痘疮倒黶紫背荷叶散，又名南金散：治风寒外袭倒黶势危者，万无一失。用霜后荷叶贴水紫背者炙干，白僵蚕直者炒去丝，等分为末。每服半钱，用胡荽汤或温酒调下。闻人规痘疹论。诸般痈肿拔毒止痛。荷叶中心蒂如钱者，不拘多少，煎汤淋洗，拭干，以飞过寒水石，同腊猪脂涂之。又治痈肿，柞木饮方中亦用之。本事方。打扑损伤恶血攻心，闷乱疼痛者。以干荷叶五片，烧存性，为末。每服钱，童子热尿一盏，食前调下，日三服，利下恶物为度。圣惠方。产后心痛恶血不尽也。荷叶炒香为末。每服方寸匕，沸汤或童子小便调下。或烧灰、或煎汁皆可。救急方。胎衣不下方同上。伤寒产后血运欲死。用荷叶、红花、姜黄等分，炒研末。童子小便调服二钱。庞安常伤寒论。孕妇伤寒大热烦渴，恐伤胎气。用嫩卷荷叶焙半两，蚌粉二钱半。为末。每服三钱，新汲水入蜜调服，并涂腹上。名罩胎散。郑氏方。**妊娠胎动**已见黄水者。干荷蒂一枚炙，研为末。糯米淘汁一钟，调服即安。唐氏经验方。**吐血不止**嫩荷叶七个，擂水服之，甚佳。〇又方：干荷叶、生蒲黄等分，为末。每服三钱，桑白皮煎汤调下。〇肘后方：用经霜败荷烧存性，研末。新水服二钱。**吐血咯血**荷叶焙干，为末。米汤调服二钱，一日二服，以知为度。〇圣济总录：用败荷叶、蒲黄各一两，为末。每服二钱，麦门冬汤下。**吐血衄血**血乘于阴，血热妄行，宜服四生丸。陈日华云：屡用得效。用生荷叶、生艾叶、生柏叶、生地黄等分，捣烂，丸鸡子大。每服一丸，水三盏，煎一盏，去滓服。济生方。**崩中下血**荷叶烧研半两，蒲黄、黄芩各一两，为末。每空心酒服三钱。**血痢不止**荷叶蒂，水煮汁，服之。普济方。**下痢赤白**荷叶烧研。每服二钱，红痢蜜、白痢沙糖汤下。**脱肛不收**贴水荷叶焙研，酒服二钱，仍以荷叶盛末坐之。经验良方。**牙齿疼痛**青荷叶剪取钱蒂七个，以浓米醋一盏，煎半盏，去滓，熬成膏，时时抹之妙。唐氏经验方。**赤游火丹**新生荷叶，捣烂，入盐涂之。摘玄方。**漆疮作痒**干荷叶，煎汤，洗之良。集验方。**遍身风疬**荷叶三十枚，石灰一斗。淋汁合煮，渍之，半日乃出。数日一作，良。圣惠方。**偏头风痛**升麻、苍术各一两，荷叶一个，水二钟，煎一钟，食后温服。或烧荷叶一个，为末，以煎汁调服。简便方。**刀斧伤疮**荷叶烧研，掺之。集简方。**阴肿痛痒**荷叶、浮萍、蛇床等分，煎水，日洗之。医全元戎。

## 二、性味归经

藕：甘，寒。归心、脾、胃、肝、肺经。

藕节：甘、涩，平。归肝、肺、脾经。

莲子：苦，寒。归脾、心、肾经。

莲子心：苦，寒。归心、肾经。

莲须：甘、涩，平。归肾经。

莲房：苦、涩，温。归心经。

荷叶：苦、涩，平。归肝、胆、脾、胃经。

## 三、功能主治

藕：清热生津，凉血，散瘀，止血。用于热病烦渴，吐衄，下血。

藕节：收敛止血。用于出血证。

莲子：固精止带，补脾止泻，益肾养心。用于遗精，滑精，带下，脾虚泄泻，失眠，心悸。

莲子心：清心安神，交通心肾，涩精止血。用于热入心包，神昏谵语，心肾不交，失眠遗精，血热吐血。

莲须：固肾涩精止。用于遗精，滑精，带下。

莲房：止血化瘀。用于崩漏，产后出血，痔疮出血等。

荷叶：清热解暑，升发清阳，散瘀止血。用于暑湿烦渴，头痛眩晕，脾虚腹胀，大便泄泻，产后恶露不净。

## 四、用法用量

藕：内服：生食、捣汁或煮食，适量。外用：适量，捣敷。

藕节：煎服，10～15 g，大剂量可至 30 g；鲜品 30～60 g，捣汁饮用。亦可入丸、散剂。

莲子：内服：煎汤，10～15 g；或入散剂。

莲子心：内服：煎汤，1.5～3 g；或入散剂。

莲须：内服：煎汤，1.5～5 g；或入散剂。

莲房：内服：煎汤，5～10 g；或入散剂。

荷叶：内服：煎汤，3～10 g，鲜品 15～30 g；荷叶炭 3～6 g，或入丸、散。外用：适量，捣敷或煎水洗。

## 五、名医发挥

### 藕

(1)《本草经疏》："藕，生者甘寒，能凉血止血，除热清胃，故主消散瘀血，吐血、口鼻出血，产后血闷，署金疮伤折及止热渴，霍乱，烦闷，解酒等功。熟看甘温，能健脾开胃，益血补心，故主补五脏，实下焦，消食，止泄，生肌，久服令人心欢止怒也。"

(2)《本草汇言》："藕，凉血散血，清热解暑之药也。其所主，留心脾血分之疾。如陈氏方，治热渴烦闷，大氏方，治产后疯血，孟氏治霍乱水泄，皆属热邪为患者，取此渭芳寒洁、甘淡之味以凉解之，如血热血滞之病，悉潜消而默化矣。第生食过多，不免有动冷气，不无腹痛肠滑之虞耳。如煮熟食，能养脏腑，和脾胃。"

(3)《重庆堂随笔》："藕以仁和产者为良。熬浓汁服，既能补血，亦能通气，故无腻滞之偏。"

(4)《随息居饮食谱》："藕以肥白纯甘者良。生食宜鲜嫩，煮食宜壮老，用砂锅桑柴缓火爆极烂，入炼白蜜收干食之，最补心脾。若阴虚、肝旺、内热、血少及诸失血证，但日熬浓藕汤饮之，久久自愈，不服他药可也。"

### 藕节

(1)《本草汇言》："藕节，消瘦血，止血妄行之药也。邢元璧曰，《日华子》治产后血闷腹胀，捣汁，和热童便饮，有效，盖止中有行散之意。又时珍方治咳血、唾血、区血、吐血及便血、溺血、血淋、血崩等证，入四生钦、调营汤户，亦行止互通之妙用也。"

(2)《医林纂要》："藕节，止吐、舰、淋、痢诸血证。甘能补氏咸能软坚去疯，涩能敛散固精，又取其通而有节也。"

### 莲子

(1)《玉楸药解》："莲子甘平，甚益脾胃，而固涩之性，最宜滑泄之家，遗精便溏，极有良效。"

(2)《医林纂要》："莲子，去心连皮生嚼，最益人，能除烦、止渴、涩精、和血、止梦遗、调寒热。煮食仅治脾泄、久痢、厚肠胃，而交心肾之功减矣。更去皮，则无涩味，其功止于补脾而已。"

(3)《重庆堂随笔》："莲子，交心肾，不可去心，然能滞气。"

（4）《王氏医案》："莲子，最补胃气而镇虚逆，若反胃由于胃虚，而气冲不纳者，但日以干莲子细嚼而咽之，胜于他药多矣。凡胃气薄弱者常服玉芝丸，能令人肥健。至痢症噤口，热邪伤其胃中清和之气，故以黄连苦泄其邪，即仗莲子甘镇其胃。今肆中石莲皆伪，味苦反能伤胃，切不可用。惟鲜莲子煎之，清香不浑，镇胃之功独胜，如无鲜莲，干莲亦可。"

（5）张琪喜用清心莲子饮治疗肾脏病，他认为证属心肾不交都可用治疗。他认为方中人参、黄芪可补气养阴而清虚火；黄芩清上焦心肺之热；麦冬可养阴生津、清心润肺；地骨皮清虚热，柴胡可疏肝胆火，二者合用可加强清热凉血之效；茯苓、车前子清利膀胱湿热；石莲子清心火、交通心肾；炙甘草益气兼调和诸药。全方共奏清心利湿泻浊、益气养阴之功效，对心火旺而肾阴虚证型所致尿浊、血尿尤为奏效。

## 莲子心

（1）《医林纂要》："泻心，坚肾。"

（2）《随息居饮食谱》："敛液止汗，靖热养神，止血固精。"

（3）朱建贵治疗失眠症常用药对：柴胡、陈皮疏肝解郁，龙齿、紫贝齿重镇安神，黄连、肉桂交通心神，莲子心、百合清心除烦。处方常用药物有柴胡、陈皮、紫贝齿、龙齿、黄连、肉桂、莲子心、百合、琥珀粉、石菖蒲、灯心草、淡竹叶、首乌藤、合欢花等。

## 莲须

（1）《本草经疏》："莲蕊须《本经》不收，而古方固真补益方中，往往用之。详其主治，乃是足少阴经药，亦能通手少阴经，能清心，入肾固精气，乌须发，止吐血，疗滑泄，同黄柏、砂仁、沙苑蒺藜、鱼胶、五味子、覆盆子、生甘草、牡蛎作丸，治梦遗精滑最良。"

（2）《本经逢原》："莲须，清心通肾，以其味涩，故为秘涩精气之要药。《三因》固真丸、巨胜子丸用之，然惟欲勤精薄者为宜，元阳不制者勿用，恐其兜涩为患也。"

（3）《本草求真》："莲须，甘温而涩，功与莲子略同。但涩性居多，不似龙骨寒涩，有收阴、定魂安魄之妙；牡蛎咸涩微寒，兼有化坚解热之功；金樱徒有阻涩之力，而无清心通肾之理耳。"

## 莲房

（1）《本经逢原》："莲房，功专止血，故血崩、下血、溺血，皆烧灰用之，虽能止截，不似棕灰之兜涩也。"

（2）《本草汇言》："止血痢，脾泄。"

（3）《分类草药性》："消毒，去风，治背花。"

## 荷叶

（1）《医林纂要》："荷叶，功略同于藕及莲心，而多入肝分、平热、去湿，以行清气，以青入肝也。然苦涩之味，实以泻心肝而清金固水，故能去瘀、保精、除妄热、平气血也。"

（2）高辉远在临证中运用荷叶范围广阔，不论虚实寒热，只要药能对证，各科均可选用：外感暑热，用荷叶一则可使著清热透，二则可助参、茂益气升津，具有两全其美之效；治疗中气下陷的基础上常增荷叶一药，其意在于升举脾脏清气，使下陷之阳气得振，从而恢复脾之功能；高老认为认为荷叶善于升清降浊，稗助脾胃运化之力，使水谷之气清者升、浊者降，故泄泻可敛。

### 七、现代临床

藕：主要是日常食用，很少用于临床治疗疾病。

藕节：藕节应用现代临床主要可以治疗各种出血性疾病，如尿血、功能性子宫出血、鼻出血及上消化道出血出血。此外亦可治疗乳腺增生。

莲子：莲子应用现代临床主要治疗泌尿系统疾病，如莲子清心饮治疗糖尿病肾病、IgA肾病、单纯性肾型血尿、反复发作型肾盂肾炎、慢性前列腺炎、老年女性下尿路感染等泌尿系统疾病。此外莲子还可治疗带状疱疹、心律失常等疾病。

**莲子心：**

**（一）治疗心血管系统疾病**

高血压，以清心胶囊方；心律失常，以莲子心、黄连、黄芪、党参、麦冬、玉竹、丹参、当归等药物组方治疗；冠心病心绞痛，以小陷胸汤合莲子心治疗。

**（二）治疗神经、精神系统疾病**

帕金森病，以清心化痰汤为主方治疗；肝性脑病、肺性脑病，以莲子心、黄连、半夏、竹茹、胆南星、石菖蒲、苍术、佩兰等药物组方治疗；失眠症，以菖蒲莲心汤治疗；焦虑症，以五心宁心汤治疗。

此外莲子心还可治疗小儿多发性抽动症，小儿手足口病、小儿梦游症等儿科疾病。

莲须：莲须临床报道较少，偶见莲须治疗婴幼儿泄泻。

莲房：莲房临床报道较少，偶见莲房治疗睾丸鞘膜积液。

荷叶：现代临床应用荷叶主要治疗高脂血症、脂肪肝、肥胖等脂代谢紊乱的疾病。

## 10.9　木部

李时珍曰：木乃植物，五行之一。性有土宜，山谷原隰[1]。肇由气化，爰[2]受形质。乔条苞灌，根叶华实。坚脆美恶，各具太极。色香气味，区辨品类。食备果蔬，材充药器。寒温毒良，宜有考汇。多识其名，奚止[3]读诗。坤以本草，益启其知。乃肆搜猎，萃而类之。是为木部，凡一百八十种，分为六类：曰香，曰乔，曰灌，曰寓，曰苞，曰杂。旧本木部三品，共二百六十三种。今并入二十五种，移一十四种入草部，二十九种入蔓草，三十一种入果部，三种入菜部，一十六种入器用部，二种入虫部。自草部移入二种，外类、有名未用移入十一种。

> **注　释**

[1]原隰：广平与低湿之地，亦泛指原野。隰，xí。

[2] 爰：于是。

[3] 奚止：何止。

## 10.9.1 杜仲 <sub></sub>《本经》上品

### 一、纲目原文

**【释名】** 思仲别录思仙本经木绵吴普檰。[时珍曰]昔有杜仲服此得道，因以名之。思仲、思仙，皆由此义。其皮中有银丝如绵，故曰木绵。其子名逐折，与厚朴子同名。

**【集解】** [别录曰]杜仲生上虞山谷及上党、汉中。二月、五月、六月、九月采皮。[弘景曰]上虞在豫州，虞、虢之虞，非会稽上虞县也。今用出建平、宜都者。状如厚朴，折之多白丝者为佳。[保昇曰]生深山大谷，所在有之。树高数丈，叶似辛夷。[颂曰]今出商州、成州、峡州近处大山中，叶亦类柘，其皮折之白丝相连。江南谓之檰。初生嫩叶可食，谓之檰芽。花、实苦涩，亦堪入药。木可作履，益脚。

**皮**

**【修治】** [敩曰]凡使削去粗皮。每一斤，用酥一两，蜜三两，和涂火炙，以尽为度。细到用。

**【气味】** 辛，平，无毒。[别录曰]甘，温。[权曰]苦，暖。[元素曰]性温，味辛、甘。气味俱薄，沉而降，阴也。[杲曰]阳也，降也。[好古曰]肝经气分药也。[之才曰]恶玄参、蛇蜕皮。

**【主治】** 腰膝痛，补中益精气，坚筋骨，强志，除阴下痒湿，小便余沥。久服，轻身耐老本经。脚中酸疼，不欲践地别录。治肾劳，腰脊挛大明。肾冷，臀腰痛。人虚而身强直，风也。腰不利，加而用之甄权。能使筋骨相着李杲。润肝燥，补肝经风虚好古。

**【发明】** [时珍曰]杜仲古方只知滋肾，惟王好古言是肝经气分药，润肝燥，补肝虚，发昔人所未发也。盖肝主筋，肾主骨。肾充则骨强，肝充则筋健。屈申利用，皆属于筋。杜仲色紫而润，味甘微辛，其气温平。甘温能补，微辛能润。故能入肝而补肾，子能令母实也。按庞元英谈薮云：一少年新娶，后得脚软病，且疼甚。医作脚气治不效。路钤孙琳诊之。用杜仲一味，寸断片拆。每以一两，用半酒、半水一大盏煎服。三日能行，又三日全愈。琳曰：此乃肾虚，非脚气也。杜仲能治腰膝痛，以酒行之，则为效容易矣。

**【附方】** 旧三，新三。

青娥丸方见补骨脂下。**肾虚腰痛**崔元亮海上集验方：用杜仲去皮炙黄一大斤，分作十剂。每夜取一剂，以水一大升，浸至五更，煎三分减一，取汁，以羊肾三四枚切下，再煮三五沸，如作羹法，和以椒、盐，空腹顿服。圣惠方：入薤白七茎。箧中方：加五味子半斤。**风冷伤肾**腰背虚痛。杜仲一斤切炒，酒二升，渍十日，日服三合。此陶隐居得效方也。三因方：为末，每旦以温酒服二钱。**病后虚汗**及目中流汁。杜仲、牡蛎等分，为末。卧时水服五匕，不止更服。肘后方。**频惯堕胎**或三四月即堕胎者。于两月前，以杜仲八两（糯米煎汤浸透，炒去丝），续断二两（酒浸焙干）。为末，以山药五六两为末作糊，丸梧子大。每服五十丸，空心米饮下。（肘后方：用杜仲焙研，枣肉为丸。糯米饮下）杨起简便方。**产后诸疾**及胎脏不安。杜仲去皮，瓦上焙干，木臼捣末，煮枣肉和，丸弹子大。每服一丸，糯米饮下，日二服。胜金方。

**檰芽**

**【气味】** 缺。

**【主治】** 作蔬，去风毒脚气，久积风冷，肠痔下血。亦可煎汤苏颂。

### 二、性味归经

甘，温。归肝、肾经。

## 三、功能主治

补肝肾，强筋骨，安胎。用于肾虚腰痛及各种腰痛，胎动不安，习惯性堕胎。

## 四、用法用量

内服：煎汤，10～15 g。本品适合炒用。阴虚火旺者慎用。

## 五、名医发挥

（1）《本草正》："止小水梦遗，暖子宫，安胎气。"

（2）《本草经疏》："杜仲，按《本经》所主腰脊痛，益精气，坚筋骨，脚中酸痛，不欲践地者，盖腰为肾之府，经曰，动摇不能，肾将惫矣。又肾藏精而主骨，肝藏血而主筋，二经虚，则腰脊痛而精气乏，筋骨软而脚不能践地也。《五脏苦欲补泻》云，肾苦燥，急食辛以润之，肝苦急，急食甘以缓之。杜仲辛甘具足，正能解肝肾之所苦，而补其不足者也。强志者，肾藏志，益肾故也。除阴下痒湿，小便余沥者，祛肾家之湿热也。益肾补肝，则精血自足，其主补中者，肝肾在下，脏中之阴也，阴足则中亦补矣。"

（3）王新志治疗中风病常用的药物有杜仲、桑寄生、茯苓、川芎、黄芪、天麻、白术、远志、泽泻、当归、地龙、僵蚕、女贞子等，常用的药物组合有：杜仲－桑寄生、川芎－杜仲、川芎－泽泻、远志－天麻、川芎－丹参等。经过聚类算法分析，常用药对包括川芎－杜仲、当归－石菖蒲、当归－泽泻、续断－白术。对用药频次排在前二十味的药物进行分类总结，发现茯苓、黄芪、白术以补气健脾为主；杜仲、桑寄生、木瓜以补肝肾，强筋骨为主；川芎、当归、地龙、僵蚕、丹参、全虫以活血化痰通络为主；泽泻、天麻、石菖蒲、远志以化痰醒神开窍为主。

# 10.9.2 合欢 《本经》中品

## 一、纲目原文

【释名】 合昏唐本夜合日华青裳图经萌葛纲目乌赖树。[颂曰]崔豹古今注云：欲蠲人之忿，则赠以青裳。青裳，合欢也。植之庭除，使人不忿。故嵇康养生论云：合欢蠲忿，萱草忘忧。[藏器曰]其叶至暮即合，故云合昏。[时珍曰]按王瑾百一选方云：夜合俗名萌葛，越人谓之乌赖树。又金光明经谓之尸利洒树。

【集解】 [本经曰]合欢生豫州河内山谷。树如狗骨树。[别录曰]生益州山谷。[弘景曰]俗间少识，当以其非疗病之功也。[恭曰]此树叶似皂荚及槐，极细。五月花发，红白色，上有丝茸。秋实作荚，子极薄细。所在山谷有之，今东西京第宅山池间亦有种者，名曰合昏。[颂曰]今汴洛间皆有之，人家多植于庭除间。木似梧桐，枝甚柔弱。叶似皂角，极细而繁密，互相交结。每一风来，辄自相解了，不相牵缀。采皮及叶用，不拘时月。[宗奭曰]合欢花，其色如今之醮晕绿，上半白，下半肉红，散垂如丝，为花之异。其绿叶至夜则合也。嫩时炸熟水淘，亦可食。

**木皮**去粗皮炒用

【气味】 甘，平，无毒。

【主治】 安五脏，和心志，令人欢乐无忧。久服，轻身明目，得所欲本经。煎膏，消痈肿，续筋骨大明。杀虫。捣末，和铛下墨，生油调，涂蜘蛛咬疮。用叶，洗衣垢藏器。折伤疼痛，研末，酒服二钱匕<sub>宗奭</sub>。和血消肿止痛<sub>时珍</sub>。

**【发明】** ［震亨曰］合欢属土，补阴之功甚捷。长肌肉，续筋骨，概可见矣。与白蜡同入膏用神效，而外科家未曾录用何也？

**【附方】** 旧二，新三。

肺痈唾浊心胸男错。取夜合皮一掌大，水三升，煮取一半，分二服。韦宙独行方。扑损折骨夜合树皮（即合欢皮，去粗皮，炒黑色）四两，芥菜子（炒）一两，为末。每服二钱，温酒卧时服，以滓傅之，接骨甚妙。王璆百一选方。发落不生合欢木灰二合，墙衣五合，铁精一合，水萍末二合，研匀，生油调涂，一夜一次。普济方。小儿撮口夜合花枝浓煮汁，拭口中，并洗之。子母秘录。中风挛缩夜合汁酒：夜合汁、柏枝、槐枝、桑枝、石榴枝各五两，并生剉。糯米五升，黑豆五升，羌活二两，防风五钱，细麹七斤半。先以水五斗煎五枚，取二斗五升，浸米、豆蒸熟，入麹与防风、羌活如常酿酒法，封三七日，压汁。每饮五合，勿过醉致吐，常令有酒气也。奇效良方。

### 二、性味归经

合欢皮：甘，平。归心、肝、肺经。

合欢花：甘，平。归心、肝经。

### 三、功能主治

合欢皮：解郁安神，活血消肿。用于心神不宁，忿怒忧郁，烦躁失眠，跌打损伤，血瘀肿痛，肺痈，疮痈肿毒。

合欢花：解郁安神。用于虚烦不眠，抑郁不舒，健忘多梦。

### 四、用法用量

内服：煎服，6～12 g。外用：适量。孕妇慎用。

### 五、名医发挥

（1）《本草求真》言"合欢，气缓力微，用之非止钱许可以奏效，故必重用久服，方有补益怡悦心志之效矣。"

（2）王琦自拟"高枕无忧汤"治疗慢性失眠，方由夏枯草、半夏、苏叶、百合、合欢皮组成。其中半夏得阴而生，夏枯草得阳而长，二者配伍，可和调肝胃，平衡阴阳，使营卫循行有序，阴阳得以交通；苏叶辛温气薄，理气和营；百合甘微寒，善安定心神；合欢皮甘平，安神解郁，三药的生长特点均为昼开夜合，具有和人类寤寐同步的昼夜阴阳消长规律，可引阳入阴、交通阴阳。五药合用，共奏交通阴阳，序行营卫，调肝解郁的作用。

## 10.9.3 酸枣 《本经》上品

### 一、纲目原文

**【释名】** 樲尔雅山枣。

**【集解】** ［别录曰］酸枣生河东川泽。八月采实，阴干，四十日成。［弘景曰］今出东山间，云即山枣树。子似武昌枣而味极酸，东人啖之以醒睡，与经文疗不得眠正相反。［恭曰］此即樲枣也。树大如大枣，实无常形，但大枣中味酸者是。今医以棘实为酸枣，大误矣。［藏器曰］酸枣既是大枣中之酸，此即是真枣，何复名酸？既名酸，又云小。今枣中，酸者未必即小，小者未必即酸。惟嵩阳子云：余家于滑台。今酸枣县，即滑之属邑也。

其树高数丈，径围一二尺，木理极细，坚而且重，可为车轴及匙、箸等。其树皮亦细而硬，文似蛇鳞。其枣圆小而味酸，其核微圆而仁稍长，色赤如丹。此医之所重，居人不易得。今市人卖者，皆棘子也。又云：山枣树如棘，其子如生枣，其核如骨，其肉酸滑好食，山人以当果。[颂曰] 今近汴洛及西北州郡皆有之，野生多在坡坂及城垒间。似枣木而皮细，其木心赤色，茎叶俱青，花似枣花。八月结实，紫红色，似枣而圆小味酸。当月采实，取核中仁，孟子曰"养其樲枣"是也。嵩阳子言酸枣县所出为真，今之货者皆是棘实，用者尤宜详辨。[志曰] 酸枣即棘实，更非他物。若云是大枣味酸者，全非也。酸枣小而圆，其核中仁微扁；其大枣仁大而长，不相类也。[宗奭曰] 天下皆有之，但以土产宜与不宜尔。嵩阳子言酸枣木高大，今货者皆棘子，此说未尽。盖不知小则为棘，大则为酸枣。平地则易长，居崖堑则难生。故棘多生崖堑上，久不樵则成干，人方呼为酸枣，更不言棘，其实一本也。此物才及三尺，便开花结子。但科小者气味薄，木大者气味厚。今陕西·临潼山野所出亦好，乃土地所宜也。后有白棘条，乃酸枣未长大时枝上刺也。及至长成，其实大，其刺亦少。故枣取大木，棘取小科，不必强分别焉。

## 酸枣

**【气味】** 酸，平，无毒。[宗奭曰] 微热。[时珍曰] 仁：味甘，气平。[敩曰] 用仁，以叶拌蒸半日，去皮、尖。[之才曰] 恶防己。

**【主治】** 心腹寒热，邪结气聚，四肢酸痛湿痹。久服，安五脏，轻身延年 本经。烦心不得眠，脐上下痛，血转久泄，虚汗烦渴，补中，益肝气，坚筋骨，助阴气，能令人肥健 别录。筋骨风，炒仁研汤服 甄权。

**【发明】** [恭曰] 本经用实疗不得眠，不用言仁。今方皆用仁。补中益肝，坚筋骨，助阴气，皆酸枣仁之功也。[宗奭曰] 酸枣，经不言用仁，而今天下皆用之。[志曰] 按五代史：后唐刊石药验云：酸枣仁，睡多生使，不得睡炒熟。陶云食之醒睡，而经云疗不得眠。盖其子肉味酸，食之使不思睡；核中仁服之，疗不得眠。正如麻黄发汗，根节止汗也。[时珍曰] 酸枣实味酸性收，故主肝病，寒热结气，酸痹久泄，脐下满痛之症。其仁甘而润，故熟用疗胆虚不得眠、烦渴虚汗之症，生用疗胆热好眠，皆足厥阴、少阳药也。今人专以为心家药，殊昧此理。

**【附方】** 旧五，新二。

胆风沉睡 胆风毒气，虚实不调，昏沉多睡。用酸枣仁一两（生用），金挺蜡茶二两（以生姜汁涂，炙微焦），为散。每服二钱，水七分，煎六分，温服。简要济众方。胆虚不眠 心多惊悸。圣惠方：用酸枣仁一两炒香，捣为散。每服二钱，竹叶汤调下。和剂局方：加人参一两，辰砂半两，乳香二钱半，炼蜜丸服。振悸不眠 胡洽方：酸枣仁汤：用酸枣仁二升，茯苓、白术、人参、甘草各二两，生姜六两，水八升，煮三升，分服。图经。虚烦不眠 深师方：酸枣仁汤：用酸枣仁二升，蝭母、干姜、茯苓、芎劳各二两，甘草（炙）一两，以水一斗，先煮枣仁，减三升，乃同煮取三升，分服。图经本草。骨蒸不眠 心烦。用酸枣仁一两，水二盏研绞取汁，下粳米二合煮粥，候熟，下地黄汁一合，再煮，匀食。太平圣惠方。睡中汗出 酸枣仁、人参、茯苓等分。为末。每服一钱，米饮下。简便方。刺入肉中 酸枣核烧末，水服，立出。外台秘要。

### 二、性味归经

甘、酸，平。归肝、胆、心经。

### 三、功能主治

养心补肝，宁心安神，敛汗，生津。用于虚烦不眠，惊悸多梦，体虚多汗，津伤口渴。

### 四、用法用量

内服：煎汤，10～15 g；研末或入丸、散。凡有实邪郁火及患有滑泄症者慎服。

## 五、名医发挥

（1）《本草新编》曰："或问酸枣仁之治心也，不寐则宜炒，多寐则宜生，又云夜不能寐者，必须生用。何其自相背谬耶？不知此实用药之机权也。夫人不寐，乃心气之不安也，酸枣仁安心，宜用之以治不寐矣。然何以炒用枣仁则补心也？夫人多寐，乃心气之大昏也。炒用，则补心气而愈昏；生用，则心清而不寐耳。夜不能寐者，乃心气不交于肾也；日不能寐者，乃肾气不交于心也。肾气不交于心，宜补其肾；心气不交于肾，宜补其心。用枣仁正所以补心也。补心宜炒用矣，何以又生用。不知夜之不寐，正心气之有余，清其心，则心气定，而肾气亦定矣，此所以必须生用。若日夜不寐，正宜用炒，而不宜用生矣。"

（2）《本经疏证》中考证了酸枣与酸枣仁之别，认定《本经》酸枣仁主治是酸枣之功能，非酸枣仁之功能，酸枣治醒睡，酸枣仁自治不眠。后世用酸枣仁诸方，始终只治不睡，并无他歧相搅，乃立异者成为生用能醒神，是牵合陶隐居之说。可见《别录》主治，乃酸枣仁之主治，即其味甘而不酸可证也。杏为心果，其仁入肺而宣气，桃为肺果，其仁入肝而宣血，则枣为脾果，其仁入肾而宣水决矣。虽然，枣仁用酸枣之仁，不用大枣之仁，何也？盖大枣补而仁则泄，酸枣泄而仁则补，《别录》云除枣核中仁味苦，燔之主腹痛邪气，酸枣仁则甘，以是酸枣仁之用广于大枣仁矣。烦心不得睡，水不上济于心也，脐上下痛，水不宣而停于所治也，血转久泄者，肝无所藉而不藏，虚汗烦渴者，心无所资而不润，水气能涵木，木得涵而筋骨遂坚，筋骨肾而阴气有所守，阴气有所守，则阳亦充于外，而肌肉丰气力优矣。

（3）焦淑德《用药心得十讲》认为，古人有生枣仁治多眠，炒枣仁治失眠的说法，但于临床应用与药理实验，均未见如此相反的作用。宋代有的医家提出这是酸枣肉与酸枣仁之误，认为酸枣肉可治多眠，如同麻黄可发汗，麻黄根、节能止汗的道理相同。可供参考。用量一般一至三钱。特殊需要时可用到五钱至一两。肝、胆、心、脾有实热或暑湿内停以及初感风寒者，不宜用。

（4）重庆医学院名老中医马有度自用新炒枣仁粉 6 g 睡前吞服，安神效果明显，且比生品为好。用酸枣仁炒香研粉，并嘱患者用夜交藤、鸡血藤煎汤送服治不寐，自拟方名"枣仁双藤方"，获效明显。每遇虚烦不眠者，马老便在"枣仁双藤方"的基础上，再加入延胡索粉，收效更捷，而且头晕头痛的症状也迅速缓解，此后又将此方命名为"双粉双藤方"。

（5）李玺等应用酸枣仁软胶囊治疗神经衰弱，痊愈率及显效率有明显提高。

# 10.9.4 枸杞地骨皮 《本经》上品

## 一、纲目原文

【释名】 枸檵尔雅（音计）别录作枸忌。枸棘衍义 苦杞诗疏 甜菜图经 天精抱朴 地骨本经 地节本经 地仙日华 却老别录 羊乳别录 仙人杖别录 西王母杖。[时珍曰]枸、杞二树名。此物棘如枸之刺，茎如枸之条，故兼名之。道书言：千载枸杞，其形如犬，故得狗名，未审然否？[颂曰]仙人杖有三种：一是枸杞；一是菜类，叶似苦苣；一是枯死竹竿之色黑者也。

**【集解】** ［别录曰］枸杞生常山平泽，及诸丘陵阪岸。［颂曰］今处处有之。春生苗，叶如石榴叶而软薄堪食，俗呼为甜菜。其茎干高三五尺，作丛。六月、七月生小红紫花。随便结红实，形微长如枣核。其根名地骨。诗小雅云：集于苞杞。陆机诗疏云：一名苦杞。春生，作羹茹微苦。其茎似莓。其子秋熟，正赤。茎、叶及子服之，轻身益气。今人相传谓枸杞与枸棘二种相类。其实形长而枝无刺者，真枸杞也。圆而有刺者，枸棘也，不堪入药。马志注溲疏条云：溲疏有刺，枸杞无刺，以此为别。溲疏亦有巨骨之名，如枸杞之名地骨，当亦相类，用之宜辨。或云：溲疏以高大者为别，是不然也。今枸杞极有高大者，入药尤神良。［宗奭曰］枸杞、枸棘，徒劳分别。凡杞未有无刺者。虽大至于成架，尚亦有棘。但此物小则刺多，大则刺少，正如酸枣与棘，其实一物也。［时珍曰］古者枸杞、地骨取常山者为上，其他丘陵阪岸者皆可用。后世惟取陕西者良，而又以甘州者为绝品。今陕之兰州、灵州、九原以西枸杞，并是大树，其叶厚根粗。河西及甘州者，其子圆如樱桃，暴干紧少而核，干亦红润甘美，味如葡萄，可作果食，异于他处者。沈存中笔谈亦言：陕西极边生者高丈余，大可作柱。叶长数寸，无刺。根皮如厚朴。则入药大抵以河西者为上也。种树书言：收子及掘根种于肥壤中，待苗生，剪为蔬食，甚佳。

**【气味】** 枸杞：苦，寒，无毒。［别录曰］根：大寒。子：微寒，无毒。冬采根，春、夏采叶，秋采茎、实。［权曰］枸杞：甘，平。子、叶同。［宗奭曰］枸杞当用梗皮，地骨当用根皮，子当用红实。其皮寒，根大寒，子微寒。今人多用其子为补肾药，是未曾考竟经意，当量其虚实冷热用之。［时珍曰］今考本经只云枸杞，不指是根、茎、叶、子。别录乃增根大寒、子微寒字，似以枸杞为苗。而甄氏药性论乃云枸杞甘、平，子、叶皆同，似以枸杞为根；寇氏衍义又以枸杞为梗皮，皆是臆说。按陶弘景言枸杞根、实为服食家用。西河女子服枸杞法，根、茎、叶、花、实俱采用。则本经所列气主治，盖通根、苗、花、实而言，初无分别也。后世以枸杞子为滋补药，地骨皮为退热药，始岐而二之。窃谓枸杞苗叶味苦甘而气凉，根味甘淡气寒，子味甘平气平。气味既殊，则功用当别。此后人发前人未到之处者也。

**【主治】** 枸杞：主五内邪气，热中消渴，周痹风湿。久服，坚筋骨，轻身不老，耐寒暑本经。下胸胁气，客热头痛，补内伤大劳嘘吸，强阴，利大小肠别录。补精气诸不足，易颜色，变白，明目安神，令人长寿甄权。

**【发明】** ［时珍曰］此乃通指枸杞根、苗、花、实并用之功也。其单用之功，今列于左：

## 苗

**【气味】** 苦，寒。［权曰］甘，平。［时珍曰］甘，凉。伏砒、砂。

**【主治】** 除烦益志，补五劳七伤，壮心气，去皮肤骨节间风，消热毒，散疮肿大明。和羊肉作羹，益人，除风明目。作饮代茶，止渴，消热烦，益阳事，解面毒，与乳酪相恶。汁注目中，去风障赤膜昏痛甄权。去上焦心肺客热时珍。

## 地骨皮

**【修治】** ［斅曰］凡使根，掘得以东流水浸，刷去土，捶去心，以熟甘草汤浸一宿，焙干用。

**【气味】** 苦，寒。［别录曰］大寒。［权曰］甘，平。［时珍曰］甘、淡，寒。［杲曰］苦，平、寒。升也，阴也。［好古曰］入足少阴、手少阳经。制硫黄、丹砂。

**【主治】** 细剉，拌面煮熟，吞之，去肾家风，益精气甄权。去骨热消渴孟诜。解骨蒸肌热消渴，风湿痹，坚筋骨，凉血元素。治在表无定之风邪，传尸有汗之骨蒸李杲。泻肾火，降肺中伏火，去胞中火，退热，补正气好古。上膈吐血。煎汤嗽口，止齿血，治骨槽风吴瑞。治金疮神验陈承。去下焦肝肾虚热时珍。

## 枸杞子

**【修治】** ［时珍曰］凡用拣净枝梗，取鲜明者洗净，酒润一夜，捣烂入药。

**【气味】** 苦，寒。[权曰]甘，平。

**【主治】** 坚筋骨，耐老，除风，去虚劳，补精气孟诜。主心病嗌干心痛，渴而引饮；肾病消中好古。滋肾润肺。榨油点灯，明目时珍。

**【发明】** [弘景曰]枸杞叶作羹，小苦。俗谚云：去家千里，勿食萝摩、枸杞。此言二物补益精气，强盛阴道也。枸杞根、实为服食家用，其说甚美，名为仙人之杖，远有旨乎？[颂曰]茎、叶及子，服之轻身益气。淮南枕中记载：西河女子服枸杞法：正月上寅采根，二月上卯治服之；三月上辰采茎，四月上巳治服之；五月上午采其叶，六月上未治服之；七月上申采花，八月上酉治服之；九月上戌采子，十月上亥治服之；十一月上子采根，十二月上丑治服之。又有花、实、根、茎、叶作煎，或单榨子汁煎膏服之者，其功并同。世传蓬莱县南丘村多枸杞，高者一二丈，其根盘结甚固。其乡人多寿考，亦饮食其水土之气使然。又润州开元寺大井旁生枸杞，岁久。土人目为枸杞井，云饮其水甚益人也。[敩曰]其根似物形状者为上。[时珍曰]按刘禹锡枸杞井诗云：僧房药树依寒井，井有清泉药有灵。翠黛叶生笼石甃，殷红子熟照铜瓶。枝繁本是仙人杖，根老能成瑞犬形。上品功能甘露味，还知一勺可延龄。又续仙传云：朱孺子见溪侧二花犬，逐入于枸杞丛下，掘之得根，形如二犬。烹而食之，忽觉身轻。周密浩然斋日抄云：宋徽宗时，顺州筑城，得枸杞于土中，其形如葵状，驰献阙下，乃仙家所谓千岁枸杞，其形如犬者。据前数说，则枸杞之滋益不独子，而根亦不止于退热而已。但根、苗、子之气味稍殊，而主治亦未必无别。盖其苗乃天精，苦甘而凉，上焦心肺客热者宜之；根乃地骨，甘淡而寒，下焦肝肾虚热者宜之。此皆三焦气分之药，所谓热淫于内，泻以甘寒也。至于子则甘平而润，性滋而补，不能退热，只能补肾润肺，生精益气。此乃平补之药，所谓精不足者，补之以味也。分而用之，则各有所主；兼而用之，则一举两得。世人但知用黄芩、黄连，苦寒以治上焦之火；黄檗、知母，苦寒以治下焦阴火。谓之补阴降火，久服致伤元气。而不知枸杞、地骨甘寒平补，使精气充而邪火自退之妙，惜哉！予尝以青蒿佐地骨退热，屡有殊功，人所未喻也。兵部尚书刘松石，讳天和，麻城人。所集保寿堂方，载地仙丹云：昔有异人赤脚张，传此方于猗氏县一老人，服之寿百余，行走如飞，发白反黑，齿落更生，阳事强健。此药性平，常服能除邪热，明目轻身。春采枸杞叶（名天精草），夏采花（名长生草），秋采子（名枸杞子），冬采根（名地骨皮），并阴干，用无灰酒浸一夜，晒露四十九昼夜，取日精月华气，待干为末，炼蜜丸如弹子大。每早晚各用一丸细嚼，以隔夜百沸汤下。此药采无刺味甜者，其有刺者服之无益。

**【附方】** 旧十，新十九。

枸杞煎治虚劳，退虚热，轻身益气，令一切痈疽永不发。用枸杞三十斤（春夏用茎、叶，秋冬用根、实），以水一石，煮取五斗，以滓再煮取五斗，澄清去滓，再煎取二斗，入锅煎如锡收之。每早酒服一合。千金方。金髓煎枸杞子逐日摘红熟者，不拘多少，以无灰酒浸之，蜡纸固封，勿令泄气。两月足，取入沙盆中擂烂，滤取汁，同浸酒入银锅内，慢火熬之，不住手搅，恐粘住不匀。候成膏如饧，净瓶密收。每早温酒服二大匙，夜卧再服。百日身轻气壮，积年不辍，可以羽化也。经验。枸杞酒外台秘要云补虚，去劳热，长肌肉，益颜色，肥健人，治肝虚冲感下泪。用生枸杞子五升捣破，绢袋盛，浸好酒二斗中，密封勿泄气，二七日。服之任性，勿醉。○经验方：枸杞酒：变白，耐老轻身。用枸杞子二升（十月壬癸日，面东采之），以好酒二升，瓷瓶内浸三七日。乃添生地黄汁三升，搅匀密封。至立春前三十日，开瓶。每空心暖饮一盏，至立春后髭发却黑。勿食芜荑、葱、蒜。四神丸治肾经虚损，眼目昏花，或云翳遮睛。甘州枸杞子一斤，好酒润透，分作四分：四两用蜀椒一两炒，四两用小茴香一两炒，四两用脂麻一两炒，四两用川楝肉一两炒，拣出枸杞，加熟地黄、白术、白茯苓各一两，为末，炼蜜丸，日服。瑞竹堂方。肝虚下泪枸杞子二升，绢袋盛，浸一斗酒中（密封）三七日，饮之。龙木论。目赤生翳枸杞子捣汁，日点三五次，神验。肘后方。面黯奸疱枸杞子十斤，生地黄三斤。为末。每服方寸匕，温酒下，日三服。久则童颜。圣惠方。注夏虚病枸杞子、五味子研细，滚水泡，封三日，代茶饮效。摄生方。地骨酒壮筋骨，补精髓，延年耐老。枸杞根、生地黄、甘菊花各一斤，捣碎，以水一石，煮取汁五斗，炊糯米五斗，细曲拌匀，入瓮如常封酿。待熟澄清，日饮三盏。圣济细录。虚劳客热枸杞根，为末。白汤调服。有痼疾人勿服。千金方。骨蒸烦热及一切虚劳烦热，大病后烦热，并用地仙散：地骨皮二两，防风一两，甘草（炙）半两。每用五钱，生姜五片，水煎服。济生方。**热劳如燎**地骨皮二两，柴胡一两，为末。每服二钱，麦门冬汤下。圣济总录。**虚劳苦渴**骨节烦热，或寒。用枸杞根白皮（切）五升，麦门冬三升，小麦二升，水二斗，煮至麦熟，去滓。每服一升，口渴即饮。千金方。**肾虚腰痛**枸杞根、杜仲、萆薢各一斤，好酒三斗渍之，罂中密封，锅中煮一日。饮之任意。千金方。**吐血不止**枸杞根、子、皮为散，水煎。日日饮之。圣济总录。**小便出血**新地骨皮洗净，捣自然汁（无汁则以水煎汁）。每服一盏，入酒少许，食前温服。简便方。**带下脉数**枸杞根一斤，生地黄五斤，酒一斗，煮五升。日日服之。千金方。**天行赤目**暴肿。地骨皮三斤，水三斗，煮三升，去滓，入盐一两，取二升。频频洗点。龙上谢道人天竺经。**风虫牙痛**枸杞根白皮，煎醋漱之，虫即出。亦可煎水饮。肘后方。**口舌糜烂**地骨皮汤：治膀胱移热于小肠，上为口糜，生疮溃烂，心胃壅热，水谷不下。用柴胡、地骨皮各三钱，水煎服之。东垣兰室秘藏。**小儿耳疳**生于耳后，肾疳也。地骨皮一味，煎汤洗之。仍以香油调末搽之。○高文虎蓼花洲闲录。**气瘘疳疮**多年不愈者。应效散（又名托里散）：用地骨皮（冬月者）为末。每用纸捻蘸入疮内。频用自然生肉。更以米饮服二钱，一日三服。外科精义。**男子下疳**先以浆水洗之，后搽地骨皮末。生肌止痛。卫生宝鉴。**妇人阴肿**或生疮。枸杞根煎水，频洗。永类方。**十三种疔**春三月上建日采叶（名天精），夏三月上建日采枝（名枸杞），秋三月上建日采子（名却老），冬三月上建日采根（名地骨），并暴干为末（如不得依法采，但得一种亦可），用绯缯一片裹药。牛黄一梧子大，反钩棘针三七枚，赤小豆七粒，为末。先于缯上铺乱发□鸡子大，乃铺牛黄等末，卷作团，以发束定，熨斗中炒令沸定，刮捣为末。以一方寸匕，合前枸杞末二匕，空心酒服二钱半，日再服。千金方。**痈疽恶疮**脓血不止。地骨皮不拘多少，洗净，刮去粗皮，取细白穰。以粗皮同骨煎汤洗，令脓血尽。以细穰贴之，立效。有一朝士，腹胁间病疽经岁。或以地骨皮煎汤淋洗，出血一二升。家人惧，欲止之。病者曰疽似少快。更淋之，用五升许，血渐淡乃止。以细穰贴之，次日结痂愈。唐慎微本草。**瘰疬出汗**着手、足、肩、背，累累如赤豆。用枸杞根、葵根叶煮汁，煎如饴，随意服之。千金方。**足趾鸡眼**作痛作疮。地骨皮同红花研细傅之，次日即愈。闺阁事宜。**火赫毒疮**此患急防毒气入心腹。枸杞叶捣汁服，立瘥。肘后方。**目涩有翳**枸杞叶、车前叶二两，挼汁，以桑叶裹，悬阴地一夜。取汁点之，不过三五度。十便良方。**五劳七伤**庶事衰弱。枸杞叶半斤（切），粳米二合，豉汁和，煮作粥，日日食之良。经验方。**澡浴除病**正月一日，二月二日，三月三日，四月四日，以至十二月十二日，皆用枸杞叶煎汤洗澡。令人光泽，百病不生。洞天保生录。

## 二、性味归经

甘，平。归肝、肾经。

## 三、功能主治

滋补肝肾，益精明目。用于肝肾阴虚及早衰证，两目干涩，内障目昏。

## 四、用法用量

内服：煎汤，6～12 g。

## 五、名医发挥

（1）《医学入门》中五子衍宗丸中用枸杞配合菟丝子等做成蜜丸，用淡盐水送服，治疗男子阳痿早泄，久不生育，须发早白及小便后余沥不禁。温补派代表张景岳认为："枸杞味重而纯，擅长补阴，阴中有阳，故能补气；所以滋阴而不致阴衰，助阳而能使阳旺；其功则明耳目，添精固髓，健骨强筋，善补劳伤，尤止消渴，真阴虚而脐痛不止者，多有神效"，设赞育丹治疗肾阴阳两虚证。

（2）《本草汇言》云："俗云枸杞善能治目，非治目也，能壮精益神，神满精足，故治目有效。又言治风，非治风也，能补血生营，血足风灭，故治风有验也。世俗但知补气必用参、芪，补血必用归、地，补阳必用桂、附，补阴必用知、柏，降火必用芩、连，散湿必用苍、朴，祛风必用羌、独、防风，殊不知枸杞能使气可充，血可补，阳可生，阴可长，火可降，风湿可去，有十全之妙用焉。"对枸杞的功效描述似有夸大之嫌，临床可参考运用。

（3）总结名老中医治疗糖尿病肾病的经验方及病案中所用之方药，当代名医家最常用的药物是黄芪、茯苓、大黄、生地、丹参、山萸肉、当归、山药、泽泻、益母草、白术、党参、枸杞、甘草、黄连、附子、陈皮、猪苓等。

## 10.9.5 茯苓 《本经》上品

### 一、纲目原文

【释名】　伏灵纲目伏菟本经松腴宿　不死面记事味　抱根者名伏神别录 ［宗奭曰］多年樵斫之松根之气味，抑郁未绝，精英未沦。其精气盛者，发泄于外，结为茯苓，故不抱根，离其本体，有零之义也。津气不盛，只能附结本根，既不离本，故曰伏神。［时珍曰］茯苓，史记·龟筴传作伏灵。盖松之神灵之气，伏结而成，故谓之伏灵、伏神也。仙经言：伏灵大如拳者，佩之令百鬼消灭，则神灵之气，盖可征矣。俗作苓者，传写之讹尔。下有伏灵，上有兔丝，故又名伏兔。或云"其形如兔，故名"，亦通。

【集解】　［别录曰］伏苓、伏神生太山山谷大松下。二月、八月采，阴干。［弘景曰］今出郁州。大者如三、四升器，外皮黑而细皱，内坚白，形如鸟、兽、龟、鳖者良。虚赤者不佳。性无朽蛀，埋地中三十年，犹色理无异也。［恭曰］今太山亦有伏苓，实而理小，不复采用。第一出华山，形极粗大。雍州·南山亦有，不如华山。［保昇曰］所在大松处皆有，惟华山最多。生枯松树下，形块无定，以似龟、鸟形者为佳。［禹锡曰］范子计然言：茯苓出嵩山及三辅。淮南子言：千年之松，下有茯苓，上有兔丝。典术言：松脂入地千岁为伏苓，望松树赤者下有之。广志言：伏神乃松汁所结，胜于伏苓。或云即伏苓贯彻松根者。生朱提、濮阳县。［颂曰］今太、华、嵩山皆有之。出大松下，附根而生，无苗、叶、花、实，作块如拳在土底，大者至数斤，有赤、白二种。或云松脂变成，或云假松气而生。今东人见山中古松久为人斩伐，其枯折槎枿，枝叶不复上生者，谓之茯苓拨。即于四面丈余地内，以铁头锥刺地。如有茯苓，则锥固不可拔，乃掘取之。其拨大者，伏苓亦大。皆自作块，不附着根。其包根面轻虚者为伏神。则假气生者，其说胜矣。龟筴传云：茯苓在兔丝之下，状如飞鸟之形。新雨已霁，天静无风，以火夜烧兔丝去之，即篝烛此地罩之，火灭即记其处。明乃掘取，入地四尺或七尺得矣。此类今不闻有之。［宗奭曰］上有兔丝之说，甚为轻信。［时珍曰］下有茯苓，则上有灵气如丝之状，山人亦时见之，非兔丝子之兔丝也。注淮南子者，以兔丝子与女萝为说，误矣。伏苓有大如斗者，有坚如石者，绝胜。其轻虚者不佳，盖年浅未坚故尔。刘宋·王微茯苓赞云：皓苓下居，彤丝上荟。中状鸡凫，其容龟蔡。神侔少司，保延幼艾。终志不移，柔红可佩。观此彤丝，即兔丝之证矣。寇氏未解此义。

【修治】　［敩曰］凡用皮、去心，捣细，于水盆中搅浊，浮者滤去之。此是伏苓赤筋，若误服饵，令人瞳子并黑睛点小，兼盲目也。［弘景曰］作丸散者，先煮二三沸乃切，暴干用。

【气味】　甘，平，无毒。［元素曰］性温，味甘而淡，气味俱薄，浮而升，阳也。［之才曰］马间为之使。得甘草、防风、芍药、紫石英、麦门冬，共疗五脏。恶白敛，畏牡蒙、地榆、雄黄、秦艽、龟甲，忌米醋及酸物。弘景曰：药无马间，或者马茎也。［恭曰］李氏本草：马刀为茯苓使。间字草书似刀字，传讹尔。［志曰］二注恐皆非也。当是马蔺字。

【主治】　胸胁逆气，忧恚惊邪恐悸，心下结痛，寒热烦满咳逆，口焦舌干，利小便。久服，安魂养神，不饥延年本经。止消渴好睡，大腹淋沥，膈中痰水，水肿淋结，开胸腑，调脏气，伐肾邪，长阴，益气力，保神气别录。开胃止呕逆，善安心神，主肺痿痰壅，心腹胀满，小儿惊痫，女人热淋甄权。补五劳七伤，开心益志，止健忘，暖腰膝，安胎大明。止渴，利小便，除湿益燥，和中益气，利腰脐间血元素。逐水缓脾，生津导气，平火止泄，除虚热，开腠理李杲。泻膀胱，益脾胃，治肾积奔豚好古。

### 赤茯苓

【主治】 破结气甄权。泻心、小肠、膀胱湿热，利窍行水时珍。

### 茯苓皮

【主治】 水肿肤胀，开水道，开腠理时珍。

【发明】 ［弘景曰］茯苓白色者补，赤色者利。俗用甚多，仙方服食亦为至要。云其通神而致灵，和魂而炼魄，利窍而益肌，厚肠而开心，调营而理卫，上品仙药也。善能断谷不饥。［宗奭曰］伏苓行水之功多，益心脾不可缺也。［元素曰］伏苓赤泻白补，上古无此说。气味俱薄，性浮而升。其用有五：利小便也，开腠理也，生津液也，除虚热也，止泻也。如小便利或数者，多服则损人目。汗多人服之，亦损元气，夭人，为其淡而渗也。又云：淡为天之阳，阳当上行，何以利水而泻下？气薄者阳中之阴，所以伏苓利水泻下。不离阳之体，故入手太阳。［杲曰］白者入壬癸，赤者入丙丁。味甘而淡，降也，阳中阴也。其用有六：利窍而除湿，益气而和中，治惊悸，生津液，小便多者能止，小便结者能通。又云：湿淫所胜，小便不利。淡以利窍，甘以助阳。甘平能益脾逐水，乃除湿之圣药也。［好古曰］白者入手太阴、足太阳、经气分，赤者入足太阴、手少阴、太阳气分。伐肾邪。小便多，能止之；小便涩，能利之。与车前子相似，虽利小便而不走气。酒浸与光明朱砂同用，能秘童元。味甘而平，如何是利小便耶？［震亨曰］伏苓，得松之余气而成，属金，仲景利小便多用之，此暴新病之要药也。若阴虚者，恐未为宜。此物有行水之功，久服损人。八味丸用之者，亦不过接引他药归就肾经，去胞中久陈积垢，为般运之功尔。［时珍曰］伏苓本草又言利小便，伐肾邪。至李东垣、王海藏乃言小便多者能止，涩者能通，同朱砂能秘真元。而朱丹溪又言阴虚者不宜用，义似相反，何哉？伏苓气味淡而渗，其性上行，生津液，开腠理，滋水之原而下降，利小便。故张洁古谓其属阳，浮而升，言其性也；东垣谓其为阳中之阴，降而下，言其功也。素问云：饮食入胃，游溢精气，上输于肺，通调水道，下输膀胱。观此，则知淡渗之药，俱皆上行而后下降，非直下行也。小便多，其源亦异。素问云：肺气盛则小便数而欠，虚则欠**㰦**，小便遗数。心虚则少气遗溺。下焦虚则遗溺。胞移热于膀胱则遗溺。膀胱不利为癃，不约为遗。厥阴病则遗溺闭癃。所谓肺气盛者，实热也。其人必气壮脉强，宜用茯苓甘淡以渗其热，故曰：小便多者能止也。若夫肺虚、心虚、胞热、厥阴病者，皆虚热也。其人必上热下寒，脉弱而弱。法当用升阳之药，以升水降火。膀胱不约、下焦虚者，乃火投于水，水泉不藏，脱阳之症。其人必肢冷脉迟。法当用温热之药，峻补其下，交济坎离。二症皆非伏苓辈淡渗之药所可治，故曰：阴虚者不宜用也。仙家虽有服食之法，亦当因人而用焉。

### 茯 神

【气味】 甘，平，无毒。

【主治】 辟不祥，疗风眩风虚，五劳口干，止惊悸、多恚怒、善忘，开心益智，安魂魄，养精神别录。补劳乏，主心下急痛坚满。人虚而小肠不利者，加而用之甄权。

神木即伏神心内木也，又名黄松节。

【主治】 偏风，口面㖞斜，毒风，筋挛不语，心神惊掣，虚而健忘甄权。治脚气痹痛，诸筋牵缩时珍。

【发明】 ［弘景曰］仙方止云伏苓而无伏神，为疗既同，用应无嫌。［时珍曰］神农本草止言伏苓，名医别录始添伏神，而主治皆同。后人治心病必用伏神。故洁古张氏云：风眩心虚，非伏神不能除。然伏苓亦未尝不治心病也。陶弘景始言伏苓赤泻白补。李杲复分赤入丙丁、白入壬癸。此其发前人之秘者。时珍则谓伏苓、伏神，只当云赤入血分，白入气分，各从其类，如牡丹、芍药之义，不当以丙丁、壬癸分，则白伏神不能治心病，赤伏苓不能入膀胱矣。张元素不分赤白之说，于理欠通。圣济录松节散：用伏神心中木一两，乳香一钱，石器炒，研为末。每服二钱，木瓜酒下。治风寒冷湿搏于筋骨，足筋挛痛，行步艰难，但是诸筋挛缩疼痛并主之。

**【附方】** 旧五，新二十六。

服茯苓法 ［颂曰］集仙方多单饵伏苓。其法：取白伏苓五斤，去黑皮，捣筛，以熟绢囊盛，于二斗米下蒸之，米熟即止，暴干又蒸，如此三遍。乃取牛乳二斗和合，着铜器中，微火煮如膏，收之。每食，以竹刀割，随性饱食，辟谷不饥也。如欲食谷，先煮葵汁饮之。又伏苓酥法：白伏苓三十斤（山之阳者甘美，山之阴者味苦），去皮薄切，暴干蒸之。以汤淋去苦味，淋之不止，其汁当甜。乃暴干筛末，用酒三石、蜜三升相和，置大瓮中，搅之百匝，密封勿泄气。冬五十日，夏二十五日，酥自浮出酒上。掠取，其味极甘美。作掌大块，空室中阴干，色赤如枣。饥时食一枚，酒送之，终日不食，名神仙度世之法。又服食法：以伏苓合白菊花（或合桂心，或合术）为散、丸自任。皆可常服，补益殊胜。儒门事亲方：用伏苓四两，头白面二两，水调作饼，以黄蜡三两煎熟。饱食一顿，便绝食辟谷。至三日觉难受，以后气力渐生也。经验后方：服法：用华山挺子伏苓，削如枣大方块，安新瓮内，好酒浸之，纸封一重，百日乃开，其色当如饧糖。可日食一块，至百日肌体润泽，一年可夜视物，久久肠化为筋，延年耐老，面若童颜。嵩高记：用伏苓、松脂各二斤，淳酒浸之，和以白蜜。日三服之，久久通灵。又法：白伏苓去皮，酒浸十五日，漉出为散。每服三钱，水调下，日三服。孙真人枕中记云：伏苓久服，百日病除，二百日昼夜不眠，二年役使鬼神，四年后玉女来侍。葛洪抱朴子云：壬子季夜伏苓十八年，玉女从之，能隐能彰，不食谷，灸瘢灭，面体玉泽。又黄初起服茯苓五万日，能坐在立亡，日中无影。交感丸方见草部莎根下。吴仙丹方见果部吴茱萸下。胸胁气逆胀满。伏苓一两，人参半两。每服三钱，水煎服，日三。圣济总录。养心安神朱雀丸：治心神不定，恍惚健忘不乐，火不下降，水不上升，时复振跳。常服，消阴养火，全心气。伏神二两（去皮），沉香半两，为末，炼蜜丸小豆大。每服三十丸，食后人参汤下。百一选方。血虚心汗别处无汗，独心孔有汗，思虑多则汗亦多，宜养心血。以艾汤调伏苓末，日服一钱。证治要诀。心虚梦泄或白浊。白伏苓末二钱，米汤调下，日二服。苏东坡方也。直指方。虚滑遗精白伏苓二两，缩砂仁一两，为末，入盐二钱。精羊肉批片，掺药炙食，以酒送下。普济方。漏精白浊方见菜部薯蓣下。浊遗带下威喜丸：治丈夫元阳虚惫，精气不固，小便不浊，余沥常流，梦寐多惊，频频遗泄，妇人白淫白带并治之。白伏苓（去皮）四两作匮，以猪苓四钱半，入内煮二十余沸，取出日干，择去猪苓，为末，化黄蜡搜和，丸弹子大。每嚼一丸，空心津下，以小便清为度。忌米醋。李时珍曰：抱朴子伏苓千万岁，其上生小木，状似莲花，名曰木威喜芝。夜视有光，烧之不焦，带之辟兵，服之长生。和剂局方威喜丸之名，盖取诸此。小便频多白伏苓（去皮）、干山药（去皮，以白矾水渰过，焙）等分，为末。每米饮服二钱。儒门事亲方。小便不禁伏苓丸：治心肾俱虚，神志不守，小便淋沥不禁。用白伏苓、赤伏苓等分，为末。以新汲水挼洗去筋，控干，以酒煮地黄汁捣膏搜和，丸弹子大。每嚼一丸，空心盐酒下。三因方。小便淋浊由心肾气虚，神志不守，或梦遗白浊。赤、白伏苓等分，为末，新汲水飞去沫，控干。以地黄汁同捣，酒熬作膏，和丸弹子大。空心盐汤嚼下一丸。三因方。下虚消渴上盛下虚，心火炎烁，肾水枯涸，不能交济而成渴症。白伏苓一斤，黄连一斤，为末，熬天花粉作糊，丸梧子大。每温汤下五十丸。德生堂经验方。下部诸疾龙液膏：用坚实白伏苓去皮焙研，取清溪流水浸去筋膜，复焙，入瓷罐内，以好蜜和匀，入铜釜内，重汤桑柴火煮一日，取出收之。每空心白汤下二三匙，解烦郁躁渴。一切下部疾，皆可除。积善堂方。飧泄滑痢不止。白伏苓一两，木香（煨）半两，为末。紫苏木瓜汤下二钱钱。百一选方。妊娠水肿小便不利，恶寒。赤伏苓（去皮）、葵子各半两，为末。每服二钱，新汲水下禹讲师方。卒然耳聋黄蜡不拘多少，和伏苓末细嚼，茶汤下。普济方。面䵟雀斑白伏苓末，蜜和，夜夜傅之，二七日愈。姚僧坦集验方。猪鸡骨哽五月五日，采楮子（晒干）、白伏苓等分，为末，每服二钱，乳香汤下。一方不用楮子，以所哽骨煎汤下。经验良方。痔漏神方赤、白伏苓（去皮）、没药各二两，破故纸四两，石臼捣成一块。春、秋酒浸三日，夏二日，冬五日；取出木笼蒸熟，晒干为末，酒糊丸梧子大。每酒服二十丸，渐加至五十丸。草炳集验方。血余怪病手十指节断坏，惟有筋连，无节肉，虫出如灯心，长数尺，遍身绿毛卷，名曰血余。以伏苓、胡黄连煎汤，饮之愈。夏子益奇疾方。水肿尿涩伏苓皮、椒目等分，煎汤，日饮取效。普济方。

## 二、性味归经

甘、淡，平。归心、肺、脾、肾经。

## 三、功能主治

茯苓：利水渗湿，健脾，宁心。用于水肿尿少，痰饮眩悸，脾虚食少，便溏泄泻，心神不安，惊悸失眠。

茯苓皮：利水消肿。用于水肿，小便不利。

茯神：宁心安神。用于心神不宁，惊悸，健忘等。

## 四、用法用量

10～15 g，茯苓皮15～30 g，内服煎汤或入丸散。宁心安神用朱砂拌。阴虚而无湿热、虚寒滑精、气虚下陷者慎服。

## 五、名医发挥

（1）《本草经疏》："茯苓，其味甘平，性则无毒，入手足少阴，手大阳，足太阴、阳明经，阳中之阴也。胸胁逆气，邪在手少阴也；忧恚惊邪，皆心气不足也；恐悸者，肾志不足也；心下结痛，寒热烦满，咳逆，口焦舌干，亦手少阴受邪也。甘能补中，淡而利窍，补中则心脾实，利窍则邪热解，心脾实则忧恚惊邪自止，邪热解则心下结痛、寒热烦满、咳逆、口焦舌干自除，中焦受湿热，则口发渴，湿在脾，脾气弱则好睡，大腹者，脾土虚不能利水，故腹胀大也。淋沥者，脾受湿邪，则水道不利也。膈中痰水水肿，皆缘脾虚所致，中焦者，脾土之所治也，中焦不治，故见斯病，利水实脾，则其证自退矣。开胸腑，调脏气，伐肾邪者，何莫非利水除湿，解热散结之功也。白者入气分，赤者入血分，补心益脾，白优于赤，通利小肠，专除湿热，赤亦胜白。"

（2）《本草正》："茯苓，能利窍去湿，利窍则开心益智，导浊生津；去湿则逐水燥脾，补中健胃；祛惊痫，厚肠藏，治痰之本，助药之降。以其味有微甘，故曰补阳。但补少利多，故多服最能损目，久弱极不相宜。若以人乳拌晒，乳粉既多，补阴亦妙。"

（3）《本草求真》："茯苓入四君，则佐参术以渗脾家之湿，入六味，则使泽泻以行肾邪之余，最为利水除湿要药。书曰健脾，即水去而脾自健之谓也。……且水既去，则小便自开，安有癃闭之虑乎，水去则内湿已消，安有小便多见之谓乎。故水去则胸膈自宽而结痛烦满不作，水去则津液自生而口苦舌干悉去。"

（4）《本经疏证》："夫气以润而行，水以气而运，水停即气阻，气阻则水淤。茯苓者，纯以气为用，故其治咸以水为事，观于仲景书，其显然可识者，如随气之阻而宣水（茯苓甘草汤）；随水之淤而化气（五苓散）；气以水而逆，则冠以导水而下气随之（茯苓桂枝甘草大枣汤、茯苓桂枝白术甘草汤）；水以气而涌，则首下气而导水为佐（桂枝五味甘草及诸加减汤）；水与气并壅于上，则从旁泄而虑伤无过（茯苓杏仁甘草汤、茯苓戎盐汤、茯苓泽泻汤）；气与水偕溢于外，则从内挽而防脱其阳（防己茯苓汤）；气外耗则水内迫，故为君于启阳之剂（茯苓四逆汤）；气下阻则水中停，故见功于妊娠之痼（桂枝茯苓丸、葵子茯苓散）。凡此皆起阴以从阳，布阳以化阴，使清者条鬯，浊者自然退听，或从下行，或从外达，是用茯苓之旨，在补不在泄，茯苓之用，在泄不在补矣。"

（5）《世补斋医书》："茯苓一味，为治痰之主药，痰之本，水也，茯苓可以行水。痰之动，湿也，茯苓又可行湿。"

（6）王琦应用桂枝茯苓丸治疗男科疾病，桂枝茯苓丸由桂枝、茯苓、丹皮、桃仁、芍药组成。

# 10.10　服器部

李时珍曰：敝帷敝盖，圣人不遗，木屑竹头，贤者注意，无弃物也。中流之壶拯溺，雪窖之毡救危，无微贱也。服帛器物，虽属尾琐[1]，而仓猝值用[2]，亦奏奇功，岂可藐视而漫不经神耶？旧本散见草、木、玉石、虫鱼、人部。今集其可备医用者，凡七十九种，为服器部。分为二部：曰服帛，曰器物。草部十六种，木部十九种，玉石部二种，虫鱼部五种，人部一种，共四十三种。

**注　释**

[1]尾琐：细小琐碎。
[2]仓猝值用：仓促之间能排上用场。

# 10.11　虫部

李时珍曰：蟲乃生物之微者，其类甚繁，故字从三虫会意。按《考工记》云：外骨、内骨、却行、仄行、连行、纡行，以脰鸣、注（咮同）鸣、旁鸣、翼鸣、腹鸣、胸鸣者，谓之小虫之属。其物虽微，不可与麟、凤、龟、龙为伍；然有羽、毛、鳞、介、倮之形，胎、卵、风、湿、化生之异，蠢动含灵，各具性气。录其功，明其毒，故圣人辨之。况蜩、范虫、蚁、蚳，可供馈食者，见于《礼记》；蜈、蚕、蟾、蝎，可供匕剂者，载在方书。周官有庶氏除毒蛊[1]，翦氏除蠹物，蝈氏去蛙黾，赤犮氏除墙壁狸虫（蠼螋[2]之属），壶涿氏除水虫（狐蜮[3]之属）。则圣人之于微琐，罔不致慎。学者可不究夫物理而察其良毒乎？于是集小虫之有功、有害者为虫部，凡一百六种，分为三类：曰卵生，曰化生，曰湿生。旧本虫鱼部三品，共二百三十六种。今析出鳞、介二部，并入六种，移八种入禽兽、服器部，自有名未用移入六种，木部移入二种。

**注　释**

[1]毒蛊：即蛊毒。相传为一类人工培养、可以暗中毒人的虫，也泛指诸种虫毒。
[2]蠼螋：qú sǒu，一类微小昆虫，喜夜间活动，白天隐蔽在阴暗处，一般不直接危害人类，但古代将某些疾病归结于该虫，甚至认为沾染该虫尿液也能生疮。

［3］狐蜮：狐、蜮，均为古代水虫的名字，能引起人的疾病。蜮，yù。

## 10.11.1 水蛭 《本经》下品

### 一、纲目原文

**【释名】** 蚑与蛭同。尔雅作蚑。至掌别录大者名马蜞唐本马蛭唐本马蟥衍义马鳖衍义[时珍曰]方音讹蛭为痴，故俗有水痴、草痴之称。[宗奭曰]汴人谓大者为马鳖，腹黄者为马蟥。

**【集解】** [别录曰]水蛭生雷泽池泽。五月、六月采，暴干。[弘景曰]处处河池有之，蚑有数种，以水中马蜞得啮人，腹中有血者，干之为佳。山蚑及诸小者，皆不堪用。[恭曰]有水蛭、草蛭，大者长尺许，并能咂牛、马、人血。今俗多取水中小者，用之大效，不必食人血满腹者。其草蛭在深山草上，人行即着胫股，不觉入于肉中，产育为害，山人自有疗法。[保昇曰]惟采水中小者用之。别有石蛭生石上，泥蛭生泥中，二蛭头尖腰粗色赤。误食之，令人眼中如生烟，渐致枯损。[时珍曰]李石续博物志云：南方水痴似鼻涕，闻人气闪闪而动，就人体成疮，惟以麝香、朱砂涂之即愈。此即草蛭也。

**【修治】** [保昇曰]采得，以竹筒盛；待干，用米泔浸一夜，暴干，以冬猪脂煎令焦黄，然后用之。[藏器曰]收干蛭，当展其身令长，腹中有子者去之。性最难死，虽以火炙，亦如鱼子烟熏经年，得水尤活也。[大明曰]此物极难修治，须细剉，以微火炒，色黄乃熟。不尔，入腹生子为害。[时珍曰]昔有途行饮水，及食水菜，误吞水蛭入腹，生子为害，咳唾脏血，肠痛黄瘦者，惟以田泥或捣黄土水饮数升，则必尽下出也。盖蛭在人腹，忽得土气而下尔。或以牛、羊热血一二升，同猪脂饮之，亦下也。

**【气味】** 咸、苦，平，有毒。[别录曰]微寒。畏石灰、食盐。

**【主治】** 逐恶血瘀血月闭，破血癥积聚，无子，利水道本经。堕胎别录。治女子月闭，欲成血劳药性。咂赤白游疹，及痈肿毒肿藏器。治折伤坠扑畜血有功寇宗奭。

**【发明】** [成无己曰]咸走血，苦胜血。水蛭之咸苦，以除蓄血，乃肝经血分药，故能通肝经聚血。[弘景曰]楚王食寒菹，见蛭吞之，果能去结积。虽曰阴祐，亦是物性兼然。[藏器曰]此物难死，故为楚王之病也。[时珍曰]按贾谊新书云：楚惠王食寒菹得蛭，恐监官当死，遂吞之，腹有疾而不能食。令尹曰：天道无亲，惟德是辅。王有仁德，病不为伤。王果病愈。此楚王吞蛭之事也。王充论衡亦云：蛭乃食血之虫，楚王殆有积血之病，故食蛭而病愈也。与陶说相符。

**【附方】** 旧四，新六。

**漏血不止**水蛭，炒为末，酒服一钱，日二服，恶血消即愈。千金。**产后血运**：血结聚于胸中，或偏于少腹，或连于胁肋。用水蛭（炒）、虻虫（去翅、足，炒）、没药、射香各一钱，为末，以四物汤调下。血下痛止，仍服四物汤。命集。**折伤疼痛**水蛭，新瓦焙为细末。酒服二钱。食顷作痛，可更一服。痛止，便将折骨药封，以物夹定，调理。经验方。**跌扑损伤**瘀血凝滞，心腹胀痛，大小便不通欲死。用红蛭（石灰炒黄）半两，大黄、牵牛头末各二两，为末。每服二钱，热酒调下。当下恶血，以尽为度。名夺命散。济生。**坠跌打击**内伤神效方：水蛭、射香各一两剉碎，烧令烟出，为末。酒服一钱，当下畜血。未止再服，其效如神。古今录验方。**杖疮肿痛**水蛭，炒研，同朴硝等分。研末，水调傅之。周密志雅堂抄。**赤白丹肿**[藏器曰]以水蛭十余枚，令咂病处，取皮皱肉白为效。冬月无蛭，地中掘取，暖水养之令动。先净人皮肤，以竹筒盛蛭合之，须臾咬咂，血满自脱，更用饥者。**痈肿初起**同上方法。**绉染白须**谈野翁方：用水蛭为极细末，以龟尿调，捻须梢，自行入根也。一用白乌骨鸡一只，杀血入瓶中，纳活水蛭数十内，待化成水，以猪胆皮包指，蘸捻须梢，自黑入根也。普济：用大水蛭七枚为末，汞一两，以银三两作小盒盛之。用蚯蚓泥固济半指厚，深埋马粪中。四十九日取出，化为黑油。以鱼脬笼指，每蘸少许捻须上，其油自然倒行至根，变为黑色也。又黑须倒卷帘方：用大马蜞二三十条，竹筒装之，夜置露处受气。饿过七日，以鸡冠血磨京墨与食，过四五次，复阴干。将猪胫骨打断，放蜞入内，仍合定，铁线缠住，盐泥涂之。干时放地上，火煅五寸香；二次，退开三寸火，又五寸香；三次，再退远火，又五寸香，取出为末。将猪胆皮包指，承末搽须梢，即倒上也。

## 二、性味归经

咸、苦，平；有小毒。归肝经。

## 三、功能主治

破血通络，逐瘀消癥。用于血瘀经闭，癥瘕积聚，中风偏瘫，跌打损伤，心腹疼痛。

## 四、用法用量

内服：煎汤，1.5～3 g；研磨服，0.3～0.5 g，以入丸、散或研磨服为宜。或以鲜活者放置瘀肿局部吸血消瘀。孕妇及月经过多者忌用。

## 五、名医发挥

（1）张锡纯在治疗癥瘕的过程中，用水蛭有其独到之处，主要表现为以下二个方面：①提倡水蛭生用。张锡纯先生认为水蛭最宜生用，甚忌火炙，认为水蛭原得水之精气而生，炙后则伤水之精气，破血消癥。②重视水蛭配伍，水蛭合鸡内金增疗效，水蛭合参、芪、术缓正气。

（2）王为兰认为水蛭是破血逐瘀最为理想的药物。对于产后恶露不绝、腹痛拒按、血块紫黑者，王老依通因通用之法，用一味水蛭攻逐瘀血，药精力专，取效快捷。在水蛭用法方面，王老强调以生用晒干研粉为佳，不可油炙或焙干，入煎剂效果差，而改用水蛭粉冲服，破血之力明显增强。在用量方面，历代医家皆主张不宜大，而王老体会从小剂量 1.5 g 开始，直至增到 30 g，均未见任何不良反应。因此认为，水蛭破血之力平和，可根据病情，在 1.5～30 g 之间选择运用。

（3）颜德馨认为不论瘀血是何种原因所致，均可选水蛭投之。一般新病瘀血多实，宜峻剂攻瘀，祛瘀务净，以免残废羁留，造成后患，故用水蛭剂量宜大，使瘀血骤化，然后渐次减量，以祛残留之瘀。久病之瘀多虚，宜峻药缓攻，缓缓图治，以免攻伐太过，耗伤正气，故初用水蛭，剂量宜小，待有动静，渐次加重，使瘀结之凝血缓缓消散，达到气血调和的目的。用法用量方面，多以生水蛭粉装入胶囊口服法，每日 1～6 g。

（4）李祥云用水蛭治疗妇科病，善将其与地鳖虫配伍，作为子宫内膜异位症、卵巢囊肿、子宫肌瘤、输卵管炎变阻塞治疗的常用药。与当归、川芎、赤芍、凌霄花等合用，用于妇科盆腔手术后血栓性静脉炎、黄素化卵泡不破裂综合征、闭经、人流术后宫腔粘连等，收效显著。常用剂量为 9～12 g，临床未发现明显副反应。

# 10.11.2 蜈蚣 《本经》下品

## 一、纲目原文

【释名】 蒺藜 尔雅 蝍蛆 尔雅 天龙 ［弘景曰］庄子：蝍蛆甘带。淮南子云：腾蛇游雾而殆于蝍蛆。蝍蛆，蜈蚣也，性能制蛇。见大蛇，便缘上啖其脑。［恭曰］山东人呼蜘蛛一名蝍蛆，亦能制蛇，而蜘蛛条无制蛇之说。庄子、淮南并谓蜈蚣也。［颂曰］按尔雅：蒺藜，蝍蛆也。郭注云：似蝗而大腹、角，能食蛇脑。乃别似一物。[时珍曰]按张揖广雅及淮南子注，皆谓蝍蛆为蜈蚣，与郭说异。许慎以蝍蛆为蟋蟀，能制蛇。又以蝍蛆为马蚿，因马蚿有蛆蝶之名，并误矣。

**【集解】** [别录曰]蜈蚣生大吴川谷及江南。头、足赤者良。[弘景曰]今赤足者，多出京口、长山、高丽山、茅山，于腐烂积草处得之，勿令伤，暴干。黄足者甚多而不堪用，人以火炙令赤当之，非真也。蜈蚣啮人，以桑汁、白盐涂之即愈。[蜀图曰]生山南川谷，及出襄、邓、随、唐等州土石间，人家屋壁中亦有。形似马陆，身扁而长。黑头赤足者良。七八月采之。[宗奭曰]蜈蚣背光，黑绿色，足赤腹黄。有被毒者，以乌鸡屎，或大蒜涂之，效。性畏蛞蝓，不敢过其所行之路，触其身即死，故蛞蝓能治蜈蚣毒。[时珍曰]蜈蚣西南处处有之。春出冬蛰，节节有足，双须岐尾。性畏蜘蛛，以溺射之，即断烂也。南方有极大者，而本草失载。按段成式西阳杂俎云：绥定县蜈蚣，大者能以气吸蛇及蜥蜴，相去三、四尺，骨肉自消。沈怀远南越志云：南方晋安有山出蜈蚣。大者长丈余，能啖牛。俚人然炬逐得，以皮鞭鼓，肉曝为脯，美于牛肉。葛洪遐观赋云：南方蜈蚣大者长百步，头如车箱，肉白如瓠，越人争买为羹炙。张来明道杂志云：黄州岐亭有拘罗山，出大蜈蚣，衾丈尺。土人捕得熏干，商人贩入北方货之，有致富者。蔡绦丛话云：峤南蜈蚣大者二三尺，螫人至死。惟见托胎虫，则局缩不敢行。虫乃登首，陷其脑而食之。故被蜈蚣伤者，捣虫涂之，痛立止也。珍按：托胎虫即蛞蝓也。蜈蚣能制龙、蛇、蝎蜴，而畏虾蟆、蛞蝓、蜘蛛，亦庄子所谓物畏其天，阴符经所谓禽之制在气也。

**【修治】** [敩曰]凡使勿用千足虫，真相似，只是头上有白肉，面并嘴尖，若误用，并把着，腥臭气入顶，能致死也。凡治蜈蚣，先以蜈蚣木末（或柳蛀末）于土器中炒。令木末焦黑，去木末，以竹刀刮去足、甲用。[时珍曰]蜈蚣木不知是何木也。今人惟以火炙去头、足用，或去尾、足，以薄荷叶火煨用之。

**【气味】** 辛，温，有毒。[时珍曰]畏蛞蝓、蜘蛛、鸡屎、桑皮、白盐。

**【主治】** 鬼疰蛊毒，啖诸蛇、虫、鱼毒，杀鬼物老精温疟，去三虫。本经疗心腹寒热积聚，堕胎，去恶血。别录治瘰癣。日华小儿惊痫风搐，脐风口噤，丹毒秃疮瘰疬，便毒痔漏，蛇瘕蛇瘴蛇伤。时珍

**【发明】** [颂曰]本经云疗鬼疰，故胡洽方治尸疰、恶气、痰嗽诸方多用之。今医家治小儿口噤不开、不能乳者，以东走蜈蚣去足炙研，用猪乳二合调半钱，分三、四服，温灌之，有效。[时珍曰]盖行而疾者，惟风与蛇。蜈蚣能制蛇，故亦能截风，盖厥阴经药也。故所主诸证，多属厥阴。按杨士瀛直指方云：蜈蚣有毒，惟风气暴烈者可以当之。风气暴烈，非蜈蚣能截能擒亦不易止，但贵药病相当耳。设或过剂，以蚯蚓、桑皮解之。又云：瘴疮一名蛇瘴，蛮烟瘴雨之乡，多毒蛇气。人有不伏水土风气而感触之者，数月以还，必发蛇瘴。惟赤足蜈蚣最能伏蛇为上药，白芷次之。又圣济总录云：岭南朴蛇瘴，一名锁喉瘴。项大肿痛连喉。用赤足蜈蚣一二节研细，水下即愈。据此，则蜈蚣之治蛇蛊、蛇毒、蛇瘕、蛇伤诸病，皆此意也。然蜈蚣又治痔漏、便毒、丹毒等病，并陆羽茶经载枕中方治瘰疬一法，则蜈蚣自能除风攻毒，不独治蛇毒而已也。

**【附方】** 旧五，新十六。

小儿撮口但看舌上有疮如粟米大是也。以蜈蚣汁刮破，指甲研傅两头肉，即愈。如无生者，干者亦可。子母秘录。小儿急惊万金散：蜈蚣一条（全者，去足，炙为末，丹砂、轻粉等分研匀，阴阳乳汁和，丸绿豆大。每岁一丸，乳汁下。圣惠方。天吊惊风月久不下，眼见白睛，及角弓反张，声不出者，双金散主之。用大蜈蚣一条去头足，酥炙，用竹刀批开，记定左右。又以麝香一钱，亦分左右各记明，研末包定。每用左边者吹左鼻，右边者吹右鼻，各少许，方可过多。若眼未下，再吹些须，眼下乃止。直指。破伤中风欲死。圣惠：用蜈蚣，研末，擦牙，追去涎沫，立瘥。《儒门事亲》：用蜈蚣头、乌头尖、附子底、蝎消等分为末。每用一字或半字，热酒灌之，仍贴疮上，取汗愈。口眼㖞斜口内麻水者。用蜈蚣三条（一蜜炙，一酒浸，一纸裹煨，并去头足；天南星一个，切作四片，一蜜炙，一酒浸，一纸裹煨，一生用；半夏、白芷各五钱，通为末，入麝少许。每服一钱，热调下，日一服。通变要法。腹内蛇瘕误食菜中蛇精，成蛇瘕，或食蛇肉成瘕，腹内常饥，食物即吐。以赤足蜈蚣一条炙，研末，酒服。卫生易简方。腹蛇螫伤蜈蚣烧末傅之。射工毒疮大蜈蚣一枚，炙研，和酢傅之。千金方。天蛇头疮生手指头上。用蜈蚣一条，烧烟熏一二次即愈。或为末，猪胆汁调，涂之。奇效。丹

毒瘤肿用蜈蚣一条干者，白矾一皂子大，雷丸一个，百部二钱，研末，醋调傅之。本草衍义。瘰疬溃疮茶、蜈蚣二味，炙至香熟，捣筛为末。先以甘草汤洗净，傅之。枕中方。聤耳出脓蜈蚣末，吹之。鲍氏。小儿秃疮大蜈蚣一条，盐一分，入油内浸七日。取油搽之，极效。海上方。便毒初起黄脚蜈蚣一条，瓦焙存性，为末。酒调服，取汗即散。济生秘览。痔疮疼痛直指：用赤足蜈蚣，焙为末，入片脑少许，唾调傅之。孙氏集效：用蜈蚣三四条，香油煮一二沸，浸之，再入五倍子末二三钱，瓶收密封。如遇痛不可忍，点上油，即时痛止，大效。腹大如箕用蜈蚣三、五条，酒炙研末。每服一钱，以鸡子二个，打开入末在内，搅匀纸糊，沸汤煮熟食之。日一服，连进三服瘥。活人心统。脚肚转筋蜈蚣，烧，猪脂和傅。肘后。女人趾疮甲内恶肉突出不愈。蜈蚣一条，焙研傅之。外以南星末，醋和傅四围。医方摘要。

## 二、性味归经

辛，温；有毒。归肝经。

## 三、功能主治

息风镇痉，攻毒散结，通络止痛。用于痉挛抽搐，疮疡肿毒，瘰疬结核，风湿顽痹，顽固性头痛。

## 四、用法用量

内服：煎汤，3～5 g；或研末冲服，每次 0.6～1 g。外用：适量。本品有毒，用量不宜过大，血虚生风者及孕妇禁用。

## 五、名医发挥

（1）《本草害利》、《新修本草》等谓其疗心腹寒热结聚，《本草别录》、《本草蒙筌》等则指出其具去瘀血恶血、逐积聚除疟之效。

（2）《得配本草》中云："（蜈蚣）畏白盐、鸡屎、桑白皮。能截暴风，消除瘀血。入鸡子白煮，治腹大如箕。入酒煮炙，治腹内蛇癥。"

（3）《医学衷中参西录》中详论其搜风、攻毒之功效："走窜之力最速，内而脏腑，外而经络，凡气血凝聚之处皆能开之。性有微毒，而转善解毒，凡一切疮疡诸毒皆能消之。其性尤善搜风，内治肝风萌动、癫痫眩晕、抽掣瘛疭、小儿脐风；外治经络中风、口眼㖞斜、手足麻木。为其性能制蛇，故又治蛇症及蛇咬中毒。外敷治疮甲，用时宜带头足，去之则力减，且其性原无大毒，故不妨全用也。"

（4）朱良春认为蜈蚣与全蝎同为祛风定痉、解毒消痈药，然其作用，不尽相同：全蝎以定惊、缓搐溺癃疯见长；蜈蚣则以解毒开瘀之功为著。故风动痉厥用全蝎。如为热盛生风者，以有"热毒"肆扰，伍用蜈蚣，其效更彰。而外科解毒消痈，则蜈蚣独擅其长，尤善解蛇毒。凡惊厥而见眼斜视，上视、昏厥不醒者，以全蝎最妥；见躁狂烦乱者，则蜈蚣见胜。并推崇恽铁樵氏的蜈蚣与全蝎之异同说："此数种虫药之中，亦有等级，蜈蚣最猛，全蝎最平。有用全蝎、蝎尾不能制止之风，用蜈蚣则无有不制止者，然亦有宜有不宜。惊风以撮口为最酷烈，非蜈蚣不能取效；寻常抽搐，则全蝎足以济事，不宜蜈蚣也"。

（5）张炳厚治疗痛证重视通络法，尤其重视虫蚁通络法，喜用虫类药，其使用频次最高的前两位即是蜈蚣、全蝎。其治头痛必用虫类药，蜈蚣、全蝎为最常用药对，二者同用，熄风止痉，通络止痛效果更佳，痛甚者加白花蛇。并提出虫类药的服用方法，以制成散剂装胶囊为佳，因虫类药多为动物蛋白，久煎可能会降低其生物活性，影响疗效；节省药材、避免资源浪费；虫类药均有腥味，装胶囊使用可减少异味，便于服用。



### 10.11.3 蚯蚓《本经》下品

#### 一、纲目原文

**【释名】** 螼螾音顷引。朐䏰音蠢闰。坚蚕音遣忝。䖤蟺音阮善 曲蟺 土蟺纲目土龙别录地龙子药性寒蠛 寒蚓、附蚓吴普歌女［时珍曰］蚓之行也，引而后申，其塿如丘，故名蚯蚓。尔雅谓之螼螾，巴人谓之朐䏰，皆方音之转也。䖤蟺、曲蟺，象其状也。东方虬赋云：乍逶迤而鳝曲，或宛转而蛇行。任性行止，物击便曲，是矣。术家言蚓可兴云，又知阴晴，故有土龙、龙子之名。其鸣长吟，故曰歌女。［大明曰］路上踏杀者，名千人踏，入药更良。

**【集解】** ［别录曰］白颈蚯蚓，生平土。三月取，暴干。［弘景曰］入药用白颈，是其老者。取得去土盐之，日暴须臾成水，道术多用。其屎呼为蚓塿（亦曰六一泥），以其食细泥，无沙石，入合丹泥釜用。［时珍曰］今处处平泽膏壤地中有之。孟夏始出，仲冬蛰结。雨则先出，晴则夜鸣。或云结时能化为百合也。与阜螽同穴为雌雄。故郭璞赞云：蚯蚓土精，无心之虫。交不以分，睡于阜螽。是矣。今小儿阴肿，多以为此物所吹。经验方云：蚯蚓咬人，形如大风，眉须皆落，惟以石灰水浸之良。昔浙江将军张韶病此，每夕蚯蚓鸣于体中。有僧教以盐汤浸之，数遍遂瘥。［宗奭曰］此物有毒。崇宁末年，陇州兵士暑月跣足，为蚯蚓所中，遂不救。后数日，又有人被其毒。或教以盐汤浸之，并饮一杯，乃愈也。

**【修治】** ［弘景曰］若服干蚓，须熬作屑。［敩曰］凡收得，用糯米泔浸一夜，漉出，以无灰酒浸一日，焙干切。每一两，以蜀椒、糯米各二钱半同熬，至米熟，拣出用。［时珍曰］入药有为末，或化水，或烧灰者，各随方法。

**白颈蚯蚓**

**【气味】** 咸，寒，无毒。［权曰］有小毒。［之才曰］畏葱、盐。

**【主治】** 蛇瘕，去三虫伏尸，鬼疰蛊毒，杀长虫。本经化为水，疗伤寒，伏热狂谬，大腹黄疸。别录温病，大热狂言，饮汁皆瘥。炒作屑，去蛔虫。去泥，盐化为水，主天行诸热，小儿热病癫痫，涂丹毒，傅漆疮。藏器葱化为汁，疗耳聋。苏恭治中风、痫疾、喉痹。日华解射罔毒。蜀本炒为末，主蛇伤毒。药性治脚风。苏颂主伤寒疟疾，大风狂烦，及大人、小儿小便不通，急慢惊风、历节风痛，肾脏风注，头风齿痛，风热赤眼，木舌喉痹，鼻瘜聤耳，秃疮瘰疬，卵肿脱肛，解蜘蛛毒，疗蚰蜒入耳。时珍

**【发明】** ［弘景曰］干蚓熬作屑，去蛔虫甚有效。［宗奭曰］肾脏风下注病，不可阙也。［颂曰］脚风药必须此物为使，然亦有毒。有人因脚病药中用此，果得奇效，病愈服之不辍，至二十余日，觉躁愦，但欲饮水不已，遂致委顿。大抵攻病用毒药，中病即当止也。［震亨曰］蚯蚓属土，有水与木，性寒，大解热毒，行湿病。［时珍曰］蚓在物应土德，在星禽为轸水。上食槁壤，下饮黄泉，故其性寒而下行。性寒故能解诸热疾，下行故能利小便、治足疾而通经络也。术家云："蚓血能柔弓弩"，恐亦诳言尔。诸家言服之多毒，而郭义恭广志云"闽越山蛮啖蚯蚓为羞"，岂地与人有不用也？

**【附方】** 旧九，新三十四。

伤寒热结六、七日狂乱，见鬼欲走。以大蚓半斤去泥，用人溺煮汁饮。或生绞汁亦可。肘后方。阳毒结胸按之极痛，或通而复结，喘促，大躁狂乱。取生地龙四条，洗净，研如泥，入生姜汁少许，蜜一匙，薄荷汁

少许，新汲水调服。若热炽者，加片脑少许。即与揉心下，片时自然汗出而解。不应，再服一次，神效。伤寒蕴要。**诸疟烦热**大燥。用上方服之，甚效。亦治瘴疟。直指。**小便不通**蚯蚓，捣烂，浸水。滤取浓汁半碗服，立通。斗门。**老人尿闭**白颈蚯蚓、茴香等分，杵汁，饮之即愈。朱氏集验方。**小儿尿闭**乃热结也。用大地龙数条去泥，入蜜少许，研傅茎卵。仍烧蚕蜕纸、朱砂、龙脑、麝香同研少许，以麦门冬、灯心煎汤调服。全幼。**小儿急惊**五福丸：用生蚯蚓一条，研烂，入五福化毒丹一丸，同研，以薄荷汤少许化下。普济方云：梁国材言：洋州进士李彦直家，专货此药，一服千金，以糊十口。梁传其方，亲试屡验，不可不笔于册，以救婴儿。**惊风闷乱**乳香丸：治小儿慢惊风，心神闷乱，烦懊，筋脉拘急，胃虚虫动，反折啼叫。用乳香半钱，胡粉一钱，研匀，以白颈蚯蚓（生，捏去土），捣烂和，丸麻子大。每服七丸至十五丸，葱白煎汤下。普济方。**慢惊虚风**用平正附子去皮脐，生研为末，以白颈蚯蚓于末内衮之，候定，刮蚓上附子，丸黄米大。每服十丸，米饮下。百一方。**急慢惊风**五月五日取蚯蚓，竹刀截作两段，急跳者作一处，慢跳者作一处，各研烂，入朱砂末和作丸，记明急惊用急跳者，慢惊用慢跳者。每服五七丸，薄荷汤下。应验方。**小儿卵肿**用地龙，连土为末，津调傅之钱氏方。劳复卵肿：或缩入腹：腹中绞痛，身体重，头不能举。小腹急热，拘急欲死。用蚯蚓二十四枚，水一斗，煮取三升，顿服取汗。或以蚯蚓数升绞汁服之，并良。肘后方。**手足肿痛**欲断。取蚓三升，以水五升，绞汁二升半，服之。肘后。**代指疼痛**蚯蚓杵，傅之。圣惠。**风热头痛**地龙（炒研）、姜汁半夏饼、赤茯苓等分。为末。每服一字半至半钱，生姜、荆芥汤下。普济。**头风疼痛**龙珠丸：用五月五日取蚯蚓，和脑、麝杵，丸梧子大。每以一丸纳鼻中，随左右。先涂姜汁在鼻，立愈。总录。**偏正头痛**不可忍者。圣惠：龙香散：用地龙（去土、焙）、乳香等分。为末。每以一字作纸捻，灯上烧烟，以鼻嗅之。澹寮方：加人指甲等分，云云徐介翁方也。每服一捻，香炉上慢火烧之，以纸筒引烟入鼻熏之。口噙冷水，有涎吐去。仍以好茶一盏点呷，即愈。**风赤眼痛**地龙十条，炙为末，茶服三钱。圣惠。**风虫牙痛**盐化地龙水，和面纳齿上，又以皂荚，去皮，研末涂上，虫即出。又同玄胡索、荜茇末塞耳。普济。**牙齿裂痛**死曲鳝，为末，傅之即止。千金翼。**齿缝出血**不止。用地龙末、枯矾各一钱，麝香少许，研匀擦之。圣惠方。**牙齿动摇**及外物伤动欲落，诸药不效者：干地龙（炒）、五倍子（炒）等分为末。先以生姜揩牙，后傅擦之。御药院方。**木舌肿满**不治杀人：蚯蚓一条，以盐化水涂之，良久渐消。圣惠。**咽喉卒肿**不下食。地龙十四条，捣涂喉外。又以一条，着盐化水，入蜜少许，服之。圣惠方。**喉痹塞口**普济：用韭地红小蚯蚓数条，醋捣取食之，即吐出痰血二三碗，神效。圣惠：用地龙一条研烂，以鸡子白搅和，灌入即通。**鼻中瘜肉**地龙（炒）一分，牙皂一挺，为末。蜜调涂之，清水滴尽即除。圣惠。**耳卒聋闭**蚯蚓入盐，安葱内，化水点之，立效。胜金。**聤耳出脓**生地龙、釜上墨、生猪脂等分。研匀，葱汁和，捻作挺子，绵裹塞之。圣惠方；用地龙为末，吹之。**耳中盯聍**干结不出。用白蚯蚓，入葱叶中化为水，滴耳令满。不过数度，即易挑出。**蚰蜒入耳**地龙，为末，入葱内，化水点入，则蚰蜒亦化为水。圣惠方。**白秃头疮**干地龙为末，入轻粉，麻油调搽。普济方。**瘰疬溃烂**流串者。用荆芥根下段，煎汤温洗，良久，着疮破紫黑处，以针刺去血，再洗三四次。用韭菜地上蚯蚓一把，五更时收取，炭火上烧红，为末。每一匙，入乳香、没药、轻粉各半钱，穿山甲九片，炙为末，油调傅之，如神。此武进朱守仁所传有验方。保命集。**龙缠疮毒**水缸底蚯蚓一条，连泥捣傅，即愈。**蜘蛛咬疮**遍身皆有。以葱一枚，去尖头，将蚯蚓入叶中，紧捏两头，勿令泄气，频摇动，即化为水，以点咬处，甚效谭氏小儿方。**阳证脱肛**以荆芥、生姜煎汤洗之；用地龙（蟠如钱样者，去土）一两，朴硝二钱，为末，油调傅之。全幼心鉴。**中蛊下血**如烂肝者。以蚯蚓十四枚，苦酒三升渍至蚓死，服水。已死者皆可活。肘后方。**疠风痛痒**白颈蚯蚓，去土，以枣肉同捣，丸梧子大。每美酒下六十丸。忌姜、蒜。活人心统。**对口毒疮**已溃出脓。取韭地蚯蚓，捣细，凉水调傅，日换三、四次。扶寿精方。**耳聋气闭**蚯蚓、川芎䓖各两半，为末。每服二钱，麦门冬汤下。服后低头伏睡。一夜一服，三夜立效。圣济总录。**口舌糜疮**地龙、吴茱萸，研末，醋调生面和，涂足心，立效。摘玄方。

10
本草精粹

245

蚯蚓泥 见土部。

## 二、性味归经

咸,寒。归肝、脾、膀胱经。

## 三、功能主治

清热定惊,通络,平喘,利尿。用于高热神昏,惊痫抽搐,关节痹痛,肢体麻木,半身不遂,肺热喘咳,尿少水肿。

## 四、用法用量

内服:煎汤,4.5~9 g。鲜品 10~20 g;研粉吞服,每次 1~2 g。外用:适量。脾胃虚寒者不宜服,孕妇、血压低者禁用。

## 五、名医发挥

(1)《得配本草》中言:"(蚯蚓)能引诸药,直达病所。解时行热毒,除风湿痰结。利小便,疗黄疸,除脚气,治跌仆,祛虫瘕,破血结。绞汁,治劳复。得面粉炒研吞,治痴癫。配枯矾末,抹齿血。调荆芥汁,治热狂。加乳香末,治惊风。"

(2)《本草新编》中阐述蚯蚓治疗大热发狂之证,云:"蚯蚓至微之物,实则神之物,大热发狂之证,与其用白虎汤以泻之,不若用蚯蚓浆以疗之,盖石膏虽泻火而能伤胃,蚯蚓既泻火而又不损土。或问:蚯蚓治发狂如神,此何故?曰:蚯蚓善泻阳明之火,而又能定心中之乱,故一物而两治之也。"

(3)《临证指南医案》中运用虫类药治疗痹证,仅用地龙、山甲、全蝎、蜣螂 4 种虫药,乃虫蚁搜剔之意。对于久痹成顽,病邪留结较深,使用一般植物药难以取效者,此时每取"虫蚁迅疾飞走诸灵",因"飞者升,走者降,血无凝著,气可宣通",并提出对于久痹体虚者并不适用。

(4)邱幸凡善用蚯蚓、僵蚕、蜈蚣等虫类药治疗哮喘,他认为:拔凤根除痰化瘀,非虫类入络搜剔不达;抗过敏除风化痰,唯虫类搜风解痉为妙。临证时,痰较重者则多用蚯蚓、水蛭,寒重者则用蛤蚧,实热者用蚯蚓、蜣螂。并强调虫类药多动血耗气之弊,不可妄用,中病即止,且用时需炮制,由小剂量开始逐渐加量。

# 10.12 鳞部

李时珍曰:鳞虫有水、陆二类,类虽不同,同为鳞也。是故龙蛇灵物,鱼乃水畜,种族虽别,变化相通,是盖质异而感同也。鳞属皆卵生,而蝮蛇胎产;水族皆不瞑,而河豚目眨。蓝蛇之尾,解其头毒。沙鱼之皮,还消鲑积[1]。苟非知者,孰能察之?唐宋本草,虫鱼不分。今析为鳞部,凡九十四种,分为四类:曰龙,曰蛇,曰鱼,曰无鳞鱼。旧凡五十八种。

**注 释**

[1]鲑积:鱼鲑引起的积滞。

## 10.12.1 鲮鲤 《别录》下品

### 一、纲目原文

【释名】　龙鲤郭璞穿山甲图经石鲮鱼[时珍曰] 其形肖鲤，穴陵而居，故曰鲮鲤，而俗称为穿山甲，郭璞赋谓之龙鲤。临海记云：尾刺如三角菱。故谓石鲮。

【集解】　[颂曰] 鲮鲤即今穿山甲也。生湖广、岭南，及金、商、均、房诸州，深山大谷中皆有之。[弘景曰] 形似鼍而短小，又似鲤而有四足，黑色，能陆能水。日中出岸，张开鳞甲如死状，诱蚁入甲，即闭而入水，开甲蚁皆浮出，因接而食之。[时珍曰] 鲮鲤状如鼍而小，背如鲤而阔，首如鼠而无牙，腹无鳞而有毛，长舌尖喙，尾与身等。尾鳞尖厚，有三角，腹五内腑俱全。而胃独大，常吐舌诱蚁食之。曾剖其胃，约蚁升许也。

### 甲

【修治】　[时珍曰] 方用或炮、或烧，或酥炙、醋炙、童便炙，或油煎、土炒、蛤粉炒，当各随本方，未有生用者。仍以尾甲乃力胜。

【气味】　咸，微寒，有毒。

【主治】　五邪，惊啼悲伤，烧灰，酒服方寸匕。别录小儿惊邪，妇人鬼魅悲泣，及疥癣痔瘘。大明疗蚁瘘疮癞，及诸疰疾。弘景烧灰傅恶疮。又治山岚瘴疟。甄权除痰疟寒热，风痹强直疼痛，通经脉，下乳汁，消痈肿，排脓血，通窍杀虫。时珍

【发明】　[弘景曰] 此物食蚁，故治蚁瘘。[时珍曰] 穿山甲入厥阴、阳明经。古方鲜用，近世风疟、疮科、通经、下乳，用为要药。盖此物穴山而居，寓水而食，出阴入阳，能窜经络，达于病所故也。按刘伯温多能鄙事云：凡油笼渗漏，剥穿山甲里面肉靥投入，自至漏处补住。又永州记云：此物不可于堤岸上杀之，恐血入土，则隄岸渗漏。观此二说，是山可使穿，隄可使漏，而又能至渗处，其性之走窜可知矣。谚曰：穿山甲，王不留，妇人食了乳长流。亦言其迅速也。李仲南言其性专行散，中病即止，不可过服。又按德生堂经验方云：凡风湿冷痹之证，因水湿所致，浑身上下，强直不能屈申，痛不可忍者。于五积散加穿山甲七片，看病在左右手足，或臂胁疼痛处，即于鲮鲤身上取甲炮熟，同全蝎（炒）十一个，葱、姜同水煎，入无灰酒一匙，热服，取汗，避风，甚良。

【附方】　旧五，新十八。

中风瘫痪手足不举。用穿山甲（左瘫用右甲，右痪用左甲，炮熟）、大川乌头（炮熟）、红海蛤（如棋子大者）各二两，为末。每用半两，捣葱白汁和成厚饼，径寸半，随左右贴脚心，绑定。密室安坐，以脚浸热汤盆中，待身麻汗出，急去药。宜谨避风，自然手足可举。半月再行一次，除根。忌口、远色、调养。亦治诸风疾。卫生宝鉴。热疟不寒穿山甲一两，干枣十个，同烧存性，为末。每服二钱，发日，五更井花水服。杨氏家藏。下痢里急穿山甲、蛤粉等分，同炒研末。每服一钱，空心温酒下。普济方。肠痔气痔出脓血。用穿山甲（烧存性）一两，肉豆蔻三枚，为末。每米饮服二钱。甚者加猬皮灰一两，中病即止。衍义。鼠痔成疮肿痛。用穿山甲尾尖处一两（炙存性），鳖甲（酥炙）一两，麝香半钱，为末。每服一钱，真茶汤服，取效。直指方。蚁瘘不愈鲮鲤甲二七枚烧灰，猪脂调傅。千金方。妇人阴癫硬如卵状。随病之左右，取穿山甲之左右边五钱，以沙炒焦黄，为末。每服二钱，酒下。摘玄方。乳汁不通涌泉散：用穿山甲炮研末，酒服方寸匕，日二服。外以油梳匕乳，即通。单攘方。乳岩乳痈方同上。吹奶疼痛穿山甲（炙焦）、木通各一两，自然铜（生用）半两，为末。每服二钱，就下取效。图经。痘疮变黑穿山甲、蛤粉炒为末。每服五分，入麝香少许，温酒服。即发红色，如神。直指方。肿毒初起穿山甲（插入谷芒热灰中，炮焦为末）二两，入麝香少许。每服二钱半，温酒下仁斋。直指方。马疔肿毒穿山甲（烧存性）、贝母等分为末。酒调服，三、四次。乃用下药，利去恶物即愈。鲍氏方。便毒便痈穿山甲半两，猪苓二钱，并以醋炙研末，酒服二钱。外穿山甲末和麻油、轻粉涂之。或只以

土涂之。直指。**瘰疬溃坏**集验方：用鲮鲤甲二十一片烧研，傅之。寿域方：用穿山甲（土炒）、斑蝥、熟艾等分，为末，傅之。外以乌桕叶贴上，灸四壮，效。**眉炼癣疮**生眉中者。穿山甲前膊，炙焦为末，清油和轻粉调傅。直指方。**蚁入耳内**鲮鲤甲烧研，水调，灌之即出。肘后。**聤耳出脓**穿山甲许，烧存性，入麝香少许，吹之。三日水干即愈。鲍氏小儿方。**耳内疼痛**穿山甲二个，夹土狗二个，同炒焦黄，为末。每吹一字入耳内。亦治耳聋。普济方。**耳鸣耳聋**卒聋，及肾虚，耳内如风、水、钟、鼓声。用穿山甲一大片（以蛤粉炒赤），蝎梢七个，麝香少许，为末，以麻油化蜡，和作梃子，绵裹塞之。摄生方。**火眼赤痛**穿山甲一片为末，铺白纸上，卷作绳，烧烟熏之。寿域方。**倒睫拳毛**穿山甲，竹刀刮去肉，将羊肾脂抹甲上，炙黄，如此七次，为末。随左右眼，用一字㗜鼻内，口中噙水。日用三次，二月取效。儒门事亲。

**肉**

**【气味】**　甘，涩，温，有毒。[时珍曰]按张果医说云：鲮鲤肉最动风。风疾人才食数脔，其疾一发，四肢顿废。时珍窃谓此物性窜而行血，风人多血虚故也。然其气味俱恶，亦不中用。

## 二、性味归经

咸，微寒。归肝、胃经。

## 三、功能主治

活血消癥，通经，下乳，消肿排脓。用于经闭，癥瘕，风湿痹痛，中风偏瘫，产后乳汁不下，痈肿疮毒，瘰疬。

## 四、用法用量

内服：煎汤，3～10 g；或研末吞服，每次 1～1.5 g。孕妇忌用。痈肿已溃者忌用。

## 五、名医发挥

（1）《杨氏家藏方》中云：“穿山甲散，治妇人血积血块，往来刺痛，经脉欲行，腹胁痛，或作寒热，肌肉消瘦”。

（2）《本草乘雅半偈》中对穿山甲药性归经的描述与诸医家为异：“鲮鲤甲……当入太阴肺、厥阴肝。以太阴为注经之始。厥阴为环经之终。故可出阴入阳，穿经络，入脏腑，达病舍之所在。闭塞者泻之，渗漏者补之”。

（3）《医学衷中参西录》中云：“穿山甲，味淡性平。气腥而窜，其走窜之性无微不至，故能宣通脏腑、贯彻经络、透达关窍，凡血凝、血聚为病皆能开之。以治疔痈，放胆用之，立见功效。并能治癥积聚、周身麻痹、二便闭塞、心腹疼痛。若但知其长于治疮，而忘其他长，犹浅之乎视山甲也。疔痈初起未成脓者，愚恒用山甲、皂刺各四钱，花粉、知母各六钱，乳香、没药各三钱，全蜈蚣三条，服之立消。以治横（鱼口便毒之类）亦极效验。其已有脓而红肿者，服之红肿即消，脓亦易出。至癥积聚、疼痛麻痹、二便闭塞诸证，用药治不效者，皆可加山甲做向导。友人黄某谓，身上若有血箭证，或金伤出血不止者，敷以山甲末立止，屡次用之皆效，蛤粉炒透用，惟以之熬膏药用生者。”

（4）王渭川认为，川楝子配炙穿山甲有使输卵管畅通之功，为王老治不孕症必用。

（5）罗元恺在论气滞血瘀型不孕时认为，此型治疗原则总以活血化瘀或兼行气散结。气滞血瘀证之输卵管阻塞，可以少腹逐瘀汤加皂角刺、穿山甲、青皮等。逐瘀求嗣。

（6）邹孟城在其《三十年临证经验集》一书中记载，加味舒肝汤主治经前乳胀、腹胀，输卵管阻塞或有积水，附件炎，卵巢囊肿等。舒肝调经汤主治月经不调，经行乳房胀痛，婚后不育等，两方均有山甲一药。

（7）张良英对不孕症的治疗，从冲任受损，肾虚血瘀入手，用自拟助孕Ⅰ号（补肾固冲）和助孕Ⅱ号（活血通络）方加减治病，以子宫输卵管造影为诊断依据，对输卵管不通或通而不畅者，无一例外于助孕Ⅱ号方中加入甲珠粉一味药，若输卵管通畅则不用该药。

### 六、现代临床

#### （一）治疗免疫系统疾病

恶性肿瘤化疗所致白细胞减少症，用穿山甲片为主的长安升白冲剂（穿山甲、黄芪、白术、紫河车、枸杞等），白细胞减少症，用鸡甲升白汤（鸡血藤、穿山甲等）治疗，对白细胞、血红蛋白、血小板及淋巴细胞转化率等均有升高作用。

#### （二）治疗妇科疾病

穿山甲可以治疗乳痈、乳癖、卵巢囊肿、卵巢肿瘤、顽固性带下增多证、不孕症、产后乳汁少等妇科疾病，如高耀月采用龙胆泻肝汤加土鳖虫制穿山甲治疗卵巢囊肿108例。

#### （三）其他

此外，穿山甲还可治疗顽固乳糜尿、前列腺肥大、泌尿系统结石等泌尿系统疾病，如熊想全等采用西咪替丁配合中药穿山甲粉治疗前列腺增生患者64例。穿山甲亦可以治疗慢性肠炎、急慢性胆囊炎、重度寻常性痤疮、慢性咽喉炎等疾病。

## 10.12.2 守宫 《纲目》

### 一、纲目原文

【释名】　壁宫苏恭壁虎时珍蝎虎苏恭蝘蜓音偃珍。[弘景曰]蝘蜓喜缘篱壁间。以朱饲之，满三斤杀，干末以涂女人身，有交接事便脱，不尔如赤志，故名守宫。而蜥蜴亦名守宫，殊难分别。按东方朔云"若非守恭则蜥蜴"是矣。[恭曰]蝘蜓又名蝎虎，以其常在屋壁，故名守宫，亦名壁宫。饲朱点妇人，谬说也。[时珍曰]守宫，善捕蝎、蝇，故得虎名。春秋考异邮云：守宫食蚃，土胜水也。点臂之说，淮南万毕术、张华博物志、彭乘墨客挥犀，皆有其法，大抵不真。恐别有术，今不传矣。扬雄方言云：秦、晋、西夏谓之守宫，亦曰蠦㦿，南阳人呼为蝘蜓，在泽中者谓之蜥蜴，楚人谓之蝾蜤。

【集解】　[时珍曰]守宫，处处人家墙壁有之。状如蛇医，而灰黑色，扁首长颈，细鳞四足，长者六、七寸，亦不闻噬人。南方有十二时虫，即守宫之五色者，附见于下：

【附录】　十二时虫　[时珍曰]十二时虫，一名避役，出容州、交州诸处，生人家篱壁、树木间，守宫之类也。大小如指，状同守宫，而脑上连背有肉鬣如冠帻，长颈长足，身青色，大者长尺许，尾与身等，啮人不可疗。岭南异物志言：其首随十二时变色，见者主有喜庆。博物志言：其阴多细绿，日中变易。或青或绿，或丹或红。北户录言不能变十二色，但黄、褐、青、赤四色而已。窃按陶弘景言：石龙五色者为蜥蜴。陆佃言：蜥蜴能十二时变易，故得易名。若然，则此虫亦蜥蜴矣，而生篱壁间，盖五色守宫尔。陶氏所谓守宫螫人必死，及点臂成志者，恐是此物。若寻常守宫，既不堪点臂，亦未有螫人至死者也。

【气味】　咸，寒，有小毒。

【主治】　中风瘫痪，手足不举，或历节风痛，及风痿惊痫，小儿疳痢，血积成痞，疬风瘰疬，疗蝎螫。时珍

【发明】　[时珍曰]守宫旧附见于石龙下，云不入药用。近时方术多用之。杨仁斋言惊痫皆心血不足，其血与心血相类，故治惊痫。取其血以补心。其说近似，而实不然。盖守宫食蝎虿，蝎虿乃治风要药。故守宫所治风痿惊痫诸病，亦犹蜈、蝎之性能透经络也。且入血分，故又治血病疮疡。守宫祛风，石龙利水，功用自别，不可不知。

【附方】　新十四。

小儿脐风用壁虎后半截焙为末，男用女乳，女用男乳，调匀，入稀鸡矢少许，掺舌根及牙关。仍以手蘸摩儿，取汗出，甚妙。笔峰杂兴方。久年惊痫守宫膏：用守宫一个（剪去四足，连血研烂），入珍珠、麝香、龙脑香各一字，研匀，以薄荷汤调服。仍先或吐或下去痰涎，而后用此，大有神效。奇效方。小儿撮口用朱砂末安小瓶内，捕活蝎虎一个入瓶中，食砂末月余，待体赤，阴干为末。每薄荷汤服三、四分。方广附余。心虚惊痫用褐色壁虎一枚，连血研烂，入朱砂、麝香末少许，薄荷汤调服。继服二陈汤，神效。仁斋直指。瘫痪走痛用蝎虎（即蝘蜓）一枚（炙黄），陈皮五分，罂粟壳一钱，甘草、乳香、没药各二钱半，为末。每服三钱，水煎服。医学正传。历节风痛不可忍者。壁虎丸：用壁虎三枚（生研），蛴螬三枚（纸包煨研），地龙五条（生研），草乌头三枚（生研），木香五钱，乳香末二钱半，麝香一钱，龙脑五分，合研成膏。入酒糊捣，丸如梧桐子大。每日空心乳香酒服三十丸，取效。总录。破伤中风身如角弓反张，筋急口噤者，用守宫丸治之。守宫（炙干去足）七枚，天南星（酒浸三日晒干）一两，腻粉半钱，为末，以薄面糊丸绿豆大。每以七丸，酒灌下，少顷汗出得解，更与一服，再汗即差。或加白附子一两，以蜜丸。圣惠方。疬风成癞祛风散：用东行蝎虎一条（焙干），大蚕沙五升（水淘炒）。各为末，以小麦面四升，拌作络索，曝干研末。每服一二合，煎柏叶汤下，日三服，取效。卫生宝鉴。瘰疬初起用壁虎一枚，焙研。每日服半分，酒服。青囊。血积成块用壁虎一枚，白面和一鸭子大，包裹研烂，作饼烙熟食之，当下血块。不过三五次即愈，甚验。青囊。小儿疳疾蝎虎丹：治一切疳瘦、下痢，证候全备，及无辜疳毒，如邪祟者。用干雄蝎虎一个（微炙），蜗牛壳、兰香根、靛花、雄黄、麝香各一分，龙脑半分，各研为末，米醋煮糊丸黍米大。每脂麻汤下十丸，日二服，取效。奇效良方。虿蝎螫伤端午日午时收壁虎一枚，以鸡胆开一窍盛之，阴干。每以一星敷上即止，神效。青囊。反胃膈气地塘虫（即壁虎也）七个（砂锅炒焦），木香、人参、朱砂各一钱半，乳香一钱。为末，蜜丸梧子大。每服七丸，木香汤下，早晚各一服。丹溪摘玄。痈疮大痛壁虎焙干研末，油调傅之，即止。医方摘要。

## 粪

【主治】　烂赤眼。时珍

【附方】　新一。

胎赤烂眼昏暗。用蝎虎数枚，以罐盛黄土按实，入蝎虎在内，勿令损伤。以纸封口，穿数孔出气。候有粪数粒，去粪上一点黑者，只取一头白者，唾津研成膏，涂眼睫周回，不得揩拭。来早以温浆水洗三次，甚效。圣济总录。

## 二、性味归经

咸、寒；有小毒。归肝经。

## 三、功能主治

祛风定惊，散结解毒。用于破伤风，惊痫，历节风痛。

## 四、用法用量

内服：煎汤，2～5 g；研末，每次 1～2 g；亦可浸酒或入丸、散。阴虚血少，津伤便秘者慎服。

## 五、名医发挥

朱良春教授认为守宫味咸、性寒，有小毒。入心肝二经。守宫功于祛风定惊，解毒消坚，通络起废；对于瘰疬结核、历节风痛、中风瘫痪、风痉惊痫、小儿疳痢，尤有著效。因其以蜘蛛蝎蛊为食饵，故解毒治风之力殊强；且入血分，善于攻散气血之凝结，治恶疽肿瘤，更为应手。并有排脓生肌，促进组织生长的作用，对于疮疡久不收口而形成瘘管者，具有良好的功效。

## 六、现代临床

守宫（壁虎）在我国有悠久的药用历史，在治疗恶性肿瘤、淋巴结核等疑难病症方面的应用广泛，所用方剂为单方或复方。用法基本为三种，其一为鲜壁虎或干品浸泡于酒中，制成壁虎酒饮之；其二为用干品研细冲服装入胶囊服用或外用；再有入煎剂服用煎剂。其临床应用如下：

### （一）抗肿瘤

以壁虎为主要成分的各种复方制剂中药鲜药制剂品种"金龙胶囊"及复方守宫散等与西药化疗、介入治疗、辐射治疗合并应用，治疗中晚期消化道恶性肿瘤及晚期肺癌疗效显著。以壁虎为主药制成的"脑瘤克胶囊"在治疗脑转移肿瘤方面亦取得了比较好的疗效。

### （二）治疗口腔溃疡和瘘管

用壁虎粉治疗口腔溃疡和局部瘘管，疗效显著。

### （三）抗结核

以壁虎为主要成分的中药复方制剂治疗因西药治疗效果不佳及消化道反应强烈的肺结核患者和颈部淋巴结核，收到较好效果。

### （四）治疗痔疮

以壁虎为君药，辅以槐角大黄地榆炭制成的中药"痔克"胶囊治疗内痔总有效率达 100%。

### （五）治疗类风湿性关节炎

采用壁虎为主要制成三龙雷公丸用于类风湿性关节炎急性期的治疗，收到明显效果。

### （六）其他方面

壁虎对乳腺增生、乳腺纤维瘤、动脉硬化闭塞和血栓闭塞性脉管炎等亦有一定的作用。

# 10.12.3 白花蛇 《开宝》

## 一、纲目原文

【释名】 蕲蛇纲目褰鼻蛇 [宗奭曰] 诸蛇鼻向下，独此鼻向上，背有方胜花文，以此得名。

**【集解】** ［志曰］白花蛇生南地，及蜀郡诸山中。九月、十月采捕，火干。白花者良。［颂曰］今黔中及蕲州、邓州皆有之。其文作方胜白花，喜螫人足。黔人有被螫者，立断之。续以木脚。此蛇入人室屋中作烂瓜气者，不可向之，须速辟除之。［时珍曰］花蛇，湖、蜀皆有，今惟以蕲蛇擅名。然蕲地亦不多得，市肆所货、官司所取者，皆自江南兴国州诸山中来。其蛇龙头虎口，黑质白花，胁有二十四个方胜文，腹有念珠斑，口有四长牙，尾上有一拂指甲，长一二分，肠形如连珠。多在石南藤上食其花叶，人以此寻获。先撒沙土一把，则蟠而不动。以叉取之，同绳悬起，劙刀破腹去肠物，则反尾洗涤其腹，盖护创尔。乃以竹支定，屈曲盘起，扎缚炕干。出蕲地者，虽干枯而眼光不陷，他处者则否矣。故罗愿尔雅翼云：蛇死目皆闭，惟蕲州花蛇目开。如生舒、蕲两界者，则一开一闭。故人以此验之。又按元稹长庆集云：巴蛇凡百类，惟塞鼻白花蛇，人常不见之。毒人则毛发竖立，饮于溪涧则泥沙尽沸。鹳鸟能食其小者。巴人亦用禁术制之，熏以雄黄烟则脑裂也。此说与苏颂所说黔蛇相合。然今蕲蛇亦不甚毒，则黔、蜀之蛇虽同有白花，而类性不同。故入药独取蕲产者也。

**【修治】** ［颂曰］头尾各一尺，有大毒，不可用。只用中段干者，以酒浸，去皮、骨，炙过收之则不蛀。其骨刺须远弃之，伤人，毒与生者同也。［宗奭曰］凡用去头尾，换酒浸三日，火炙，去尽皮、骨。此物甚毒，不可不防。［时珍曰］黔蛇长大，故头尾可去一尺。蕲蛇止可头尾各去三寸。亦有单用头尾者。大蛇一条，只得净肉四两而已。久留易蛀，惟取肉密封藏之，十年亦不坏也。按圣济总录云：凡用花蛇，春秋酒浸三宿，夏一宿，冬五宿，取出炭火焙干，如此三次。以砂瓶盛，埋地中一宿，出火气。去皮、骨，取肉用。

### 肉

**【气味】** 甘，咸，温，有毒。［时珍曰］得酒良。

**【主治】** 中风湿痹不仁，筋脉拘急，口面㖞斜，半身不遂，骨节疼痛，脚弱不能久立，暴风瘙痒，大风疥癞。开宝［颂曰］花蛇治风，速于诸蛇。黔人治疥癞遍体，诸药不效者。生取此蛇剉断，以砖烧红，沃醋令气蒸，置蛇于上，以盆覆一夜。如此三次，去骨取肉，芼以五味令烂，顿食之。瞑睡一昼夜乃醒，疮痂随皮便退，其疾便愈。治肺风鼻塞，浮风瘾疹，浮风白癜风，疬疡斑点。甄权通治诸风，破伤风，小儿风热，急慢惊风搐搦，瘰疬漏疾，杨梅疮，痘疮倒陷。时珍

**【发明】** ［敩曰］蛇性窜，能引药至于有风疾处，故能治风。［时珍曰］风善行数变，蛇亦善行数蜕，而花蛇又食石南，所以能透骨搜风，截惊定搐，为风痹惊搐、癫癣恶疮要药。取其内走藏府，外彻皮肤，无处不到也。凡服蛇酒、药，切忌见风。

**【附方】** 新十三。

驱风膏治风瘫疬风，遍身疥癣。用白花蛇肉四两（酒炙），天麻七钱半，薄荷、荆芥各二钱半，为末。好酒二升，蜜四两，石器熬成膏。每服一盏，温汤服，日三服。急于暖处出汗，十日效。医垒元戎。世传白花蛇酒治诸风无新久，手足缓弱，口眼㖞斜，语言蹇涩，或筋脉挛急，肌肉顽痹，皮肤燥痒，骨节疼痛，或生恶疮、疥癞等疾。用白花蛇一条，温水洗净，头尾各去三寸，酒浸，去皮骨，取净肉一两。入全蝎（炒）、当归、防风、羌活各一钱，独活、白芷、天麻、赤芍药、甘草、升麻各五钱，剉碎，以绢袋盛贮。用糯米二斗蒸熟。如常造酒，以袋置缸中，待成，取酒同袋密封，煮熟，置阴地七日出毒。每温饮数杯，常令相续。此方乃蕲人板印，以侑蛇馈送者，不知所始也。濒湖集简方。瑞竹白花蛇酒治诸风疬癣。用白花蛇一条，酒润，去皮骨，取肉绢袋盛之。蒸糯米一斗，安曲于缸底，置蛇于曲上，以饭安蛇上，用物密盖。三七日取酒，以蛇晒干为末。每服三五分，温酒下。仍以浊酒并糟作饼食，尤佳。瑞竹堂经验方。濒湖白花蛇酒治中风伤湿，半身不遂，口目㖞斜，肤肉痹痛，骨节疼痛，及年久疥癣、恶疮、风癞诸证用白花蛇一条，取龙头虎口，黑质白花，尾有佛指甲，目光不陷者为真。以酒洗润透，去骨刺，取肉四两，真羌活二两，当归身二两，真天麻二两，真秦艽二两，五加皮二两，防风一两，各剉匀，以生绢袋盛之，入金华酒坛内，悬胎安置。入糯米生酒醅五壶浸袋，箬叶密封。安坛于大锅内，水煮一日，取起，埋阴地七日取出。每饮一二杯。仍以滓日干碾末，酒糊丸梧子大。每服五十丸，用煮酒吞下。切忌见风犯欲，及鱼、羊、鹅、面发风之物。鸡峰白花蛇膏治营卫不和，阳少阴多，手足举动不快。

用白花蛇酒煮，去皮、骨、瓦焙，取肉一两，天麻、狗脊各二两，为细末。以银盂盛无灰酒一升浸之，重汤煮稠如膏，银匙搅之，入生姜汁半杯，同熬匀，瓶收。每服半匙头，用好酒或白汤化服，日二次神效极佳。备急方。**治癞白花蛇膏**白花蛇五寸（酒浸，去皮、骨，炙干），雄黄一两（水飞研匀），以白沙密一斤，杏仁一斤，去皮研烂，同炼为膏。每服一钱，温酒化下，日三。须先服通天再造散，下去虫物，乃服此，除根。三因。**总录白花蛇散**治脑风头痛，时作时止，及偏头风。用白花蛇（酒侵，去皮骨）、天南星（浆水煮软切，炒）各一两，石膏、荆芥各二两，地骨皮二钱半，为末。每服一钱，茶下，日三服。圣济总录。**洁古白花蛇散**治大风病。白花蛇、乌稍蛇各取净肉二两（酒炙），雄黄二钱，大黄五钱，为末。每服二钱，白汤下，三日一服。家珍。**三蛇愈风丹**治疠风，手足麻木，眉毛脱落，皮肤瘙痒，及一切风疮。白花蛇、乌稍蛇、土蝮蛇各一条（并酒浸，取肉晒干），苦参（头末）四两，为末，以皂角一斤切，酒浸，去酒，以水一碗，挼取浓汁，石器熬膏和，丸梧子大。每服七十丸，煎通圣散下，以粥饭压之，日三服。三日一浴，取汗避风。治例无蝮蛇，有大枫子肉三两。**三因白花蛇散**治九漏瘰疬，发项腋之间，痒痛，憎寒发热。白花蛇（酒浸，取肉）二两（焙），生犀角一两二钱五分（镑研），黑牵牛五钱（半生半炒），青皮五钱。为末。每服二钱，入腻粉五分，五更时，糯米饮调下，利下恶毒为度。十日一服，可绝病根，忌发物。**俗传白花蛇丸**治杨梅疮。先服发散药，后服此。用花蛇肉（酒炙）、龟板（酥炙）、穿山甲（炙）、蜂房（炙）、颏粉、朱砂各一钱，为末，红枣肉捣，丸梧子大。每服七丸，冷茶下，日三。忌鱼肉，服尽即愈，后服土茯苓药调之。方广心法附余：治杨梅疮。用花蛇肉一钱，银朱二钱，铅二钱，汞二钱，为末，作纸捻九条。每用一条，于灯盏内香油浸，点灯安烘炉里，放被中，盖卧熏之，勿透风。一日三次。**托痘花蛇散**治痘疮黑陷。白花蛇（连骨炙，勿令焦）三钱，大丁香七枚，为末。每服五分，以水和淡酒下，神效。移时身上发热，其疮顿出红活也。王氏手集。

## 头

**【气味】** 有毒。

**【主治】** 癜风毒癞。时珍

**【附方】** 新一。

紫癜风除风散：以白花蛇头二枚（酒浸，炙），蝎稍一两（炒），防风一两，右为末。每服一钱，温酒下，日一服。圣济总录。

## 目睛

**【主治】** 小儿夜啼。以一只为末，竹沥调少许灌之。普济

### 二、性味归经

甘、咸，温；有毒。归肝经。

### 三、功能主治

祛风，通络，止痉。用于风湿顽痹，麻木拘挛，中风口喎，半身不遂，抽搐痉挛，破伤风，麻风，疥癣。

### 四、用法用量

内服：煎汤，3～9 g；研末吞服，一次 1～1.5 g，一日 2～3 次。

### 五、名医发挥

朱良春主张辨病与辨证相结合，治疗强直性脊柱炎，选用鹿角片、蕲蛇、穿山甲温通督脉，为辨病通用之药。治疗类风湿关节炎，祛风除湿常用蕲蛇、乌梢蛇配伍。

### 六、现代临床

#### （一）治疗系统性红斑狼疮

蕲蛇用于系统性红斑狼疮主要起到祛风解毒、活血通络的功效，运用四妙勇安汤加蕲蛇、秦艽滋阴凉营、清热活血，对肝肾阴虚者用犀角地黄汤、二至丸加加蕲蛇、半枝莲、白花蛇舌草等。

#### （二）治疗类风湿关节炎

类风湿性关节炎关节变形或骨质破坏而致剧烈疼痛者，以全蝎、蕲蛇、蜈蚣、共研细末外敷。朱良春拟方益肾蠲痹丸（蕲蛇、炮山甲、全蝎、蜈蚣、土鳖虫、地龙、熟地、肉从蓉、淫羊藿、鹿衔草等）益肾壮督除痹。

#### （三）其他

与其他药物配伍还可以治疗肌肉萎缩、中风后遗症、强直性脊柱炎、破伤风、面瘫等疾病。

# 10.13 介部

李时珍曰：介虫三百六十，而龟为之长。龟盖介虫之灵长者也。《周官》鳖人取互物[1]以时籍[2]（昌角切），春献鳖蜃，秋献龟鱼。祭祀供蠃[3]（排）蠃（螺）蚳（池）以授醢人[4]。则介物亦圣世供馔之所不废者，而况又可充药品乎？唐宋本草皆混入虫鱼，今析为介部。凡四十六种，分为二类：曰龟鳖，曰蚌蛤。

### 注 释

[1] 互物：甲壳类动物的总称。

[2] 籍：cè，以又刺取水中鱼鳖。

[3] 蠃：pí，蚌、蛤。

[4] 醢人：专职做肉酱的人。醢，hǎi，肉酱。

## 10.13.1 鳖 《本经》中品

### 一、纲目原文

【释名】 团鱼俗名神守。[时珍曰]鳖行蹩躄，故谓之鳖。淮南子曰：鳖无耳而守神。神守之名以此。陆佃云：鱼满三千六百，则蛟龙引之而飞，纳鳖守之则免。故鳖名守神。河伯从事 古今注。

【集解】 [时珍曰]鳖，甲虫也。水居陆生，穿脊连胁，与龟同类。四缘有肉裙，故曰龟，甲裹肉。鳖，肉裹甲。无耳，以目为听。纯雌无雄，以蛇及鼋为匹。故万毕术云：烧鼋脂可以致鳖也。夏月孚乳，其抱以影。埤雅云：卵生思抱。其状随日影而转。在水中，上必有浮沫，名鳖津。人以此取之。今有呼鳖者，作声抚掌，望津而取，百十不失。管子云：涸水之精名曰蚴。以名呼之，可取鱼鳖。正此类也。类从云：鼍一鸣而鳖伏。性相制也。又畏蚊。生鳖遇蚊叮则死，死鳖得蚊煮则烂，而熏蚊者复用鳖甲。物相报复如此，异哉！淮南子曰：膏之杀鳖，类之不可推也。

## 鳖甲

**【修治】** ［别录曰］鳖甲生丹阳池泽。采无时。［颂曰］今处处有之，以岳州•沅江所出甲有九肋者为胜。入药以醋炙黄用。［弘景曰］采得，生取甲，剔去肉者，为好。凡有连厌及干岩者便真。若肋骨出者是煮熟，不可用。［斅曰］凡使，要绿色、九肋、多裙、重七两者为上。用六一泥固瓶子底，待干，安甲于中，以物搘起。若治癥块定心药，用头醋入瓶内，大火煎，尽三升，乃去裙、肋骨，炙干入用。若治劳去热药，不用醋，用童子小便煎，尽一斗二升，乃去裙留骨，石臼捣粉，以鸡 皮裹之，取东流水三斗盆盛，阁于盆上，一宿取用，力有万倍也。［时珍曰］按卫生宝鉴云：凡鳖甲，以煅灶灰一斗，酒五升，浸一夜，煮令烂如胶漆用，更佳。桑柴灰尤妙。

**【气味】** 咸，平，无毒。［之才曰］恶矾石、理石。

**【主治】** 心腹癥瘕，坚积寒热，去痞疾息肉，阴蚀痔核恶肉本经。疗温疟，血瘕腰痛，小儿胁下坚别录。宿食，癥块痃癖，冷瘕劳瘦，除骨热，骨节间劳热，结实壅塞，下气，妇人漏下五色，下淤血甄权。去血气，破癥结恶血，堕胎，消疮肿肠痈，并扑损瘀血日华。补阴补气震亨。除老疟疟母，阴毒腹痛，劳复食复，斑痘烦喘，小儿惊痫。妇人经脉不通，难产，产后阴脱，丈夫阴疮石淋，敛溃痈时珍。

**【发明】** ［宗奭曰］经中不言治劳，惟药性论言治劳瘦骨热，故虚劳多用之。然甚有据，但不可过剂耳。［时珍曰］鳖甲乃厥阴肝经血分之药，肝主血也。试常思之，龟、鳖之属，功各有所主。鳖甲青入肝，故所主者，疟劳寒热，痃瘕惊痫，经水痈肿阴疮，皆厥阴血分之病也。玳瑁色赤入心，故所主者，心风惊热，伤寒狂乱，痘毒肿毒，皆少阴血分之病也。秦龟色黄入脾，故所主者，顽风湿痹，身重蛊毒，皆太阴血分之病也。水龟色黑入肾，故所主者，阴虚精弱，腰脚酸痿，阴疟泄痢，皆少阴血分之病也。介虫阴类，故并主阴经血分之病，从其类也。

**【附方】** 旧十三，新六。

**老疟劳疟**用鳖甲醋炙研末，酒服方寸匕。隔夜一服，清早一服，临时一服，无不断者。入雄黄少许，更佳。肘后。**奔豚气痛**上冲心腹。鳖甲（醋炙）三两，京三棱（煨）二两。桃仁（去皮尖）四两，汤浸研汁三升，煎二升，入末煎良久，下醋一升，煎如饧，以瓶收之。每空心温酒服半匙。圣济录。**血瘕癥癖**［甄权曰］用鳖甲、虎珀、大黄等分作散，酒服二钱，少时恶血即下。若妇人小肠中血下尽，即休服也。**痃癖癥积**［甄权曰］用鳖甲醋炙黄研末，牛乳一合，每调一匙，朝朝服之。**妇人漏下**［甄权曰］鳖甲醋炙研末，清酒服方寸匕，日二。○又用干姜、鳖甲、诃黎勒皮等分为末，糊丸。空心下三十丸，日再。**妇人难产**鳖甲烧存性，研末。酒服方寸匕，立出。梅师。**劳复食复**笃病初起，受劳伤食，致复欲死者。鳖甲烧研，水服方寸匕。肘后方。**小儿痫疾**用鳖甲炙研，乳服一钱，日二。亦可蜜丸服。子母录。**卒得腰痛**不可俯仰。用鳖甲炙研末，酒服方寸匕，日二。肘后方。**沙石淋痛**用九肋鳖甲醋炙研末，酒服方寸匕，日三服。石出瘥。肘后方。**阴虚梦泄**九肋鳖甲烧研。每用一字，以酒半盏，童尿半盏，葱白七寸同煎。去葱，日晡时服之，出臭汗为度。医垒元戎。**吐血不止**鳖甲、蛤粉各一两（同炒色黄），熟地黄一两半（晒干）。为末。每服二钱，食后茶下。圣济录。**斑痘烦喘**小便不利者：用鳖甲二两，灯心一把，水一升半，煎六合，分二服。凡患此，小便有血者，中坏也。黑厌无脓者，十死不治。庞安时伤寒论。**痈疽不敛**不拘发背一切疮。用鳖甲烧存性，研掺甚妙。李楼怪证奇方。**肠痈内痛**鳖甲烧存性研，水服一钱，日三。传信方。**阴头生疮**人不能治者。鳖甲一枚烧研，鸡子白和傅。千金翼。**沸唇紧裂**用鳖甲及头，烧研傅之。类要。**人咬指烂**久欲脱者。鳖甲烧灰傅之。叶氏摘玄方。

### 肉

**【气味】** 甘，平，无毒。［颂曰］久食，性冷损人。［藏器曰］礼记食鳖去丑，谓颈下有软骨如龟形者也。食之令人患水病。凡鳖之三足者，赤足者，独目者，头足不缩者，其目四陷者，腹下有王字、卜字文者，腹有蛇文者（是蛇化也），在山上者（名旱鳖）。并有毒杀人，不可食。[弘景曰]不可合鸡子食，苋菜食。昔有人剉鳖，以赤苋同包置湿地，经旬皆成生鳖。又有裹鳖甲屑，经五月皆成鳖者。[思邈曰]不可合猪、兔、鸭肉食，损人。不可合芥子食，生恶疮。妊妇食之，令子短项。[时珍曰]案三元参赞书言：鳖性冷，发水病。有冷劳气、癥瘕人不宜之。生生编言：鳖性热。藏原礼言：鳖之阳聚于上甲，久食令人生发背。似与性冷之说相反。盖鳖性本不热，食之者和以椒、姜热物太多，失其本性耳。鳖性畏葱及桑灰。凡食鳖者，宜取沙河小鳖斩头去血，以桑灰汤煮熟，去骨甲换水再煮。入葱、酱作羹臛食乃良。其胆味辣，破入汤中，可代椒而辟腥气。李九华云：鳖肉主聚，鳖甲主散。食鳖，剉甲少许入之，庶几稍平。又言：薄荷煮鳖能害人。此皆人之所不知者也。

**【主治】** 伤中益气，补不足 别录。热气湿痹，腹中激热，五味煮食，当微泄 藏器。妇人漏下五色，羸瘦，宜常食之 孟诜。妇人带下，血瘕腰痛 日华。去血热，补虚。久食，性冷 苏颂。补阴 震亨。作臛食，治久痢，长髭须。作丸服，治虚劳痃癖脚气 时珍。

**【附方】** 新三。

痃癖气块 用大鳖一枚，以蚕沙一斗，桑柴灰一斗，淋汁五度，同煮如泥，去骨再煮成膏，捣丸梧子大。每服十丸，日三。圣惠方。寒湿脚气 疼不可忍。用团鱼二个，水二斗，煮一斗，去鱼取汁，加苍耳、苍术、寻风藤各半斤，煎至七升，去渣。以盆盛熏蒸，待温浸洗，神效。乾坤生意。骨蒸咳嗽潮热。团鱼丸：用团鱼一个，柴胡、前胡、贝母、知母、杏仁各五钱，同煮，待熟去骨、甲、裙，再煮。食肉饮汁，将药焙研为末，仍以骨、甲、裙煮汁和，丸梧子大。每空心黄芪汤下三十丸，日二服。服尽，仍治参、芪药调之。奇效方。

## 脂

**【主治】** 除日拔白发，取脂涂孔中，即不生。欲再生者，白犬乳汁涂之 藏器。

## 头阴干

**【主治】** 烧灰，疗小儿诸疾，妇人产后阴脱下坠，尸疰心腹痛恭。傅历年脱肛不愈 日华。

**【附方】** 旧一，新二。

小儿尸疰 劳瘦，或时寒热。用鳖头一枚烧灰，新汲水服半钱，日一服。圣惠方。产后阴脱 千金：用鳖头五枚烧研，井华水服方寸匕，日三。录验加葛根二两，酒服。大肠脱肛 久积虚冷。以鳖头炙研，米饮服方寸匕，日二服。仍以末涂肠头上。千金。

## 头血

**【主治】** 涂脱肛出 甄权。风中血脉，口眼㖞僻，小儿疳劳潮热 时珍。

**【发明】** [时珍曰]按千金方云：瞤唇动口㖞，皆风入血脉，急以小续命汤服之。外用鳖血或鸡冠血，调伏龙肝散涂之，干则再上，甚妙。盖鳖血之性，急缩走血，故治口㖞、脱肛之病。

**【附方】** 新二。

中风口㖞 鳖血调乌头末涂之。待正，则即揭去。肘后方。小儿疳劳 治潮热往来，五心烦躁，盗汗咳嗽，用鳖血丸主之。以黄连、胡黄连各称二两（以鳖血一盏，吴茱萸一两，同入内浸过一夜，炒干，去茱、血研末）。入柴胡、川芎、芜荑各一两，人参半两，使君子仁二十个，为末，煮粟米粉糊和，为丸如黍米大。每用熟水，量大小，日服三。○全幼心鉴。

## 卵

**【主治】** 盐藏煨食，止小儿下痢 时珍。

# 爪

**【主治】** 五月五日收藏衣领中，令人不忘肘后。

## 校注

[1] 三千六百：埤雅卷二及尔雅翼卷三十一鳖条俱作"三百六十"。

[2] 神守：原作"守神"，今据埤雅卷二及尔雅翼卷三十一鳖条乙转，与上文合。

[3] 裹：江西等各本作"里"。

[4] 烧鼍脂：按御览卷九三二鼍条引淮南万毕术曰："烧鼍致鳖"。注云："取鼍烧之，鳖自至。"未言烧脂。

[5] 状：埤雅卷二鳖条作"伏"。金陵本稍缺损，江西等本作"状"。

[6] 涸水之精名曰蜗：管子卷十四水地篇作"涸川之精生于蜗"。

[7] 死：原作"匕"，乃是"死"之重字符号。湖北、璐、文等本作"凡"。今从张本改。

[8] 二：原作"三"，今按下旧附方数改。

[9] 七：原作"六"，今按下新附方数改。

[10] 甲：外台卷五引肘后，此下有"三两"二字。

[11] 服：外台卷五引肘后，此下有"兼用火灸"四字，肘后卷三第十六及大观、政和本草卷二十一鳖甲条附方，此下亦有"用火灸"三字。灸法颇多，肘后卷三第十六载一种，千金翼卷十八第二及外台卷五又载一种，其余详针灸专著。

[12] 捣二味为末：原脱，今据圣济总录卷七十一·三神煎补。

[13] 不住手搅：同上。

[14] 温：同上。

[15] 丸：大观、政和本草卷二十一鳖甲条附方，此下俱有"如小豆大"四字。

[16] 甲：肘后卷四第三十二及大观、政和本草卷二十一鳖甲条附方，此下俱有"一枚"二字。

[17] 日二：肘后卷四第三十二作"食后，日三服"五字。大观、政和本草附方俱无此文。

[18] 下：圣济总录六十八鳖甲散，此下有"服药讫可睡少时"七字。

[19] 此：金陵甲本缺损，江西等各本作"大"。庞安时伤寒总病论卷四鳖甲汤无此字。

[20] 便：庞安时伤寒总病论卷四鳖甲汤，此下有"涩"字。

[21] 裹：大观、政和本草卷二十一鳖甲条同。江西、湖北、石、钱、吴、璐、立、文、芥等本作"里"。

[22] 宜常食之：大观、政和本草卷二十一鳖甲条引孟诜，俱作"中春食之美，夏月有少腥气"。

[23] 每服十九日三：圣惠方卷四十九作"每于食前，以温酒下二十九"。

[24] 除日：大观、政和本草卷二十一鳖甲条引陈藏器本草作"脱人毛发"四字。"除日"二字，乃濒湖据千金卷十三第八令发不生方改写。

[25] 二：按下治"产后阴脱"，按本书通例，应作二方计，故新附方实数，当作"三"。

[26] 灰：圣惠方卷八十八，此下有"细研为散"。大观、政和本草卷二十一鳖甲条附方，此下作"杵末"二字。

[27] 日一服：圣惠方卷八十八及大观、政和本草鳖甲条附方俱无此三字。

[28] 米饮服方寸匕日二服：千金卷二十四第六，用鳖头治脱肛有二方，俱从外治，未言内服。至普济方卷四十鳖头散（注云：出千金方）方后，始有"仍以方寸匕食前米饮调下"之语。

[29] 丸：全幼心鉴卷四作"煎"。

[30] 一：原脱，今据全幼心鉴卷四鳖血煎补。

[31] 爪：肘后卷六第五十二、大观、政和本草卷二十一鳖甲条附方及普济方卷十七俱作"甲"。医心方卷二十六第四作"爪"。

[32] 五月五日：大观柯本卷二十一鳖甲条附方作"端午日"，义同。普济方卷十七云："一用五月五日"。大观宋·元本作"两午日"。但肘后卷六第五十二、医心方卷二十六第四、政和诸本附方及普济方卷十七俱作"丙午日"。

[33] 衣领中：肘后卷六第五十二、大观、政和本草附方及普济方卷十七俱作"衣带上"。医心方卷二十六第四作"衣领带中"。

## 二、性味归经

甘、咸，微寒。归肝、肾经。

## 三、功能主治

滋阴潜阳，退热除蒸，软坚散结。用于肝肾阴虚所致阴虚内热、阴虚风动、阴虚阳亢诸证，癥瘕积聚。

## 四、用法用量

内服：煎汤，9～24 g，宜先煎；本品经砂炒醋淬后，有效成分更易煎出；并可去腥味，易于粉碎，方便制剂。脾胃虚寒，食少便溏及孕妇禁服。

## 五、名医发挥

（1）《本草经疏》谓鳖甲为"治疟之要药，亦是退劳热在骨及阴虚往来寒热之上品"，言其"味咸平，主消散者，以其味兼乎平，平亦辛也，咸能软坚，辛能走散，故《本经》主癥瘕、坚积、寒热、去痞疾、息肉、阴蚀、痔核、恶肉；《别录》疗温疟者，以疟必暑邪为病，类多阴虚，水衰之人，乃为暑所深中，邪入阴分，故出并于阳而热甚，入并于阴而寒甚，元气虚羸，则邪陷而中焦不治，甚则结为疟母。甲能益阴除热而消散，……小儿胁下坚，皆阴分血病，宜其悉主之矣"。陈士铎也说鳖甲"善能攻坚，又不损气，阴阳上下有痞滞不除才是，皆宜用之，但宜研末调服……"

（2）《本草思辨录》中论鳖甲与龟甲、牡蛎功效的异同，"鳖甲、牡蛎（均属介类），甲介属金，金主攻利，气味咸寒则入阴，此二物之所同，清热软坚之所以并擅。而其理各具，其用亦因分：鳖介入肝而气沉向里，蛎介入肝而气浮向外，向里则下连肾，向外则上连胆，《本经》于鳖甲主心腹癥瘕坚积，于牡蛎主惊恚怒气拘缓。由斯以观，凡鳖甲之主阴蚀、痔核、骨蒸者，岂能代以牡蛎；牡蛎之主盗汗、消渴、瘰疬颈核者，岂能代以鳖甲。鳖甲去恶肉而亦敛溃痈者，以阴既益而阳随和也；牡蛎治惊恚而又止遗泄者，以阳既戢而阴即固也。"

（3）哈荔田善用鳖甲治崩漏，化瘀达郁，行血止血。方为：醋鳖甲18 g，刘寄奴12 g，川茜草9 g，赤芍9 g，川芎9 g，香附米9 g，醋柴胡9 g，丹参15 g，元胡6 g，制没药6 g，当归12 g，甘草6 g。治子宫内膜腺瘤样增生，用化瘀止血，清热固经。处方：炙龟板10 g，生牡蛎30 g，生地、椿白皮、贯仲炭、女贞子、旱莲草、炒蒲黄各15 g，炒黄芩、丹皮、茜草、刘寄奴各10 g，三七末（冲）3 g。

（4）谢海洲用鳖甲，每日量10～30 g，认为入汤宜先煎，滋阴用生品，软坚用炙品。常以鳖甲配青蒿：以鳖甲咸寒属阴，功专滋阴潜阳，软坚散结，清骨间之邪热；青蒿气味芬芳，性寒而不伤胃，既能达于表，透发肌间郁热，以清热去暑，又能人于里，升发舒脾，泄热杀虫。二药伍用，清虚热，退伏邪的效力增强。治疗阴虚劳热、骨蒸盗汗，常用鳖甲与秦艽、地骨皮、知母配伍；治温热病后期阴液耗伤，夜热早凉，常与青蒿、牡丹皮、生地配伍；治肝脾肿大及腹中瘀块等症，常用炙品与香附、三棱、莪术配伍；亦可治阴虚阳亢所致的眩晕、耳鸣，虚风内动抽搐、小儿惊痫等症。用生品与生牡蛎、白芍、炙甘草、麦冬、生地、黑芝麻配伍可治疗热邪深入下焦、舌干齿黑、手指蠕动等。

（5）屠揆先认为鳖甲软坚而散结，可用治瘕瘕之证，包括西医所称的女性生殖器官肿瘤、子宫内膜异位症所致的肿块、陈旧性宫外孕包块以及炎症性包块等。

（6）龚士澄认为鳖甲滋阴潜阳宜生用，软坚消癥宜醋炙用。阳虚无热、胃弱呕哕、脾虚泄泻等证者忌用。对痨瘵肺肾阴虚，内热虚火灼肺，则肺燥而阴更虚，症见潮热、五心烦热、颧红、盗汗、消瘦、干咳无痰，或痰黏带血，舌红而干，脉象细数者，认为治疗重点不在症状，而在于病理性功能亢进的主因——阴虚，多用生鳖甲滋补阴虚，除热潜阳，以功能相近的龟甲辅之，伍以生地、熟地、天冬、麦冬、山药、玉竹、百合、墨旱莲滋阴润燥。对胃及十二指肠溃疡所致吐血、便血，常用醋炙鳖甲30 g，煅海蛤壳30 g，干地黄30 g，生甘草15 g，同研细粉，和匀瓶收，每餐饭前1小时，温水调服6 g，作用相当明显。对于因肝炎、疟疾等病所致的肝脾肿大，或兼阴虚潮热，惯用醋炙鳖甲15 g，丹参12 g，青蒿梗、银柴胡各10 g，牡丹皮8 g，橘络、甘草各5 g，清水煎服，对肝脾肿大有明显的缩小作用；对单纯性脾肿大（疟母），虽年深日久，用鳖甲煎丸（中成药）治疗两个月左右，即可消除脾肿大或使之明显缩小，完全无效者较少见。另外还提出需注意鳖甲质量：本品不论生用或炙用，皆须取活鳖割死剔肉，取上盖甲壳，晒干备用。近有从餐桌上捡来的经蒸煮食用后废弃之甲，药性全失，卖给药材收购部门，充当药用，药效何存？真鳖甲色深腥气大，有残存血迹，废鳖甲则色淡而少腥气。

## 六、现代临床

### （一）治疗肝脏疾病

治疗I型自身免疫性肝炎、慢性乙型病毒性肝炎、慢性乙型肝炎肝纤维化、肝硬

化、肝硬化腹水及肝癌，可用秦艽鳖甲散、鳖甲煎丸、鳖甲三虫汤（炙鳖甲、地龙、地鳖虫）、和复方鳖甲软肝片、鳖甲化纤汤、柴胡鳖甲汤和鳖甲膏治疗，如河南省中医医院党中勤用柴胡鳖甲汤治疗慢性肝炎 56 例，方由柴胡、炙鳖甲、煅牡蛎、生地、白芍、沙参、麦冬、玉竹、茜草、土元组成。如湖南中医药大学第一附属医院李平用鳖甲煎丸抗肝癌介入治疗致肝纤维化 30 例。

### （二）其他

治疗女性更年期综合征、老年高血压病、老年晚期胃癌、晚期恶性肿瘤发热、阴虚发热、肺癌咳血，方用鳖甲化坚汤、鳖甲降压颗粒、青蒿鳖甲汤，如广州中医药大学黄月顺用加味青蒿鳖甲汤治疗女性更年期综合征 50 例，方由青蒿、合欢花、山茱萸、知母、生地、鳖甲、丹皮、枳实、陈皮、枸杞子、女贞子、褚实子组成。此外还有用鳖甲煎丸治疗气滞血瘀型心绞痛，青蒿鳖甲汤治疗肺结核发热和不明原因的长期发热。

## 10.13.2 牡蛎 《本经》上品

### 一、纲目原文

【释名】　牡蛤别录蛎蛤本经古贲异物志蠔。［弘景曰］道家方以左顾是雄，故名牡蛎，右顾则牝蛎也。或以尖头为左顾，未详孰是。［藏器曰］天生万物皆有牝牡。惟蛎是咸水结成，块然不动，阴阳之道，何从而生？经言牡者，应是雄耳。［宗奭曰］本经不言顾，止从陶说。而段成式亦云：牡蛎言牡，非谓雄也。且如牡丹，岂有牝丹乎？此物无目，更何顾盼？［时珍曰］蛤蚌之属，皆有胎生、卵生。独此化生，纯雄无雌，故得牡名。曰蛎曰蠔，言其粗大也。

【集解】　［别录曰］牡蛎生东海池泽。采无时。［弘景曰］今出东海、永嘉、晋安。云是百岁雕所化。十一月采，以大者为好。其生著石，皆以口在上。举以腹向南视之，口斜向东，则是左顾。出广州南海者亦同，但多右顾，不堪用也。丹方及煮盐者，皆以泥釜，云耐水火，不破漏。皆除其甲口，止取胸胸如粉耳。［颂曰］今海旁皆有之，而通、泰及南海、闽中尤多。皆附石而生，魂礧相连如房，呼为蛎房。晋安人呼为蠔莆。初生止如拳石，四面渐长，至一二丈者，崭岩如山，俗呼蚝山。每潮来，诸房皆开，有小虫入，则合之充腹。海人取者，皆凿房以烈火逼之，挑取其肉当食品，其味美好，更有益也。海族为最贵。［时珍曰］南海人以其蛎房砌墙，烧灰粉壁，食其肉谓之蛎黄。［保昇曰］又有云蛎，形短，不入药用。［敩曰］有石牡蛎，头边皆大，小夹沙石，真似牡蛎，只是圆如龟壳。海牡蛎可用，只丈夫服之，令人无髭也。其真牡蛎，用火煅过，以醋试之，随手走起者是也。醋乃千年虎珀。

【修治】　［宗奭曰］凡用，须泥固烧为粉。亦有生用者。［敩曰］凡真牡蛎，先用二十个，以东流水入盐一两，煮一伏时，再入火中煅赤，研粉用。［时珍曰］案温隐居云：牡蛎将童尿浸四十九日（五日一换），取出，以硫黄末和米醋涂上，黄泥固济，煅过用。

【气味】　咸，平，微寒，无毒。［之才曰］贝母为之使。得甘草、牛膝、远志、蛇床子良。恶麻黄、辛夷、吴茱萸。伏硇砂。

【主治】　伤寒寒热，温疟洒洒，惊恚怒气，除拘缓鼠瘘，女子带下赤白。久服，强骨节，杀邪鬼，延年本经。除留热在关节营卫，虚热去来不定，烦满心痛气结，止汗止渴，除老血，疗泄精，涩大小肠，止大小便，治喉痹咳嗽，心胁下痞热别录。粉身，止大人、小儿盗汗。同麻黄根、蛇床子、干姜为粉，去阴汗藏器。治女子崩中，止痛，除风热风疟，鬼交精出孟诜。男子虚劳，补肾安神，去烦热，小儿惊痫李珣。去胁下坚满，瘰疬，一切疮好古。化痰软坚，清热除湿，止心脾气痛，痢下赤白浊，消疝瘕积块，瘰疾结核<sub>时珍</sub>。

**【发明】** ［权曰］病虚而多热者，宜同地黄、小草用之。［好古曰］牡蛎入足少阴，为软坚之剂。以柴胡引之，能去胁下硬。以茶引之，能消项上结核。以大黄引之，能消股间肿。以地黄为使，能益精收涩，止小便，肾经血分之药也。［成无己曰］牡蛎之咸，以消胸膈之满，以泄水气，使痞者消，硬者软也。［元素曰］壮水之主，以制阳光，则渴饮不思。故蛤蛎之类，能止渴也。

**【附方】** 旧七，新十四。

**心脾气痛**<sub>气实有痰者</sub>。牡蛎煅粉，酒服二钱。丹溪心法。**疟疾寒热**<sub>牡蛎粉、杜仲等分为末，蜜丸梧子</sub>大。每服五十丸，温水下。普济方。**气虚盗汗**<sub>上方为末</sub>。每酒服方寸匕。千金方。**虚劳盗汗**<sub>牡蛎粉、麻黄</sub>根、黄芪等分为末。每服二钱，水二盏，煎七分，温服，日一。本事方。**产后盗汗**<sub>牡蛎粉、麦麸（炒黄）等</sub>分。每服一钱，用猪肉汁调下。经验。**消渴饮水**<sub>腊日或端午日，用黄泥固济牡蛎，煅赤研末。每服一钱，用活</sub>鲫鱼煎汤调下。只二三服愈。经验方。**百合变渴**<sub>伤寒传成百合病，如寒无寒，如热无热，欲卧不卧，欲行不</sub>行，欲食不食，口苦，小便赤色，得药则吐利，变成渴疾，久不瘥者。用牡蛎（熬）二两，栝楼根二两，为细末。每服方寸匕，用米饮调下，日三服取效。张仲景金匮玉函方。**病后常衄**<sub>小劳即作</sub>。牡蛎十分，石膏五分，为末。酒服方寸匕（亦可蜜丸），日三服。肘后方。**小便淋閟**<sub>服血药不效者</sub>。用牡蛎粉、黄檗（炒）等分为末。每服一钱，小茴香汤下，取效。医学集成。**小便数多**<sub>牡蛎五两烧灰，小便三升，煎二升，分三服。神效。乾坤</sub>生意。**梦遗便溏**<sub>牡蛎粉，醋糊丸梧子大。每服三十丸，米饮下，日二服。丹溪方。</sub>**水病囊肿**<sub>牡蛎（煅粉）二</sub>两，干姜（炮）一两。研末，冷水调糊扫上。须臾囊热如火，干则再上。小便利即愈。一方，用葱汁、白面同调。小儿不用干姜。初虞世古今录验方。**月水不止**<sub>牡蛎煅研，米醋搜成团，再煅研末。以米醋调艾叶末熬膏，丸梧</sub>子大。每醋汤下四五十丸。普济方。**金疮出血**<sub>牡蛎粉傅之。肘后。</sub>**破伤湿气**<sub>口禁强直</sub>。用牡蛎粉，酒服二钱，仍外傅之，取效。三因方。**发背初起**<sub>古贲粉灰，以鸡子白和，涂四围，频上取效。千金方。</sub>**痈肿未成**<sub>用</sub>此拔毒。水调牡蛎粉末涂之。干更上。姚僧坦集验方论。**男女瘰疬**<sub>经验：用牡蛎（煅，研）末四两，玄参末三</sub>两，面糊丸梧子大。每服三十丸，酒下，日三服。服尽除根。○初虞世云：瘰疬不拘已破未破。用牡蛎四两，甘草一两，为末。每食后，用腊茶汤调服一钱。其效如神。**甲疽溃痛**<sub>弩肉裹趾甲，脓血不瘥者。用牡蛎头厚处，</sub>生研为末。每服二钱，红花煎酒调下，日三服。仍用敷之，取效。胜金方。**面色黧黑**<sub>牡蛎粉研末，蜜丸梧子</sub>大。每服三十丸，白汤下，日一服。并炙其肉食之。

服七十丸，空心用盐汤送下。普济方。

**肉**

**【气味】** 甘，温，无毒。

**【主治】** 煮食，治虚损，调中，解丹毒，妇人血气。以姜、醋生食，治丹毒，酒后烦热，止渴<sub>藏器</sub>。炙食甚美，令人细肌肤，美颜色<sub>苏颂</sub>。

**校注**

［1］有：原脱，今据大观、政和本草卷二十牡蛎条补。

［2］蠔：原作"螯"，今据大观、政和本草卷二十牡蛎条（原注：音樗）改。

［3］皆大小夹：大观、政和本草卷二十牡蛎条俱作"背大小甲"。政和明坊本"背"作"皆"（富本作"等"）。金陵本同（惟"皆"字笔划残缺）。

［4］千：大观、政和本草卷二十牡蛎条俱作"万"，但与唐本草卷十二虎魄条及大观、政和本草卷十二璧条苏恭之说不合。故濒湖径改为"千"。

［5］温：原作"风"，政和明坊及富本同。今据大观、政和本草卷二十牡蛎条改。

［6］甄权：原作"孟诜"，今据大观、政和本草卷二十牡蛎条改。

［7］珣：金陵本稍缺损，江西等本作"恂"。与本书卷一历代诸家本草·海药本草条合。

［8］肿：原脱，今据汤液本草卷下牡蛎条补。

［9］为：汤液本草卷下，此上有"咸"字。

［10］本：原脱，今据汤液本草卷下牡蛎条补。

［11］五：普济方卷一九八治温疟方作"三"。

［12］每酒服方寸匕：千金卷十第一作"夜卧以水服五钱匕"。肘后卷二第十四略同。

［13］一：千原作"二"。今据本事方卷六牡蛎散改，与下文"煎七分"合。

［14］日一：本事方卷六牡蛎散无此二字。

［15］下：大观、政和本草卷二十牡蛎条附方，此下有"小儿服半钱匕"。

［16］二两：金匮卷上第三、千金卷十第三及外台卷二俱用"等分"。

［17］水病囊肿：大观、政和本草卷二十牡蛎条附方俱作"水癞偏大，上下不定，疼痛"。

［18］便：大观、政和本草卷二十牡蛎条附方，此下有"大"。

［19］艾：原脱，今据普济方卷三三四蛎粉散补。

［20］酒服：三因方卷七牡蛎散作"煎甘草汤调下"。

［21］贲：千金卷二十二第三及普济方卷二八九俱作"蚌"。

［22］一：大观、政和本草卷二十牡蛎条附方俱作"二"。

［23］红花煎：大观、政和本草卷二十牡蛎条附方作"研傲花"。按字书无"傲"字，当是"澱"字之误。澱（淀之异体字，一作靛）花即青黛（见本书卷十六蓝淀及青黛条）。此间经濒湖改写，不及原方义长。

［24］方：此下金陵本有"服七十丸空心用盐汤送下"十一字，单独在本卷第三页首栏。似错简。今从江西本删，与各本合。

## 二、性味归经

咸，微寒。归肝、胆、肾经。

## 三、功能主治

重镇安神，潜阳补阴，软坚散结，收敛固涩，制酸止痛。用于心神不安，惊悸失眠，肝阳上亢，头晕目眩，痰核，瘰疬，瘿瘤，癥瘕积聚，滑脱，胃痛泛酸。

## 四、用法用量

内服：煎汤，9～30 g，宜先打碎先煎。外用：适量。收敛固涩宜煅用，其他宜生用。

## 五、名医发挥

（1）《本草经疏》中从性味论其功效，"牡蛎，味咸，平，气微寒，无毒，入足少阴，厥阴，少阳经。其主伤寒寒热、温疟洒洒，惊恚怒气，留热在关节去来不定、烦满、气结心痛、心胁下痞热等证，皆肝胆二经为病。二经冬受寒邪，则为伤寒寒热；

夏伤于暑，则为温疟洒洒；邪伏不去，则热在关节去来不定；二经邪郁不散，则心胁下痞；热邪热甚则惊恚怒气，烦满气结心痛。此药味咸气寒，入二经而除寒热邪气，则营卫通，拘缓和，而诸证无不瘳矣。少阴有热，则女子为带下赤白，男子为泄精，解少阴之热，而能敛涩精气，故主之也"。张石顽在《本经逢原》中也说，"……用牡蛎以散内结之热，即温疟之热从内蕴，惊恚之怒气上逆，亦宜咸寒降泄为务。其拘缓鼠瘘，带下赤白，总由痰积内滞，端不出软坚散结之治耳。"

（2）《本草思辨录》中论牡蛎与鳖甲炮制不同，功效有异：其同为"清热软坚"，但"《本经》于鳖甲主心腹癥瘕坚积，于牡蛎主惊恚怒气拘缓。仲圣用鳖甲于鳖甲煎丸，所以破癥瘕；加牡蛎于小柴胡汤，所以除烦满"，"凡鳖甲之主阴蚀，痔核，胃蒸者，岂能代以牡蛎。鳖甲去恶肉而亦敛溃痈者，以阴既益而阳遂和也。牡蛎治惊恚而又止遗泄者，以阳既戢而阴即固也"。

（3）张景岳言牡蛎"涩能固敛，咸能软坚，专入少阴肾脏，随药亦入诸经"，并论牡蛎之配伍应用，"同熟地固精气，禁遗尿；同麻黄根敛阴汗；同杜仲止盗汗；同白术燥脾利湿；同大黄善消痈肿；同柴胡治胁下硬痛；同天花茶，消上焦瘿瘤瘰疬结核"。

（4）张锡纯论牡蛎之炮制与功效，"专取其收涩，可以煅用。若用以滋阴、用以敛火、或取其收敛，兼取其开通者，皆不可煅。若作丸散，亦可煅用，因煅之则其质稍软，与脾胃相宜也。然宜存性，不可过煅，若入汤剂仍以不煅为佳。"

（5）吴鞠通《温病条辨·卷三·下焦篇》言牡蛎"单用则力大，既能存阴，又涩大便，且清在里之余热，一物而三用"。

### 六、现代临床

#### （一）治疗心血管系统疾病

治疗失眠、高血压、冠心病早搏、心血管神经症、稳定性心绞痛伴焦虑症、心悸、老年心衰、精神分裂症，如以牡蛎提取而成的"金牡蛎"胶囊治疗高脂血症患者，结果患者胆固醇、三酰甘油均有显著降低，北京中医药大学东方医院王嘉麟用柴胡加龙骨牡蛎汤加减方治疗痰热内扰证失眠症 100 例。

#### （二）治疗消化系统疾病

病毒性肝炎，以牡蛎王胶囊治疗；顽固性呃逆：以牡蛎、柿蒂煎汤口服或鼻饲治疗颅内血肿所致顽固性呃逆。

#### （三）其他

治疗抑郁症、代谢综合征、慢性中耳炎、小儿多汗症、乳腺增生、子宫肌瘤、小儿遗尿等疾病。

## 10.13.3 真珠 《开宝》

### 一、纲目原文

【释名】 珍珠开宝蚌珠南方志蠙珠禹贡。

【集解】 ［李珣曰］真珠出南海，石决明产也。蜀中西路女瓜出者是蚌蛤产，光白甚好，不及舶上者采耀。欲穿须得金刚钻也。［颂曰］今出廉州，北海亦有之。生于珠牡（亦曰珠母），蚌类也。按岭表录异云：廉州边海中有洲岛，岛上有大池，谓之珠池。每岁刺史亲监珠户，入池采老蚌，剖取珠以充贡。池虽在海上，而人疑其底与海通，池水乃淡，此不可测也。土人采小蚌肉作脯食，亦往往得细珠如米。乃知此池之蚌，大小皆有珠也。而今之取珠牡者，云得之海旁，不必是池中也。其北海珠蚌种类小别。人取其肉，或有得珠者，不甚光莹，亦不常有，不堪入药。又蚌中一种似江珧者，腹亦有珠，皆不及南海者奇而且多。[宗奭曰]河北溏泺中，亦有围及寸者，色多微红，珠母与廉州者不相类。但清水急流处，其色光白；浊水及不流处，其色暗也。[时珍曰]按廉州志云：合浦县海中有梅、青、婴三池。蜑人每以长绳系腰，携篮入水，拾蚌入篮即振绳，令舟人急取之。若有一线之血浮水，则葬鱼腹矣。又熊太古冀越集云：禹贡言"淮夷蠙珠"，后世乃出岭南。今南珠色红，西洋珠色白，北海珠色微青，各随方色也。予尝见蜑人入海，取得珠子树数担。其树状如柳枝，蚌生于树，不可上下。树生于石，蜑人凿石得树以求蚌，甚可异也。又南越志云：珠有九品。以五分至一寸八九分者为大品，有光彩。一边小平似覆金者，名珰珠。次则走珠、滑珠等品也。格古论云：南番珠色白圆耀者为上，广西者次之。比海珠色微青者为上，粉白、油黄者下也。西番马价珠为上，色青如翠，其老色、夹石粉青、油烟者下也。凡蚌闻雷则瘦。其孕珠如怀孕，故谓之珠胎。中秋无月，则蚌无胎。左思赋云"蚌蛤珠胎，与月盈亏"是矣。陆佃云："蚌蛤无阴阳牝牡，须雀蛤化成，故能生珠，专一于阴精也。龙珠在颔，蛇珠在口，鱼珠在眼，鲛珠在皮，鳖珠在足，蚌珠在腹。"皆不及蚌珠也。

【修治】　[李珣曰]凡用，以新完未经钻缀者研如粉，方堪服食。不细则伤人脏腑。[斅曰]凡用以新者绢袋盛之。置牡蛎四两于平底铛中，以物四向支稳，然后着珠于上。乃下地榆、五花皮、五方草各（剉）四两，笼住，以浆水不住火煮三日夜。取出，用甘草汤淘净，于臼中捣细重筛，更研二万下，方可服食。[慎微曰]抱朴子云：真珠径寸以上，服食令人长生。以酪浆渍之，皆化如水银，以浮石、蜂巢、蛇黄等物合之，可引长三四尺，为丸服之。[时珍曰]凡入药，不用首饰及见尸气者。以人乳浸三日，煮过如上捣研。一法：以绢袋盛，入豆腐腹中，煮一炷香，云不伤珠也。

【气味】　咸、甘，寒，无毒。

【主治】　镇心。点目，去肤翳障膜。涂面，令人润泽好颜色。涂手足，去皮肤逆胪。绵裹塞耳，主聋开宝。磨翳坠痰甄权。除面　，止泄。合知母，疗烦热消渴。合左缠根，治小儿麸豆疮入眼李珣。除小儿惊热宗奭。安魂魄，止遗精白浊，解痘疔毒，主难产，下死胎胞衣时珍。

【发明】　[时珍曰]真珠入厥阴肝经，故能安魂定魄，明目治聋。

【附方】　旧三，新九。

安魂定魄真珠末豆大一粒，蜜一蚬壳，和服，日三。尤宜小儿。肘后。卒忤不言真珠末，用鸡冠血和，丸小豆大。以三四粒纳口中。肘后。灰尘迷目用大珠拭之则明也。格古论。妇人难产真珠末一两，酒服，立出。千金。胞衣不下真珠一两研末，苦酒服。千金。子死腹中真珠末二两，酒服，立出。外台。瘢痘不发珠子七枚为末，新汲水调服。儒门事亲。痘疮疔毒方见谷部豌豆下。肝虚目暗茫茫不见。真珠末一两，白蜜二合，鲤鱼胆二枚，和合，铜器煎至一半，新绵滤过瓶盛。频点取瘥。○圣惠方。青盲不见方同上。小儿中风手足拘急。真珠末（水飞）一两，石羔末一钱。每服一钱，水七分，煎四分，温服，日三。圣惠方。目生顽翳真珠一两，地榆二两，水二大碗煮干，取真珠以醋浸五日，热水淘去醋气，研细末用。每点少许，以愈为度。

## 二、性味归经

甘、咸，寒。归心、肝经。

## 三、功能主治

安神定惊，明目消翳，解毒生肌，润肤祛斑。用于惊悸失眠，惊风癫痫，目赤翳障，疮疡不敛，皮肤色斑。

## 四、用法用量

内服：煎汤，0.1～0.3 g，多入丸、散。外用：适量，研末干撒、点眼或吹喉。

## 五、名医发挥

（1）本草汇言》："镇心，定志，安魂，解结毒，化恶疮，收内溃破烂。"

（2）《本经逢原》："缎灰入长肉药及汤火伤敷之。"

## 六、现代临床

### （一）治疗高血压病

龚康敏用速溶珍珠粉胶囊治疗高血压 21 例。

### （二）治疗口腔溃疡

用纳米珍珠粉治疗口腔溃疡，曲安奈德及珍珠粉治疗口腔扁平苔藓。

### （三）治疗血液疾病

营养性贫血、孕妇缺铁性贫血，用水溶性珍珠粉珍珠粉治疗，如王光利用水溶性珍珠粉治疗营养性贫血 60 例。

### （四）治疗皮肤疾病

可压疮、褥疮、面部二度烧伤、放射性湿性蜕皮等皮肤疾病，可用珍珠粉与薄膜敷料治疗，如郑文立用珍珠粉和磺胺嘧啶银粉治疗面部浅二度烧伤 20 例。

# 10.14　禽部

李时珍曰：二足而羽曰禽。师旷《禽经》云：羽虫三百六十，毛协四时，色合五方。山禽岩栖，原鸟地处。林鸟朝嘲，水鸟夜 。山禽味短而尾修，水禽味长而尾促。其交也，或以尾膍，或以睛眽，或以声音，或合异类雉、孔与蛇交之类。其生也，或以翼孚卵，或以同气变鹰化鸠之类。或以异类化田鼠化鴽之类。或变入无情（雀入水为蛤）。噫！物理万殊若此，学人其可不致知乎？五鸠九扈[1]，少皞[2]取以名官。雄雉鸥鹞，诗人得之观感。厥旨微矣。不妖夭，不覆巢，不殰卵，而庖人供六禽，翨[3]（音翅）氏攻猛鸟，硩蔟[4]覆夭鸟之巢。圣人之于物也，用舍仁杀之意，夫岂徒然哉？记曰：天产作阳。羽类则阳中之阳，大抵多养阳。于是集其可供庖药及毒恶当知者，为禽部，凡七十七种。分为四类：曰水，曰原，曰林，曰山。旧本禽部三品，共五十六种。今并入一种，自兽部移入一种，虫部移入一种，有名未用移入一种。

**注 释**

[1] 九扈：扈，原作"雇"，鸟鸣。少皞氏以九扈为官名。

[2] 少皞：传说中的东夷族首领。该族以鸟为图腾，相传他以各种鸟名来命名各种官员。

[3] 翨氏：官名。翨，chì。

[4] 硩蔟：chè chuò，硩，撤除、捣毁；蔟，鸟巢。硩蔟，为《周礼》官名，负责用石头捣毁恶鸟的巢。

# 鸡 《本经》上品

## 一、纲目原文

**【释名】** 烛夜 [时珍曰] 按徐铉云：鸡者稽也，能稽时也。广志云：大者，曰蜀；小者，曰荆。其雏曰鶤鸟。梵书名鸡曰鸠七咤。

**【集解】** [别录曰] 鸡生朝鲜平泽。[弘景曰] 鸡属甚多。朝鲜乃玄菟、乐浪，不应总是鸡所出也。[马志曰] 入药取朝鲜者，良尔。[颂曰] 今处处人家畜养，不闻自朝鲜来。[时珍曰] 鸡类甚多，五方所产，大小形色往往亦异。朝鲜一种长尾鸡，尾长三四尺。辽阳一种食鸡，一种角鸡，味俱肥美，大胜诸鸡。南越一种长鸣鸡，昼夜啼叫。南海一种石鸡，潮至即鸣。蜀中一种鶤鸡，楚中一种伧鸡，并高三四尺。江南一种矮鸡，脚才二寸许也。鸡在卦属巽，在星应昂，无外肾而亏小肠。凡人家无故群鸡夜鸣者，谓之荒鸡，主不祥。若黄昏独啼者，主有天恩，谓之盗啼。老鸡能作人言者，牝鸡雄鸣者，雄鸡生卵者，并杀之即已。俚人畜鸡无雄，即以鸡卵告灶而伏出之。南人以鸡卵画墨，煮熟验其黄，以卜凶吉。又以鸡骨占年。其鸣也知时刻，其栖也知阴晴。太清外术言：蓄蛊之家，鸡辄飞去。万毕术言：其羽焚之，可以致风。五行志言：雄鸡毛烧着酒中饮之，所求必得。古人言鸡能辟邪，则鸡亦灵禽也，不独充庖而已。

### 诸鸡肉

**【气味】** 食忌 [诜曰] 鸡有五色者，玄鸡白首者，六指者，四距者，鸡死足不伸者，并不可食，害人。[时珍曰] 延寿书云：阉鸡能啼者有毒。四月勿食抱鸡肉，令人作痈成漏，男女虚乏。[弘景曰] 小儿五岁以下食鸡生蛔虫。鸡肉不可合葫蒜、芥、李食，不可合犬肝、犬肾食，并令人泄痢。同兔食成痢，同鱼汁食成心瘕，同鲤鱼食成痈疖，同獭肉食成遁尸，同生葱食成虫痔，同糯米食生蛔虫。

**【发明】** [宗奭曰] 巽为风为鸡。巳鸣于五更者，日至巽位，感动其气而然也。今有风病人食之，无不发作。巽为鸡，信可验矣。[震亨曰] 鸡属土而有金、木、火，又属巽，能助肝火。寇言动风者，习俗所移也。鸡性补，能助湿中之火。病邪得之，为有助也。若鱼肉之类皆然。且西北多寒，中风诚有之。东南气温多湿，有风者非风也，皆湿生痰，痰生热，热生风耳。[时珍曰] 礼记云：天产作阳，地产作阴。鸡卵生而地产，羽不能飞，虽为阳精，实属风木，是阳中之阴也。故能生热动风，火火相扇，乃成中风。朱驳寇说为非，亦非矣。[颂曰] 鸡肉虽有小毒，而补虚羸是要，故食治方多用之。

### 丹雄鸡肉

**【气味】** 甘，微温，无毒。[扁鹊曰] 辛。

**【主治】** 女人崩中漏下，赤白沃。通神，杀恶毒，辟不祥本经。补虚温中止血。能愈久伤乏疮不瘥者别录。补肺孙思邈。

**【发明】** [普曰] 丹雄鸡一名载丹。[宗奭曰] 即朱鸡也。[时珍曰] 鸡虽属木，分而配之，则丹雄鸡得离火阳明之象，白雄鸡得庚金太白之象，故辟邪恶者宜之；乌雄鸡属木，乌雌鸡属水，故胎产宜之；黄雌鸡属土，故脾胃宜之；而乌骨者，又得水木之精气，故虚热者宜之，各从其类也。吴球云：三年骟鸡，常食治虚损，养血补气。

**【附方】** 新二。

辟禳瘟疫冬至日取赤雄鸡作腊，至立春日煮食至尽，勿分他人。肘后方。百虫入耳鸡肉炙香，塞耳中引出。总录。

### 白雄鸡肉

**【气味】** 酸，微温，无毒。[藏器曰] 甘，寒。

**【主治】** 下气，疗狂邪，安五脏，伤中消渴别录。调中除邪，利小便，去丹毒风日华。

**【发明】** [藏器曰] 白雄鸡养三年，能为鬼神所使。[时珍曰] 按陶弘景真诰云：学道山中，宜养白鸡、白犬，可以辟邪。今术家祈禳皆用白鸡，其原本此。是乃异端一说耳，鸡亦何神何妖哉？

【附方】 旧三，新四。

癫邪狂妄自贤自圣，行走不休。白雄鸡一只煮，以五味和作羹粥食。心镜。惊愤邪僻治因惊忧怖迫，或激愤惆怅，致志气错越，心行违僻者。白雄鸡一头（治如食法），真珠四两，薤白四两，水三升，煮二升，尽食之，饮汁令尽。肘后。卒然心痛白鸡一头，治如食法，水三升，煮二升，去鸡，煎取六合，入苦酒六合，真珠一钱，煎取六合，纳麝香二豆许，顿服之。肘后。赤白痢下白雄鸡一只，如常作臛及馄饨，空心食。心镜。卒得咳嗽白鸡一只，苦酒一斗，煮取三升，分三服，并淡食鸡。肘后。水气浮肿小豆一升，白雄鸡一只，治如食法，以水三斗煮熟食之，饮汁令尽。肘后方。肉坏怪病凡口鼻出腥臭水，以碗盛之，状如铁色虾鱼走跃，捉之即化为水，此肉坏也。但多食鸡馔即愈。夏子益奇疾方。

### 乌雄鸡肉

【气味】 甘，微温，无毒。

【主治】 补中止痛别录。止肚痛，心腹恶气，除风湿麻痹，补虚羸，安胎，治折伤并痈疽。生捣，涂竹木刺入肉日华。

【发明】 ［时珍曰］按李廷飞云：黄鸡宜老人。乌鸡宜产妇，暖血。马益卿云：妊妇宜食牡鸡肉，取阳精之全于天产者。此亦胎教宜见虎豹之意耳。又唐崔行功纂要云：妇人产死，多是富贵家，扰攘致妇惊悸气乱故耳。惟宜屏除一切人，令其独产，更烂煮牡鸡取汁，作粳米粥与食，自然无恙，乃和气之效也。盖牡鸡汁性滑而濡。不食其肉，恐难消也。今俗产家，每产后即食鸡啖卵，气壮者幸而无恙，气弱者因而成疾，皆由不解此意也。

【附方】 旧四，新六。

补益虚弱［选曰］虚弱人用乌雄鸡一只治净，五味煮极烂，空腹饱食之。食生即反损人。或五味淹炙食，亦良。反胃吐食用乌雄鸡一只，治如食法，入胡荽子半斤在腹内，烹食二只愈。老人中风烦热语涩。每用乌雄鸡一只（切），葱白一握，煮臛，下麻汁、五味，空心食之。养老书。脚气烦懑用乌雄鸡一只，治如食法，入米作羹食。养老书。寒疝绞痛用乌雄鸡一头（治如食法），生地黄七斤，同剉，著甑中蒸之，以器盛取汁。清旦温服，至晚令尽，当下诸寒癖证，以白粥食之。久疝不过三服。肘后。卒得咳嗽乌雄鸡一只，治如食法，酒渍半日饮之。肘后。肾虚耳聋乌雄鸡一只治净，以无灰酒三升煮熟，乘热食。三五只效。狐尿刺疮棘人，肿痛欲死。破乌鸡揭之，良。肘后方。猫眼睛疮身面生疮，似猫儿眼，有光采，无脓血，但痛痒不常，饮食减少，名曰寒疮。多吃鸡、鱼、葱、韭自愈。夏子益奇疾方。打伤撤扑及牛马触动，胸腹破血，四肢摧折。以乌鸡一只，连毛杵一千二百下，苦酒三升和匀。以新布揾病处，将膏涂布上。觉寒振欲吐，徐七取下，须臾再上一鸡，少顷再作，以愈为度。肘后方。

### 黑雌鸡肉

【气味】 甘、酸，温、平，无毒。

【主治】 作羹食，治风寒湿痹，五缓六急，安胎别录。安心定志，除邪辟恶气，治血邪，破心中宿血，治痈疽，排脓补新血，及产后虚羸，益色助气日华。治反胃及腹痛，踠折骨痛，乳痈。又新产妇以一只治净，和五味炒香，投二升酒中，封一宿取饮，令人肥白。又和乌油麻二升熬香，入酒中极效孟诜。

【发明】 ［时珍曰］乌色属水，牝象属阴，故乌雌所治皆血分之病，各从其类也。

【附方】 新三。

中风舌强不语，目睛不转，烦热。乌雌鸡一只治净，以酒五升，煮取二升去滓，分作三次，连服之。食葱姜粥，暖卧，取小汗。饮膳正要。死胎不下乌鸡一只去毛，以水三升，煮二升去鸡。用帛蘸汁摩脐下，自出。妇人良方。**虚损积劳**治男女因积虚或大病后，虚损沉困，酸疼盗汗，少气喘惙，或小腹拘急，心悸胃弱，多卧少起，渐至瘦削。若年深，五脏气竭，则难治也。用乌雌鸡一头，治如食法，以生地黄一斤（切），饴糖一升，纳腹内缚定，铜器贮，于瓶中蒸五升米熟，取出，食肉饮汁，勿用盐。一月一作，神效。姚生坦方。

## 黄雌鸡肉

**【气味】** 甘、酸、咸，平，无毒。[日华曰] 性温。患骨热人勿食。

**【主治】** 伤中消渴，小便数而不禁，肠澼泄痢，补益五脏绝伤，疗五劳，益气力别录。治劳劣，添髓补精，助阳气，暖小肠，止泄精，补水气日华。补丈夫阳气，治冷气疾着床者，渐瘥食之，良。以光粉、诸石末和饭饲鸡，煮食甚补益孟诜。治产后虚羸，煮汁煎药服，佳时珍。

**【发明】** [时珍曰] 黄者土色，雌者坤象，味甘归脾，气温益胃，故所治皆脾胃之病也。丹溪朱氏谓鸡属土者，当指此鸡而发，他鸡不得侔此。

**【附方】** 旧三，新六。

**水癖水肿** [诜曰] 腹中水癖水肿。以黄雌鸡一只，如常治净，和赤小豆一升同煮汁饮，日二夜一。**时行黄疾**时行发黄。用金色脚黄雌鸡治如食法，煮熟食之，并饮汁令尽，不过再作。亦可少下盐豉。肘后方。**消渴饮水**小便数。以黄雌鸡煮汁冷饮，并作羹食肉。心镜。**下痢禁口**黄肥雌鸡一只，如常为臛，作湿馄饨，空心食之。心镜。**脾虚滑痢**用黄雌鸡一只炙，以盐、醋涂，煮熟食之。心镜。**脾胃弱乏**人痿黄瘦。黄雌鸡肉五两，白面七两，切肉作馄饨，下五味煮熟，空心食之。日一作，益颜色，补藏府。寿亲。**产后虚羸**黄雌鸡一只，去毛，背上开破，入生百合三枚，白粳米半升，缝合，入五味汁中煮熟，开腹取百合并饭，和汁作粳食之，并食肉。圣惠。**病后虚汗**伤寒后虚弱，日夜汗出不止，口干心躁。用黄雌鸡一只（去肠胃，治净），麻黄根一两，水七大盏，煮汁三大盏，去滓及鸡，入肉苁蓉（酒浸一宿，刮净）一两，牡蛎（煅）粉二两，煎取一盏半，一日服尽。圣惠。**老人噎食**不通。黄雌鸡肉四两（切），伏苓二两，白面六两，作馎饦，入豉汁煮食，三五服效。养老书。

## 乌骨鸡

**【气味】** 甘，平，无毒。

**【主治】** 补虚劳羸弱，治消渴，中恶鬼击心腹痛，益产妇，治女人崩中带下，一切虚损诸病，大人小儿下痢禁口，并煮食饮汁，亦可捣和丸药时珍。

**【发明】** [时珍曰] 乌骨鸡，有白毛乌骨者、黑毛乌骨者，斑毛乌骨者，有骨肉俱乌者；肉白骨乌者；但观鸡舌黑者，则肉骨俱乌，入药更良。鸡属木，而骨反乌者，巽变坎也，受水木之精气，故肝肾血分之病宜用之。男用雌，女用雄。妇人方科有乌鸡丸，治妇人百病，煮鸡至烂和药，或并骨研用之。按太平御览云：夏侯弘行江陵，逢一大魁引小鬼数百行。弘潜捉末后一小鬼问之。曰：此广州大杀也，持弓戟往荆、扬二州杀人。若中心腹者死，余处犹可救。弘曰：治之有方乎？曰：但杀白乌雄鸡薄心即瘥。时荆、扬病心腹者甚众，弘用此治之，十愈八九。中恶用乌鸡，自弘始也。此说虽涉迂怪，然其方则神妙，谓非神传不可也。鬼击猝死，用其血涂心下，亦效。

**【附方】** 新三。

**赤白带下**白果、莲肉、江米各五钱，胡椒一钱，为末。乌骨鸡一只，如常治净，装末爪腹煮熟，空心食之。**遗精白浊**下元虚惫者。用前方食之良。**脾虚滑泄**乌骨母鸡一只治净，用豆蔻一两，草果二枚，烧存性，掺入鸡腹内，扎定煮熟，空心食之。

## 反毛鸡

**【主治】** 反胃。以一只煮烂，去骨，入人参、当归、食盐各半两，再同煮烂，食之至尽时珍。出乾坤生意。

【发明】 ［时珍曰］反毛鸡，即翻翅鸡也，毛翮皆反生向前。治反胃者，述类之义耳。

### 泰和老鸡

【气味】 甘、辛，热，无毒。

【主治】 内托小儿痘疮时珍。

【发明】 ［时珍曰］江西泰和、吉水诸县，俗传老鸡能发痘疮，家亡畜之，近则五六年，远则一二十年。待痘疮发时，以五味煮烂，与儿食之，甚则加胡椒及桂、附之属。此亦陈文中治痘用木香、异攻散之意，取其能助湿热发脓也。风土有宜不宜，不可以为法。

鸡头丹、白雄鸡者良。

【主治】 杀鬼，东门上者良本经。治蛊，禳恶，辟瘟时珍。

【发明】 ［时珍曰］古者正旦，磔雄鸡，祭门户，以辟邪鬼。盖鸡乃阳精，雄者阳之体，头者阳之会，东门者阳之方，以纯阳盛纯阴之义也。千金转女成男方中用之，亦取此义也。按应劭风俗通云：俗以鸡除门户。鸡乃东方之牲，东方既作，万物触户而出也。山海经祠鬼神皆用雄鸡，而今始贼风有鸡头散，治蛊用东门鸡头，治鬼痹用雄鸡血，皆以御死辟恶也。又崔寔月令云：十二月，东门磔白鸡头，可以合药。周礼·鸡人：凡祭祀襄衅，供其鸡牲。注云：襄郊及疆，却灾变也。作宫室器物，取血涂衅隙。淮南子曰：鸡头已瘘，此类之推也。

【附方】 新一。

卒魇死昏东门上鸡头为末，酒服之。千金方。

鸡冠血三年雄鸡者良。

【气味】 咸，平，无毒。

【主治】 乌鸡者，主乳难别录。治目泪不止，日点三次，良孟诜。亦点暴赤目时珍。丹鸡者，治白癜风日华。并疗经络间风热。涂颊，治口㖞不正；涂面，治中恶；卒饮之，治缢死欲绝，及小儿卒惊客忤。涂诸疮癣，蜈蚣、蜘蛛毒，马啮疮，百虫入耳时珍。

【发明】 ［时珍曰］鸡冠血，用三年老雄者，取其阳气充溢也。风中血脉则口僻㖞，冠血咸而走血透肌，鸡之精华所聚，本乎天者亲上也。丹者丹中之阳，能僻邪，故治中恶、惊忤诸病。乌者阳形阴色，阳中之阴，故治产乳、目泪诸病。其治蜈蚣、蜘蛛诸毒者，鸡食百虫，制之所畏也。高武痘疹正宗云：鸡冠血和酒服，发痘最佳。鸡属巽属风、顶血至清至高，故也。

【附方】 旧八，新十一。

益助阳气 ［诜曰］丹雄鸡冠血，和天雄、太阳粉各四分，桂心二分，九服之。鬼击卒死乌鸡冠血，沥口中令咽；仍破此鸡搨心下，冷乃弃之道边，妙。肘后。卒死寝死治卒死，或寝卧奄忽而绝，皆是中恶。用雄鸡冠血涂面上，干则再上，仍吹入鼻中，并以灰营死人一周。肘后。卒然忤死不能言。用鸡冠血，和真珠，丸小豆大。纳三、四丸入目中，效。肘后方。卒缢垂死心下犹温者，勿断绳。刺鸡冠血滴口中，以安心神。或云：男用雌，女用雄。肘后。小儿卒惊似有痛处，不知疾状。用雄鸡冠血少许，滴口中，妙。谭氏小儿。小儿解颅丹雄鸡冠上血滴之，以赤苋药末粉之，甚良。普济。阴毒卒痛用雄鸡冠血，入热酒中饮之，暖卧取汗。伤寒蕴要。女人阴血女人交接违理，血出。用雄鸡冠血涂之。集验。烂弦风眼鸡冠血点之，日三五度。圣惠。对口毒疮热鸡血频涂之，取散。皆效方。发背痛疽用雄鸡冠血滴疽上，血尽再换，不过五六鸡，痛止毒散，数日自愈。保寿堂方。浸淫疮毒不早治，周身杀人。以鸡冠血涂之，日四五度。肘后。燥癣作痒雄鸡冠血，频匕涂之。范汪方。马咬成疮肿痛。用鸡冠血涂之。 马用雌鸡，牡马用雄鸡。肘后方。蜈蚣咬疮鸡冠血涂之。钱相公箧中方。蜘蛛咬疮同上。中蜈蚣毒舌胀出口是也。雄鸡冠血浸舌，并咽之。青囊杂纂。诸虫入耳鸡冠血滴入即出。胜金。

鸡血乌鸡、白鸡者良。

【气味】　咸，平，无毒。

【主治】　蹉折骨痛及痿痹，中恶腹痛，乳难别录。治剥驴马被伤，及马咬人，以热血浸之。白癜风，疬疡风，以雄鸡翅下血涂之藏器。热血服之，主小儿下血及惊风，解丹毒蛊毒，鬼排阴毒，安神定志。［时珍曰］肘后治惊邪恍惚大方中亦用之。

【附方】　旧一，新九。

阴毒鸡血冲热酒饮。鬼排卒死用乌雄鸡血涂心下，即苏。风俗通。解百蛊毒白乌鸡血，热饮之。广记。惊风不醒白乌骨雄鸡血，抹唇上即醒。集成。缢死未绝鸡血涂喉下。千金。黄疸困笃用半斤大雄鸡，背上破开，不去毛，带带血合患人胸前，冷则换之。日换数鸡，拔去积毒即愈。此鸡有毒。人不可食，犬亦不食也。唐瑶经验方。筋骨折伤急取雄鸡一只刺血，量患人酒量，或一碗，或半碗，和饮，痛立止，神验，青囊。杂物眯目不出。以鸡肝血滴少许，即出。圣惠。蚰蜒入耳生油调鸡心血，滴入即出。总录。金疮肠出以干人屎末抹入，桑皮线缝合，热鸡血涂之。生匕编。

肪乌雄鸡者良。

【气味】　甘，寒，无毒。

【主治】　耳聋别录。头秃发落时珍。

【附方】　新一。

年久耳聋用炼成鸡肪五两，桂心十八铢，野葛六铢，同以文火煎三沸，去滓。每用枣许，以苇筒炙溶，倾入耳中。如此十日，耵聍自出，长寸许也。千金翼。

脑白雄鸡者良。

【主治】　小儿惊痫。烧灰酒服，治难产苏恭。

心乌雄鸡者良。

【主治】　五邪别录。

肝雄鸡者良。

【气味】　甘、苦，温，无毒。［时珍曰］微毒。内则云：食鸡去肝，为不利人也。

【主治】　起阴别录。补肾。治心腹痛，安漏胎下血，以一具切，和酒五合服之孟诜。疗风虚目暗。治女人阴蚀疮，切片纳入，引虫出尽，良时珍。

【附方】　新三。

阴痿不起用雄鸡肝三具，兔丝子一升，为末，雀卵和，丸小豆大。每服一百丸，酒下，日二。千金。肝虚目暗老人肝虚目暗。乌雄鸡肝一具（切），以豉和米作羹成粥食之。养老书。睡中遗尿雄鸡肝、桂心等分，捣丸小豆大。每服一丸，米饮下，日三服。遗精，加白龙骨。

胆乌雄鸡者良。

【气味】　苦，微寒，无毒。

【主治】　目不明，肌疮别录。月蚀疮，绕耳根，日三涂之孟诜。灯心蘸点胎赤眼，甚良。水化搽痔疮，亦效时珍。

【附方】　新四。

沙石淋沥用雄鸡胆（干者）半两，鸡屎白（炒）一两，研匀。温酒服一钱，以利为度。十便良方。耳疳疮目黑雌鸡胆汁涂之，日三。圣惠。眼热流泪五倍子、蔓荆子煎汤洗，后用雄鸡胆点之。摘玄方。尘沙眯目鸡胆汁点之。医说。

肾<sup>雄鸡者良。</sup>

**【主治】** 齆鼻作臭，用一对与脖前肉等分，入豉七粒，新瓦焙研，以鸡子清和作饼，安鼻前，引虫出。忌阴人、鸡、犬见。<sup>十便良方。</sup>

**嗉**

**【主治】** 小便不禁，及气噎食不消<sup>时珍。</sup>

**【附方】** <sup>新三。</sup>

气噎不通<sup>鸡嗉两枚连食，以湿纸包，黄泥固，煅存性为末，入木香、沉香、丁香末各□钱，枣肉和，丸梧子大。每汁下三丸。</sup>小便不禁<sup>雄鸡喉咙，及膍胵，并屎白，等分为末。麦粥清服之。卫生易简方。</sup>发背肿毒<sup>鸡嗉及肫内黄皮，焙研。湿则干掺，干则油调搽之。医林正宗。</sup>

膍胵里黄皮<sup>一名鸡内金膍胵（音脾鸱），鸡肫也。近人讳之，呼肫内黄皮为鸡内金。男用雌，女用雄。</sup>

**【气味】** 甘，平，无毒。

**【主治】** 泄痢。小便频遗，除热止烦<sup>别录。</sup>止泄精并尿血，崩中带下，肠风泻血<sup>日华。</sup>治小儿食疟，疗大人淋漓反胃，消酒积，主喉闭乳蛾，一切口疮，牙疳诸疮<sup>时珍。</sup>

**【附方】** <sup>旧二，新十八。</sup>

小便遗失<sup>用鸡膍胵一具，并肠烧存性，酒服。男用雌，女用雄。集验。</sup>小便淋沥<sup>痛不可忍。鸡肫内黄皮五钱，阴干烧存性，作一服，白汤下，立愈。医林集要。</sup>膈消饮水<sup>鸡内金（洗，晒干）、栝楼根（炒）五两，为末，糊丸梧桐子大。每服三十丸，温水下，日三。总录。</sup>反胃吐食<sup>鸡膍胵一具，烧存性，酒调服。男用雌，女用雄。千金。</sup>消导酒积<sup>鸡膍胵、干葛为末，等分，面糊丸梧桐子大。每服五十丸，酒下。袖珍方。</sup>禁口痢疾<sup>鸡内金焙研，乳汁服之。</sup>小儿疟疾<sup>用鸡膍胵黄皮烧存性，乳服。男用雌，女用雄。千金。</sup>喉闭乳蛾<sup>鸡肫黄皮勿洗，阴干烧末，用竹管吹之即破，愈。青囊方。</sup>一切口疮<sup>鸡内金烧灰傅之，立效。活幼新书。</sup>鹅口白疮<sup>鸡肫黄皮为末，乳服半钱。子母秘录。</sup>走马牙疳<sup>经验：用鸡肫黄皮（不落水者）五枚，枯矾五钱，研搽立愈。心鉴：用鸡肫黄皮，灯上烧存性，入枯矾、黄柏末等分，麝香少许。先以米泔洗漱后，贴之。</sup>阴头疳蚀<sup>鸡内金（不落水）拭净，新瓦焙脆，出火毒，为细末。先以米泔水洗疮，乃搽之。亦治口疳。经验方。</sup>谷道生疮<sup>久不愈。用鸡膍胵烧存性为末，干贴之，如神。总录。</sup>脚胫生疮<sup>雄鸡肫内皮，洗净贴之。一日一易，十日愈。小山奇方。</sup>疮口不合<sup>鸡膍胵皮，日贴之。</sup>发背初起<sup>用鸡肫黄皮（不落水者）阴干，临时温水润开贴之，随干随润，不过三五个，即消。杨氏经验方。</sup>发背已溃<sup>用鸡肫黄皮，同绵絮焙末搽之，即愈。</sup>金腮疮蚀<sup>初生如米豆，久则穿蚀。用鸡内金（焙）、郁金等分，为末。盐浆漱了贴之。忌米食。总录。</sup>小儿疣目<sup>鸡肫黄皮擦之，自落。集要。</sup>鸡骨哽咽<sup>活鸡一只打死，取出鸡内金洗净，灯草裹，于火上烧存性。竹筒吹入咽内，即消，不可见肉。摄生方。</sup>

肠<sup>男用雌，女用雄。</sup>

**【主治】** 遗溺，小便数不禁。烧存性，每服三指，酒下<sup>别录。</sup>止遗精、白浊、消渴<sup>时珍。</sup>

**【附方】** <sup>旧一。</sup>

小便频遗<sup>心镜：用雄鸡肠一具作羹，和酒服。普济：用雄鸡肠，水煮汁服，日三次。</sup>

肋骨<sup>乌骨鸡者良。</sup>

**【主治】** 小儿羸瘦，食不生肌<sup>别录。</sup>

**【附方】** <sup>新二。</sup>

小儿囟陷因藏府壅热，气血不荣。用乌鸡骨一两（酥炙黄），生地黄（焙）二两，为末。每服半钱，引饮调下。圣惠方。**疮中朽骨**久疽久漏，中有朽骨。以乌骨鸡胫骨，实以砒石，盐泥固济，煅红出毒，以骨研末，饭丸粟米大。每以白纸捻送一粒入窍中，外以拔毒膏药封之，其骨自出。医学正传。

**距**白雄鸡者良。

【主治】　产难，烧研酒服苏恭。下骨硬，以鸡足一双，烧灰水服时珍。出外台。

**翮翎**白雄鸡者良。

【主治】　下血闭。左翅毛，能起阴别录。治妇人小便不禁，消阴　，疗骨哽，蚀痈疽。止小儿夜啼，安席下，勿令母知时珍。

【发明】　[时珍曰]翅翮形锐而飞扬，乃其致力之处。故能破血消肿，溃痈下哽。按葛洪云：凡古井及五月井中有毒，不可辄入，即杀人。宜先以鸡毛试之，毛直下者无毒，回旋者有毒也。又感应志云：五酉日，以白鸡左翅烧灰扬之，风立至；以黑犬皮毛烧灰扬之，风立止也。巽为风，鸡属巽，于此可见。

【附方】　旧二，新七。

**阴肿如斗**取鸡翅毛（一孔生两茎者）烧灰饮服。左肿取右翅，右肿取左翅，双肿并取。肘后方。**阴卒肿痛**鸡翮六枝烧存性，蛇床子末等分，随左右傅之。肘后方。**妇人遗尿**雄鸡翎烧灰，酒服方寸匕，日三。千金翼。**咽喉骨鲠**白雄鸡左右翮大毛各一枚，烧灰水服。外台。**肠内生痈**雄鸡顶上毛并屎烧末，空心酒服。千金。**决痈代针**白雄鸡翅下两边第一毛各一茎，烧灰水服，即破。外台。**解蜀椒毒**鸡毛烧烟吸之，并水调一钱服之。千金方。**马汗入疮**鸡毛烧灰，酒服方寸匕。集验方。**蠼螋尿疮**乌鸡翅毛烧灰，油调傅之，虫畏鸡故也。琐碎录。

## 尾毛

【主治】　刺入肉中，以二七枚，和男子乳封之，当出孟诜。解蜀椒毒，烧烟吸之，并以水调灰服。又治小儿痘疮后生痈，烧灰和水傅之时珍。

【附方】　新一。

**小便不禁**雄鸡翎烧研，酒服方寸匕。外台秘要。

**屎白**雄鸡屎乃有白，腊月收之，白鸡乌骨者更良。素问作鸡矢。

【气味】　微寒，无毒。

【主治】　消渴，伤寒寒热本经。破石淋及转筋，利小便，止遗尿，灭瘢痕别录。治中风失音痰迷。炒服，治小儿客忤蛊毒。治白虎风，贴风痛日华。治贼风、风痹，破血，和黑豆炒，酒浸服之。亦治虫咬毒藏器。下气，通利大小便，治心腹鼓胀，消癥瘕，疗破伤中风，小儿惊啼。以水淋汁服，解金银毒。以醋和，涂蜈蚣、蚯蚓咬毒时珍。

【发明】　[颂曰]按素问云：心腹满，旦食不能暮食，名为鼓胀。治之以鸡屎醴，一剂知，二剂已。王冰注云：本草鸡屎利小便，并不治胀满。今方法当用汤渍服之耳。[时珍曰]鼓胀生于湿热，亦有积滞成者。鸡屎能下气消积，通利大小便，故治鼓胀有殊功，此岐伯神方也。醴者，一宿初之之酒醴也。又按：范汪方云：宋青龙中，司徒吏颜奋女苦风疾，一髀偏痛。一人令穿地作坑，取鸡屎、荆叶然之，安胫入坑中熏之，有长虫出，遂愈也。

【附方】　旧十四，新三十一。

**鸡矢醴**普济方云：治鼓胀，旦食不能暮食。由脾虚不能制水，水反胜土，水谷不运，气不宣流，故令中满。其脉沉实而滑。宜鸡矢醴主之。何大英云：诸腹胀大，皆属于热。精气不得渗入膀胱，别走于府，溢于皮里膜外，故成胀满，小便短涩。鸡矢性寒利小便，诚万金不传之宝也。用腊月干鸡矢白半斤，袋盛，以酒醴一斗，渍七日。温服三杯，日三。或为末，服二钱亦可。宣明：用鸡矢、桃仁、大黄各一钱，水煎服。正传：用鸡矢炒研，沸汤淋汁，调木香、槟榔末二钱服。一方：用鸡矢、川芎䓖等分为末，酒糊丸服。**牵牛酒**治一切肚腹、四肢肿胀，不拘鼓胀、气胀、湿胀、水胀等。有峨嵋一僧，用此治人得效，其人牵牛来谢，故名。用干鸡矢一升炒黄，以酒醅三碗，煮一碗，滤汁饮之。少顷，腹中气大转动，利下，即自脚下皮皱消也。未尽，隔日再作。仍以田蠃二枚，滚酒瀹食，后用白粥调理。积善堂经验方。**小儿腹胀**黄瘦。用干鸡矢一两，丁香一钱，为末，蒸饼丸小豆大。每米汤下十丸，日三服。活幼全书。**心腹鳖瘕**及宿癥，并卒得癥。以饭饲白雄鸡取粪，同小便于瓦器中熬黄为末。每服方寸匕，温酒服之，日四五服，或杂饭饲之，以消为度，亦佳。集验方。**食米成瘕**好食生米，口中出清水。以鸡矢同白米各半合，炒为末，以水一钟调服。良久，吐出如米形，即瘥。昔慎恭道病此，肌瘦如劳，蜀僧道广处此方而愈。医说。**反胃吐食**以乌骨鸡一只，与水饮四五日，勿与食。将五蒲蛇二条，竹刀切与食。待阴下粪，取阴干为末，水丸粟米大。每服一分，桃仁汤下。五七服即愈。证治发明。**中诸菜毒**发狂，吐下欲死。用鸡矢烧末，水服方寸匕。葛氏方。**石淋疼痛**鸡矢白，日中半干，炒香为末。以酸浆饮服方寸匕，日二，当下石出。古今录验。**小儿血淋**鸡矢尖白如粉者，炒研，糊丸绿豆大。每服三五丸，酒下。四五服效。**产后遗溺**不禁。鸡矢烧灰，酒服方寸匕。产宝。**转筋入腹**其人臂脚直，其脉上下微弦。用鸡矢为末，水六合，和方寸匕，温服之。张仲景方。**中风寒痹**口噤，不知人。以鸡矢白一升炒黄，入酒三升搅，澄清饮。葛氏。**白虎风痛**[洗曰]铺饭于患处，以丹雄鸡食之。良久，取热粪封之。取讫，使伏于患人状下。**破伤中风**腰脊反张，牙紧口噤，四肢强直。用鸡矢一升，大豆五升，炒黄，以酒沃之，微烹令卤澄下。随量饮，取汗避风。经验方。**产后中风**口噤瘛疭，角弓反张。黑豆二升半，同鸡矢白一升炒熟，入清酒一升半，浸取一升，入竹沥服，取汗。产宝。**角弓反张**四肢不随，烦乱欲死。鸡矢白一升，清酒五升，捣筛，合扬千遍，乃饮。大人服一升，少小五合，日三服。肘后。**小儿口噤**面赤者属心，白者属肺。用鸡矢白如枣大，绵裹，以水一合煮，分二服。一方：酒研服之。千金。**小儿唇紧**鸡矢白，研末傅之。有涎易去。圣惠。**小儿惊啼**鸡矢白烧灰，米饮服二字。千金方。**头风痹木**用腊月乌鸡矢一升，炒黄为末，绢袋盛，渍三升酒中。频频温服令醉。千金方。**喉痹肿痛**鸡矢白含之咽汁。圣惠。**牙齿疼痛**鸡矢白烧末，绵裹咬痛处，立瘥。经验方。**鼻血不止**鸡矢取有白色半截者，烧灰吹之。唐氏经验方。**牙齿不生**不拘大人、小儿。用雄鸡矢、雌鸡矢十五颗焙研，入麝香少许，先以针挑破出血，傅之。年高者不过二十日，年少者十日必生。普济。但用乌鸡雌雄粪，入旧麻鞋底烧存性，等分，入麝香少许，三日夜不住擦，令热为佳。李察院亮卿常用，有效。**耳聋不听**鸡矢白（炒）半升，乌豆（炒）一升，以无灰酒二升，乘热投入服，取汗。耳如鼓鼙勿讶外台。**面目黄疸**鸡矢白、小豆、秫米各二分。为末。分作三服，水下，当有黄汁出也。肘后方。**子死腹中**雄鸡粪二十一枚，水二升五合煮之，下米作粥食。产宝。**乳妒乳痈**鸡矢白炒研，酒服方寸匕，三服愈。产宝。**乳头破裂**方同上。**内痈未成**取伏鸡屎，水和服，即瘥。千金。**头疮白秃**雄鸡屎末，和陈酱、苦酒洗之。千金。**消灭瘢痕**以猪脂三斤，饲乌鸡一只，三日后取白矢，同白芷、当归各一两，煎十沸，去滓，入鹰矢白半两，调傅。外台。**耳中恶疮**鸡矢白炒研，傅之。圣惠。**瘰疬瘘疮**雄鸡矢烧灰，腊猪脂和，傅之。千金。**食金中毒**已死。取鸡矢半升，水淋取汁一升，饮之，日三。肘后方。**缢死未绝**鸡矢白如枣大，酒半盏和，灌口鼻。肘后。**尸脚拆裂**无冬夏者。鸡屎煮汤，渍半日，取瘥乃止。千金。**射工溪毒**白鸡矢（白者）二枚，以饧和，涂疮上。肘后。**骨疽不合**骨从孔中出。抗地作坑，口小里大，深三尺。以干鸡屎二升，同艾及荆叶捣碎，入坑内，烧令烟出。半日当有虫出，甚效。千金方。**阴毒腹痛**鸡粪、乌豆、地肤子各一把，乱发一团，同炒，烟起，倾入好酒一碗浸之，去滓，热服即止。生生编。**小儿心痛**白乌骨屎五钱（晒研），松脂五钱，为末，葱头汁和，丸梧子大，黄丹为衣。每醋汤服五丸。忌生冷、硬物，三四日立效。婴童百问。

**鸡子**（即鸡卵也）黄雌者为上，乌雌者次之。

【**气味**】 甘，平，无毒。[思邈曰]微寒。畏醇醋醋。[鼎曰]若多食令人腹中有声，动风气。和葱、蒜食之，气短；同韭子食，成风痛；共鳖肉食，损人；共獭肉食，成遁尸；同兔肉食，成泄痢。妊妇以鸡子、鲤鱼同食，令儿生疮；同糯米食，令儿生虫。[时珍曰]小儿患痘疹，忌食鸡子，及闻煎食之气，令生翳膜。

【主治】 除热火灼烂疮、痫痉。可作虎魄神物别录。[弘景曰] 用欲毈子（黄白混杂者）煮作之，极相似，惟不拾芥尔。又煮白，合银口含，须臾色如金也。镇心，安五脏，止惊安胎，治妊娠天行热疾狂走，男子阴囊湿痒，及开喉声失音。醋煮食之，治赤白久痢，及产后虚痢。光粉同炒干，止疳痢，及妇人阴疮。和豆淋酒服，治贼风麻痹。醋浸令坏，傅疵。作酒，止产后血运，暖水脏，缩小便，止耳鸣。和蜡炒，治耳鸣、聋，及疳痢日华。益气。以浊水煮一枚，连水服之，主产后痢。和蜡煎，止小儿痢藏器。小儿发热，以白蜜一合，和三颗搅服，立瘥孟诜。太平御览云：正旦吞乌鸡子一枚，可以练形。峋嵝神书云：八月晦日夜半，面北吞乌鸡子一枚，有事可隐形。

【发明】 ［时珍曰］卵白象天，其气清，其性微寒；卵黄象地，其气浑，其性温；卵则兼黄白而用之，其性平。精不足者补之以气，故卵白能清气，治伏热、目赤、咽痛诸疾；形不足者补之以味，故卵黄能补血，治下痢、胎产诸疾；卵则兼理气血，故治上列诸疾也。

【附方】 旧八，新二十三。

天行不解已汗者。用新生鸡子五枚，倾盏中，入水（一鸡子）搅浑，以水一升煮沸，投入，纳少酱啜之，令汗出愈。许仁则方。天行呕逆食入即吐。鸡子一枚，水煮三、五沸，冷水浸少顷，吞之。外台。伤寒发狂烦躁热极。吞生鸡子一枚，效。食鉴。三十六黄救急方：用鸡子一颗，连壳烧灰，研酢一合和之，温服，鼻中虫出为效。身体极黄者，不过三枚，神效。外台秘要。白虎风病［藏器曰］取鸡子揩病处，呪愿，送粪堆头上，不过三次瘥。白虎是粪神，爱吃鸡子也。身面肿满鸡子黄白相和，涂肿处。干再上。肘后方。年深哮喘鸡子略敲损，浸尿缸中三、四日，煮食，能去风痰。集成。心气作痛鸡子一枚打破，醋二合调服。肘后。小儿疳痢肚胀。用鸡子一个开孔，入巴豆一粒，轻粉一钱，用纸五十重裹，于饭上蒸三度，放冷去壳研，入麝香少许，糊和丸米粒大。食后温汤下二丸至三丸。经验方。预解痘毒保和方：用鸡卵一枚，活地龙一条入卵内，饭上蒸熟，去地龙，与儿食。每岁立春日食一枚，终身不出痘也。李氏：用鸡卵一枚，童便浸七日，水煮食之，永不出痘。李捷：用头生鸡子三五枚，浸厕坑内五七日，取出煮熟与食，数日再食一枚，永不出痘。徐都司得于浙人之方。痘疮赤瘢鸡子一个（酒醋浸七日），白僵蚕二七枚，和匀，揩赤涂之，甚效。圣惠。雀卵面疱鸡卵醋浸令坏，取出傅之。普济。妊娠时疾令胎不动。以鸡子七枚，纳井中令冷，取出打破吞之。子母秘录。病欲去胎鸡子一枚，入盐三指撮，服。张文仲方。胎动下血［藏器曰］鸡子二枚打破，以白粉和稀之。子死腹中用三家鸡卵各一枚，三家盐各一撮，三家水各一升，同煮。令妇东向饮之。千金方。产后血多不止。乌鸡子三枚，醋半升，酒二升，和搅，煮取一升，分四服。拾遗。产后心痛鸡子煮酒，食即安。备急方。产后口干舌缩。用鸡子一枚打破，水一盏搅服。经验方。妇人白带用酒及艾叶煮鸡卵，日日食之。袖珍方头风白屑新下乌鸡子三枚，沸汤五升搅，作三度沐之，甚良。集验。腋下胡臭鸡子两枚，煮熟去壳，热夹，待冷，弃之三叉路上，勿回顾。如此三次效。肘后方。乳石发渴水浸鸡子，取清生服，甚良。总录。解野葛毒已死者。物开口后，灌鸡子三枚，须臾吐出野葛，乃苏。肘后。胡蔓草毒即断肠草。一叶入口，百窍流血。惟急取凤凰胎（即鸡卵抱未成雏者，已成者不用）研烂，和麻油灌之。吐出毒物乃生，少迟即死。岭南卫生方。痈疽发背初作，及经十日以上，肿赤焮热，日夜疼痛，百药不效者。用毈鸡子一枚，新狗屎如鸡子大，搅匀，微火熬令稀稠得所，捻作饼子，于肿头上贴之，以帛包抹。时时看视，觉饼热即易，勿令转动及歇气，经一宿定。如日多者，三日贴，一日一易，至瘥乃止。此方秽恶，不可施之贵人。一切诸药皆不能及，但可备择而已。千金方。蛛蝎蛇伤鸡子一个，轻敲小孔合之，立瘥。兵部手集。蝼蛄尿疮同上法。身体发热不拘大人、小儿。用鸡卵三枚，白蜜一合和服，立瘥。普济。

**卵 白**

【气味】 甘，微寒，无毒。

【主治】　目热赤痛，除心下伏热，止烦满咳逆，小儿下泄，妇人产难，胞衣不出，并生吞之。醋浸一宿，疗黄疸，破大烦热别录。产后血闭不下，取白一枚，入醋一半搅服藏器。和赤小豆末，涂一切热毒、丹肿、腮痛神效。冬月以新生者酒渍之，密封七日取出，每夜涂面，去黚黯皯疱，令人悦色时珍。

【发明】　[宗奭曰]产后血运，身痉直，口、目向上牵急，不知人。取鸡子一枚，去壳分清，以荆芥末二钱调服即安，甚敏捷。乌鸡子尤善。

【附方】　旧四，新六。

时行发黄醋酒浸鸡子一宿，吞其白数枚。肘后方。下痢赤白生鸡子一个，取白摊连纸上日干，折作四重，包肥乌梅十个，安熨斗中，以白炭烧存性，取出碗覆，冷定研末，入水银粉少许。大人分二服，小儿三服，空心井花水调下。如觉微利，不须再服。人澄。蛔虫攻心口吐清水。以鸡子一枚去黄，纳好漆入鸡子壳中和合，仰头吞之，虫即出也。古今录验。五种遁尸其状腹胀，气急冲心，或磥磈踊起，或牵腰脊。以鸡卵白一枚，顿吞之良。千金方。咽塞鼻疮及干呕头痛，食不下。用鸡子一枚，开一窍，去黄留白，着米醋，糟火顿沸，取下更顿，如此三次。乘热饮之，不过一二度即愈。普济方。面生疱疮鸡子，以三岁苦酒浸之三宿，待软，取白涂之。肘后。汤火烧灼鸡子清和酒调洗，勤洗即易生肌。忌发物。或生傅之亦可。经验秘方。头发垢　鸡子白涂之，少顷洗去，光泽不燥。频湖。面黑令白鸡子三枚，酒浸，密封四七日。每夜以白敷面，如雪白也。普济。涂面驻颜鸡子一枚，开孔去黄留白，入金华胭脂及硇砂少许，纸封，与鸡抱之，俟别卵抱出，以涂面。洗之不落，半年尚红也。普济。

### 卵黄

【气味】　甘，温，无毒。

【主治】　醋煮，治产后虚痢，小儿发热。煎食，除烦热。炼过，治呕逆。和常山末为丸，竹叶汤服，治久疟药性。炒取油，和粉，傅头疮日华。卒干呕者，生吞数枚，良。小便不通者，亦生吞之，数次效。补阴血，解热毒，治下痢，甚验时珍。

【发明】　[时珍曰]鸡子黄，气味俱厚，阴中之阴，故能补形。昔人谓其与阿胶同功，正此意也。其治呕逆诸疮，则取其除热引虫而已。[颂曰]鸡子入药最多，而发煎方特奇。刘禹锡传信方云：乱发鸡子膏，治孩子热疮。用鸡子五枚煮熟，去白取黄，乱发如鸡子大，相和，于铁铫中炭火熬之。初甚干，少顷即发焦，乃有液出。旋取置碗中，以液尽为度。取涂疮上，即以苦参末粉之。顷在武陵生子，蓐内便有热疮，涂诸药无益，而日益剧，蔓延半身，昼夜号啼，不乳不睡。因阅本草发髲条云：合鸡子黄煎之，消为水，疗小儿惊热、下痢。注云：俗中妪母为小儿作鸡子煎，用发杂熬之，良久得汁，与小儿服，去痰热，主百病。又鸡子条云：疗火疮。因是用之，果如神效也。

【附方】　旧三，新十一。

赤白下痢鸡卵一枚，取黄去白，入胡粉满壳，烧存性。以酒服一钱匕。葛氏方。妊娠下痢绞痛。用乌鸡子一枚，开孔去白留黄，入黄丹一钱在内，厚纸裹定，泥固煨干为末。每服三钱，米饮下。一服愈者是男，两服愈者是女。三因方。子死腹中鸡子黄一枚，姜汁一合，和服，当下。小肠疝气鸡子黄搅，温水服之。三服效。小儿痫疾鸡子黄和乳汁搅服。不过三两枚，自定。普济。小儿头疮煮熟鸡子黄，炒令油出，以麻油、腻粉搽之。事林广记。鼠瘘已溃鸡卵一枚，米下蒸半日，取黄熬令黑。先拭疮令干，以药纳孔中，三度即愈。千金方。脚上臭疮鸡子黄一个，黄蜡一钱，煎油涂之。汤火伤疮熟鸡子黄个，取黄炒取油，入腻粉十文搅匀扫上，三、五日永除瘢痕。集验方。杖疮已破鸡子黄熬油搽之，甚效。唐瑶经验方。天泡水疮同上。消灭瘢痕鸡子五七枚煮熟，取黄炒黑，拭涂，日三。久久自灭。圣惠方。妊娠胎满血下不止，血尽则子死。用鸡子黄十四枚，以好酒二升，煮如饧服之。未瘥再作，以瘥为度。普济方。耳痄出汁鸡子黄炒油涂之，甚妙。

谈野翁方。**抱出卵壳**〔时珍曰〕俗名混沌池、凤凰蜕。用抱出者，取其蜕脱之义也。李石续博物志云：踏鸡子壳，令人生白癜风。

**【主治】** 研末，磨障翳日华。伤寒劳复，熬令黄黑为末，热汤和一合服，取汗出即愈苏颂。出深师方。烧灰油调，涂癣及小儿头身诸疮。酒服二钱，治反胃时珍。

**【附方】** 旧二，新七。

小便不通鸡子壳、海蛤、滑石，等分为末。每服半钱，米饮下，日三。圣惠方。小儿烦满欲死。鸡子壳烧末，酒服方寸匕。子母秘录。瘢痘入目鸡子壳烧研，入片脑少许，点之。鸿飞集。头疮白秃鸡子壳七个，炒研油和，傅之。秘录。头上软疖用抱出鸡卵壳，烧存性研末，入轻粉少许，清油调傅。危氏方。耳疳出脓用抱出鸡卵壳，炒黄为末，油调灌之，疼即止。杏林摘要。玉茎下疳鸡卵壳炒研，油调傅之。同上。外肾痈疮抱出鸡卵壳、黄连、轻粉等分，为细末。用炼过香油调涂。医林正宗。痘疮恶证痘痘倒陷，毒气壅遏于里，则为便血，昏睡不醒，其证甚恶。用抱出鸡子壳（去膜），新瓦焙研。每服半钱，热汤调下。婴儿以酒调，抹唇、舌上，并涂风池、胸、背，神效。

## 卵壳中白皮

**【主治】** 久咳气结，得麻黄、紫菀服，立效别录。

**【发明】** 〔时珍曰〕按仙传外科云：有人偶含刀在口，割舌，已垂未断。一人用鸡子白皮袋之，掺止血药于舌根。血止，以蜡化蜜调和膏，敷鸡子皮上。三日接住，乃去皮，只用蜜蜡勤敷，七日全安。若无速效，以金枪药参治之。此用鸡子白皮无他，但取其柔软而薄，护舌而透药也。

**【附方】** 新二。

咳嗽日久鸡子白皮（炒）十四枚，麻黄三两（焙），为末。每服方寸匕，饮下，日二。必效方。风眼肿痛鸡子白皮、枸杞白皮，等分为末。吹鼻中，一日三次。圣济总录。

鸡白蠹肥脂本经〔弘景曰〕不知是何物？恐别一种耳。〔藏器曰〕今鸡亦有白台，如卵而硬，有白无黄，云是牝鸡所生，名父公台。台字当作囊字，疑传误也。〔机曰〕此本经文，列于黑雌鸡条下，似指雌鸡之肥脂，如蠹虫之肥白，因其似而名之也。〔时珍曰〕蠹音妒，而藏器以为囊何耶？今牝鸡生子，亦时或有之，然不当有肥脂字，当以机说为近。否则，必雌鸡之生肠也。本经有其名，不具其功，盖脱简之文。

## 窠中草

**【主治】** 头疮白秃，和白头翁草烧灰，猪脂调傅日华。天丝入眼，烧灰淋清汁洗之，良时珍。出不自秘方。

**【附方】** 旧一，新一。

小儿夜啼鸡窠草安席下，勿令母知。日华本草。产后遗尿鸡窠草烧末，酒服一钱匕。圣惠方。

## 鸡 汤

**【主治】** 消渴，饮水无度，用雄鸡水，滤澄服之。不过二鸡之水愈，神效杨氏经验方。

**【附方】** 新一。

鸡眼作痛剥去皮，以鸡汤洗之简便方。

## 二、性味归经

甘，温。归脾、胃经。

## 三、功能主治

温中益气，补益精髓。用于脾气虚弱所致食少、泻痢、水肿；妇女带下、崩漏；

身体虚弱羸瘦，产后诸虚、乳少；病后虚损，肝血不足所致头晕、眼花。

## 四、名医发挥

《古今医案按》中提到"一妇人于壁上取鸡翎卷耳。适蜈蚣生子在翎上。带入耳中。生小蜈蚣。穿脑内。且痛且痒。百药莫效。一医令烧鸡肉。热置一器内。留一小孔盖上。令病者以耳受之。鸡香熏入。蜈蚣悉攒鸡肉上。其病立愈。"

## 五、现代临床

鸡肉的肉质细嫩，滋味鲜美，适合多种烹调方法，并富有营养，有滋补养身的作用。鸡肉不但适于热炒、炖汤，而且是比较适合冷食凉拌的肉类。鸡的全身上下都可以食用，且营养功效丰富。含胶质蛋白、肌肽、肌酐和氨基酸等，不但味道鲜美，而且易于吸收消化，对身体大有补益。适用于营养不良、消化性溃疡、慢性胃炎、月经不调、病后虚弱等人食用。

# 10.15　兽部

李时珍曰：兽者四足而毛之总称，地产也。豢养者谓之畜，《素问》曰"五畜为益"是矣。周制庖人供六畜（马、牛、鸡、羊、犬、豕）。六兽（麋、鹿、狼、麕、兔、野豕也）。辨其死生鲜薨之物。兽人辨其名物。凡祭祀宾客，供其死兽生兽。皮毛筋骨，人于玉府[1]。冥氏攻猛兽，穴氏攻蛰兽。呜呼！圣人之于养生事死、辨物用物之道，可谓慎且备矣。后世如黄羊黄鼠，今为御供；犏[2]尾貂皮，盛为时用。山獭之异，狗宝之功，皆服食所须，而典籍失载。羵羊之问，宣父独知[3]；鼷鼠之对，终军能究[4]。地生之羊[5]，彭侯之肉[6]，非博雅君子，孰能别之？况物之性理万殊，人之用舍宜慎，盖不但多识其名而已也。于是集诸兽之可供膳食、药物、服器者为兽类，凡八十六种，分为五类：曰畜，曰兽，曰鼠，曰寓，《尔雅》释兽有鼠属、寓属。邢昺注曰：猴类渐肖于人，寄寓山林，故曰寓属），曰怪（旧本兽部三品，共五十八种。今并入五种，移一种入鳞部，一种入禽部，自虫部移入三种。

**注释**

[1] 玉府：《周礼》官署名。掌管天子的金玉玩好、兵器等。

[2] 犏：piān，牦牛与黄牛杂交所生的第一代杂交牛，其尾毛在古代甚为珍贵。

[3] 羵羊之问，宣父独知：据载季桓子穿井，得到一土缶，其中有羊。桓子诈问孔子：我穿井得到一条狗，这是什么呀？孔子说：以我所闻，应该是羊，是一种土怪，名叫羵羊。宣父，即孔丘。

[4] 鼷鼠之对，终军能究：汉武帝得鼷鼠，以问群臣，只有孝廉郎终军知道。鼷，zhōng。

[5] 地生之羊：《本草纲目》引《出使西域记》、《北户录》和《渊颖集》三家所载传闻，说西域有一种羊，可以像种庄稼一样种在地里面长出来。

[6] 彭侯之肉：《本草纲目》引《白泽图》和《搜神记》中的传闻，说彭侯是树木中的精怪，有肉有血，可以烹食，味道如狗。

# 阿胶 《本经》上品

## 一、纲目原文

**【释名】** 傅致胶本经［弘景曰］出东阿，故名阿胶。［时珍曰］阿井，在今山东·兖州府·阳谷县东北六十里，即古之东阿县也。有官舍禁之。郦道元水经注云"东阿有井大如轮，深六七丈，岁常煮胶以贡天府"者，即此也。其井乃济水所注，取井水煮胶，用搅浊水则清。故人服之，下膈疏痰止吐。盖济水清而重，其性趋下，故治淤浊及逆上之痰也。

**【集解】** ［别录曰］阿胶出东平郡·东阿县，煮牛皮作之。［弘景曰］今东都亦能作之。用皮有老少，胶有清浊。熬时须用一片鹿角即成胶，不尔不成也。胶有三种：清而薄者画家用；清而厚者名覆盆胶，入药用；浊而黑者不入药，但可胶物尔。［颂曰］今郓州亦能作之，以阿县城北井水作煮者为真。其井官禁，真胶极难得，货者多伪。其胶以乌驴皮得阿井水煎成乃集尔。今时方家用黄明胶，多是牛皮；本经阿胶，亦用牛皮，是二皮可通用。但今牛皮胶制作不甚精，止可胶物，故不堪入药。陈藏器言诸胶皆能疗风止泄补虚，而驴皮胶主风为是，此阿胶所以胜诸胶也。［时珍曰］凡造诸胶，自十月至二三月间，用沙牛、水牛、驴皮者为上，猪、马、骡、驼皮者次之，其旧皮、难、履等物者为下。俱取生皮，水浸四五日，洗刮极净。熬煮，时比搅之，恒添水。至烂，滤汁再熬成胶，倾盆内待凝，近盆底者名坌胶，煎胶水以咸苦者为妙。大抵古方所用多是牛皮，后世乃贵驴皮。若伪者皆杂以马皮、旧革、鞍、靴之类，其气浊臭，不堪入药。当以黄透如琥珀色，或光黑如翳漆者为真。匕者不作皮臭，夏月亦不湿软。

**【修治】** ［弘景曰］凡用皆火炙之。［敩曰］凡用，先以猪脂浸一夜，取出，柳木火上炙燥研用。［时珍曰］今方法或炒成珠，以以面炒，或以火炙，或以蛤粉炒，或以草灰炒，或酒化成膏，或水化膏，当各从本方也。

**【气味】** 甘，平，无毒。［别录曰］微温。［张元素曰］性平味淡，气味俱薄，浮而升，阳也。入手太阴、足少阴、厥阴经。得火良。薯蓣为之使。畏大黄。

**【主治】** 心腹内崩，劳极洒洒音藓。如疟状，腰腹痛，四肢酸痛，女子下血，安胎。久服，轻身益气本经。丈夫小腹痛，虚劳羸瘦，阴气不足，脚酸不能久立，养肝气别录。坚筋骨，益气止痢药性。［颂曰］止泄痢，得黄连、蜡尤佳。疗吐血衄血，血淋尿血，肠风下痢。女人血痛血枯，经水不调，无子，崩中带下，胎前产后诸疾。男女一切风病，骨节疼痛，水气浮肿，虚劳咳嗽喘急，肺痿唾脓血，及痈疽肿毒。和血滋阴，除风润燥，化痰清肺，利小便，调大肠，圣药也时珍。

**【发明】** ［藏器曰］诸胶皆主风、止泄、补虚，而驴皮主风为最。［宗奭曰］驴皮煎胶，取其发散皮肤之外也。用乌者，取乌色属水，以制热则生风之义，如乌蛇、乌鸦、乌鸡之类皆然。［时珍曰］阿胶大要只是补血与液，故能清肺益阴而治诸证。按陈自明云：补虚用牛皮胶，去风用驴皮胶。成无己云：阴不足者补之以味，阿胶之甘以补阴血。杨士瀛云：凡治喘嗽，不论肺虚肺实，可下可温，须用阿胶以安肺润肺。其性和平，为肺经要药。小儿惊风后瞳人不正者，以阿胶倍人参煎服最良。阿胶育神，人参益气也。又痢疾多因伤暑伏热而成，阿胶乃大肠之要药。有热毒留滞者，则能疏导；无热毒留滞者，则能平安。数说足以发明阿胶之蕴矣。

**【附方】** 旧四，新十四。

**摊缓偏风** 治摊缓偏风及诸风，手脚不遂，腰脚无力者。驴皮胶微炙熟。先煮葱豉粥一升，别又以水一升，煮香豉二合，去滓入胶，更煮七沸，胶烊如锡，顿服之。及暖，吃葱豉粥。如此三四剂即止。若冷吃粥，令人呕逆。广济方。**肺风喘促**涎潮眼窜。用透明阿胶切炒，以紫苏、乌梅肉（焙研）等分，水煎服之。直指。**老人虚秘**阿胶（炒）二钱，葱白三根。水煎化，入蜜二匙，温服。**胞转淋闷**阿胶三两，水二升，煮七合，温服。千金方。**赤白痢疾**黄连阿胶丸：治肠胃气虚，冷热不调，下痢赤白，里急后重，腹痛，小便不利。用阿胶（炒过，水化成膏）一两，黄连三两，伏苓二两，为末，捣丸梧子大。每服五十丸，粟米汤下，日三。和剂局方。**吐血不止**千金翼：用阿胶（炒）二两，蒲黄六合，生地黄三升，水五升，煮三升，分三服。经验：治大人、小儿吐血。用阿胶（炒）、蛤粉各一两，辰砂少许，为末。藕节捣汁，入蜜调服。**肺损呕血**并开胃。用阿胶（炒）三钱，木香一钱，糯米一合半，为末。每服一钱，百沸汤点服，日一。普济。**大衄不止**口耳俱出。用阿胶（炙），蒲黄半两，每服二钱，水一盏，生地黄汁一合，煎至六分，温服。急以帛系两乳。圣惠。**月水不调**阿胶一钱，蛤粉炒成珠，研末，热酒服即安。一方入辰砂末半钱。**月水不止**阿胶炒焦为末，酒服二钱。秘韫。**妊娠尿血**阿胶炒黄为末，食前粥饮下二钱。圣惠。**妊娠血痢**阿胶二两，酒一升半，煮一升，顿服。**妊娠下血**不止。阿胶三两炙为末，酒一升半煎化，一服即愈。又方：用阿胶末二两，生地黄半斤捣汁，入清酒二升，分三服。梅师方。**妊娠胎动**删繁：用阿胶（炙研）二两，香豉一升，葱一升，水三升，煮二物取一升，入胶化服。产宝：胶艾汤：用阿胶（炒）二两，熟艾叶二两，葱白一升。水四升，煮一升半，分服。**产后虚闷**阿胶（炒）、枳壳（炒）各一两，滑石二钱半，为末，蜜丸梧子大。每服五十丸，温水下。未通，再服。和剂局方。**久嗽经年**阿胶（炒）、人参各二两，为末。每用三钱，豉汤一盏，葱白少许，煎服，日三次。圣济总录。

## 二、性味归经

甘，平。归肺、肝、肾经。

## 三、功能主治

补血，滋阴，润燥，止血。用于血虚诸症，出血证，肺阴虚燥咳，热病伤阴，心烦失眠，阴虚风动，手足瘈疭。

## 四、用法用量

内服：烊化冲服，5～15 g。脾胃虚弱者慎用。

## 五、名医发挥

（1）《本草纲目拾遗》："治内伤腰痛，强力伸筋，添精固肾。"

（2）《本草经疏》："阿胶，主女子下血，腹内崩，劳极洒洒如疟状，腰腹痛，四肢酸疼，胎不安及丈夫少腹痛，虚劳羸瘦，阴气不足，脚酸不能久立等证，皆由于精血虚，肝肾不足，法当补肝益血。"

（3）《本草述》："阿胶，其言化痰，即阴气润下，能逐炎上之火所化者，非概治湿滞之痰也。其言治喘，即治炎上之火，属阴气不守之喘，非概治风寒之外束，湿滞之上壅者也。其言治血痢，如伤暑热痢之血，非概治湿盛化热之痢也。其言治四肢酸痛，乃血涸血污之痛，非概治外淫所伤之痛也。即治吐衄，可徐徐奏功于虚损，而暴热为患者，或外感抑郁为患者，或怒气初盛为患者，亦当审用。"

（4）郭诚杰喜用阿胶配伍熟附子，用治气血双虚的疾病，可增强补益气血之力。

（5）张家礼用黄连阿胶汤配合天王补心丹治疗心肾阴虚、肝血不足的失眠，获得满意疗效。

（6）何任治疗咳血常用阿胶，且为蛤粉炒阿胶，并随证加味，症见纯血鲜红，间夹泡沫，或痰中带血，多见于支气管扩张、肺结核、肺癌等病证中。

## 六、现代临床

### （一）治疗出血性疾病

单味阿胶治疗肺结核咯血，猪苓汤治疗血尿，胶艾四物汤加减治疗功能性子宫出血，复方阿胶浆治疗月经量多及经期头痛。张心茹报道，治疗肺结核咯血56例，获较好疗效。治疗后总有效率为92.7%。

### （二）治疗内科疾病

白细胞减少症或化疗中白细胞减少症，中成药归脾丸合用复方阿胶浆治疗；晚期肿瘤化疗后血小板减少症，大剂量阿胶治疗；小儿缺铁性贫血，阿胶口服液或者阿胶调鸡蛋治疗；咳喘或小儿咳嗽变异性哮喘，以阿胶补肺汤为主方治疗；产后失眠，黄连阿胶汤加味治疗；慢性溃疡性结肠炎，阿胶外用治疗。王世宏报道用中成药归脾丸、复方阿胶浆治疗白细胞减少症 27 例，并与西药组作对照，疗效较为满意。总有效率60%。杨旭才等报道在中断化疗后立即给予复方阿胶浆 20 ml，口服，2 次/日，并合用鲨肝醇等西药，总有效率 92.9%。

### （三）治疗外科疾病

破溃性颈淋巴结结核，将阿胶捣成粉剂敷于创面或填入窦道，用无菌纱布覆盖创面固定治疗，乳房瘘管，将阿胶烘软搓成与疮口大小的柱条，插入疮口治疗，此外还可治疗肛裂、坐骨结节滑囊、手术后切口脂肪液化等外科疾病。贾美华报道，将阿胶切成花生仁大，揉搓成条状送入肛内，治疗初、中期肛裂 30 例，结果全部治愈。

### （四）治疗妇科疾病

先兆流产，用阿胶配伍莲子、糯米蒸食治疗，慢性宫内膜炎，阿胶四物汤加减治疗，更年期综合征，以黄连阿胶汤为基础进行加减治疗。王心好报道以阿胶为主药组成胶艾四物汤加减治疗功能性子宫出血症患者 25 例，总有效率 88%。

此外，还可以用阿胶、黄芪、象牙粉治疗血透时上消化道大出血，再生障碍性贫血、十二指肠溃疡合并出血症，室性早搏、心动过缓及窦房结综合症、眼球出血，乙脑后遗症、寻常型银屑病、顽固性皮炎及指掌角化症。

## 10.16　人部

李时珍曰：《神农本草》，人物惟发髲[1]一种，所以别人于物也。后世方伎[2]之士，至于骨、肉、胆、血，咸称为药，甚哉不仁也。今于此部凡经人用者，皆不可遗。惟无害于义者，则详述之。其惨忍邪秽者则略之，仍辟断于各条之下。通计三十七种，不复分类。旧本二十五种。今移五种入服器部，自玉石部移入一种。

### 注 释

[1] 发髲：即人的头发。收集人发，用碱水洗去油垢，清水漂净后晒干，加工成炭，称血余炭。髲，bì。

[2] 方伎：一作方技，《本草纲目》中常特指追求长生不老神仙的一类炼丹养生术士、兼行巫术治疗的游医。

## 乱发 别录

### 一、纲目原文

【释名】　血余纲目人退。[时珍曰] 头上曰发，属足少阴、阳明；耳前曰鬓，属手、足少阳；目上曰眉，属手、足阳明；唇上曰髭，手阳明；颏下曰须，属足少阴、阳明；两颊曰髯，属足少阳。其经气血盛，则美而长；气多血少，则美而短；气少血多，则少而恶；气血俱少，则其处不生。气血俱热，则黄而赤；气血俱衰，则白而落。素问云：肾之华在发。王冰注云：肾主髓，脑者髓之海，发者脑之华，脑减则发素。滑寿注云：水出高原，故肾华在发。匕者血之余，血者水之类也。今方家呼发为血余，盖本此义也。龙木论谓之人退焉。叶世杰草木子云：精之荣以须，气之荣以眉，血之荣以发。类苑云：发属心，禀火气而上生；须属肾，禀水气而下生；眉属肝，禀木气而侧生。故男子肾气外行而有须，女子、宦人则无须，而眉、发不异也。说虽不同，亦各有理，终不若分经者之为的。刘安君云：欲发不落，梳头满千遍。又云：发宜多梳，齿宜数叩。皆抿精益脑之理尔。又昆斋吴玉有白发辨，言发之白，虽有迟早老少，皆不系寿之修短，由祖传及随事感应而已。援引古今为证，亦自有理。文多不录。

**【气味】** 苦，微温，无毒。

**【主治】** 咳嗽，五淋，大小便不通，小儿惊痫，止血。鼻衄，烧灰吹之立已<sub>别录</sub>。烧灰，疗转胞，小便不通，赤白痢，哽噎，痈肿，狐尿刺，尸疰，疗肿骨疽杂疮<sub>苏恭</sub>。消瘀血，补阴甚捷<sub>震亨</sub>。

**【发明】** ［时珍曰］发乃血余，故能治血病，补阴，疗惊痫，去心窍之血。刘君安以己发合头垢等分烧存性，每服豆许三丸，名曰还精丹，令头不白。又老唐方，亦用自己乱发洗净，每一两入川椒五十粒，泥固，入瓶煅黑研末，每空心酒服一钱，令发长黑。此皆补阴之验也。用椒者，取其下达尔。［弘景曰］俗中妪母为小儿作鸡子煎，用其父梳头乱发，杂鸡子黄熬，良久得汁，与儿服，去痰热，疗百病。

**【附方】** 旧十六，新二十五。

孩子热疮<sub>乱发一团如梨子大，鸡子黄十个煮熟，同于铫子内熬，至甚干始有液出，旋置盏中，液尽为度。用傅疮上，即以苦参粉粉之，神妙。详见鸡子黄下。刘禹锡传信方。</sub>小儿斑疹<sub>发灰，饮服三钱。子母秘录。</sub>小儿断脐<sub>即用清油调发灰傅之，不可伤水。脐湿不干，亦傅。</sub>小儿重舌<sub>欲死者。以乱发灰半钱，调傅舌下。不住用之。简要济众方。</sub>小儿燕口<sub>两角生疮。发灰三钱，饮汁服。子母秘录。</sub>小儿吻疮<sub>发灰，和猪脂涂之。圣惠方。</sub>小儿惊啼<sub>乱油发烧研，乳汁或酒服少许，良。千金方。</sub>鼻血眩冒<sub>欲死者。乱发烧研，水服方寸匕，仍吹之。梅师方。</sub>鼻血不止<sub>血余，烧灰吹之，立止，永不发。男用母发，女用父发。圣惠：用乱发灰一钱，人中白五分，麝香少许，为末，嗜鼻。名三奇散。</sub>肺疽吐血<sub>发灰一钱，米醋二合，白汤一盏，调服。三因方。</sub>咳嗽有血<sub>小儿胎发灰，入麝香少许，酒下。每个作一服，男用女，女用男。朱氏集验。</sub>齿缝出血<sub>头发切，入铫内炒存性，研，掺之。华佗中藏经。</sub>肌肤出血<sub>胎发烧灰，傅之即止。或吹入鼻中。证治要诀。</sub>诸窍出血<sub>头发、败棕、陈莲蓬，并烧灰等分。每服三钱，木香汤下。圣惠。</sub>上下诸血<sub>或吐血，或心衄，或内崩，或舌上出血如簪孔，或鼻衄，或小便出血。并用乱发灰，水服方寸匕，一日三服。圣济。</sub>无故遗血<sub>乱发及爪甲烧灰，酒服方寸匕。千金方。</sub>小便尿血<sub>发灰二钱，醋汤服。永类方。</sub>血淋苦痛<sub>乱发烧存性二钱，入麝少许，米饮服。圣惠。</sub>大便泻血<sub>血余半两（烧灰），鸡冠花、柏叶各一两，为末。卧时酒服二钱，来早以温酒一盏投之。一服见效。普济。</sub>胎产便血<sub>发灰，每饮服二钱。昝殷产宝。</sub>女人漏血<sub>乱发洗净烧研，空心温酒服一钱。妇人良方。</sub>月水不通<sub>童男、童女发各三两（烧灰），斑蝥二十一枚（糯米炒黄），麝香一钱，为末。每服一钱，食前热姜酒下。普济。</sub>妇人阴吹<sub>胃气下泄，阴吹而正喧，此谷气之实也，宜猪膏发煎导之。用猪膏半斤，乱发鸡子大三枚，和煎，发消药成矣。分再服，病从小便中出也。张仲景方。</sub>女劳黄疸<sub>因大热大劳交接后入水所致。身目俱黄，发热恶寒，小腹满急，小便难。用膏发煎治之，即上方。肘后。</sub>黄疸尿赤<sub>乱发灰，水服一钱，日三次，秘方也。肘后。</sub>大小便闭<sub>乱发灰三指撮，投半升水服。姚氏。</sub>干霍乱病<sub>胀满烦躁。乱发一团灰，盐汤二升，和服取吐。十便良方。</sub>尸疰中恶<sub>子母秘录：用乱发如鸡子大，烧研，水服。一方：用乱发灰半两，杏仁半两（去皮、尖、研），炼蜜丸梧子大。每温酒，日下二三十丸。</sub>破伤中风<sub>乱发如鸡子大，无油器中熬焦黑，研，以好酒一盏沃之，入何首乌末二钱灌之。少顷再灌。本草衍义。</sub>沐发中风<sub>方同上。</sub>令发长黑<sub>乱发洗晒，油煎焦枯，研末，擦发良。圣惠。</sub>擦落耳鼻<sub>头发瓶盛泥固，煅过研末。以擦落耳、鼻，乘热蘸发灰缀定，</sub>

软帛缚住，勿令动，自生合也。经验良方。**聤耳出脓**乱发裹杏仁末，塞之。圣惠。**吞发在咽**取自己乱发烧灰，水服一钱。延龄至宝方。**蜈蚣螫咬**头发烧烟熏之。**疗肿恶疮**乱发、鼠屎等分，烧灰，针入疮内，大良。圣惠。**疮口不合**乱发、露蜂房、蛇蜕皮各（烧存性）一钱，用温酒食前调服，神妙。苏沈良方。**下疳湿疮**发灰一钱，枣核七个，烧研，洗贴。心鉴。**大风疠疮**用新竹筒十个，内装黑豆一层，头发一层，至满，以稻糠火盆内煨之，候汁滴出，以盏接承，翎扫疮上，数日即愈。亦治诸疮。邵真人经验方。

## 二、性味归经

苦，平。归肝、胃经。

## 三、功能主治

收敛止血，化瘀，利尿。用于吐血，咯血，衄血，尿血，崩漏下血，外伤出血等各种出血证及小便不利。

## 四、用法用量

内服：煎服，6～10 g；研末服 1.5～3 g。外用：适量。

## 五、名医发挥

（1）《本草思辨录》："发者血之余，血者水之类，此滑撄宁注《素问》语也。而《本经》发主五癃、关格不通、利小便水道，若移滑语作此疏，亦确不可易。仲圣猪膏发煎治黄疸与阴吹正喧，以猪膏润腺，乱发引入下焦血分，消瘀通关格、利水道。滑石白鱼散，乃利小便之重剂，病不专在气分，滑石利窍驱湿热，不辅以白鱼乱发血中之气药，则膀胱之水道犹不得利，凡仲圣用血余，与《本经》正如符节之合。后世因《本经》有自还神化一语，不得其解，遂附会其说，或谓补真阴，或谓益水精，曾是通关格之物而能有补益之实者耶？《别录》合鸡子黄煎之消为水，疗小儿惊热百病，鸡子甘温育阴，本治小儿虚热之妙品，血余得之，则变峻逐为宣罨，而阴分积热以解，痰逆以平，以此法涂热疮，小儿及产妇亦俱宜。古方元精丹，则以血余配入首乌等一切补肾之药，为便后脱血之良方，此皆得制剂之道，而血余乃有功而无过，非血余之本能然也。鼻衄以血余烧灰，吹之立止，即齿血便血与诸窍出血，烧灰送服，亦无不止。"

（2）邓铁涛采用血余炭治疗血崩证，血不减时可多服，血净止后即停服，获效甚捷。邓老认为单方独味，在临床上能准确对症，药少力专而收速效。并自拟止血散，由花蕊石、白及、血余炭三味药组成，活血与收敛相辅相成，用于急性上消化道出血患者。

## 六、现代临床

### （一）治疗多种出血性疾病

迟国成等人运用复方血余炭软膏治疗烧（烫）伤病人，总有效率为98.8％。熊凤珠运用血余炭等五炭治疗眼前房出血的患者，103例患者中有101例经治疗前方出血及血块全部吸收，出血吸收时间为5.7天。

### （二）其他

单用血余炭治疗声带麻痹、慢性声带炎、产后尿潴留、带状疱疹、烧烫伤等，均可获得较好的疗效。血余炭配赤石脂治疗年老血崩；内服茅根汤配合外用血余炭治疗反复发作的顽固性鼻衄。

# 11 宝命全形

## 11.1 李时珍医药养生思想

《本草纲目》作为一本集大成的药学百科全书,系统全面地论述了中草药的药理、药性、四气、五味、归经等,为后世利用中药来祛病、强身、养生提供了非常有价值的借鉴。李时珍在《本草纲目》中对抗衰老的研究卓有造诣,阐发岐黄抗衰老之精微,兼收并蓄诸家长寿之奥诀,"绳谬补遗",共收载了 390 余条有关轻身、延年、耐老、增寿的医理和方药。涉及"延年益寿"的矿物药有 2 部 41 条 51 种,植物药有 5 部 138 条 175 种,动物药有 6 部 27 条 27 种,总计 13 部 206 条 253 种。其中所蕴含的博大养生智慧,使得《本草纲目》不失为一部颇具研究和应用价值的养生宝典。李时珍的养生思想主要体现在以下几个方面:

### 11.1.1 滋肾养肝,抗衰延寿

《本草纲目》记载:"五十岁,肝气始衰,肝叶始薄,胆汁始减,故目视不明。"因此,随着年龄的增长,补益肝肾是其主要法则。在《本草纲目》390 余首健身长寿方中,补益肝肾方药有 95 首,占 24.3%。例如:以金毛狗脊、远志、茯神、当归所组成的固精强骨方,以补骨脂为主组成的补骨脂丸、益气固精方、青娥丸、肾虚腰痛方。以肉苁蓉为主组成的强筋健髓方及精败面黑方。《本草纲目》中还记载枸杞子、地骨皮均具有坚筋骨、轻身不老、补精气不足、易颜色、乌发、明目安神、令人长寿等作用。在该篇并设有长寿例案佐证:"昔有异人赤脚张,傅此方(枸杞子)于犄氏县一老人,服之寿百余,行走如飞,发白返黑,齿落更生,阳事强健。"说明枸杞子具有抗老延年、返老长寿之作用。

李时珍在《本草纲目》胡桃条指出:"命门者……为藏精系胞之物……为生命之源,相火之主,精气之府……。"《本草纲目》选用补益肝肾之方,能抗衰延年的方剂如仙茅丸、斑龙丸、补肾益阳方等。在补益肝肾中尤重肾阳之虚衰,《本草纲目》所载温肾药物如菟丝子、山萸肉、肉苁蓉、补骨脂、仙茅、淫羊藿、巴戟天、冬虫夏草、鹿茸等有激发、振奋、扶助肾中之真阳的功效。肾阳禀于先天,为人身之根本,激发他脏,对生、长、壮、老、已的整个过程起决定性的作用。李时珍温补肾阳法对后世温肾益心、温肾助脾、温肾利水、温肾暖肝、温肾纳气、温肾益精提供了拓展基础,对近代运用补益肝肾、温壮肾阳以抗衰延年起指导作用。

## 11.1.2 健脾和胃，固本培元

李时珍认为"脾乃元气之母"、"土为元气之母"，力倡脾胃功能健运，元气充沛，则不易致病，如《卷十二·黄精》"土者万物之母，母得其养，则水火既济，木金交合，而诸邪自去，百病不生"；《本草纲目·卷三十三·莲藕》曰："母气既和，津液相成，神乃自生，久视耐老。"充分体现了李时珍调脾胃，养生防病思想。

在《本草纲目》中李时珍对培补脾胃、益气固本的方药记载较多，诸如人参、黄芪、白术、茯苓、黄精、苍术、灵芝、刺五加、甘草等常用药凡 70 余种。如人参功效，李时珍云："补五脏，安精神，定魂魄，止惊悸，除邪气，明目，开心益智，久服轻身延年。"李时珍自立"人参膏""参术膏""苍术散""脾虚不化方""薏苡酒""术酒"及各种谷食酒和服食健脾和胃药，并汇集历代医家、养生家关于培补脾胃之方多达 80 余首。其附方有以人参、白术组成的"参术膏"，可滋补、止久泻痢，治一切脾胃虚弱，补益元气；以人参、生姜、蜜组成"脾胃虚弱不思饮食方"，治疗脾胃气虚证；以山药、白莲肉、小茴等组成的"返本丸"等。

## 11.1.3 养心安神，益智驻颜

李时珍在《本草纲目》中记载了不少有关补心安神、益智驻颜之方药，如茯苓、茯神、远志、丹砂、合欢、琥珀、麦冬、玄参、百合、酸枣仁、柏子仁、龙眼肉、生地黄、茯神、菖蒲等。载录服菖蒲、远志能养心益智，令人不忘的案例："陵阳子仲服远志二十年，有子三十七人，能开书所视不忘。"又"韩众服菖蒲根，不饥不老，不知所终。"并在这些药物附方条下录有如"心神不足方""健忘益智方""开心益智方""酸枣仁汤"等。如《本草纲目》附方中有以沉香、茯神组成的"朱雀丸"，其功为安神定志、既济水火；以生地汁、人参末、茯苓及砂糖组成的"琼玉膏"，其功为开心益智、乌发固齿；以龟板、熟地、猪脊髓组成的"补阴丸"，其功为滋阴补水、填髓益神等等，均具延年益寿之功效，适于中老年人养生疗疾之需。再如补骨脂条附方"养血返精丸"，由破故纸、白茯苓、没药组成，李时珍云："昔有人服此，至老不衰，盖破故纸补肾，茯苓补心，没药养血，三者既壮，自然身安。"认为没药活血化瘀，使血脉流通，为补虚养血之上品。用没药补血是李时珍抗衰老之特色，适用阴虚血瘀、血枯瘀停，久病入络者。对老年因虚致瘀，因瘀致虚，尤为适宜。

## 11.1.4 谷肉果菜，食宜养正

李时珍遵循《素问》"谷肉果菜，食养尽之"的理论，在《本草纲目》中记载食疗内容相当丰富，所载食物 397 种，每种再细分为果实、肉、根等各可食部位，则共计 695 味，分散记载于书中"小部""石部""草部""谷部""菜部""果部""木部""虫部""鳞部""介部""禽部""兽部""人部"。李氏集各家之所长，同时结合自己的思想，构成了完整的食养思想和食养理论体系，为后世食疗学的发展奠定了基础。创制了药粥、药酒、药茶、药食诸法。在《本草纲目》粥条收载了糯米、籼米、粟米，及芡实粥、绿豆粥、茯苓粥、胡萝卜粥、菠菜粥等，滋养脾胃、固益精气。健身酒类，琳琅满目，有人参酒、虎骨酒、五加皮酒、枸杞酒、鹿茸酒等，药借酒性以疏通血脉，消除疲劳，对抗衰延年大有裨益。又倡导以药代茶，明目醒脑。李时珍还善用茶疗治疾，对今人以茶养生延年，防病治病具有借鉴价值。更喜用薏仁米、莲子仁、芡实、谷芽、羊肉、牛肉、鳖肉、萱花、荠菜等，既可入药又为食物，对厌于药而喜于食的老年人最为适宜。李时珍采用药性平和，易食易得的药食配制成茶、粥、酒、食，经常持久服食，对抗衰老延年寿有良好的应用价值。

# 11.2 李时珍医药养生方法

## 11.2.1 花养

《本草纲目》是医学著作中对花类药物论述最全面、最丰富的典籍，运用花卉进行养生保健是该书的特色之一。李时珍《本草纲目》是对明代之前历代本草的继承和发扬。《本草纲目》所收录的百余种花药，在性味方面涵盖了寒、凉、温、热、平五性和甘、辛、咸、酸、苦五味。在功效方面有强身健体、延年益寿、怡情强志、美容养颜、明目利咽、宣通鼻窍、利水消肿、解暑生津、活血化瘀、止咳平喘、止眩止呕、祛风湿、去黄疸、消腹胀、通大便、治皮病、消疮疡等。在主治病症方面涉及内、外、妇、儿及皮肤、五官等科。其中具有"轻身，不饥，耐劳，延年，不老"等养生保健功效的花药主要有菊花、地黄花、景天花、莲花、辛夷花、聋草花、芜菁花、旋花和飞廉花等。

**桃花：**去雀斑，同冬瓜仁研，蜜涂。

**菊花：**"久服利血气，轻身耐老延年"，主要作用于肝，可用于"诸风头眩肿痛，目欲脱，泪出，皮肤死肌，恶风湿痹"，"疗腰痛去来陶陶，除胸中烦热，安肠胃，利五脉，调四肢"，"治头目风热，风旋倒地，脑骨疼痛，身上一切游风令消散，利血脉，并无所忌"，"养目血，去翳膜"以及"主肝气不足"等功效。另外，"作枕明目，叶亦明目，生熟并可食"。

**地黄花：**"功同地黄"，司"填骨髓，长肌肉，补肾水真阴，久服轻身不老"，可"主男子五劳七伤，女子伤中胞漏下血，破恶血，溺血，利大小肠，去胃中宿食，饱力断绝，补五脏内伤不足，通血脉，益气力，利耳目"，"主心病掌中热痛，脾气痿撅嗜卧，足下热而痛"，可用于"伤中，逐血痹"，"助心胆气，强筋骨长志，安魂定魄，治惊悸劳劣，心肺损，吐血鼻衄，妇人崩中血运"，"产后腹痛"以及"凉血生血，除皮肤燥，去诸湿热"。另外，"作汤除寒热积聚，除痹，疗折跌绝筋"。现代研究表明，地黄花具有抗衰老，调节免疫，拮抗免疫器官的衰退，影响心血管系统、造血系统、内分泌系统、中枢神经系统等各方面的活性。

**景天花：**久服能"轻身明目"，可用于"女人漏下赤白"。现代研究表明，红景天具有抗氧化、抗应激、抗疲劳、抗癌、抗抑郁、保护肝肾、增强机体免疫力等作用；

可抗氧化反应，清除自由基以抗衰老；对心肌细胞具有保护盒预防或延缓心肌衰老的作用；红景天多糖参与体液免疫、细胞免疫、非特异性免疫，是一种良好的免疫调节剂。

**莲花**：能"镇心益色，驻颜轻身"。

**辛夷花**："久服下气，轻身明目，增年耐老"、"通关脉，治头痛憎寒，体噤瘙痒"。

**萱草花**："轻身明目""治小便赤涩，身体烦热，除酒疸，消食，利湿热"。

**水仙花**："作香泽，涂身理发，去风气"。

**茉莉花**："蒸油取液，作面脂头泽，长发润燥香肌"。

**蘼芜花**："入面脂用"。

**李花**："令人面泽"。

**桃花**："令人好颜色"。

**栀子花**："悦颜色"。

**柚花**："蒸麻油作香泽面脂"。

## 11.2.2 酒养

《素问·汤液醪醴论》云酒："邪气时至，服之万全"；酒《别录》中品 中记载时珍曰：烧酒，纯阳毒物也。面有细花者为真。与火同性，得火即燃，同乎焰硝。北人四时饮之，南人止暑月饮之。其味辛甘，升扬发散；其气燥热，胜湿祛寒。故能开怫郁而消沉积，通膈噎而散痰饮，治泄疟而止冷痛也。辛先入肺，和水饮之，则抑使下行，通调水道，而小便长白。热能燥金耗血，大肠受刑，故令大便燥结，与姜、蒜同饮即生痔也。若夫暑月饮之，汗出而膈快身凉；赤目洗之，泪出而肿消赤散，此乃从治之方焉。过饮不节，杀人顷刻。近之市沽，又加以砒石、草乌、辣灰、香药，助引之，是假盗以方矣。善摄生者宜戒之。按：刘克用《病机赋》云：有人病赤目，以烧酒入盐饮之，而痛止肿消。盖烧酒性走，引盐通行经络，使郁结开而邪热散，此亦反治劫剂也（烧酒《纲目》篇）。李时珍云："酒，天之美禄也。面鞠之酒，少饮则和血行气，壮神御寒，消愁遣兴"、"这巡酒，补虚益气，去一切风痹湿气。久服益寿耐老，好颜色"、"天门冬酒，润五脏，和血脉。久服除五劳七伤"、"当归酒，和血脉，坚筋骨，止诸痛，调经水"、"人参酒，补中益气，通治诸虚……。"

《本草纲目》明确标明的药酒有 80 种之多。酒《别录》中品中时珍曰：《本草》及诸书，并有治病酿酒诸方。今辑其简要者，以备参考。药品多者，不能尽录。

**愈疟酒**：治诸疟疾，频匕温饮之。四月八日，水一石，麹一斤为末，俱酘水中。待酢煎之，一石取七斗。待冷，入麹四斤。一宿，上生白沫起，炊秫一石冷酘，三日酒成贾思勰《齐民要术》。

**屠苏酒**：陈延之《小品方》云：此华佗方也。元旦饮之，辟疫疠一切不正之气。造法：用赤术、桂心七钱五分，防风一两，菝葜五钱，蜀椒、桔梗、大黄五钱七分，乌头二钱五分，赤小豆十四枚，以三角绛囊盛之，除夜悬井氐，元旦取出置酒中，煎数沸。举家东向，从少至长，次第饮之。药滓还投井中，岁饮此水，一世无病。时珍曰：苏魁，鬼名。此药屠割鬼爽，故名。或云，草庵名也。

　　**逡巡酒**：补虚益气，去一切风痹湿气。久服益寿耐老，好颜色。造法：三月三日收桃花三两三钱，五月五日收马蔺花五两五钱，六月六日收脂麻花六两六钱，氿月九日收黄甘菊花九两九钱，阴干。十二月八日取腊水二斗。待春分，取桃仁四十九枚好者（去皮尖），白面十斤正，同前花和作麹，纸包四十九日。用时白水一瓶，麹一丸，面一块，封良久成矣。如淡，再加一丸。

　　**五加皮酒**：去一切风湿痿痹，壮筋骨，填精髓。用五加皮洗刮去骨煎汁，和麹、米酿成，饮之。或切碎袋盛，浸酒煮饮。或加当归、牛膝、地榆诸药。

　　**白杨皮酒**：治风毒脚气，腹中痰癖如石。以白杨皮切片，浸酒起饮。

　　**女贞皮酒**：治风虚，补腰膝。女贞皮切片，浸酒煮饮之。

　　**仙灵皮酒**：治偏风不遂，强筋坚骨。仙灵脾一斤，袋盛，浸无灰酒二斗，密封三日，饮之<sub>圣惠方</sub>。

　　**薏苡仁酒**：去风湿，强筋骨填精髓，健脾胃。用绝好薏苡仁粉，同麹、米酿酒，或袋盛煮酒饮之。

　　**天门冬酒**：润五脏，和血脉。久服除五劳七伤，癫痫恶疾。常令酒气相接，勿令大醉，忌生冷。十日当出风疹毒气，三十日乃已，五十日不知风吹也。冬月用天门冬去心煮汁，同麹、米酿成。初孰微酸，久乃味佳<sub>千金</sub>。

　　**百灵藤酒**：治诸风。百灵藤十斤，水一石，煎汁三斗，入糯米三斗，神麹九两，如常酿成。三五日，更炊糯饭投之，即熟。澄清日饮，以汗出为效<sub>圣惠方</sub>。

　　**白石英酒**：治风湿周痹，肢节中痛，及肾虚耳聋。用白石英、磁石（煅醋淬七次）各五两，绢袋盛，浸酒中，五、六日，温饮。酒少更添之<sub>圣济总录</sub>。

　　**地黄酒**：补虚弱，壮筋骨，通血脉，治腹痛，变白发。用生肥地黄绞汁，同麹、米封密器中。五七日启之，中有绿汁，真精英也，宜先饮之，乃滤汁藏贮。加牛膝汁效更速，亦有加群药者。

　　**牛膝酒**：壮筋骨，治痿痹，补虚损，除久疟。用牛膝煎汁，和麹、米酿酒。或切碎袋盛浸酒，煮饮。

　　**当归酒**：和血脉，坚筋骨，止诸痛，调经水。当归煎汁，或酿或浸，并如上法。

　　**菖蒲酒**：治三十六风，一十二痹，通血脉，治骨痿，久服耳目聪明。石菖蒲煎汁，或酿或浸，并如上法。

　　**枸杞酒**：补虚弱，益精气，去冷风，壮阳道，止目泪，健腰脚。用甘州枸杞子煮烂捣汁，和麹、米酿酒。或以子同生地黄袋盛，浸酒煮饮。

　　**人参酒**：补中益气，通治诸虚。用人参末，同麹、米酿酒。或袋盛浸酒煮饮。

　　**薯蓣酒**：治诸风眩运，益精髓，壮脾胃。用薯蓣粉，同麹、米酿酒。或同山茱萸、五味子、人参诸药，浸酒煮饮。

　　**茯苓酒**：治头风虚眩，暖腰膝，主五劳七伤。用茯苓粉同麹、米酿酒，饮之。

　　**菊花酒**：治头风，明耳目，去痿痹，消百病。用甘菊花煎汁，同麹、米酿酒。或加地黄、当归、枸杞诸药亦佳。

黄精酒：壮筋骨，益精髓，变白发，治百病。用黄精、苍术各四斤，枸杞根、柏叶各五斤，天门冬三斤，煮汁一石，同麹十斤，糯米一石，如常酿酒饮。

桑椹酒：补五脏，明耳目。治水肿，不下则满，下之则虚，入腹则十无一活。用桑椹捣汁煎过，同麹、米如常酿酒饮。

术酒：治一切风湿筋骨诸病，驻颜色，耐寒暑。用术三十斤，去皮捣，以东流水三石，渍三十日，取汁，露一夜，浸麹、米酿成饮。

蜜酒：孙真人曰：治风疹风癣。用沙蜜一斤，糯饭一升，面麹五两，熟水五升，同入瓶内，封七日成酒。寻常以蜜入酒代之，亦良。

蓼酒：久服聪明耳目，脾胃健壮。以蓼煎汁，和麹、米酿酒饮。

姜酒：诜曰：治偏风，中恶疰忤，心腹冷痛。以姜浸酒，暖服一碗即止。一法：用姜汁和麹，造酒如常，服之佳。

葱豉酒：诜曰：解烦热，补虚劳，治伤寒头痛寒热，及冷痢肠痛，解肌发汗。并以葱根、豆豉浸酒煮饮。

茴香酒：治卒肾气痛，偏坠牵引，及心腹痛。茴香浸酒煮饮之。舶茴尤妙。

缩砂酒：消食和中，下气，止心腹痛。砂仁炒研，袋盛浸酒，煮饮。

莎根酒：治心中客热，膀胱胁下气郁，常忧不乐。以莎根一斤切，熬香，袋盛浸酒。日夜服之，常令酒气相续。

茵陈酒：治风疾，筋骨挛急。用茵陈蒿（炙黄）一斤，秫米一石，麹三斤，如常酿酒饮。

青蒿酒：治虚劳久疟。青蒿捣汁，煎过，如常酿酒饮。

百部酒：治一切久近咳嗽。百部根切炒，袋盛浸酒，频频饮之。

海藻酒：治瘿气。海藻一斤，洗净浸酒，日夜细饮。

黄药酒：治诸瘿气。万州黄药切片，袋盛浸酒，煮饮。

仙茆酒：治精气虚寒，阳痿膝弱，腰痛痹缓，诸虚之病。用仙茆九蒸九晒，浸酒饮。

通草酒：续五脏气，通十二经脉，利三焦。通草子煎汁，同麹、米酿酒饮。

南藤酒：治风虚，逐冷气，除痹痛，强腰脚。石南藤煎汁，同麹、米酿酒饮。

松液酒：治一切风痹脚气。于大松下掘坑，置瓮承取其津液，一斤酿糯米五斗，取酒饮之。

松节酒：治冷风虚弱，筋骨挛痛，脚气缓痹。松节煮汁，同麹、米酿酒饮。松叶煎汁亦可。

柏叶酒：治风痹历节作痛。东向侧柏叶煮汁，同麹、米酿酒饮。

椒柏酒：元旦饮之，辟一切疫疠不正之气。除夕以椒三七粒，东向侧柏叶七枝，浸酒一瓶饮之。

竹叶酒：治诸风热病，清心畅意。淡竹叶煎汁，如常酿酒饮。

槐枝酒：治大麻痿痹。槐枝煮汁，如常酿酒饮。

枳茹酒：治中风身直，口僻眼急。用枳壳刮茹，浸酒饮之。

牛蒡酒：治诸风毒，利腰脚。用牛蒡根切片，浸酒饮之。

巨胜酒：治风虚痹弱，腰膝疼痛。用巨胜子二升（炒香），薏苡仁二升，生地黄半斤，袋盛浸酒饮。

麻仁酒：治骨髓风毒痛，不能动者。取大麻子中仁炒香，袋盛浸酒饮之。

桃皮酒：治水肿，利小便。桃皮煎汁，同秫米酿酒饮。

红麹酒：治腹中及产后瘀血。红麹浸酒煮饮。

神麹酒：治闪肭腰痛。神麹烧赤，淬酒饮之。

柘根酒：治耳聋。方具柘根下。

磁石酒：治肾虚耳聋。用磁石、木通、菖蒲等分，袋盛酒浸日饮。

蚕沙酒：治风缓顽痹，诸节不随，腹内宿痛。用原蚕沙炒黄，袋盛浸酒饮。

花蛇酒：治诸风，顽痹瘫缓，挛急疼痛，恶疮疥癞。用白花蛇肉一条，袋盛，同麹置于缸底，糯饭盖之，三七日取酒饮。又有群药煮酒方甚多。

乌蛇酒：治疗、酿法同上。

蚺蛇酒：治诸风痛痹，杀虫辟瘴，治癞风疥癣恶疮。用蚺蛇肉一斤，羌活一两，袋盛同麹置于缸底，糯饭盖之，酿成酒饮。亦可浸酒。详见本条。颖曰：广西蛇酒：坛上安蛇数寸，其麹则采山中草药，不能无毒也。

蝮蛇酒：治恶疮诸瘘，恶风顽痹癫疾。取活蝮蛇一条，同醇酒一斗，封埋马溺处，周年取出，蛇已消化。每服数杯，当身体习习而愈也。

紫酒：治卒风，口偏不语，及角弓反张，烦乱欲死，及鼓胀不消。以鸡屎白一升炒焦，投酒中待紫色，去滓频饮。

豆淋酒：破血去风，治男子中风口喝，阴毒腹痛，及小便尿血，妇人产后一切中风诸病。用黑豆炒焦，以酒淋之，温饮。

霹雳酒：治疝气偏坠，妇人崩中下血，胎产不下。以铁器烧赤，浸酒饮之。

龟肉酒：治十年咳嗽。酿法详见龟条。

虎骨酒：治臂胫疼痛，历节风，肾虚，膀胱寒痛。虎胫骨一具，炙黄捶碎，同麹、米如常酿酒。亦可浸酒。详见虎条。

麋骨酒：治阴虚肾弱，久服令人肥白。麋骨煮汁，同麹、米如常酿酒饮之。

鹿头酒：治虚劳不足，消渴，夜梦鬼物，补益精气。鹿头煮烂捣泥，连汁和麹、米酿酒饮。少入葱、椒。

鹿茸酒：治阳虚痿弱，小便频数，劳损诸虚。用鹿茸、山药浸酒服。详见鹿茸下。

戊戌酒：诜曰：大补元阳。颖曰：其性大热，阴虚无冷病人，不宜饮之。用黄狗肉一只煮糜，连汁和麹、米酿酒饮之。

羊羔酒：大补元气，健脾胃，益腰肾。宣和化成殿真方：用米一石（如常浸蒸），嫩肥羊肉七斤，麹十四两，杏仁一斤（同煮烂，连汁拌末），入木香一两同酿，勿犯水，十日熟，亟甘滑。 ·法：羊肉五斤蒸烂，酒浸一宿，入消梨七个，同捣取汁，和麹、米酿酒饮之。

腽肭脐酒：助阳气，益精髓，破癥结冷气，大补益人。腽肭脐酒浸擂烂，同麹、米如常酿酒饮之。

其中，补虚的有钟乳酒，仙灵脾酒、长松酒，天门冬酒，逡巡酒，五加皮酒、女贞皮酒、地黄酒、牛膝酒、当归酒、枸杞酒、人参酒、黄精酒、桑椹酒、仙茆酒、虎骨酒、麋骨酒、鹿头酒 、戊戌酒、羊羔酒、腽肭脐酒、地骨酒、鹿茸酒、青蒿酒。

祛风湿止痹的有薏苡仁酒、白石英酒、菖蒲酒、术酒、南藤酒、松液酒、松节酒、柏叶酒、巨胜酒、麻仁酒、蚕沙酒、槐枝酒、花蛇酒、乌蛇酒、蝮蛇酒、蝮蛇酒。

祛风的有百灵藤酒、薯蓣酒 、茯苓酒 蜜酒、白菊花酒、茵芋酒、大麻仁酒、白杨皮酒、菊花酒、茵陈酒、紫酒、豆淋酒、天蓼酒、濒湖白花蛇酒、世传白花蛇酒、枳茹酒。

温中散寒的有蓼汁酒、蓼酒、姜酒、茴香酒、缩砂酒 、葱豉酒、莎根稻、通草酒、竹叶酒、霹雳酒、牛蒡酒、猪胰酒、愈疟酒、屠苏酒、百部橱、海藻酒、黄药酒、椒柏酒、桃皮酒、红麹酒、神麹酒、柘根酒、磁石酒、龟肉酒。

当然，酒有其偏性，对此李时珍也特别告诫说："痛饮则伤神耗血，损胃亡精，生痰动火，……若夫沉酒无度，醉以为常者，轻者致疾败行，甚则丧邦亡家而陨躯命，其害可胜言哉？"药酒也是食疗的一个重要组成部分，药酒的制法是以酒为溶液，药为溶质，采用一定的方法制作的饮料，它主要是使药物之性，借酒的力量，遍布到全身各个部位。

### 11.2.3 粥养

《本草纲目》中对各种有效药粥进行了详细的描述和分析，大致勾勒出药粥的雏形，为现代食疗体系奠定了理论基础。《本草纲目》第二十五卷中单列 938 条论述 52 种粥，按功效可大致分为消烦止渴、止泻止呕、消利水肿、补益肝肾、调理脾胃、调理肠腑、和中利膈、清热解表、辟瘴御寒以及补虚等，原文如下：

**赤小豆粥**：利小便，消水肿脚气，辟邪疠。

**绿豆粥**：解热毒，止烦渴。

**御米粥**：治反胃，利大肠。

**薏苡仁粥**：除湿热，利肠胃。

**莲子粉粥**：健脾胃，止泄痢。

**芡实粉粥**：固精气，明耳目。

**菱实粉粥**：益肠胃，解内热。

**栗子粥**：补肾气，益腰脚。

**薯蓣粥**：补肾精，固肠胃。

**芋粥**：宽肠胃，令人不饥。

**百合粉粥**：润肺调中。

**萝卜粥**：消食利膈。

**胡萝卜粥**：宽中下气。

**马齿苋粥**：治痹消肿。

油菜粥：调中下气。

莙荙菜粥：健胃益脾。

菠薐菜粥：和中润燥。

荠菜粥：明目利肝。

芹菜粥：去伏热，利大小肠。

芥菜粥：豁痰辟恶。

葵菜粥：润燥宽肠。

韭菜粥：温中暖下。

葱豉粥：发汗解肌。

茯苓粉粥：清上实下。

松子仁粥：润心肺，调大肠。

酸枣仁粥：治烦热，益胆气。

枸杞子粥：补精血，益肾气。

薤白粥：治老人冷利。

生姜粥：温中辟恶。

花椒粥：辟瘴御寒。

茴香粥：和胃治疝。

胡椒粥、茱萸粥、辣米粥：并治心腹疼痛。

麻子粥、胡麻粥、郁李仁粥：并润肠治痹。

苏子粥：下气利膈。

竹叶汤粥：止渴清心。

猪肾粥、羊肾粥、鹿肾粥：并补肾虚诸疾。

羊肝粥、鸡肝粥：并补肝虚，明目。

羊汁粥、鸡汁粥：并治劳损。

鸭汁粥、鲤鱼汁粥：并消水肿。

牛乳粥：补虚赢。

酥蜜粥：养心肺。

鹿角胶入粥食：助元阳，治诸虚。

炒面入粥食：止白痢。烧盐入粥食。止血痢。

其中，莲子粉粥、薤白粥能止泻止呕，适用于各种原因引起的腹泻、消化不良、恶心呕吐、胃脘胀满的年老和长期慢性腹泻人群。

荠菜粥、羊肝粥、鸡肝粥、栗子粥、猪肾粥、羊肾粥、鹿肾粥、芡实粉粥、枸杞子粥功能补益肝肾，适用于用眼过度、眼睛干涩疲劳、视物模糊以及夜盲症、腰膝酸软，怕冷畏寒、潮热盗汗，烦躁易怒等素体虚弱及其更年期患者。

薏苡仁粥、薯蓣粥、菱角粉粥、芋粥、萝卜粥、苦蕒菜粥、茴香粥、御米粥、芹菜粥、松子仁粥、葵菜粥可调理脾胃肠腑，适用于各种消化功能不良、腹泻或者大便干稀不调、水肿的平素脾胃功能不良、气血亏虚或者久病体质患者。寒食粥、胡萝卜粥、油菜粥、紫苏粥、韭菜粥、生姜粥、百合粉粥可和中利膈，适用于各种气机不畅，如呃逆、胀气、二便不调以及胸脘痞闷等情志不畅或者胸胁不适患者。

此外，书中还记录了常用粥疗方法，有粥药同煮、以粥下药、药后食粥、以粥制药、以粥外用等。

粥药同煮：为最常用的药粥疗法。米药合用煮粥，可起到粥养与药补，食疗与药疗的双重效果，而且服用方使，易于吸收，不论外感、内伤、实证、虚证均可灵活组方，长期服用。

以粥下药：肉豆蔻条云："冷痢腹痛，不能食者，肉豆寇一两去皮，醋和面裹煨，捣末，再服一钱，粥饮调卜。"

药后食粥：一则可助药力，白芷条云："小儿流涕，乃风寒也，用白芷末，葱自捣丸如小豆大，每茶下二卜丸……乃食热葱粥为汗。"二则扶持正气，威灵仙治疗肾脏风毒，腰膝沉重，用威灵仙取下后，食粥补之。

以粥制药：生姜条云"脾胃虚冷不下食，积久羸弱成瘵者，川温州白干姜，浆水煮透，取出焙干捣末，陈廪米煮粥饮丸梧子大，每服三十五丸，白汤下，其效如神。"以粥糊丸，即发挥了米粥养身疗病果，同时又把粥类运用于炮制中。

以粥外用：如"五灵脂治损伤接骨与茴香如末，先以乳香末于极痛处敷卜，以小黄米粥敷之。乃掺二末于粥上，帛裹木片子夹定，三五日有效。""荔枝核治疗疔疮恶肿，与米粥同碾成膏，摊纸上贴之，留一孔出毒气。"

## 11.2.4 水养

### （一）水为万化之源

水是生命之源、万物之本，李时珍在水部提出了对水的总体认识，曰："水者，坎之象也。其文横则为$\equiv$，纵则为$\vert\vert\vert$。其体纯阴，其用纯阳。上则为雨露霜雪，下则为海河泉井。流止寒温，气之所钟既异；甘淡咸苦，味之所入不同。是以昔人分别九州水土，以辨人之美恶寿夭。盖水为万化之源，土为万物之母。饮资于水，食资于土。饮食者，人之命脉也，而营卫赖之。故曰：水去则营竭，谷去则卫亡。然则水之性味，尤慎疾卫生者之所当潜心也。"

世界卫生组织调查发现，80%人类疾病与水有关。正常人体每天需要2 000 mL的饮水量，水具有消化食物、循环血液、运输营养物质、促进体内生物化学反应、调节体温、腔隙间润滑、排泄废物等功能，与人体的衰老、寿命、免疫、代谢有直接的联系。水参与了整个生命的物质、能量和信息代谢。

《本草纲目》介绍了部分具有养生保健功能的水，如："甘露食之润五脏，长年，不饥，神仙"，"玉井水久服神仙，令人体润，毛发不白"，"乳穴水久服肥健人，能食，体润不老，与钟乳同功"。

### （二）饮用水对人体的影响

李时珍在《本草纲目》中阐述了饮用水水质的重要性，"凡井水有远从地脉来者为上；有从近处江湖渗来者次之，其城市近沟渠污水杂入者成碱，用须煎滚，停一时，候碱澄乃用之，否则气味俱恶，不堪入药食茶酒也。雨后水浑，须擂入桃、杏仁澄之"，以及"凡饮水疗疾，皆取新汲清泉，不用停污浊暖，非直无效，亦且损人"。

在饮用水对人体危害方面，李时珍在《本草纲目》中写到："阴地流泉有毒……人饮之，成瘴疟，损脚力。泽中停水……人饮之，成痞病"，以及"热汤须百沸者佳。若半沸者，饮之反伤元气，作胀……"，指导群众应避免喝不利于健康的水，主要有：老化水，即长时间贮存不动的水，会使未成年人细胞新陈代谢减慢，影响身体生长发育，加速中老年人衰老，食道癌、胃癌的发病率增高也与长期饮用老化水有关；反复煮沸的水，水中不发挥性物质，如钙、镁等重金属成分和亚硝酸盐含量高，会影响胃肠功能，出现暂时腹泻、腹胀等；生水，即自来水，容易引起急性胃肠炎、病毒性肝炎、伤寒、痢疾及寄生虫感染等。正如《本草纲目》所载："然则水之性味尤慎疾卫生者之所当潜心也"。

此外，其还阐述了合理选水以治病疗疾的重要性，《本草纲目》中载："流水者，大而江河，小而溪涧，皆流水也。其外动而性静，其质柔而气刚，与湖泽陂塘之比水不同。然江河之水浊，而溪涧之水清，复有不同焉。观浊水流水之鱼，与清水比水之鱼，性色迥别；淬剑染帛，各色不同；煮粥烹茶，味亦有异。则其入药，岂可无辨乎。"书中载有："昔有患小溲閟者，众不能瘥。张子和易之以长川之急流，煎前药，一饮立溲"；"《灵枢》治不瞑半夏汤，用千里流水"。另外，李时珍在书中还记载了2个运用冷水治愈病疾的案例，一是华佗用冷水治愈一妇人经年不愈的寒热注病，二是徐嗣伯用冷水治愈房伯玉将军的冷疾。

水质同样会对中药的药效产生影响，李时珍在书中作了专门记载，倡导合理选水煎制药物：露水"宜煎润肺杀祟之药，及调疥癣虫癞诸散"；立春节雨水"其性始是春升生发之气，故可以煮中气不足、清气不升之药"；液雨水"宜煎杀虫消积之药"；潦水"煎调脾胃、去湿热之药"；井华水"宜煎补阴之药及痰火气血药"；甘澜水"甘温而性柔，故烹伤寒阴证等药用之"；节气水中，寒露、冬至、小寒、大寒四节，及腊日水"宜浸造滋补五脏及痰火积聚虫毒诸丹丸，并煮酿药酒，与雪水同功"，立秋日五更井华水"长幼各饮一杯，能却疟痢百病"，小满、芒种、白露三节内水"并有毒。造药，酿酒醋一应食物，皆易败坏厂人饮之，亦生脾胃疾"。

**（三）矿泉的医疗保健**

李时珍将矿泉分类为热泉、冷泉、甘泉、酸泉、苦泉，是我国最早的有关温泉分类的记载，并在《本草纲目》对温泉的医疗保健作用进行专门记载。"下有硫黄，即令水热，犹有硫黄臭。硫黄主诸疮，故水亦宜然……温泉喝处甚多。按胡仔《渔隐丛话》云：汤泉多作硫黄气，浴之则袭人肌肤。惟新安黄山是朱砂泉，春时水即微红色，可煮茗。长安骊山是舆石泉，不甚作气也。朱砂泉虽红而不热，当是雄黄尔。有砒石处亦有汤泉，浴之有毒。"疗疾保健方面，李时珍在书中提出"诸风筋骨挛缩，及肌皮顽痹，手足不遂，无眉发，疥癣诸疾，在皮肤骨节者，入浴。浴讫，当大虚惫，可随病与药，及饮食补养。非有病人，不宜轻入"，以及"庐山有温泉，方士往往教患疥癣、风癞、杨梅疮者，饱食入池，久浴得汗出乃比，旬日自愈也"。

在运用温泉进行养生保健时，应选取合适的温度和化学成分。温泉的水温高低对人体的效果有所不同，水温在 37～40℃时，对人体有镇静作用，对于神经衰弱、失眠、精神病及高血压病、心脏病、脑溢血后遗症的患者有理想疗效；水温在 40～43℃时，对人体具有兴奋刺激的作用，对心脏、血管有较好作用，对减轻疼痛，治疗神经痛、风湿病、肠胃病均有疗效，同时，还有改善体质、增强抵抗力、预防疾病的作用。另外，不同的化学组分对人体有不同影响和不同的治疗作用。按温泉水中所含矿物质来分，一般分为放射性氧泉、碳酸泉、硫化氢泉、铁泉、碘泉、砷泉、硅酸泉、重碳酸盐泉、硫酸盐泉、氯化物泉、淡泉等类别。氧温泉具有消炎、镇静、止痛、脱敏等作用，同时对预防疾病、康复治疗都有很重要的意义。硫化氢温泉促进皮肤软化和角质溶解，改善硫代谢及硫基作用，能减轻炎症，并能增强免疫功能。硫化氢温泉浸浴，有双向调节血压的作用，还能改善冠状动脉功能不全，治疗轻型冠心病有一定的疗效。碳酸温泉促进血液循环，增强了肺的气体代谢，有助于机体的酸碱平衡。铁温泉对皮肤和黏膜有收敛作用，能消炎、止痛，特别是硫酸铁温泉的作用更为显著。硫酸盐温泉能引起毛细血管的扩张，增强全身的新陈代谢，对某些皮肤病有一定的疗效。淡温泉能改善人体的循环功能，降低血液渗透压，有双向调节血压的作用；能增强肾上腺、内分泌和免疫系统的功能。

总之，水作为人体最主要的七大营养物质（蛋白质、碳水化合物、脂肪、食物纤维、维生素、矿物质、水）之一，对人体的生长、发育起着至关重要的作用。李时珍在总结、归纳历代医家水养水疗内容的基础上，在《本草纲目》中进一步阐述了水的养生保健功能，这些内容对现今民众开展养生保健活动有着重要的理论意义和实践意义，值得进一步挖掘和整理。

# 参 考 文 献

[1] 秦养毅,向源龙.濒湖脉学注释[M].长沙:湖南科学技术出版社,1998.

[2] 郑金生,张志斌.本草纲目导读[M].北京:科学出版社,2016.

[3] 王绪前.本草纲目精粹赏析[M].武汉:湖北科学技术出版社,2012.

[4] 钱超尘,温长路,赵怀舟.本草纲目(金陵本)(新校正)[M].上海:上海科学技术出版社,2008.

[5] 孙晓生.李时珍《本草纲目》水养水疗的现代解读[J].新中医,2012,44(07):148-149.

[6] 孙晓生,陈晔.李时珍《本草纲目》花药养生及现代应用[J],新中医,2012,44(5):126-127.

[7] 席俊泽.药学巨典《本草纲目》中蕴藏的养生智慧[J].健身科学,2014,4(1):8-10.

[8] 史彦章,杨倩,邱贝,等.《本草纲目》之粥论[J].河北中医,2012,34(2):278-279.

[9] 赵晓睿,罗媛媛.《本草纲目》对《伤寒论》方药的贡献[J].光明中医,2007,22(09):4-5.

[10] 胡宏锋.试论李时珍对中医理论的继承、创新与发展的伟大贡献[A].《中华中医药杂志》编辑部.中华中医药学会中医药传承创新与发展研讨会专辑[C].《中华中医药杂志》编辑部,2007:5.

[11] 胡庆华.李时珍学术特色及其对中医药的杰出贡献[J].时珍国医国药,2005,16(03):258-259.

[12] 林汉芳,曹谷珍.浅谈李时珍对中药鉴定学的贡献[J].时珍国医国药,2004,15(11):794.

[13] 韩红.李时珍《奇经八脉考》对针灸学贡献[J].吉林中医药,2004,24(04):4-5.

[14] 李玉清.略论李时珍对归经学说的贡献[J].天津中医学院学报,2003,22(01):7-8.

[15] 郭文科.李时珍对中医妇科的贡献[J].河南中医,2003,23(02):18-18.

[16] 任俊茗,宋丽丽,周凌.浅论李时珍对中药炮制学的贡献[J].时珍国医国药,2001,12(06):547-548.

[17] 刘宁.李时珍对脉学的贡献[J].北京中医,2000,19(06):50-51.

[18] 雷磊,尤昭玲.《本草纲目》对妇科病外治疗法的贡献[J].中医文献杂志,2000,20(04):12-13.

[19] 黄志杰.浅谈《本草纲目》对药物外治法的贡献[J].中医外治杂志,2000,7(05):42-44.

[20] 徐长化.浅谈《本草纲目》对方剂学贡献[J].时珍国医国药,1999,10(05):5-6.

[21] 秦养毅,向源龙.濒湖脉学注释[M].长沙:湖南科学技术出版社,1998.

[22] 丁慧芬,张炳立,常淑枫,等.李时珍《本草纲目》对温病学的贡献探析[J].时珍国医国药,2017,28(04):1025-1026.

[23] 曾明星,向楠,陈继东.李时珍《本草纲目》对瘿病的贡献[J].湖北中医药大学学报,2016,18(04):44-48.

[24] 周路红,宋志萍.李时珍对"谨和五味"饮食养生方法的贡献[J].时珍国医国药,2015,26(01):179-180.

[25] 朱红云.初探《本草纲目》对肿瘤研究的贡献[D].成都:成都中医药大学,2013.

[26] 孙晓生,陈晔.从食养食疗角度看《本草纲目》的养生贡献[J].新中医,2012,44(08):201-203.

[27] 游卉,尤昭玲.论述《本草纲目》对中医妇科的贡献[J].湖南中医药大学学报,2012,32(06):5-6.

[28] 赵晓睿.《本草纲目》的内科学成就[J].内蒙古中医药,2010,29(10):119-119.

[29] 赵凯,薛晓军.从《本草纲目》看李时珍对中医医案学的贡献[J].时珍国药研究,1991,2(3):99-100.

[30] 艾素玲.李时珍临证点滴思路钩沉[J].时珍国医国药,2006,17(8):1560-1561.

[31] 鲁遂荣,方学韫.论李时珍医案特色[J].辽宁中医杂志,1998,25(6):254-255.

[32] 邓小英.《本草纲目》的养生思想研究[J].四川中医,2007,25(8):19-20.

[33] 陈文学,范沁.从李时珍《本草纲目》看中医药文化与道家养生的关系[J].亚太传统医药,2014,10(14):4-7.

[34] 胡东云,邓厚才,张淑珍,等.李时珍《本草纲目》养生药探析[J].时珍国医国药,2003,14(3):175-176.

[35] 周路红,宋志萍.李时珍对"谨和五味"饮食养生方法的贡献[J].时珍国医国药,2015,26(1):179-180.

[36] 李时珍编纂,刘衡如,刘山永校注.新校注本《本草纲目》上册[M].4版.北京:华夏出版社,2011.

[37] 王剑.《本草纲目》"地道药材"思想初探[J].中国药学杂志,1993,28(11):693-694.

[38] 邓勇,程新,黄辉,等.论《本草纲目》与《本草备要》版本体例之异同[J].中国中医药图书情报杂志,2016,40(4):48-50.

[39] 洪亚群.《奇经八脉考》辨证论治思想浅析[J].湖北中医杂志,2013,35(2):39-41.

[40] 金亚蓓.《奇经八脉考》探析及临床应用[J].中国针灸,2005,25(3):207-208.

[41] 李丛.李时珍《濒湖脉学》的学术特色及影响[J].江西中医药,2007,38(2):79-80.

[42] 韩红.李时珍《奇经八脉考》对针灸学贡献[J].吉林中医药,2004,24(4):4-5.

[43] 刘宁.李时珍对脉学的贡献[J].北京中医药,2000,19(6):50-51.

[44] 赵艳.明代方剂组方配伍理论的新发展[J].世界中西医结合杂志,2013,8(6):549-551.

[45] 张天禄,陈新谦.《本草纲目》与现代药学研究[J].中国药学杂志,1983,18(10):19-22.